TRAITÉ

DES

MALADIES DES YEUX

28122. — Paris. Imprimerie LAHURE, rue de Fleurus, 9.

TRAITÉ

DES

MALADIES DES YEUX

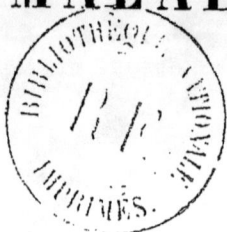

PAR

PH. PANAS

Professeur de clinique ophtalmologique à la Faculté de médecine
Chirurgien de l'Hôtel-Dieu, Membre de l'Académie de médecine
Membre honoraire et ancien président de la Société de chirurgie

TOME SECOND

Avec 138 figures dans le texte

PARIS

G. MASSON, ÉDITEUR

LIBRAIRE DE L'ACADÉMIE DE MÉDECINE DE PARIS

120, BOULEVARD SAINT-GERMAIN, 120

1894

TRAITÉ

DES

MALADIES DES YEUX

(TOME II)

CHAPITRE I

ANATOMIE DE L'APPAREIL MOTEUR DU GLOBE

Le globe oculaire représente un sphéroïde qui se meut sur place, autour de son centre de rotation situé, comme on sait, à 13^{mm},5 derrière la cornée et à 10 en avant de la partie postérieure de la sclérotique.

Six muscles sont préposés aux mouvements de l'œil, à savoir : le droit supérieur et le petit oblique pour l'*élévation*, le droit inférieur et le grand oblique pour l'*abaissement*, le droit interne pour l'*adduction* et le droit externe pour l'*abduction*. Les deux obliques, en même temps qu'abducteurs, impriment au globe des mouvements opposés de *roue* autour de l'axe antéro-postérieur. Dans une faible mesure, les deux droits supérieur et inférieur y participent, outre qu'ils sont quelque peu abducteurs et par cela même antagonistes des obliques.

A ces six muscles, nous devons ajouter le *releveur* de la paupière, et chez les animaux le rétracteur du globe ou muscle *choanoïde*, dont il n'existe aucun vestige chez l'homme et seulement une ébauche chez le macaque.

Tous ces muscles, sauf le petit oblique, prennent leur insertion fixe au fond de l'orbite, sur le pourtour du trou optique et quelque peu à la gaine dure-mérienne du nerf. De là, ils se dirigent en avant, embrassant le globe et s'implantent à la partie antérieure de la

sclérotique. Le grand oblique fait seul exception : parvenu à la partie
supéro-interne du rebord orbitaire, ce muscle long et grêle se réfléchit
dans sa poulie de renvoi, puis se porte obliquement en arrière pour
se fixer sur le segment postéro-externe de la sclérotique, non loin du
point de pénétration du nerf optique dans l'œil.

Le petit oblique s'insère en avant et en dedans au plancher orbitaire, à 5 millimètres en dehors du sac lacrymal et à 3 ou 4 derrière
le bord tranchant de l'orbite. De là, il se porte obliquement en arrière
et en dehors, et, après avoir croisé le droit inférieur qu'il recouvre, il
contourne le globe pour s'attacher à la sclérotique immédiatement
au-dessous du grand oblique.

Les insertions des tendons des muscles droits sur la coque oculaire
suivent une ligne spirale. Le plus rapproché de la cornée, celui du
droit interne, reste distant de 5 millimètres ; ceux de l'inférieur, de 6 ;
de l'externe, de 7 ; et du supérieur, de 8 environ.

Une particularité à signaler pour les tendons des muscles droits
supérieur et inférieur consiste dans leur insertion oblique par rapport
à la circonférence de la cornée. Tandis que du bord interne au milieu
du tendon la distance est celle indiquée plus haut, les fibres tendineuses externes reculent brusquement jusqu'à 9 et 10 millimètres.
On conçoit, d'après cela, que, dans la strabotomie, il y a avantage à
charger le tendon par la partie interne et à donner aux ciseaux une
direction oblique en arrière et en dehors (Motais).

La largeur des insertions tendineuses est de 10 à 11 millimètres, à
l'exception de celle du droit inférieur, qui ne dépasse pas 9 à 10 millimètres.

Le tendon du droit interne, formé de fibres courtes et serrées, offre
le plus d'épaisseur. Par contre, celui du droit externe, épais au centre,
s'amincit et semble se dissocier vers les bords, principalement dans
les yeux fortement myopes ; ces particularités anatomiques intéressent
l'opération de l'avancement tendineux.

Tous les muscles de l'œil sont enveloppés dans une gaine commune
admirablement décrite dans ses traits principaux par Ténon[1].

Ayant disséqué plusieurs fois cette loge aponévrotique, il nous
sera permis d'affirmer l'exactitude de la description qui va suivre,
conforme d'ailleurs sur bien des points à celle de Motais.

Loin d'être un infundibulum fibreux distinct, cette aponévrose se
confond partout avec le panicule graisseux de l'orbite, ou pour mieux
dire en est une dépendance. Voilà pourquoi, lorsqu'on procède à son
étude, il faut aller de dehors en dedans et couche par couche, du
périoste vers la sclérotique. On se débarrasse de la graisse en l'arra-

---

1. Ténon, *Communicat. à l'Institut,* 29 fructidor an XIII.

chant avec la pince lobule par lobule, sans jamais se servir de ciseaux ou de bistouri.

Envisagé dans son ensemble, le tissu graisseux de l'orbite représente un cône à sommet postérieur, servant à combler l'espace compris entre le globe et les parois osseuses. Les muscles, les vaisseaux et les nerfs y sont tous enfouis, bien qu'à des profondeurs variables.

Chaque muscle, en traversant la masse adipeuse, en reçoit une gaine conjonctive *distincte en arrière* ; alors qu'en avant toutes ces gaines se confondent entre elles pour former la loge fibreuse du globe. La figure ci-dessous, que nous empruntons à Motais[1], rend parfaitement compte de cette disposition.

On y distingue deux feuillets : l'un superficiel sus-musculaire,

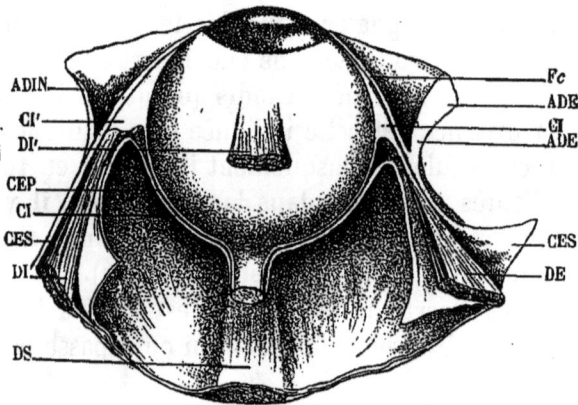

Fig. 159. — Rapports de la capsule de Ténon avec l'extrémité antérieure des muscles et les tendons.

CI, capsule interne entourant l'extrémité antérieure du muscle droit externe DE, à partir du point où l'aileron ligamenteux externe ADE, et le feuillet profond de la gaine CEP, abandonnent le muscle. — CI', capsule interne affectant les mêmes rapports avec l'extrémité antérieure et le tendon du muscle droit interne DI, son aileron ligamenteux ADIN, et le feuillet profond de sa gaine. CEP, CES, CES, feuillet superficiel de la gaine des muscles interne et externe. — Fc, fascia sous-conjonctival. — DS, muscle droit supérieur. — DI', muscle droit inférieur.

l'autre profond sous-musculaire, réunis entre eux dans l'intervalle des muscles de façon à constituer autant de fourreaux distincts.

Dans leur trajet ultérieur, les deux feuillets se comportent différemment. L'*externe* se dédouble et va s'insérer d'une part à la sclérotique près du bord de la cornée, d'autre part au pourtour de l'orbite et aux paupières, comme il sera indiqué plus bas. L'*interne* s'invagine, coiffe l'hémisphère postérieur de l'œil et se prolonge en arrière autour du nerf optique, où il dégénère en une gaine purement celluleuse.

1. Motais, *Anat. de l'appareil moteur de l'œil*, 1887, pl. VIII, fig. 5.

De cette disposition générale il résulte un *entonnoir sous-musculaire*, contenant la graisse, les vaisseaux, les nerfs ciliaires postérieurs et le ganglion ophtalmique, complètement séparés du globe.

Au niveau où la capsule fibreuse s'invagine, elle constitue à chacun des muscles qu'elle entoure une collerette semi-lunaire servant à la fois de passage et de poulie de renvoi à leurs tendons. Sous l'entonnoir fibreux se trouve une couche continue de tissu conjonctif aréolaire, sorte de bourse séreuse destinée à faciliter le glissement du globe et des muscles. Non seulement elle est pourvue d'un revêtement endothélial, mais du liquide injecté dans la cavité arachnoïdienne du cerveau et dans l'espace suprachoroïdien y parvient, preuve qu'il s'agit d'une véritable cavité lymphatique.

En arrière, cette couche conjonctive se poursuit jusqu'au trou optique. En avant, elle engaine les muscles et les tendons jusqu'à leur insertion à la sclérotique, où elle s'identifie avec cette membrane fibreuse et au pourtour de la cornée avec la conjonctive, contribuant ainsi à la formation du tissu épiscléral.

Autour des tendons, la gaine celluleuse y adhère, fournit des cloisons interfasciculaires, et se résout à leur face externe en une sorte de bourse prétendineuse (Boucheron). En arrière, elle se poursuit sur le corps charnu des muscles à travers les orifices terminaux de leurs gaines aponévrotiques.

Les connexions de l'aponévrose de Ténon avec l'orbite et les paupières représentent ce que l'on est convenu d'appeler les *ailerons*. Cette conception n'est vraie qu'autant qu'on accepte que la continuité de ces ailerons forme la base du cône aponévrotique ténonien. Toujours est-il que, sur les quatre points cardinaux du pourtour de l'orbite, les expansions deviennent plus fortes; ce qui justifie leur distinction en *externe, interne, supérieure* et *inférieure*.

Aileron externe. — Du feuillet de la gaine aponévrotique du droit externe, au point où celui-ci s'infléchit sur l'équateur du globe, on voit partir une expansion dense d'un blanc mat qui se dirige en avant et en dehors, pour aller s'insérer à la face orbitaire de l'os jugal, en arrière de son bord libre et à 5 millimètres au-dessous de la suture qui relie cet os à l'apophyse externe du frontal. Au niveau de son insertion dirigée obliquement en bas et en arrière, l'aileron mesure en moyenne 8 millimètres de largeur et 3 d'épaisseur. Son bord supérieur contourne par derrière la glande lacrymale au point où elle se rétrécit, pour se continuer avec la portion palpébrale. Comme, d'autre part, la corne temporale de l'aileron ténonien supérieur passe, ainsi que nous le verrons, en avant de l'isthme de la glande, il en résulte une sorte de boutonnière fibreuse mesurant 7 à 8 millimètres en travers et 2 à 3 d'avant en arrière.

Entre la face *antéro-inférieure* de l'aileron externe, la face *posté-rieure* du ligament palpébral correspondant et le fascia sous-conjonc-tival, il existe un espace contenant de la graisse et la petite glande lacrymale accessoire qu'on découvre constamment dans l'opération de la canthoplastie.

Aileron interne. — Bien moins apparent que l'externe, cet aileron se détache au même niveau que le précédent de la gaîne du muscle droit interne, pour s'insérer en grande partie au côté interne de l'orbite en arrière du sac lacrymal, et se confondre par une expansion qui recouvre le muscle de Horner avec le ligament palpébral interne. Il en résulte que, lorsque le muscle droit interne se contracte, il attire en arrière la commissure interne des paupières, la membrane semi-lunaire et la caroncule, en même temps qu'il comprime le sac lacrymal. Par son bord supérieur, l'aileron interne se continue avec la corne nasale de l'aileron supérieur, qui, comme nous le dirons, se fixe à la poulie du muscle grand oblique.

Aileron supérieur. — La présence de deux muscles immédiatement superposés, le releveur de la paupière et le droit supérieur, rend la disposition de l'aileron correspondant plus compliquée. Ces deux muscles possèdent des gaines distinctes, minces en arrière, de plus en plus denses et aponévrotiques en avant, où elles se confondent par leurs bords latéraux ainsi que par leurs faces. De chaque bord part une expansion orbitaire, et l'ensemble représente une sorte de sangle, servant de poulie de renvoi aux deux muscles élévateurs du globe et de la paupière supérieure.

Comme il a été dit plus haut, la corne *externe* ou *temporale* passe au-devant de la glande lacrymale, pour s'insérer à la face interne de l'os jugal, immédiatement au-dessus et en avant de l'aileron aponé-vrotique externe. La corne *interne* ou *nasale* se confond avec le bord supérieur de l'aileron ténonien interne, et, après avoir engaîné le coude du tendon du grand oblique, va s'insérer à sa poulie de renvoi, par conséquent à la partie supéro-interne du pourtour orbitaire. Plus profondément, le tendon du grand oblique élargi en patte d'oie se place sous le feuillet invaginé de la capsule de Ténon et va s'insérer à l'hémisphère postérieur de l'œil sur une surface de 10 millimètres de large. Dans sa portion réfléchie, il est entouré par la bourse séreuse du globe, le reliant à la face profonde du tendon sclérotical du droit supérieur, de façon à lui constituer un cran d'arrêt.

Parvenus au cul-de-sac conjonctival supérieur, les muscles releveur et droit supérieur se séparent, pour se diriger, l'un à la paupière supérieure, l'autre au globe de l'œil. Nous savons déjà comment ce dernier se termine à la sclérotique; quant au releveur, son tendon beaucoup plus large se fixe au bord supérieur du tarse, non par du tissu fibreux, mais par un stratum de fibres musculaires lisses constituant le muscle dit de Müller ou de Sappey.

La gaine du releveur l'accompagne jusqu'au ligament suspenseur de la paupière, en même temps qu'elle envoie un feuillet de renforcement au tissu cellulaire sous-conjonctival du cul-de-sac supérieur.

Nous devons une mention spéciale au rôle dévolu à l'expansion reliant les tendons du droit supérieur et du grand oblique; disposition non décrite jusqu'ici.

Lors de l'élévation de l'œil, le tractus fibreux en question se relâche, tandis qu'il se tend dans l'abaissement du regard ; grâce à cela, la distance réciproque des deux muscles reste invariablement la même dans les différentes excursions du globe. Nous verrons plus bas que des connexions analogues existent entre le droit inférieur et le petit oblique.

L'absence d'un muscle abaisseur pour la paupière inférieure rend la disposition de l'*aileron inférieur* différente. La gaine oculo-ténonienne du droit inférieur, au point où elle est croisée par la sangle du muscle petit oblique, s'épaissit et donne à ce dernier une enveloppe dense qui l'accompagne jusqu'à son insertion orbitaire en avant, et jusqu'à son tendon sclérotical en arrière. Grâce à cette connexion des deux muscles, l'oblique inférieur ne change pas de rapports dans les mouvements de roulement du globe ; d'autant moins, que du point de leur entre-croisement la gaine commune fournit deux expansions orbitaires, l'une *externe* ou temporale, l'autre *interne* ou nasale. La première, de beaucoup la plus forte, se porte en avant et

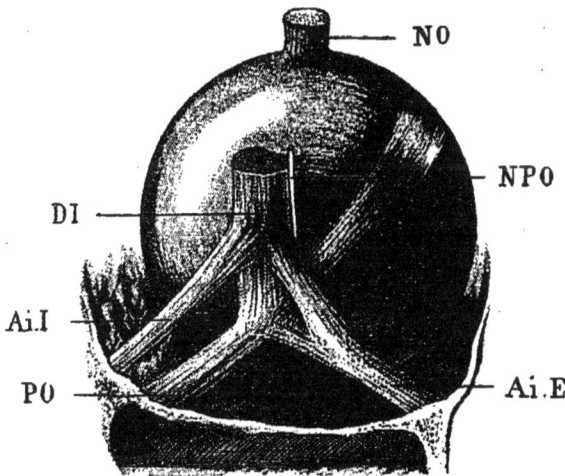

Fig. 160.—Ailerons aponévrotiques communs au petit oblique et au droit inférieur.

PO, petit oblique. — DI, droit inférieur. — NOP, nerf du petit oblique. — Ai.I, aileron interne. — Ai.E, aileron externe. — NO, nerf optique.

en dehors, et va s'insérer à la paroi externe de l'orbite au-dessous de l'aileron ténonien, avec lequel elle se confond. La seconde, bien moins nette et toujours infiltrée de graisse, se dirige en avant et en dedans pour se fixer à la paroi orbitaire interne, au-dessous de l'aileron aponévrotique correspondant.

Telle est dans son ensemble la capsule de Ténon. Comme on le voit, sa structure se modifie d'un point à un autre pour s'adapter au rôle protecteur de l'œil et de ses annexes. Cellulo- graisseuse en arrière, elle devient fibreuse et riche en éléments élastiques en avant, où elle forme autant de gaines qu'il y a d'organes mobiles. Grâce à ses ailerons aponévrotiques, dont les trois principaux, l'externe, l'interne et le supérieur, possèdent des fibres musculaires lisses, le globe se trouve suspendu au pourtour de l'orbite, en même temps qu'il est fixé solidement en arrière par le nerf optique et les tendons d'insertion des muscles. Comme les quatre droits l'attirent en arrière, les deux obliques font contrepoids. Les ailerons aponévrotiques ont encore pour rôle de limiter les excursions de la sphère oculaire, ainsi que l'a bien établi Motais. Si l'on vient à les couper, ou à avancer les tendons et leur gaine capsulaire, on augmente la mobilité de l'œil dans le même sens pendant qu'on la restreint du côté opposé. Le contraire arrive après le recul des tendons, surtout si l'on a eu soin d'intéresser en même temps la capsule adjacente.

La bourse séreuse préténonienne, avec ses diverticules prétendineux, est destinée à faciliter les glissements. Aussi deviennent-ils restreints et douloureux sitôt qu'il se produit l'hydropisie de la synoviale oculaire, affection désigné sous le nom impropre de *ténonite*.

PHYSIOLOGIE DE L'APPAREIL MOTEUR DU GLOBE

Le globe possède des mouvements d'*inclinaison* ayant pour effet de diriger la pupille dans n'importe quel méridien, et des mouvements de *rotation* autour de l'axe antéro-postérieur.

Les premiers se divisent en *horizontaux*, externes et internes; *verticaux*, supérieur et inférieur; et en intermédiaires ou *obliques*. On appelle mouvements *cardinaux* ceux en rapport avec les deux méridiens perpendiculaires, le vertical et l'horizontal.

Pour la rotation autour de l'axe antéro-postérieur, on ne tient compte que du méridien vertical, et encore de sa seule demi-circonférence supérieure. Lorsqu'on parle d'inclinaison du susdit méridien *en dedans*, on entend par là que l'extrémité supérieure de l'axe vertical de l'œil penche vers le côté nasal; inversement, quand l'inclinaison a lieu du côté de la tempe, on dit qu'elle s'opère *en dehors*. Lorsque les deux yeux s'associent, le mouvement s'exécute d'une façon symétrique à gauche ou à droite.

Parmi les autres mouvements *associés*, il nous faut signaler ceux de convergence ou de divergence, et ceux d'élévation ou d'abaissement. Tous ont cela de commun qu'à l'excursion principale s'ajoute un *déplacement accessoire* sur lequel de Græfe a le premier appelé l'attention. Ainsi, lorsque les yeux *convergent*, ils s'élèvent en même temps quelque peu au-dessus de l'*horizontale*; inversement, dans l'élévation, ils *divergent*; dans l'abduction, ils s'*abaissent*; et, dans l'abaissement, ils *convergent* quelque peu. Toutes ces attitudes physiologiques, bien qu'exagérées, se retrouvent dans le strabisme. Une dernière particularité consiste dans le rétrécissement de la fente palpébrale, accompagnée de rétraction du globe pendant l'*adduction forte*, alors qu'elle s'élargit et que le globe devient saillant dans l'abduction forcée.

Examinons maintenant le jeu des muscles pris isolément.

Le droit *interne* et l'*externe* ont leur plan de mobilité à peu près horizontal; dès lors, leur axe de rotation, verticalement dirigé, est *perpendiculaire* à l'axe antéro-postérieur de l'œil.

Les droits *supérieur* et *inférieur* sont contenus dans un plan vertical qui coupe l'axe antéro-postérieur d'arrière en avant et de *dedans* en *dehors*. L'axe de rotation, cette fois horizontal, intercepte avec celui du globe un angle de 63° (Landolt).

L'oblique inférieur et le tendon réfléchi du supérieur, qui seul doit être envisagé au point de vue de la fonction, occupent un plan vertical fortement incliné en *arrière* et en *dehors*. Leur axe de rotation est horizontal et coupe l'axe antéro-postérieur de l'œil sous un angle de 39° (Landolt).

Grâce à ces dispositions anatomiques, le droit externe *abducteur* et l'interne *adducteur* agissent sans que le méridien vertical éprouve la moindre inclinaison latérale; d'après Volkmann, le globe exécuterait toutefois une légère bascule en bas.

Le *droit supérieur*, pendant qu'il *élève* le pôle antérieur de l'œil, le porte dans l'*adduction* et imprime à son méridien vertical une inclinaison *en dedans*. Le droit inférieur, en même temps qu'abaisseur, devient *adducteur*, mais, contrairement au précédent, incline le méridien vertical *en dehors*.

Pour les obliques, le supérieur est *abaisseur-abducteur*, et surtout *rotateur du méridien vertical en dedans*; l'inférieur est *élévateur*, *abducteur* et principalement *rotateur du méridien vertical en dehors*.

Dans le mouvement d'*élévation*, le droit supérieur et le petit oblique s'associent; de même, dans l'abaissement, il y a synergie entre le droit inférieur et le grand oblique.

Dans les deux cas, l'action principale revient aux muscles droits supérieur et inférieur. Leur summum d'action coïncide avec un certain degré d'abduction du globe, vu qu'alors leur plan de rotation se confond avec celui de l'axe antéro-postérieur de l'œil.

Les obliques, élévateurs et abaisseurs accessoires, n'y interviennent que dans l'adduction, au moment où leur plan concorde avec celui de l'axe antéro-postérieur du globe.

La fixation d'un point situé à l'horizon suppose le parallélisme des lignes visuelles et l'équilibre statique des six muscles moteurs ; on donne à cette position des yeux le nom de *primaire*. Si dans ces conditions on impressionne les rétines par une raie lumineuse perpendiculaire, l'impression persistante, dite *image secondaire* ou *accidentelle*, étant projetée sur un tableau de coordonnées et d'abscisses, placé à 3 mètres de distance, on acquiert la preuve que l'image secondaire, et partant les deux méridiens principaux de l'œil, vertical et horizontal, ne subissent aucune inclinaison.

Même rectitude s'observe tant que les lignes du regard se meuvent dans les deux plans principaux perpendiculaires du diagramme ; mais sitôt que l'on dirige les yeux *obliquement*, les images acciden-

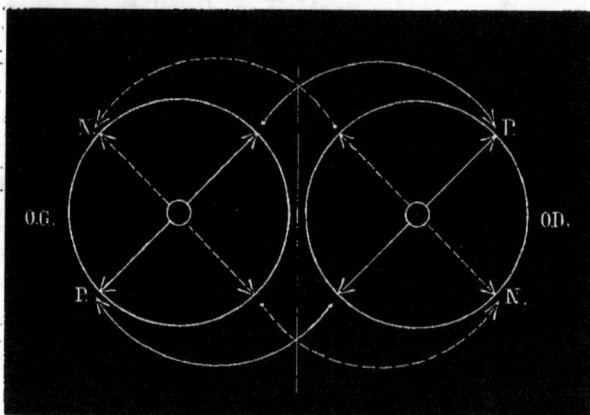

Fig. 161.

telles s'inclinent dans une direction toujours la même, par rapport aux coordonnées. C'est à ces inclinaisons que Helmholtz a donné le nom de *mouvements de roue*. Il les distingue en *positifs* et en *négatifs*, suivant que l'inclinaison s'opère dans le sens des aiguilles d'une montre placée en face du sujet, autrement dit de gauche à droite, ou inversement.

Helmholtz, Donders et Listing se sont efforcés d'établir les lois qui régissent les mouvements de roue des méridiens. Leurs résultats deviennent faciles à saisir à l'aide du diagramme suivant. — De chaque côté de l'axe vertical et horizontal des yeux, droit et gauche, on trace les quatre diagonales P et N. Dans le regard binoculaire en *haut* et à *droite* et dans celui *en bas* et vers la *gauche* les mouvements sont *positifs*, tandis qu'ils deviennent *négatifs* dans les attitudes opposées (fig. 161).

Pour se rendre compte de toutes ces particularités du jeu des muscles, il suffit de se rappeler que, dans les excursions horizontales, seuls les droits internes et externes interviennent.

Dans l'élévation *directe* en haut et en bas, les inclinaisons en sens inverse, dévolues aux muscles du droit supérieur et petit oblique et à ceux du droit inférieur et grand oblique, se contrebalancent; d'où manque d'inclinaison des méridiens cardinaux.

Par contre, dans le regard oblique, il y a forcément prépondérance de l'un des muscles élévateurs ou abaisseurs sur son associé, et les méridiens s'inclinent, comme cela est indiqué sur la figure.

A mesure que le point de fixation se rapproche dans le plan médian, la torsion des méridiens apparaît, et il en est ainsi dans le regard oblique, sauf, d'après Landolt, lorsque celui-ci s'abaisse de 10 à 40° au-dessous de l'horizontale et que les lignes visuelles se croisent à 25 centimètres de distance; dans ces conditions, les méridiens redeviennent parallèles. A une distance plus rapprochée, comme aussi au-dessus et au-dessous de la position initiale, chaque ligne de regard tourne en sens inverse de l'autre. Plus haut, les méridiens verticaux *divergent*, plus bas, à 45° par exemple, ils convergent, et cela de plus en plus. Les mouvements en sens opposé dits de *torsion* des lignes du regard, propres à la fixation de près, ne doivent pas être confondus avec ceux de *roue* qui accompagnent la vision éloignée.

La torsion s'opère habituellement sur un seul œil, bien qu'elle puisse exister en sens contraire sur les deux à la fois. Entrevue par Hueck [1], mise hors de doute par Javal [2], Hering, Mulder, Kinister, etc., elle a été bien étudiée par Nagel [3], qui l'envisage comme *complémentaire*; on l'observe lors de forte inclinaison latérale de la tête et du tronc jusqu'à un angle de 50°, mais pour rester stationnaire à partir de ce degré de flexion.

On conçoit, d'après ce qui vient d'être dit, combien la paralysie ou la contracture de l'un des muscles doivent troubler l'équilibre du système entier. On s'en rend compte par l'étude du champ de fixation.

D'après Schneller [4], la méthode par l'image cornéenne de la flamme d'une bougie sur le périmètre donne 3 à 5° de plus que celle subjective par la lecture d'un petit disque d'impression. La différence tient à ce que l'acuité visuelle centrale, servant de guide, diminue vers les confins du champ de regard.

Nous savons que les limites physiologiques du champ de fixation monoculaire chez l'emmétrope sont de 40 à 50°, sauf obliquement en bas et en dedans où il existe une encoche correspondant à la saillie du nez.

1. Hueck, *Die Achsendrech des Auges*, Dorpat, 1838.
2. Javal, *De la vision binoculaire* (*Ann. d'ocul.*, 1881, p. 217).
3. Nagel, *Arch. f. Opht.*, 1871, t. XVII, 1, p. 237.
4. Schneller, *Arch. f. Opht.*, XXIII, 4, p. 147.

Dans la vision binoculaire, il y a lieu d'envisager séparément les *mouvements associés* et ceux de la *convergence*.

Pour déterminer le *champ de fixation binoculaire*, Landolt[1] se sert d'un tableau placé à 2ᵐ,25 de distance sur lequel sont tracés de 20° en 20° seize méridiens pointillés, plus huit pleins inclinés de 45°. Ces derniers appartiennent au second œil, que l'on suppose superposé au premier. Le sujet exploré, ayant la tête immobile, suit des yeux la flamme d'une bougie que l'on promène le long des méridiens principaux du centre à la périphérie, jusqu'à ce qu'il commence à la voir double. Le point où apparaît la diplopie fournit la limite du champ visuel binoculaire pour chaque direction donnée.

Hering[2] procède autrement; il cherche à provoquer le dédoublement de l'image *secondaire* perçue binoculairement dans les diverses directions extrêmes du regard. Le point où se produit ce dédoublement indique la limite respective du champ de fixation.

Par l'une ou l'autre de ces méthodes, on arrive à se convaincre que le champ de fixation binoculaire mesure approximativement la même étendue que celui monoculaire, bien que différent de forme. Régulièrement demi-circulaire en haut et sur les côtés, où il avance jusqu'à près de 50°, il offre obliquement en bas deux encoches nasales.

Pour Landolt, l'examen du champ de regard binoculaire met sur la voie de troubles de la musculature à peine ébauchées.

La disjonction des lignes de regard dans le sens vertical est moins prononcée que dans celui horizontal. D'après Donders et Helmholtz, les élévateurs et les abaisseurs ne contrebalancent qu'un prisme de 8°. Alf. Græfe ajoute que, dans la vision de près, ces muscles peuvent neutraliser des prismes plus forts que dans la vision éloignée.

La torsion comparative des lignes de regard est encore plus restreinte; Nagel l'a évaluée à 5°.

Trois paires nerveuses crâniennes tiennent sous leur dépendance les mouvements des yeux, à savoir :

La troisième ou l'*oculo-moteur*, la quatrième ou *nerf pathétique*, et la sixième ou *moteur oculaire externe*. A cela s'ajoute le *ganglion ophtalmique*, dit encore lenticulaire, envisagé par la plupart des classiques comme appartenant à la chaîne ganglionnaire du sympathique, alors que pour d'autres il serait l'analogue des ganglions intervertébraux.

L'*oculo-moteur*, le plus important des trois, anime les muscles droits, à l'exception de l'externe, du releveur de la paupière et du petit oblique. Il se dégage de la base du pédoncule cérébral, dont il

1. Landolt, *Arch. d'ophtalmologie*, t. II, 1882.
2. Hering, *Hermann's Handb. d. Physiol.*, t. III, p. 437-564.

occupe le côté interne, par une douzaine de racines blanches. Si l'on suit ces racines, on les voit pénétrer dans un amas noir pédonculaire (*locus niger* de Vic-d'Azyr) et dans l'intérieur des tubercules quadrijumeaux, pour aboutir à un noyau gris situé près de la ligne médiane de la protubérance, au-dessous de l'aqueduc de Sylvius. Ce noyau piriforme dans son ensemble, à grosse extrémité supéro-externe, à pointe dirigée obliquement en haut et en avant, se compose d'une série de groupes de cellules nerveuses, échelonnés sur une longueur de 20 millimètres. A chaque groupe correspond l'origine isolée des muscles extrinsèques et intrinsèques de l'œil; c'est ce qui résulte des expériences de Hensen et Völckers[1], de Köhler et Pick[2].

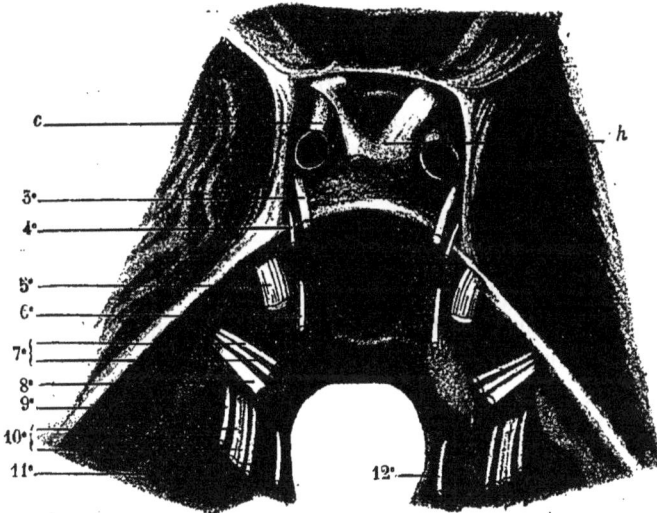

Fig. 162.

c, coude de la carotide interne. — *ch*, chiasma. — 3°, moteur ocul. commun. — 4°, pathétique. — 5°, trijumeau. — 6°, moteur ocul. externe. — 7°, facial. — 8°, acoustique. — 9°, glosso-pharyngien. — 10°, pneumogastrique. — 11°, spinal. — 12°, grand hypoglosse.

La seule divergence qui subsiste est relative au mode de succession de ces centres, dont les plus antérieurs, voisins du troisième ventricule, appartiennent de l'avis de tous aux mouvements de la pupille et au muscle ciliaire. D'après Mathias Duval, aucune de ces fibres radiculaires ne s'entre-croise sur la ligne médiane avec celles du côté opposé.

Physiologistes et pathologues reconnaissent d'une façon unanime que la section et la paralysie du tronc nerveux dans le crâne ont pour effet d'annihiler la contraction du sphincter pupillaire, d'où mydriase. La concordance cesse au sujet de l'excitation de ce nerf.

1. HENSEN et VÖLCKERS, *Arch. f. Opht.*, t. XXIV.
2. KOHLER et PICK, *Zeitschr. f. Heilk.*, Prague, t. II, p. 301.

Parmi les expérimentateurs, les uns disent avoir provoqué du myosis, alors que d'autres ont obtenu un résultat négatif. Tout récemment, Spallitta[1] et Consiglio, expérimentant sur les chiens et les lapins, sont arrivés aux conclusions suivantes : 1° La faradisation dans l'espace interpédonculaire ne provoque pas de resserrement notable de la pupille; 2° l'excitation au delà du sinus caverneux, après l'anastomose de la branche ophtalmique de Willis et des filets sympathiques, détermine constamment une vive contraction. Même résultat après que la pupille a été rendue myotique par l'extirpation du glanglion cervical supérieur, ce qui les porte à admettre que cette propriété d'emprunt revient à l'anastomose de l'oculo-moteur avec la branche ophtalmique de Willis dans le sinus caverneux. Ils expliquent ce fait en attribuant à cette branche de la cinquième paire une action vaso-dilatatrice analogue à celle des nerfs érecteurs d'Echkard[2] pour les corps caverneux; cela d'autant mieux que, d'après ce dernier auteur, il y aurait dans les racines du trijumeau du lapin des fibres centrifuges, dont l'excitation détermine le myosis; ils ajoutent que si la section de la cinquième paire s'accompagne également de resserrement de la pupille, c'est qu'il y a alors vaso-paralysie. Avant d'admettre cette double action du nerf sensitif sur les vaisseaux de l'iris, il faudrait voir ce qui se passe lorsque l'animal a été rendu préalablement exsangue.

Pour compléter ce qui a trait aux mouvements de la pupille, nous citerons encore le travail de Langley et Anderson[3], dont voici les conclusions :

La contraction des vaisseaux n'est pour rien dans la dilatation active de la pupille sous l'excitation du sympathique cervical, attendu que cette dilatation précède le resserrement vasculaire.

L'excitation d'un secteur de l'iris par la voie des nerfs ciliaires derrière le globe produit une dilatation locale de la pupille et la contraction du secteur opposé. Cela prouve l'existence de fibres radiées contractiles, puisque, sous une même influence, le sphincter se contracte; d'où il y a lieu de conclure à l'absence d'inhibition.

En séparant un secteur, on voit qu'il se raccourcit par la stimulation du sympathique, preuve que la dilatation ne dépend pas de fibres élastiques radiées.

La mydriase partielle consécutive à l'excitation du sympathique n'entraîne pas de diminution de la tonicité du sphincter, ce qui est encore contraire à l'idée de l'inhibition.

Les auteurs reconnaissent que la preuve anatomique d'un muscle

---

1. Spallitta et Consiglio, *Arch. di Ottalm.*, I, p. 18, Palerme, 1893.
2. Echkard, *Centralb. f. Physiol.*, VI, 1892.
3. Langley et Anderson, *Journ. of Physiology*, III, n° 6, 1892.

dilatateur n'est pas encore donnée et se réservent d'étudier cette question.

En terminant leur travail, ils citent Morat et Doyon[1] qui, après section de la cinquième paire dans le crâne chez le lapin et excitation du sympathique au cou, produisirent le resserrement des vaisseaux de la conjonctive et de la sclérotique, sans dilatation notable de la pupille et sans changement de la circulation rétinienne.

Un fait anatomique de la plus haute importance concerne la racine anastomotique que reçoit l'oculo-moteur du noyau d'origine de la sixième paire du côté opposé. Soupçonnée par Foville, cette anastomose a été définitivement démontrée par Mathias Duval, Laborde et Graux[2]. D'un autre côté, des observations cliniques relatives à des déviations conjuguées tant spastiques que paralytiques sont venues en prouver l'existence.

Parti du pédoncule, le tronc de l'oculo-moteur côtoie les artères cérébrales postérieures et cérébelleuses supérieures, et se porte en avant et en dehors vers le sommet du rocher. De là, il traverse le sinus caverneux, en dehors de l'artère carotide interne, et pénètre dans l'orbite par la fente sphénoïdale à travers la bifurcation du tendon du muscle droit externe. Il fournit alors une branche supérieure commune au droit supérieur et au releveur de la paupière, et une inférieure qui se subdivise en trois filets se distribuant aux muscles droit interne, droit inférieur et petit oblique. Le rameau de ce dernier muscle, après avoir donné la racine motrice du ganglion ophtalmique, suit le bord externe du droit inférieur dont il occupe la gaine, et aborde le petit oblique dirigé en travers.

Le *nerf pathétique*, long et grêle, anime exclusivement le grand oblique. Ses racines, au nombre de 5 à 6, traversent le pédoncule cérébelleux supérieur, puis la valvule de Vieussens, où elles s'entrecroisent avec les fibres radiculaires du pathétique du côté opposé. Elles contournent alors l'aqueduc de Sylvius et aboutissent finalement à leur noyau d'origine. Ce noyau gris est immédiatement contigu à celui de l'oculo-moteur qui lui est antérieur; comme ce dernier, il recevrait, d'après Mathias Duval, des fibres anastomotiques du noyau de la sixième paire par l'intermédiaire des bandelettes longitudinales postérieures.

A partir de son origine apparente, le pathétique décrit une anse, traverse le repli de la dure-mère qui s'étend du sommet du rocher à l'apophyse clinoïde postérieure et parcourt la paroi externe du

---

1. Doyon et Morat, *Arch. de physiol. norm. et path.*, p. 60, 1892.
2. *Gaz. des hôpitaux*, p. 142, 1877, et *Journal d'anat. et de physiologie*, 1880.

sinus caverneux. De là, il pénètre dans l'orbite par la partie interne de la fente sphénoïdale et s'épuise dans le corps charnu du grand oblique.

Le *moteur oculaire externe* ou sixième paire crânienne émerge du bord externe des pyramides antérieures au niveau du sillon de séparation de la protubérance. Ses racines se portent vers le plancher du quatrième ventricule pour atteindre leur noyau d'origine situé sur les côtés du sillon médian, en arrière de celui du trijumeau. Les plus internes d'entre elles, après s'être entre-croisées sur la ligne médiane, se prolongent vers le noyau de l'oculo-moteur et du pathétique du côté opposé; ainsi s'explique la double innervation des muscles droits internes.

Dans son trajet basilaire, ce nerf contourne d'une *façon intime* le sommet du rocher, placé qu'il est entre le périoste et le sinus pétreux supérieur. Dans un mémoire paru en 1880 dans les *Archives d'ophtalmologie*, nous avons fait ressortir l'importance de ce rapport au point de vue de la fréquence de la paralysie de ce nerf lors de fracture de la base du crâne.

Parvenu dans le sinus caverneux, le moteur oculaire externe se place en dehors et en bas de la carotide interne, puis aborde l'orbite en passant entre la double insertion du droit externe. Il pénètre dans le muscle par sa face profonde, et exceptionnellement il fournit la racine motrice du ganglion ophtalmique.

CHAPITRE II

TROUBLES DE LA MOTILITÉ DES YEUX. — STRABISME

Le fonctionnement normal des muscles oculaires comporte le croisement exact des lignes du regard au point fixé. Toute déviation à cette règle entraîne la disjonction des axes de l'œil et donne naissance à l'état désigné depuis l'antiquité sous le nom de *strabisme* (στραβισμος).

Si l'on pousse plus loin l'analyse, on arrive à reconnaître que parfois la mobilité des yeux déviés reste entière, alors qu'ailleurs le mouvement est plus ou moins enrayé dans le sens opposé à la déviation. De là la distinction du strabisme en non paralytique, dit encore *concomitant*, et en *paralytique*.

Suivant que la déviation anormale a lieu en dedans, en dehors, en haut, en bas ou dans le sens diagonal, on a autant de genres de strabismes appelés interne ou *convergent*, externe ou *divergent, supérieur* ou sursumvergent, *inférieur* ou *deorsumvergent*, et finalement *oblique*.

Ces généralités posées, nous allons étudier ces deux ordres de strabisme, en commençant par le non paralytique.

I

STRABISME NON PARALYTIQUE OU CONCOMITANT

Ainsi que son nom l'indique, ce strabisme n'est lié à aucune altération des muscles et des nerfs. Il s'agit, du moins au début, d'un trouble *purement fonctionnel* ayant son siège dans les centres coordinateurs et résidant dans la dissociation de deux fonctions, la *convergence* et l'*accommodation*.

Suivant que la partie *positive* ou *négative* de la convergence est en excès, le strabisme est *convergent* dans le premier cas, *divergent* dans le second.

Ce qui prouve que cet état est bien fonctionnel, c'est sa nature transitoire au début lui ayant valu le nom de *périodique*, et le fait non moins fréquent de le voir apparaître indifféremment sur un œil ou sur l'autre, auquel cas on l'appelle *alternant*. Le sommeil naturel et chloroformique le fait disparaître, alors que toute émotion morale, la débilitation du corps et le surmenage des yeux l'exagèrent. Rien n'est plus commun que de voir un léger strabisme de l'enfance cesser spontanément avec les progrès de l'âge.

On comprend donc qu'on ne saurait invoquer ici ni la *contracture*, ni la *paralysie* des muscles, et une nouvelle preuve nous est fournie par l'intégrité des mouvements *conjugués* des yeux, approximativement aussi étendus des deux côtés. Pour s'en rendre compte, il suffit d'exclure alternativement un œil, puis l'autre, en le recouvrant avec un verre légèrement dépoli pendant que l'individu fixe de près. On constate alors que les arcs excursifs sont de même étendue des deux côtés. C'est en se fondant sur ce caractère que, depuis de Græfe, le strabisme purement fonctionnel a reçu la dénomination définitivement adoptée de *concomitant*.

Bien que le centre des arcs excursifs se déplace *en dedans* dans le strabisme convergent, *en dehors* dans celui divergent, les *mouvements associés de latéralité* ne s'exécutent pas moins normalement et *dans la même étendue* que sur les yeux non strabiques. Nous verrons qu'il en est tout autrement lors de la déviation paralytique.

A la longue, à mesure que le strabisme s'accentue et qu'il devient fixe, les muscles et les tissus fibreux environnants se rétractent d'un côté, pendant qu'ils s'allongent et s'amincissent de l'autre. Il résulte de là une réduction des arcs excursifs, et parfois l'impossibilité d'attirer suffisamment l'œil dans le sens opposé à la déviation.

Partant de la définition optique du strabisme, d'après laquelle, l'une des lignes de regard étant déviée, l'autre reste en fixation, on a conclu au siège toujours unilatéral du strabisme. Mais si, dans le regard vague à distance, on explore attentivement les deux yeux à la fois, on ne tarde pas à se convaincre que souvent ils convergent ou divergent mutuellement, par rapport au plan sagittal. L'individu fixe-t-il au contraire un objet rapproché, que l'œil qui vise se place en position correcte, pendant que son congénère, devenu passif, louche de plus en plus : c'est qu'alors, à la déviation primaire, s'ajoute celle *secondaire*, provoquée par l'œil redressé.

D'après cela, et notre opinion est également celle de Parinaud[1], le trouble de la convergence, caractéristique du strabisme concomitant, se répartit également aux deux yeux; en d'autres termes, le strabisme

---

1. Parinaud, *Étude sur l'étiologie et la pathogénie du strabisme* (Ann. d'ocul., 1892).

est de son essence *bilatéral*, conformément au siège présumé du trouble moteur dans les centres coordinateurs encéphaliques. S'il en est ainsi, l'angle de déviation du strabisme mesure le double de celui appartenant à chaque œil : d'où la possibilité de rétablir l'équilibre par une intervention active sur l'un des muscles déviateurs, ou, ce qui vaut mieux, en répartissant l'effet sur les deux muscles associés.

Donders, en démontrant la liaison habituelle du strabisme avec l'amétropie, a mis au jour l'une des conditions principales de son évolution.

Sans doute des exceptions à cette règle existent, et il n'est pas rare de voir des emmétropes et des amétropes légers devenir strabiques, alors que des amétropes avérés y échappent. C'est qu'en dehors des causes incitatrices périphériques il faut tenir compte de l'influence du terrain, et ne pas oublier que la plupart des strabiques sont des sujets nerveux à des degrés divers. Parmi ceux qui le sont le moins, on voit le strabisme s'atténuer et même disparaître spontanément vers l'approche de la puberté.

Il n'en reste pas moins acquis que l'amétropie constitue l'un des facteurs importants. Donders, sur 100 strabismes convergents, en trouve 77 liés à l'hypermétropie moyenne ; Stellwag, 78 pour 100 ; et Schweigger, 16 pour 100 ; proportion générale : 74 pour 100.

Dans le strabisme divergent, Donders et Schweigger signalent 60 pour 100 de myopes, à des degrés divers. A côté de ces deux vices de réfraction, on doit placer l'*astigmatisme*, qui les complique et dont Javal a fait ressortir l'importance.

En général, dans un même ordre d'amétropie, l'œil le plus hypermétrope, myope ou astigmate, devient strabique fixe de préférence à son congénère. Chez les individus prédisposés, il suffit d'exclure un œil pendant un temps plus ou moins long de la vision binoculaire, pour qu'il se dévie en dedans ou en dehors. Lors d'amblyopie monoculaire le strabisme divergent prédomine, et prend le nom d'*amaurotique*.

Pour expliquer la corrélation fréquente du strabisme avec les degrés moyens et parfois faibles de l'amétropie, alors qu'il est relativement rare dans ceux dépassant 5 D, Donders fait intervenir l'*accommodation*. D'après lui, dans le strabisme hypermétropique, il arrive que, à la distance habituelle du travail, l'amplitude accommodative en réserve devient insuffisante. L'individu, en vue de la renforcer, converge ses yeux outre mesure ; et comme cette attitude ne manquerait pas de provoquer de la diplopie, il y échappe en luxant l'un en dedans, pendant que l'autre, généralement le meilleur, continue à percevoir nettement l'objet visé. A partir de ce moment, le sujet devient strabique et se trouve réduit à la vision monoculaire. A force de se répéter, cet acte, d'abord périodique, finit par devenir fixe.

La faculté de dissocier la convergence de l'accommodation croît avec le degré de l'hypermétropie ; mais comme au delà d'une certaine limite l'individu ne saurait tirer profit d'un pareil artifice, on conçoit que les hypermétropes forts échappent au strabisme.

Toutefois ce mécanisme ne saurait expliquer pourquoi, à degré égal d'hypermétropie, tous les sujets ne deviennent pas strabiques, et comment il se fait qu'avec un vice de réfraction, s'écartant peu de la normale, on ne voit pas moins le strabisme évoluer. Il est à peine nécessaire d'ajouter qu'avec la myopie, le rôle de l'accommodation n'y est pour rien.

Force donc nous est de songer à une *dissociation impulsive* de la convergence et de l'accommodation, que cette dissociation tienne à un état particulier des centres ou à la prédominance native de certains muscles sur leurs antagonistes, allant, d'après Schneller, pour les adducteurs jusqu'à 24 degrés au lieu de 11 qui est la limite de l'état normal.

L'impossibilité qu'éprouvent certains sujets à dissocier les deux fonctions, convergence et accommodation, ou encore la faculté qu'ils ont de pouvoir neutraliser cérébralement les images de diffusion, concourent, suivant toute probabilité, à les préserver du strabisme *d'origine musculaire*, qui, somme toute, est exceptionnel. S'il est vrai que, dans le cours de la strabotomie, il arrive de rencontrer les muscles déviateurs plus épais et ceux antagonistes plus minces que de coutume, rien ne prouve que ce changement ne soit consécutif et dû à la rétraction des premiers et à l'allongement prolongé des seconds.

La théorie musculaire pure s'applique surtout au strabisme *convergent myopique*, qui, d'après Schweigger et Stilling, apparaît plus tardivement que celui hypermétropique. Continuellement mis en jeu, les muscles droits internes s'hypertrophient, pendant que les droits externes rendus moins actifs s'affaiblissent d'une quantité équivalente. Il s'agit toutefois là d'un fait exceptionnel et, dans la majorité des cas, le strabisme des myopes est à peu près invariablement *divergent*.

Les causes qui concourent à ce résultat sont : dans les degrés faibles et moyens de myopie, le peu d'incitation que reçoivent les droits internes du côté de l'accommodation ; dans les degrés forts, la fatigue des adducteurs se traduisant par l'asthénopie musculaire, dite à cause de cela *strabisme latent myopique* ; la réduction de la mobilité du globe dans l'orbite, par suite de son allongement plus prononcé derrière l'insertion des muscles à la sclérotique (Fuchs) ; le rapprochement de la fovea du côté de la papille, ce qui comporte une plus forte excursion de l'œil du côté du nez; enfin l'allongement de la ligne de base.

Malgré toutes ces causes d'ordre périphérique, il faut, dans bien des cas, invoquer l'impotence fonctionnelle de la convergence devenue *néga-tive*. Le fait que, d'après Horner, 20 pour 100 des yeux hypermétropes possédant une bonne acuité visuelle deviennent strabiques externes, ne saurait guère s'expliquer autrement. D'autre part, si l'amblyopie d'un œil par taies de la cornée, cataracte infantile ou perte de la sensibilité rétinienne, détermine si souvent le *strabisme externe*, on ne saurait accuser que le défaut d'incitation centrale.

Il n'est pas jusqu'au spasme et à la parésie de l'accommodation qui ne puissent parfois devenir cause de strabisme chez les individus prédisposés. Mais cela est rare, ainsi qu'en témoigne le petit nombre de guérisons obtenues par l'emploi persévérant de l'atropine, qui jouit encore d'une certaine vogue dans le traitement du strabisme.

Comme on le voit, la pathogénie de cette affection est complexe, et seule une analyse détaillée parvient à déceler les éléments constitutifs dans chaque cas qui se présente à notre observation.

Avant de quitter ce sujet, nous allons passer en revue certaines causes spécialement invoquées, et dont l'action est pour le moins douteuse.

Considérant la coïncidence fréquente du strabisme avec les taies cornéennes, 22 pour 100 d'après Stellwag, Ruete incrimine la propagation de l'inflammation cornéenne jusqu'au muscle voisin qui se rétracte. Giraud-Teulon y voit un acte réflexe de contracture sur certains muscles, les adducteurs en particulier, à l'instar de ce qui s'observe dans les membres à la suite d'arthrites prolongées.

Ce qui condamne ces deux hypothèses, c'est que dans le strabisme concomitant vrai, la contracture musculaire manque, au moins au début, et que la déviation strabique se produit toujours dans le sens horizontal, le plus souvent dans l'adduction, quel que soit l'emplacement de l'ulcère cornéen.

Si les taies augmentent le chiffre des strabismes, c'est par suite de l'amblyopie et de l'astigmatisme irrégulier qui en résultent. Suivant que l'individu est hypermétrope ou myope, la déviation se fera en dedans ou en dehors.

Partant du fait que la plupart des yeux strabiques sont plus ou moins amblyopes, alors même qu'il n'existe aucune altération des milieux transparents, de la rétine et du nerf optique, on n'a pas manqué de rendre responsable la défectuosité native de l'appareil sensoriel.

Sans nier qu'il en puisse être ainsi, il faut reconnaître que, dans la majorité des cas, le défaut de perception nette est la conséquence de l'inaction prolongée du tractus optique, par le fait du strabisme. On a la preuve dans le rétablissement de l'acuité visuelle par des exercices prolongés, et le fait que, dans le strabisme alternant de longue date, l'acuité visuelle reste indéfiniment bonne.

En se fondant sur ce que certains yeux strabiques ne distinguent qu'en cherchant, comme s'ils avaient une *fixation hésitante*, que d'autres visent toujours de côté et dans une direction invariablement la même, on a pensé qu'il pouvait y avoir asymétrie dans l'emplacement des deux maculas. Comme preuve de cette *incongruence*, on a invoqué encore l'*absence de diplopie*, qui la plupart du temps n'est qu'apparente; il suffit alors d'interposer un prisme faible ou le verre rouge pour la mettre en évidence. Les rares exceptions s'expliquent par la forte amblyopie de l'œil strabique, ou la faculté que possèdent certains sujets de fusionner cérébralement deux images rétiniennes non identiques.

D'après Parinaud[1], la neutralisation des doubles images n'est pas un phénomène d'ordre psychique, mais doit être rapportée à la torpeur de la rétine. Il en trouve la preuve dans la présence, en cas d'amblyopie prononcée, d'un scotome central relatif ou absolu, ou encore d'un rétrécissement hémianopsique du champ visuel de l'œil strabique. C'est surtout depuis qu'il se sert d'un double périmètre permettant aux deux yeux de fonctionner à la fois, qu'il a pu se convaincre de la fréquence de ces vices de perceptibilité de la rétine de l'œil strabique. Nous avons également observé des faits de cet ordre, où des strabismes convergents invétérés s'accompagnaient d'amblyopie relative de la moitié nasale du champ visuel correspondant. Comme Parinaud, nous l'attribuons à l'inaction prolongée des éléments percepteurs, à preuve la disparition de l'hémianopsie après le redressement de l'œil.

L'hypothèse de Landolt[2] que, pendant l'évolution de l'œil, la rétine subit par rapport à la coque sclérotico-musculaire une rotation ayant pour effet de placer la fovea plus en dedans ou plus en dehors de l'axe optique, ne saurait être invoquée que pour certains strabismes congénitaux fort rares; nous en dirons autant de l'insertion anormale des muscles sur la sclérotique. Ce qui semble plus fréquent, c'est l'écartement des centres de rotation du globe (Mannhart[3], Rosset[4]) et la divergence exagérée des orbites (Emmert[5]).

Ulrich[6] s'étant livré à des études approfondies sur la vision binocu-

1. Parinaud, *Soc. fr. d'ophtal.*, 1893.
2. Landolt, Congrès intern. de Heidelberg, 1888.
3. Mannhart, *Arch. f. Opht.*, XVII, 2, p. 69.
4. Rosset, *New-York Med. Record*, 1878, p. 225.
5. Emmert, *Auge u. Schädel*, Bern., 1890.
6. Ulrich, *Klin. Mb.*, 1884.

laire chez les strabiques, arrive à conclure : que la neutralisation des images rétiniennes croît avec l'âge, que l'acuité visuelle varie pour une seule et même catégorie de strabisme, et qu'une amblyopie prononcée est exceptionnelle. De son côté Schöler[1], sur 57 sujets examinés au *stéréoscope*, en a trouvé 22 fusionnant avec sensation nette du relief, 30 qui fusionnaient mais n'avaient pas la notion du relief, et 5 privés de vision binoculaire.

Disons que chez la plupart des strabiques on arrive au fusionnement des deux images complémentaires, en donnant à celles-ci un écartement en rapport avec la direction des lignes de regard. Si l'on a recours au stéréoscope de Wheatstone, il suffit de rapprocher les images dans le strabisme convergent et de les éloigner dans celui divergent.

Une particularité que l'on constate parfois après le redressement opératoire, est la perception de deux images, l'une correspondant à la fovea, l'autre au point de la rétine qui en faisait jusque-là l'office. Suivant que le fusionnement de celle de l'œil correct s'opère avec l'une d'elles ou pas du tout, l'individu accusera de la diplopie et exceptionnellement de la *triplopie*, exemple les cas cités par de Græfe, Javal et Nagel.

Comme il y a des strabismes allant de 5° à 65°, et que les indications opératoires varient d'après cela, force nous est de mesurer soigneusement le champ de fixation au moyen du périmètre. Grâce à ce mode d'exploration, on s'assure que dans le strabisme récent, périodique ou peu prononcé, les limites restent normales, alors que dans celui prononcé et fixe on les trouve plus ou moins réduites dans le sens opposé à la déviation. Dans les cas de parésie peu accentuée, l'exploration du champ de fixation *binoculaire* permet de découvrir le moindre rétrécissement périphérique. D'autres particularités à signaler sont celles concernant l'élévation et l'abaissement du plan de regard. La première de ces attitudes accentue la divergence, pendant que la seconde renforce la convergence. Alfred Græfe, dans le strabisme prononcé et fixe compliqué d'amblyopie, a trouvé une différence de 20° au lieu de 11°, chiffre ordinaire. Le même auteur insiste sur la fréquence d'une attitude oblique particulière de la face qui rend l'œil strabique plus antérieur que son congénère, en même temps que la tête s'infléchit légèrement du côté opposé; cela se rencontre surtout lorsque l'œil dévié est seul employé à la fixation. Par cette attitude, l'adduction anormale décroît, grâce à l'association du muscle droit externe de l'œil strabique avec le droit interne de celui correct. De la sorte, dans le strabisme convergent, les deux muscles se trouvent à la fois allégés.

1. Schöler, *Arch. f. Opht.*, XIX, 1, p. 23-36.

Avant de procéder à la mesure du strabisme, il faut s'enquérir de son existence.

Dans les degrés élevés, la simple inspection suffit pour le reconnaître, tandis que dans ceux peu ou pas apparents, le tout se réduit à l'insuffisance musculaire, dite encore *strabisme latent*, où la diplopie fait en général défaut.

La meilleure manière de dévoiler le strabisme consiste à recouvrir l'un des yeux avec un verre blanc *dépoli*, pendant que l'on fait fixer à celui laissé découvert un objet placé sur la ligne médiane (Javal). — Grâce à la suspension de la vision binoculaire, l'œil caché se dévie en *dedans* ou en *dehors*, suivant qu'il s'agit de strabisme convergent ou divergent.

Même phénomène se produit en répétant l'expérience sur le second œil, outre que l'on s'assure de l'*égalité* des déviations *primaire* et *secondaire*, ce qui confirme le diagnostic de strabisme non paralytique.

Il faut se garder de confondre le strabisme latent avec la déviation apparente des yeux en dedans chez certains hypermétropes, et en dehors chez ceux myopes, par suite de l'exagération de l'angle γ, autrement dit du degré d'inclinaison de la ligne de regard sur l'axe cornéen. Ce genre de strabisme *apparent* appelé encore *faux*, se distingue par la *déviation égale* des deux sommets cornéens du plan médian.

Toujours est-il que pour mesurer exactement l'angle du strabisme, la connaissance préalable de l'angle γ ou α qui pratiquement se confondent est indispensable.

Cette notion une fois acquise, on fait fixer à l'individu la flamme d'une bougie placée à 5 mètres sur la ligne horizontale passant par le centre du périmètre. L'observateur fait alors cheminer lentement le long de l'arc périmétrique la flamme d'une seconde bougie qu'il suit, jusqu'à ce qu'il en aperçoive l'image cornéenne au *milieu* de la pupille de l'œil strabique. Le chiffre correspondant donne la mesure de l'angle de la déviation. On arrive au même résultat en tenant la bougie au 0 du périmètre, et en se déplaçant jusqu'à ce qu'on aperçoive nettement la flamme au centre de la pupille de l'œil strabique. Il faut seulement se rappeler que l'angle de déviation ainsi trouvé est le double du précédent, et qu'il faut en prendre la moitié.

Dans le strabisme convergent, la valeur de l'angle aura pour mesure le nombre des degrés périmétriques — la valeur de l'angle γ, si ce dernier est *positif* et + s'il est *négatif*. L'inverse est vrai pour le strabisme *divergent*. Landolt désigne par *x* l'angle de déviation strabique formé par la ligne de regard et le rayon cornéen qui passe à travers le centre de la pupille.

Un strabisme *vertical* est rare et se mesure de la même façon en plaçant l'arc périmétrique verticalement. Comme la valeur de l'angle γ dans ce dernier sens est petite, on peut se dispenser d'en tenir compte, ce qui simplifie l'examen.

Pour un strabisme oblique, on place le périmètre suivant le plan de là déviation, ou encore on mesure celle-ci suivant l'horizontale et la verticale, et l'on tient compte des deux chiffres obtenus.

Pour les modifications qu'éprouve le strabisme dans la vision de près, on n'a qu'à rapprocher successivement l'objet fixé du sommet du périmètre ; de même, on le déplacera latéralement dans les directions obliques du regard. Cette dernière recherche permet de déterminer la force excursive des muscles.

Une méthode de détermination jadis très employée consistait à mesurer, en lignes ou en millimètres, l'emplacement du centre pupillaire ou le bord de la cornée de l'œil correct, comparativement à celui de l'œil dévié. La différence des chiffres obtenus donnait la valeur linéaire du strabisme. A cet effet, on avait construit des règles appelées *strabomètres*, dont le bord concave s'appliquait au-dessous de la rangée des cils de la paupière inférieure.

Ce mode de mensuration a le défaut d'être peu exact, attendu que, pour un même angle, l'arc parcouru varie avec l'emplacement du centre de rotation de l'œil strabique, hypermétrope ou myope. De plus, l'œil qui louche, étant souvent amblyope, possède une fixation incertaine ou excentrique, ce qui expose à des erreurs.

Lorsqu'on manque de périmètre, on peut faire usage d'un dispositif simple et portatif imaginé par Priestley Smith, que nous lui avons vu mettre en pratique à Birmingham. Il consiste en deux rubans métriques accouplés à un même anneau métallique. L'extrémité libre de l'un d'eux est placée par le malade au milieu du rebord orbitaire inférieur de l'œil correct, pendant que l'autre, reliée à l'anneau, s'accroche au manche de l'ophtalmoscope. L'observateur, se tenant à 1 mètre du malade, l'invite à regarder sur la ligne médiane le trou du miroir. De la main restée libre, l'observateur déplace latéralement le second ruban en recommandant au sujet de suivre l'excursion de la main dans le plan horizontal qu'on promène dans le sens opposé de la déviation strabique. Sitôt que la pupille de l'œil incorrect est vue à travers le miroir, on s'arrête, et il ne reste qu'à lire sur le ruban métrique le chiffre correspondant. Il va sans dire que ce mode de détermination suppose l'égalité des arcs excursifs des deux yeux, ce qui est la caractéristique du strabisme concomitant ; aussi ne saurait-il s'appliquer au strabisme paralytique.

II

STRABISME CONVERGENT

Le strabisme convergent est le plus commun. Il débute ordinairement dans la seconde enfance de trois à cinq ans, bien qu'on puisse l'observer plus tard ou plus tôt, et même chez les nouveau-nés. Ainsi qu'il a été dit, il se lie à l'hypermétropie moyenne de 2 à 5 D. La faiblesse de la constitution, le *nervosisme*, les convulsions du premier âge, influent de la façon spécifiée plus haut.

Ce strabisme commence par être périodique ou alternant et parfois *relatif*, en ce sens qu'il n'apparaît que dans certaines positions du regard; exceptionnellement, il reste alternant. On le voit en général devenir fixe et passer ensuite par les mêmes stades, bien qu'en sens inverse, lors d'une guérison spontanée. Celle-ci est certainement liée au développement de la face et du système nerveux central à l'époque de la puberté, bien que son mécanisme intime nous échappe.

Souvent le strabisme convergent est précédé d'un strabisme *latent* prononcé, provoquant de l'asthénopie et parfois de la diplopie homonyme dans le regard de près; cela est toutefois beaucoup moins fréquent que pour celui divergent myopique.

Le traitement du strabisme convergent varie suivant son degré et sa durée.

Dans la forme latente, il faut tout d'abord corriger l'amétropie par les verres sphériques ou cylindriques appropriés, recourir aux prismes faibles à sommet interne, exceptionnellement à l'atropine en collyre, en vue de paralyser l'accommodation en excès et de parer au surmenage de la convergence. Si ces moyens échouent, on pratique le recul des *droits internes* ou l'avancement de leurs antagonistes les *droits externes*. Toutefois, on procédera à cette opération avec la plus grande réserve, de peur qu'il n'en résulte un excès de correction.

Dans le strabisme récent, tant que la mobilité de l'œil reste entière, seuls les moyens optiques devront être mis en œuvre. Nous n'insisterons pas sur les louchettes, sorte de coquilles percées d'un trou au centre permettant à l'œil strabique de se redresser pour regarder à travers. Ce moyen beaucoup vanté jadis ne mérite aucune confiance, vu que l'amblyopie dont l'œil dévié est souvent entaché l'empêche de fonctionner, et que son redressement accentue la déviation strabique de son congénère. Les insuccès étaient d'ailleurs la règle.

Les *exercices stéréoscopiques* sur lesquels a surtout insisté Javal sont au contraire à recommander. Pour cela, on garnit les œilletons du stéréoscope avec des verres correcteurs en rapport avec la distance du fond de l'instrument et l'on donne aux images à fusionner un écartement progressivement croissant, jusqu'à atteindre le parallélisme des lignes visuelles et même quelque peu au delà. La réussite exige beaucoup de patience, sans s'illusionner sur le succès final qui souvent fait défaut, à cause de la mauvaise acuité visuelle de l'œil strabique et de l'indocilité des petits malades.

Du reste, aucun traitement orthomorphique, pas même les interventions chirurgicales, ne saurait prétendre rétablir la vision binoculaire, si l'on ne s'attache au préalable à corriger au moyen des verres l'amétropie, et à imposer à l'œil devenu amblyope par défaut d'usage des exercices journaliers de lecture et d'écriture, ce qui s'obtient en fermant pendant plusieurs heures l'œil correct. Nous nous rappelons entre autres l'observation d'une jeune fille de neuf ans, dont l'œil gauche strabique amblyope était incapable de compter les heures sur le cadran d'une pendule. Au bout de deux ans d'exercice, l'acuité visuelle avec les verres est devenue égale à 1. Parinaud s'en déclare peu partisan, et il n'a guère plus de confiance dans les exercices des muscles, tout au plus utiles chez les individus pouvant loucher à volonté.

Beaucoup d'ophtalmologistes, Green[1] et Boucheron[2] entre autres, ont préconisé les collyres mydriatiques, dans l'espoir qu'en paralysant l'accommodation on parvient à faire cesser le strabisme. L'expérience a démontré qu'à moins de spasme accommodatif prononcé, ce moyen est des plus infidèles, outre qu'il a l'inconvénient d'éblouir et de troubler la vue. Ulrich[3], puis Bucklin[4] recommandent, au contraire, l'ésérine dans le but de diminuer l'effort accommodatif et partant la convergence, après quoi ils prescrivent les verres convexes.

Avant tout, il faut se rappeler que le strabisme concomitant de l'enfance, particulièrement celui convergent, diminue et disparaît spontanément dans bien des cas. C'est pourquoi il ne faut intervenir opératoirement qu'alors qu'on a acquis la conviction que la déviation reste stationnaire et tend à devenir fixe. Les observations de Schweigger[5], de Wecker[6], Landolt[7], Schneller[8] et les nôtres sont confirmatives de cette règle. En général, il est permis de temporiser jusqu'à l'âge de huit à neuf ans, époque à laquelle le développement des forces muscu-

1. GREEN, Amer. Opht. Soc., 1870.
2. BOUCHERON, Arch. d'opht., janv. 1882.
3. ULRICH, Klin. Mbl., 1878, p. 421, et 1880, p. 156.
4 BUCKLIN, New-York Med. Rew., juin 1885.
5. SCHWEIGGER, Klin. Untersuch. u. Schielen, Berlin, 1881.
6. V. WECKER, Klin. Mbl., 1871, p. 453.
7. LANDOLT, Gesell. Heidelberg, 1885.
8. SCHNELLER, Arch. f. Opht., XXVIII, 3, p. 97, 1882.

laires du globe et la régularisation de l'influx nerveux qui les anime peuvent être considérés comme définitivement établis. C'est dire que nous ne partageons pas l'avis de ceux qui opèrent couramment en bas âge en vue de rétablir l'équilibre de bonne heure. En agissant ainsi, on risque d'échouer, ou, ce qui est pis, de voir se transformer plus tard le strabisme convergent en divergent, de beaucoup plus disgracieux. Ce temps d'expectation est employé à la correction du strabisme par l'ensemble des moyens non sanglants précédemment exposés. A l'aide des verres, on restituera à l'œil dévié une acuité visuelle suffisante lui permettant de collaborer avec son congénère. Même au point de vue du succès opératoire, cette correction préalable devient nécessaire.

Il va sans dire que, si, par l'étude attentive du champ de regard, on arrive à reconnaître la rétraction de certains muscles et l'affaiblissement de leurs antagonistes, ce qui est le cas dans le strabisme fixe après quinze ans, l'opération s'impose d'emblée, sauf à recourir plus tard aux autres moyens orthomorphiques. Même en se conformant à ces règles, on n'arrive pas toujours à rétablir la vision binoculaire. Cela se conçoit, étant donné que le défaut d'harmonie de la convergence a son siège dans les centres. Pour y parvenir, on devra, surtout chez les adolescents à accroissement corporel rapide, ne pas négliger le relèvement des forces par la gymnastique, l'hydrothérapie, la vie au grand air et un régime réparateur. De même, chez les anémiques et les névrosés, on joindra des moyens thérapeutiques spéciaux, et on évitera par-dessus tout la fatigue et le surmenage des yeux.

Le redressement chirurgical du strabisme est de date relativement récente. Taylor, il est vrai, eut l'idée de sectionner le muscle supposé rétracté, mais elle ne fut mise en pratique que par Stromeyer, Pauli et surtout Dieffenbach qui, en 1839, l'érigea en méthode. L'opération de cet auteur consistait à diviser le corps charnu du muscle en arrière de la capsule de Ténon, ce qui ne manquait pas de provoquer des accidents phlegmoneux graves du côté de l'orbite, à une époque où l'antisepsie était inconnue. De plus, on s'exposait à des surcorrections avec impotence fonctionnelle du muscle coupé et à la transformation fréquente du strabisme convergent en divergent, d'allure paralytique. Aussi cette opération, après avoir joui d'une grande vogue, fut-elle complètement abandonnée.

J. Guérin[1], puis Bonnet de Lyon[2], pénétrés des défauts de la strabotomie, telle qu'elle était pratiquée de leur temps, s'attachèrent à mieux préciser l'anatomie chirurgicale de la capsule de Ténon. Pour éviter

---

1. J. Guérin, *Ann. d'ocul.*, t. XXII, 1849.
2. Bonnet, *Traité des sections musculaires et tendineuses.*

d'ouvrir l'orbite, et se mettre à l'abri du contact de l'air ambiant qu'ils envisageaient comme la cause de la suppuration des plaies, ils eurent recours, non plus à la myotomie, mais à la *ténotomie* sous-conjonctivale, se conformant aux règles de la méthode sous-cutanée dont Jules Guérin fut le promoteur.

De Græfe et ses élèves ont fixé depuis les règles opératoires de la ténotomie oculaire telle qu'on l'exécute encore aujourd'hui.

A côté de la strabotomie qui consiste dans le *recul* des attaches sclérales du muscle déviateur, J. Guérin avait proposé l'avancement du tendon, pour restreindre la déviation secondaire succédant à la myotomie. Ce procédé a été rarement employé, bien que de Græfe[1], Liebreich[2], Knapp[3] et surtout Critchett[4] eussent cherché à le vulgariser. Dans ces derniers temps, il a été repris par nous et d'autres, non sans des modifications.

Ténotomie ou *recul du tendon.* — A part quelques variantes sur lesquelles nous croyons inutile d'insister, le procédé de la ténotomie se résume dans la mise à nu du tendon et sa section au ras de la sclérotique.

L'opération est assez douloureuse pour qu'on doive recourir à l'anesthésie locale par la cocaïne, et, chez les enfants et les individus pusillanimes, au chloroforme, que nous préférons en général. Le temps de la plus vive douleur est celui de la recherche et de la section des parties profondes, tendon et ailerons capsulaires.

Les culs-de-sac conjonctivaux doivent être antiseptisés au préalable avec une solution de biiodure ou de sublimé.

Le blépharostat mis en place, on saisit avec des pinces à griffe, au niveau du tendon à couper, un pli vertical de la conjonctive, que l'on divise avec les ciseaux, de façon à y pratiquer une boutonnière horizontale de 4 à 5 millimètres de long. Introduisant par cette ouverture des ciseaux légèrement courbes à pointe fine, bien que *mousse*, on détache tout autour le tissu sous-conjonctival jusqu'à ce que l'on aperçoive la face superficielle du tendon, recouvert de sa gaine ténonienne. Ce dernier étant attiré au moyen de la pince, on pratique avec les ciseaux parallèlement à son bord le plus rapproché de l'opérateur, une boutonnière par où on le charge avec le crochet mousse à strabisme. On fait alors saillir l'extrémité de l'instrument sur le bord opposé du tendon, et, après un coup de ciseau donné à cet endroit, on l'accroche complètement.

La section doit être faite à petits coups, aussi près que possible de la

1. De Græfe, *Arch. f. Opht.*, III, 1, p. 342.
2. Liebreich, *Klin. M. B.*, 1868.
3. Knapp, *Ibid.*, 1865.
4. Critchett, *Med. Times and Gaz.*, 1857.

sclérotique. C'est pour ne pas risquer de perforer cette dernière, qu'il faut donner la préférence à des ciseaux mousses et les appliquer à plat.

Le strabisme convergent, alors même qu'il est peu accentué, comporte le détachement total du tendon. Il n'en est pas toujours ainsi pour celui du muscle droit externe, où il y a lieu de craindre par la suite une insuffisance marquée.

Pour peu que le strabisme convergent soit ancien et prononcé, on ajoutera séance tenante la section des ailerons aponévrotiques, et l'on s'assurera que de part et d'autre aucune fibre tendineuse n'a échappé. Pour cela, on se sert du crochet insinué entre la sclérotique et les ailerons, et l'on utilise les ciseaux comme précédemment.

La section terminée, on étanche soigneusement le sang avec des tampons de coton imbibés dans la solution mercurique, et, pour éviter, lors de la cicatrisation, que le tissu sous-conjonctival gonflé et exubérant ne vienne former au dehors une hernie polypoïde, on réunit les lèvres de la muqueuse avec un ou deux points de suture au catgut fin, qui se résorbe ou tombe de lui-même.

L'œil étant à nouveau lavé antiseptiquement, on applique un bandage occlusif fait avec des ronds de gaze salolée, du coton hydrophyle et par-dessus quelques tours de bande, afin d'immobiliser le globe dans sa nouvelle position. On renouvelle le pansement au bout de 48 heures, après quoi on se contente d'appliquer un bandeau noir flottant. En cas de forte déviation strabique, on ferme primitivement les deux yeux.

Les suites de l'opération sont très simples, et il suffit d'un septénaire pour que tout rentre dans l'ordre. Une légère ecchymose sous-conjonctivale persiste encore, mais sans trace de sécrétion inflammatoire.

Pour des strabismes ne dépassant pas 15 à 20°, l'opération ainsi pratiquée réussit à redresser l'œil, et rarement on a à craindre de la surcorrection. S'agit-il au contraire de strabismes plus forts, on est obligé de recourir ultérieurement à un nouveau recul du même côté, ou mieux encore du muscle congénère opposé.

Partant du fait que le strabisme convergent est presque toujours bilatéral, il est en effet préférable de s'attaquer au second œil, outre qu'on évite de provoquer une trop grande insuffisance du muscle déviateur.

Lorsque le strabisme se complique de rétraction de ce dernier ou d'insuffisance réelle de l'antagoniste, on doit combiner au recul, l'*avancement*.

En cas de surcorrection, il faut pratiquer une suture comprenant la conjonctive et l'épisclère du côté du muscle ténotomisé; c'est principalement dans le strabisme alternant qu'une surcorrection est à craindre. Aussi dans ce cas préférons-nous pratiquer la section simple des tendons, en respectant les ailerons aponévrotiques, et n'opérer qu'un œil à la fois.

L'occlusion des yeux pendant les deux premiers jours, ainsi que des instillations d'atropine, contribueront à reculer les nouvelles attaches du tendon coupé, et à compléter l'effet jugé insuffisant.

La réunion du tendon à la sclérotique n'est pas directe : un tissu conjonctif nouveau abondant sert de gangue intermédiaire. Kalt[1], dans ses expériences sur les animaux, et nous-même dans des opérations secondaires de ténotomie chez l'homme, avons rencontré des adhérences cicatricielles s'étendant très en arrière jusque près du nerf optique. On conçoit que c'est là une mauvaise condition pour le redressement complet de l'œil strabique, et que lors d'une seconde ténotomie il faut avoir soin de porter le crochet très en arrière.

Les quinze premiers jours passés, l'opéré, pourvu de verres correcteurs de son amétropie, commencera les exercices au stéréoscope.

L'apparition d'une diplopie homonyme alternant parfois avec celle croisée est d'un bon augure, en ce sens qu'elle indique que l'acuité visuelle de l'œil strabique est bonne ou en voie de le devenir ; conditions éminemment favorables au rétablissement de la vision binoculaire et de l'équilibre des muscles.

Le strabisme convergent *relatif* des myopes et celui plus commun lié à l'hypermétropie, n'apparaissant que dans la fixation de près, comportent la ténotomie du droit interne ou l'avancement de l'externe, suivant qu'il y a prédominance d'action de l'un ou de l'autre de ces deux muscles. Même conduite à tenir dans le strabisme *convergent latent* que Noyès rattache chez la plupart des sujets à une insuffisance des droits externes ; l'épreuve des prismes lui ayant démontré que dans ces cas il y a prédominance de l'adduction pour toutes les distances.

Il est bien entendu que dans ces deux variétés de strabisme on ne doit recourir à la strabotomie, qu'alors qu'on est convaincu de l'inefficacité des autres modes de traitement par les verres sphériques, ou cylindriques, les prismes, le stéréoscope et l'usage prolongé de l'atropine lors de spasme.

Les yeux rendus en apparence corrects et la diplopie provoquée disparue, on ne doit pas conclure nécessairement que la vision binoculaire est définitivement rétablie. Ainsi que le fait observer Parinaud, il existe chez l'homme une connexion entre la vision binoculaire et celle alternante qui au besoin vient la suppléer. On en a la preuve lorsqu'on cherche à viser au pistolet avec les deux yeux ouverts. Si l'on ferme alternativement chaque œil, le déplacement du guidon par

1. KALT, Thèse de Paris, 1886.

rapport à l'objet fixé montre qu'on ne se sert que d'un seul œil; or, c'est ce qui arrive lorsque la vision binoculaire ne peut s'exercer normalement. Partant de là, l'auteur préfère aux exercices stéréoscopiques et à la gymnastique des muscles, recommandés par Michel[1], Spalding[2], Bull[3] et Snell[4], l'application naturelle des yeux avec les verres correcteurs portés en permanence.

Quant aux courants continus proposés par Landsberg[5] et Driver[6], en vue de renforcer les muscles supposés affaiblis, ils sont peu employés.

III

STRABISME DIVERGENT

Dans les yeux myopes, il y a prédominance marquée de l'abduction, tandis que l'adduction se trouve plus ou moins entravée par la forme allongée du globe et la réduction de l'angle γ souvent nul ou négatif. L'anisométropie et toute cause d'amblyopie concourent puissamment à porter l'œil en abduction, attitude envisagée par Stilling[7] comme position de repos du globe. Cela est surtout vrai dans les yeux fortement myopes où les droits internes doivent lutter constamment. L'impulsion à la convergence une fois rompue, le strabisme, d'abord latent et périodique, finit par devenir fixe, plus rarement alternant d'une façon durable. Ce qui prouve toutefois ici comme ailleurs le défaut d'impulsion venu des centres coordinateurs, c'est l'apparition d'un strabisme divergent sur des yeux manifestement hypermétropes, et dont la musculature n'offre rien d'anormal.

Le strabisme divergent revêt presque toujours au début la forme *latente*, surtout dans la vision de près. On lui donne alors le nom d'*insuffisance des droits internes* ou, ce qui est plus exact (Parinaud), celui d'*insuffisance de la convergence*. Les muscles adducteurs conservent dans ces conditions leur puissance contractile, et s'il survient une réduction du champ de regard, elle est secondaire par rétraction du droit externe, à quoi s'ajoute l'allongement de l'adducteur.

Lorsqu'il y a impotence fonctionnelle des adducteurs, que celle-ci soit primitive ou due à la fatigue, il survient presque toujours du

1. MICHEL, *Klin. Mbl.*. XV, p. 573, 1877.
2. SPALDING, *Arch. für Opht.*, 1886, p. 402.
3. BULL, *Amer. Opht. Soc.*, 1887.
4. SNELL, *Britt. Med. Assoc.*, 1887.
5. LANDSBERG, *Arch. f. Opht.*, 1865, p. 87.
6. DRIVER, *Arch. f. Aug. u. Ohr.*, 1872, p. 75.
7. STILLING, *Origine du Strabisme*, Strasbourg, 1888.

spasme accommodatif. Ce spasme, qui exagère la myopie préexistante, se rencontre au début du strabisme et tant qu'il reste latent.

On reconnaît l'*insuffisance de la convergence* par l'*asthénopie* particulière qui en résulte. Le travail de près, lecture ou écriture, provoque bientôt une fatigue des yeux qui s'accompagne de douleurs surtout prononcées à la racine du nez et au front; les objets visés se troublent ou même se dédoublent. En regardant le sujet, on ne tarde pas à s'apercevoir que l'un des yeux tend à se dévier vers la tempe, plus rarement du côté du nez. Le trouble visuel en question se dissipe par le repos momentané des yeux, mais pour reparaître chaque fois que l'individu fixe à nouveau.

Pour la détermination de l'insuffisance, nous avons exposé dans la partie optique le procédé de v. Græfe consistant en une ligne noire verticale avec un point noir au milieu, et l'emploi de prismes déviateurs de 15°. Ce mode de détermination est loin d'être exact; en effet, les conditions de la vision normale sont ici entièrement changées, et l'on est parfois conduit à trouver de l'asthénopie de la convergence là où

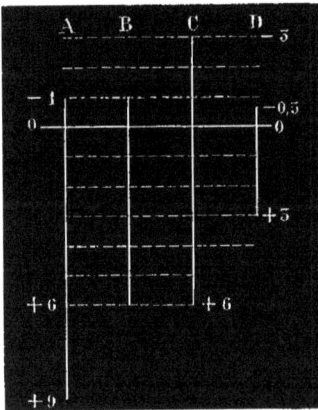

elle n'existe pas. Landolt est dans le vrai lorsqu'il affirme que l'amplitude absolue de la convergence s'obtient bien mieux par la recherche du punctum *proximum* au moyen de la fente lumineuse, et de celle du *remotum* à l'aide des prismes adducteurs. Rien n'est plus facile que d'exprimer alors la valeur en angles métriques. Le schéma ci-joint que nous empruntons à Landolt[1] indique les différents types A, B, C, D, de l'amplitude de convergence. Tout ce qui se trouve au-dessus de la ligne OO, correspondant au parallélisme des lignes du regard,

Fig. 165.

appartient à la divergence; les chiffres placés au-dessous représentent en angles métriques ceux de la convergence. A, B, C, D correspondent à des cas donnés d'insuffisance.

Des troubles plus avancés rentrent dans ce que Parinaud[2] a décrit sous le nom de *paralysie de la convergence*, qu'il subdivise en *essentielle* et en *combinée*; à son avis elle est indépendante du strabisme et se rattache à la névropathie.

La paralysie *essentielle* peut intéresser la partie positive de la convergence, auquel cas elle se traduit par une *diplopie croisée qui*

---

1. Landolt, *The Refraction and Accom. of the Eye*, Edimbourg, 1886, p. 505.
2. Parinaud, *Soc. franç. d'opht*, 1886, p. 23.

persiste sans modification notable dans toutes les directions du regard. En même temps, l'accommodation offre une réduction de son amplitude, ou se paralyse des deux côtés sans s'accompagner de mydriase. Les réflexes pupillaires subsistent pour la lumière, alors qu'ils font défaut pour l'adduction.

Lorsque la partie négative de la convergence est en déficit, il en résulte une *diplopie homonyme avec peu d'écartement des images et restant telle dans toutes les directions du regard*. Le strabisme convergent qui en résulte s'accuse dans la fixation à distance et diminue dans le rapprochement, ce qui est le contraire du strabisme convergent hypermétropique. Pour cette raison le port des verres concaves, en éloignant le *punctum remotum* de la convergence, le modifie heureusement.

La *paralysie combinée* est, d'après Parinaud, celle où à l'insuffisance de la convergence, tant positive que négative, s'ajoute la paralysie de l'élévation et de l'abaissement.

Dans tout trouble de la convergence envisagée comme fonction autonome, on doit tenir compte non seulement de l'amétropie mais d'autres causes générales telles que la *neurasthénie*, l'action de certains agents délétères, alcool, morphine, chloral, etc., le tabes, le goitre exophtalmique, l'hystérie, la sclérose disséminée, la périencéphalite.

Le strabisme *divergent* et l'insuffisance de l'adduction comportent les mêmes moyens de traitement, tant optiques et mécaniques que chirurgicaux. Le choix à faire dépend du degré de la déviation, de sa durée et de son origine périphérique ou centrale.

Dans les faibles degrés d'insuffisance, les verres concaves et les prismes horizontaux à base interne, seuls ou combinés, sont indiqués. Malheureusement leur emploi est restreint à cause du rapetissement des objets et de l'irisation des images, dont sont entachés les prismes de plus de 4 à 5 degrés. D'ailleurs beaucoup de myopes se refusent au port de n'importe quel verre pour lire et écrire. Ajoutons que les prismes de 4 degrés ne sauraient convenir que dans le cas de déviation ne dépassant pas un angle métrique.

Les exercices stéréoscopiques et l'atropine, en cas de spasme accommodatif, rendent parfois des services, mais à titre d'exception. Presque toujours le strabisme divergent confirmé nécessite la ténotomie des externes, l'avancement des internes, ou les deux méthodes combinées ; les indications varient du reste suivant les cas. Mais, avant d'en parler, il nous faut exposer en quoi consiste l'opération de l'*avancement*.

Le premier procédé en date, imaginé par de Græfe, vise à libérer le tendon du muscle allongé et à passer à travers celui du muscle raccourci, tout près de la sclérotique, une anse de fil que l'on noue.

En tirant sur celle-ci, on ramène l'œil dans sa position correcte et quelque peu au delà, dans l'espoir que le tendon coupé vienne s'insérer plus en avant, et que son antagoniste s'allonge. En supposant que ce dernier résiste, de Græfe divisait son tendon en arrière du fil jusqu'à la rectitude de l'œil strabique, et pour assurer le résultat cherché il fixait l'anse sur la peau de la tempe ou le dos du nez avec des bandelettes agglutinatives. Un bandeau compressif immobilisait le tout pendant les premiers jours.

Par ce procédé, on risquait de voir le fil ulcérer la cornée et les

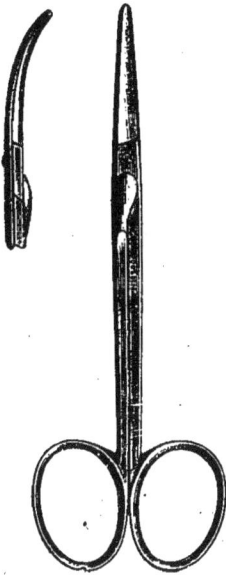

Fig. 164.
Ciseaux droits et courbes.

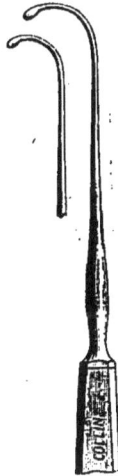

Fig. 165.
Crochets à strabisme.

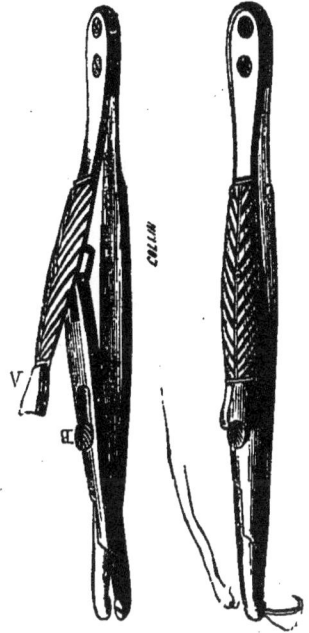

Fig. 166.
Pince porte-aiguilles.

paupières; de plus, on ignorait complètement le point où le tendon coupé et laissé libre allait se greffer sur la sclérotique. Pour toutes ces raisons, on s'est attaché depuis à suturer à la sclérotique le tendon avancé, ou tout simplement sa gaine ténonienne (Wecker).

Avancement musculaire. — Ce procédé s'exécute de la façon suivante :

Le globe étant fixé avec la pince et attiré du côté opposé, on pratique sur la conjonctive, avec les ciseaux, une boutonnière horizontale au niveau de l'insertion tendineuse. Les deux lèvres de la muqueuse mobilisées et entrebâillées, on aperçoit le tendon contenu dans sa gaine aponévrotique, et une ouverture latérale de celle-ci permet de le charger sur le crochet, dont on fait ressortir la pointe au bord opposé. Le chirurgien, confiant le crochet à un aide, passe au-dessus puis au-dessous du méridien vertical de la cornée, et en *plein épisclère*, une aiguille demi-courbe armée d'un fil de soie, qu'il fait ressortir par l'incision conjonctivale. Il détache alors à petits coups de ciseaux le tendon au ras de la sclérotique, et il ne reste qu'à traverser avec chaque aiguille les bords tendineux de la profondeur à la surface. Plus le tendon doit être avancé et plus il faut le charger en arrière; de même, on augmente l'avancement en comprenant dans la suture une plus grande partie des ailerons latéraux. Dans ce but, Kalt propose d'accrocher en arrière la capsule de Ténon, à

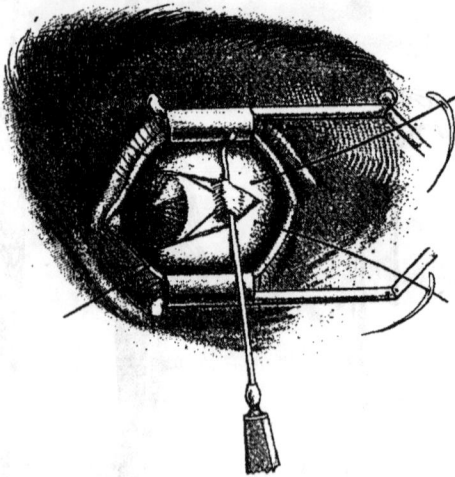

Fig. 167. — Opération et placement
des fils.

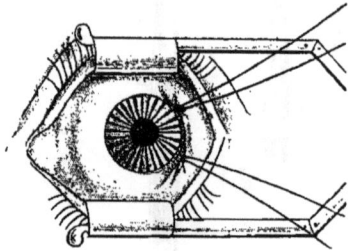

ig. 168. — Résultat opératoire
après striction des fils.

AVANCEMENT CAPSULO-MUSCULAIRE

l'endroit où celle-ci quitte la face profonde du muscle pour se réfléchir sur l'hémisphère postérieur du globe.

Toujours est-il qu'il est d'une bonne pratique de ne pas dénuder le tendon, et de comprendre invariablement dans la suture sa gaine ténonienne. En agissant ainsi, on évite la section ultérieure de l'extrémité tendineuse par le fil, et l'on assure mieux sa reprise à la sclérotique par l'intermédiaire d'une gangue conjonctive de nouvelle formation dont la capsule tendineuse fait les principaux frais, à l'instar du périoste dans les fractures.

En nouant les fils, il faut prendre garde de ne pas tirer plus sur l'un que sur l'autre, sans quoi on risque d'imprimer au globe une rotation anormale qui, devenant plus tard fixe, détruirait l'équilibre et serait une condition fâcheuse au point de vue de la vision binoculaire. Le nœud fait, on laisse subsister 1 centimètre environ de fil pour pouvoir le saisir facilement, lorsqu'on se propose de l'enlever quatre ou cinq jours plus tard. A ce moment, la réunion primitive est faite, et si on laissait les points de suture plus longtemps, ils ne manqueraient pas de couper les tissus. La meilleure façon de s'en préserver consiste à se servir de fils fins rigoureusement aseptiques.

L'immobilité des yeux étant nécessaire, on applique, au moins pendant les deux premiers jours, un bandage binocle.

Avancement capsulaire. — Dans la crainte que le tendon suturé ne vienne à lâcher prise, ce qui n'était pas rare lorsqu'on le dénudait et que l'antisepsie était encore inconnue, de Wecker a proposé l'avancement de la capsule, ayant pour effet le plissement du tendon.

Son procédé consiste à exciser au niveau de l'insertion tendineuse un pli semi-lunaire de la conjonctive, à saisir sur le crochet tendon et capsule à la fois, puis à réunir, comme il a été dit plus haut, par deux points de suture profonds, tendon et conjonctive d'une part, épisclère de l'autre.

Kalt, qui a étudié ce procédé sur les chiens, dit s'être assuré que le passage des fils à travers les ailerons aponévrotiques seuls donne un redressement plus prononcé que lorsqu'on y comprend le tendon. Au lieu de se plisser, celui-ci se laisse couper, et en tout cas oppose son action rétractile à celle des fils.

Des nombreux avancements capsulo-tendineux que nous avons pratiqués, en y combinant presque toujours le recul de l'antagoniste, il résulte que l'effet produit est réel, bien que sensiblement inférieur à celui fourni par l'avancement musculaire, tel que nous l'avons décrit plus haut. C'est d'ailleurs ce que l'auteur du procédé reconnaît implicitement, lorsque dans les strabismes paralytiques il donne la préférence à l'avancement musculaire, avec ou sans résection du tendon.

Noyès, Vieuss, Drivers, Scherk[1], ont proposé d'exciser une partie du tendon ou du corps du muscle affaibli et de le suturer. Cette opération n'est en réalité bonne que contre le strabisme paralytique.

Lagleyze[2], de Buénos-Ayres, s'attache à raccourcir le muscle en le plissant et en le suturant de la façon suivante (fig. 169).

Après l'avoir mis à nu par l'excision d'un lambeau conjonctival, il charge son tendon avec un crochet pendant qu'avec un second il soulève et tend le corps charnu. Il procède alors à la suture au moyen d'un fil armé de deux aiguilles ; l'une d'elles traverse le muscle de la face profonde à la face superficielle à plus de 1 millimètre du bord supé-

1. Scherk, *Klin. Woch.*, 1884.
2. Lagleyze, *Arch. d'ophtal.*, XII, p. 668, 1892.

rieur, en y comprenant la conjonctive ; l'autre suit une marche identique sur le bord inférieur du muscle et sur le point correspondant de
la conjonctive, de façon à embrasser dans l'anse la portion charnue.
Cela fait, les aiguilles sont passées sous le pont conjonctival interne de
chaque côté, jusque près du bord externe de la cornée.

A mesure que l'on serre la suture, le strabisme diminue progressivement et disparaît. L'auteur retire le fil au bout de douze jours, pensant que le muscle plié sur lui-même a acquis la résistance suffisante.
Il apporte à l'appui trois observations de strabisme convergent chez
des filles de dix-sept à vingt-trois ans où l'an-
gle de la déviation était de 28 à 50 degrés.

Nous pensons que ce procédé ne saurait être
admis que pour certains strabismes invétérés
et ceux paralytiques.

Ceci nous conduit à parler des indications
opératoires propres à chaque variété d'asthénopie et de strabisme divergent.

Nous avons à notre disposition trois façons
d'agir, qui sont : l'*avancement des droits internes*, le *recul des droits externes* et la *combinaison des deux*. Il faut également distinguer l'insuffisance de la convergence du
strabisme divergent avéré.

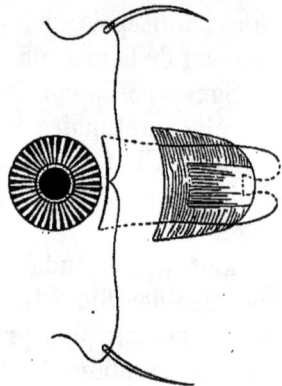

Fig. 169.

On pourrait penser, au premier abord, que dans l'insuffisance de la
convergence le simple avancement des droits internes mérite la préférence sur la section des droits externes. L'expérience a démontré toutefois que l'avancement tant musculaire que capsulaire des adducteurs
échoue dans bien des cas, alors que, combiné à la ténotomie totale ou
partielle des abducteurs, il réussit.

La ténotomie doit être mise de côté, toutes les fois que l'abducteur
cesse de neutraliser un prisme de 8 degrés, équivalant à 1 a. m.,
sans quoi, on risque de voir le strabisme divergent se transformer en
convergent, d'où il résulte une nouvelle diplopie homonyme dans le
regard à distance.

Chez les neurasthéniques, il ne faudrait pas se flatter de guérir
complètement l'insuffisance par l'opération seule. C'est qu'ici le
système nerveux joue le principal rôle, et même après un premier
succès les rechutes ne sont pas rares ; de là l'indication de s'occuper
en même temps de l'état général.

Même réserve s'impose à propos d'individus fortement myopes
chez lesquels la divergence anormale d'un œil, pendant que l'autre
travaille, ne les gêne en rien. Le cas se complique lorsque, à la
déviation latérale s'ajoute le déplacement de l'œil en haut ou en bas,

l'amblyopie ou un astigmatisme irrégulier. Le mieux est alors de ne pas trop s'aventurer.

Les règles de conduite que nous avons posées s'appliquent encore mieux à la *contracture* de la convergence, ainsi que cela ressort des travaux de Borel[1] et de Parinaud[2].

Lors de strabisme *divergent avéré*, l'avancement ou le recul musculaire dans les cas légers et moyens, la combinaison des deux pour ceux prononcés et invétérés, telles sont les indications générales. A tout prendre, cette dernière méthode, pourvu qu'on restreigne la ténotomie complémentaire de l'avancement au minimum nécessaire, donnera les meilleurs résultats.

Strabisme concomitant vertical en haut ou en bas. — Ce genre de strabisme fonctionnel est rare à l'état de pureté, tandis qu'un léger degré de déviation verticale est la règle dans le strabisme horizontal. Une fois ce dernier corrigé, tout rentre dans l'ordre, où il suffit de prescrire des prismes à base dirigée obliquement pour faire disparaître la diplopie passagère qui en résulte.

En supposant le contraire on ajoute, suivant les cas, la ténotomie du muscle déviateur, l'avancement de l'antagoniste ou la réunion des deux. D'après Schöler[3], l'avancement mérite la préférence sur le recul, opinion partagée par Landolt (*l. c.*) et Éperon[4]. Pour rétablir l'équilibre dans la verticalité, on a proposé encore de couper le tendon du muscle congénère sur l'œil correct, droit inférieur ou petit oblique dans le strabisme supérieur, droit supérieur ou grand oblique dans celui inférieur.

Le strabisme vertical est souvent relatif. Nous nous rappelons entre autres une demoiselle de 20 ans qui, dans le regard au loin, avait les yeux dirigés correctement, alors que son œil gauche se déviait fortement en haut chaque fois qu'elle voulait fixer de près.

Nous pensons que, dans ces cas, le nervosisme joue le principal rôle. Aussi doit-on rechercher s'il ne s'agit pas plutôt de spasme que d'insuffisance, et dans le traitement s'occuper surtout de l'état général.

Une surcorrection dans le strabisme divergent et vertical est rare. D'après Schweigger, l'excès, s'il existe, diminue deux à trois mois après. Toujours est-il que les exercices stéréoscopiques sont ici peu efficaces, et Alf. Græfe[5], Noyès[6], Stewens[7], vont même jusqu'à les accuser d'affaiblir les antagonistes.

1. Borel, *Arch. d'opht.*, t. VI, p. 506.
2. Parinaud, *Gaz. hebdomad. de méd.*, 1877.
3. Schœler, *Klin. Bericht.*, 1874.
4. Éperon, *Arch. d'opht.*, IX, p. 155, 1889.
5. Alf. Græfe, *Motilität*, etc., 1880, p. 155.
6. Noyès, Congrès de Copenhague, 1884.
7. Stewens, *Funct. nerv. deseases*, 1877.

IV

STRABISME PARALYTIQUE

La paralysie des muscles oculaires peut se borner à un seul, les intéresser par groupe ou tous à la fois, y compris ceux de l'iris et de l'accommodation.

Le muscle releveur de la paupière n'y échappe guère, bien qu'à la rigueur il puisse rester indemne ou être paralysé isolément. C'est ce qui arrive surtout pour les muscles droit externe et le grand oblique possédant une innervation propre du *moteur oculaire externe* et du *pathétique*. Tous les autres, tant extrinsèques qu'intrinsèques, étant animés par l'*oculo-moteur*, il en résulte que la paralysie de ce nerf est nécessairement complexe. Malgré cela, tant qu'elle n'envahit pas l'ensemble, on est en droit de l'individualiser, sauf à subdiviser la *paralysie de la troisième paire* en *partielle* et *totale*, comme aussi, en *extra* et *intra-oculaire*.

Le terme d'*ophtalmoplégie*, introduit par Hutchinson et adopté par d'autres, pourrait s'appliquer à toute paralysie étendue des muscles oculaires, exemple celle totale de la troisième paire. Toutefois, il nous semble plus rationnel de réserver cette désignation pour les paralysies affectant des nerfs-moteurs différents, la troisième et la sixième paire, la sixième et la quatrième, ou toutes à la fois. Le siège de la lésion étant alors nucléaire, cortical ou pour le moins intra-crânien, il vaudrait mieux l'appeler *paralysie oculaire de cause centrale*.

Quel que soit le nerf paralysé, il s'ensuit une déviation plus ou moins fixe du globe d'après le degré d'affaiblissement du muscle et la rétraction des antagonistes. A cet égard, on peut diviser les paralysies oculaires en *flasques* et en *contracturantes*. Les premières correspondent à des lésions simplement destructives, les secondes à des altérations combinées à un processus irritatif surajouté.

Il résulte de là que l'angle du strabisme n'est pas toujours en rapport avec le degré réel de la paralysie, et qu'il faut tenir compte de la contracture. Il est même des cas où la paralysie peut guérir, tout en laissant subsister une forte déviation strabique par simple contracture; ce que de Græfe désignait sous le nom de strabisme *concomitant consécutif*.

Qu'il y ait contracture ou non, le strabisme paralytique se distingue de celui non paralytique pur par l'étendue inégale des arcs excursifs des deux yeux; cela tient à l'inégalité des forces mises en jeu, bien que l'influx nerveux des centres soit également reporté à droite et à gauche. Le déséquilibre devient surtout frappant dans les paralysies monoculaires à peine ébauchées. En recouvrant alternativement un œil, puis l'autre, pendant que l'individu fixe un objet placé sur la ligne médiane, celui qui est le siège de la paralysie dévie d'une faible quantité, pendant que celui indemne décrit un arc excursif relativement prononcé ; grâce à cette particularité, on évitera d'envisager ce dernier comme étant en cause.

Il n'est pas toujours facile de faire la part de la contracture dans la déviation de l'œil paralysé. Lorsque le strabisme se lie à d'autres phénomènes paralytiques du côté de la face et des membres, et que, malgré leur régression, l'œil continue à loucher autant et plus, l'idée de la contracture mérite de venir à l'esprit. En supposant le doute permis, on pourrait s'en assurer après cocaïnisation, par des tractions exercées sur l'œil strabique au moyen de pinces ; d'après le degré du redressement on juge de celui de la contracture. On conçoit combien cette connaissance importe au point de vue de l'intervention chirurgicale et du choix du procédé.

Un autre caractère du strabisme paralytique est la *diplopie*, qui manque rarement. Très marquée au début, elle tend à s'atténuer à mesure que l'œil dévie davantage ou que son acuité visuelle baisse par suite de l'inaction prolongée de· la rétine. A cet égard, il existe pour un même degré de paralysie de grands écarts, tenant à la faculté que possède chaque individu de neutraliser cérébralement des images rétiniennes dissemblables comme emplacement et clarté.

Suivant que la projection de l'image fautive se fait du *côté* de l'œil paralysé ou à l'opposé, on l'appelle *homonyme* dans le premier cas, *croisée* ou hétéronyme dans le second. On explique le fait en invoquant la théorie *des points identiques* de chaque rétine ; mais rien ne prouve que le siège du phénomène ne soit pas dans les centres, outre qu'il existe une autre explication, celle du déséquilibre du *sens musculaire*. Il reste en effet bien établi que nous jugeons de l'emplacement des objets dans l'espace d'après *la quantité d'influx nerveux dépensée* dans telle ou telle direction du regard.

Cela est tellement vrai que, lorsqu'on invite l'individu à toucher du doigt l'objet qu'on lui présente en se guidant avec son œil fautif, il se trompe constamment et toujours dans le sens du muscle paralysé ; il le cherche plus *en dehors* s'il s'agit de la paralysie de l'abducteur, et *plus en dedans* si l'adducteur est en cause ; l'écart croît à mesure qu'on porte l'objet de côté.

Comme, dans cette expérience, l'écartement réciproque des deux images rétiniennes reste invariable, on ne saurait expliquer la projection de plus en plus fausse par la théorie des points identiques.

Dans le strabisme convergent, l'écartement des images croît nécessairement avec la distance, et diminue par le rapprochement de l'objet visé; le contraire a lieu pour celui divergent.

Dans le strabisme supérieur, inférieur et oblique, la diplopie s'accentue dans le sens du muscle paralysé. Quant à l'éloignement antéro-postérieur des doubles images, la plus basse semble généralement la plus rapprochée, et celle élevée la plus distante. Il s'agit là d'une simple erreur de jugement (Förster), tenant à ce que, dans la vie habituelle, nous établissons la même comparaison entre les plans hauts et bas.

Nous savons que, pour bien mettre au jour la diplopie, il suffit de recouvrir l'œil correct du verre rouge et de montrer à l'individu un objet, de préférence une fente lumineuse, qu'on rapproche successivement dans le strabisme *divergent*, où les images sont croisées, et qu'on éloigne dans celui *convergent*, caractérisé par des doubles images *homonymes*. Lors d'une simple parésie, la diplopie se borne aux confins du champ de fixation binoculaire.

L'emplacement de la ligne de démarcation des parties correcte et incorrecte du champ de fixation donne la mesure de l'angle du strabisme paralytique. Les schémas tracés de la sorte permettent de suivre la marche croissante ou décroissante du strabisme, pourvu qu'on tienne compte de la contracture des antagonistes.

Un autre moyen consiste à chercher le prisme à base tournée du côté opposé à la déviation, autrement dit dirigée dans le sens du muscle paralysé, capable de confondre les deux images en une seule. Le numéro du prisme, équivalent à la moitié de son angle, donne alors le degré de la déviation strabique.

Le défaut de cette méthode est de ne pas tenir compte des efforts de redressement faits par l'œil parétique, efforts qui sont d'autant plus grands que les doubles images tendent à se fusionner. Cela est surtout vrai dans les faibles degrés de paralysie, où l'image fautive, étant très rapprochée de la fovéa, ne saurait passer inaperçue et gêne considérablement le malade.

Le défaut d'équilibre musculaire et la diplopie binoculaire qui en résulte font que le sujet est incapable, à moins de fermer volontairement un œil, de s'orienter sûrement dans l'espace. Il éprouve une sorte de *vertige* accompagné de mal de tête, pouvant aller parfois jusqu'aux vomissements. Ces accidents d'ordre périphérique méritent d'être connus, pour ne pas les confondre avec ceux cérébraux, ainsi que cela ne manquerait pas d'arriver lors de faible diplopie que le malade prend pour de l'amblyopie pure. On s'en assure grâce à l'artifice du verre rouge.

Un autre trouble visuel non moins intéressant réside dans le *ver-*

tige monoculaire, toutes les fois que le sujet essaie de se diriger en fermant le bon œil. Cela tient à la perte du *sens musculaire*, qui le prive du jugement correct des distances. Pour y échapper il ferme instinctivement l'œil incorrect, à moins d'amblyopie ou d'amétropie forte de ce côté.

Dès que la paralysie musculaire se prononce, les mouvements conjugués deviennent insuffisants. L'œil reste en arrière de son congénère, ou n'arrive à l'égaler que par des saccades et parfois des torsions autour de l'axe antéro-postérieur, d'autant plus accentuées que l'excursion se rapproche de son terme.

Pour échapper à la diplopie, le malade imprime à sa tête des attitudes qui varient suivant le siège de la paralysie. Lorsque ces attitudes vicieuses se prolongent, il en résulte un véritable torticolis. De Græfe, qui a particulièrement insisté sur ce symptôme, se faisait fort de reconnaître à distance à quel muscle paralysé on avait affaire. Disons toutefois que lorsque l'individu parvient à neutraliser de bonne heure les doubles images ou que l'un de ses yeux est amblyope, la déviation de la tête fait défaut.

L'existence de la paralysie reconnue, il reste à en déterminer le *siège*. On y arrive par le sens de l'inclinaison anormale du globe et mieux encore, en tenant compte des caractères de la diplopie, nécessairement variables d'après la paire nerveuse affectée.

Paralysie du moteur oculaire externe. — Nous savons que ce nerf anime principalement le droit externe et accessoirement, pour les mouvements conjugués des yeux, le droit interne du côté opposé. Il est rare que ces deux muscles soient intéressés à la fois.

En général, la paralysie du droit externe se traduit par du *strabisme convergent*, qui s'accentue à mesure que l'individu essaie de porter son œil en abduction.

L'objet visé venant à se peindre en dedans de la fovea, il y a diplopie *homonyme*, et l'écart des doubles images augmente avec le degré du strabisme paralytique et l'éloignement du point de mire. Par contre, à mesure que l'objet se rapproche, les images en font autant, jusqu'à se confondre. Dans les degrés peu élevés, des prismes horizontaux à base temporale parviennent à produire le fusionnement.

La détermination campimétrique binoculaire nous renseigne sur le rétrécissement du côté de l'abduction.

Les doubles images sont exactement parallèles et situées à la même hauteur, ce qui tient à la non-inclinaison du méridien vertical. Leur écartement réciproque augmente avec la déviation des yeux du côté de la parésie ainsi qu'en bas, tandis qu'elle diminue dans les conditions opposées (fig. 170).

En faisant fixer un objet par l'œil incorrect pendant qu'on recouvre l'autre d'un verre dépoli, on voit ce dernier se porter en dedans, et cela d'autant plus que le point de mire s'éloigne et est transporté davantage du côté paralysé. Pour échapper à la diplopie, le malade tourne la tête du côté de la paralysie.

Paralysie du moteur oculaire commun. — Comme la troisième paire crânienne anime les droits interne, supérieur et inférieur, plus l'oblique inférieur, l'élévateur de la paupière supérieure et la musculature intrinsèque du globe, nous devons poursuivre l'étude de la paralysie de chacun d'eux, sauf à synthétiser les caractères de celle totale de l'oculo-moteur.

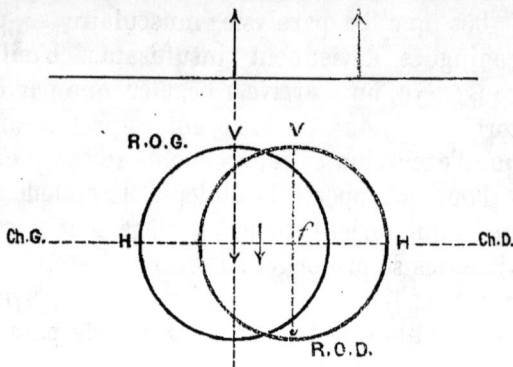

Fig. 170. Paralysie du droit externe de l'œil droit.

a). *Paralysie du droit interne.* — Toutes les fois que l'adducteur seul devient parétique, l'œil se porte en divergence, sans que son méridien vertical exécute de mouvement d'inclinaison. Il en résulte de la *diplopie croisée*, d'autant plus accentuée que l'objet visé se rapproche. Dans la paralysie faible, les doubles images n'apparaissent qu'à partir d'une distance relativement courte; toujours est-il qu'elles restent parallèles et sont

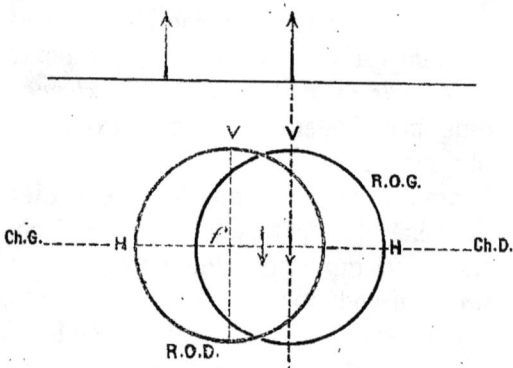

Fig. 171. Paralysie du droit interne de l'œil droit.

situées à la même hauteur (fig. 171). Leur écartement réciproque augmente quand les yeux se dirigent du côté sain ou vers le haut. On s'explique ces particularités en se rappelant qu'à l'état physiologique l'*élévation des yeux* s'accompagne d'abduction et leur abaissement d'adduction. L'une et l'autre ont pour effet d'exagérer respectivement la diplopie.

La fixation avec le seul œil paralysé entraîne la déviation en dehors de l'œil sain, et le malade s'affranchit de la diplopie en tournant la tête du côté correct.

b). *Paralysie du droit supérieur*. — En sa qualité d'élévateur puissant, en même.temps que faible adducteur et rotateur en dedans, ce muscle venant à se paralyser donne lieu à un *strabisme inférieur* qui s'accentue dans le regard en bas et en dehors, attitude dans laquelle l'axe de ce muscle et celui du droit inférieur coïncident avec le plan du méridien vertical du globe. Le champ de fixation ainsi délimité vers le haut, il s'ensuit de la *diplopie verticale*. Non seulement l'image fautive est plus élevée, mais en même temps elle est *croisée* et inclinée de façon qu'elle s'écarte par le sommet et se rapproche par le pied de celle correcte.

Si l'on suppose l'œil droit atteint, on voit la diplopie verticale s'exagérer dans l'élévation des yeux, plus vers la droite que vers la gauche. Le contraire arrive pour l'écartement latéral des images et l'inclinaison de celle fautive. On se rend compte de toutes ces particularités en se rappelant que l'élévation des yeux est un acte complexe qui exige l'intervention de deux muscles, le droit supérieur et le petit oblique. Le premier une fois paralysé, le second ne saurait le suppléer, outre que le petit oblique exagère l'abduction de l'œil et la rotation en dehors du méridien vertical.

Pour bien comprendre ce qui se passe du côté de la projection des doubles images, il suffit de supposer les deux rétines superposées, comme sur la figure 172. L'œil droit devenu strabique en bas, sa rétine ROD se portera *en haut et quelque peu en dedans*, pendant que la pupille se dévie en bas et en dehors. L'image fautive rouge se peindra non plus au niveau de la fovea, comme dans ROG, mais sur le cadran inféro-externe faisant un angle aigu avec les méridiens vertical V' et horizontal H'. Sous l'action du petit oblique resté sans contrepoids, le méridien vertical s'incline vers la tempe, et l'image sera extériorée comme dans i'.

Le sensorium, ne se rendant pas compte de la *torsion* subie par les méridiens, perçoit les deux images écartées par le sommet et rapprochées par la base. On voit, d'après cela, que l'image fautive penche en sens opposé à l'inclinaison réelle du méridien vertical, ou, ce qui revient au même, qu'elle reproduit celle normale du droit supérieur. C'est là une règle générale qui permet de déterminer de suite l'obliquité des images dans n'importe quelle paralysie des muscles oculaires. Ce qui est vrai pour le méridien vertical l'est également pour l'horizontal H'; des marches, des murs, etc., apparaîtront abaissés ou élevés à l'une de leurs extrémités, conformément au sens d'action rotatrice physiologique du muscle incriminé.

Dans la paralysie du droit supérieur, la déviation secondaire de l'œil sain a lieu en haut et en dedans, à quoi s'ajoute parfois l'élévation consensuelle de la paupière supérieure de l'œil parétique. Pour échapper à la diplopie, le malade renverse sa tête en arrière et la tourne du côté externe.

c). *Paralysie du droit inférieur.* — La paralysie de ce muscle s'accompagne de strabisme supérieur, d'abduction du globe et de diplopie verticale *croisée*, dans la partie inférieure du champ de fixation binoculaire. L'image fautive est la plus basse et penche par son sommet du côté *temporal*.

La différence de hauteur augmente dans le regard en haut et principalement en dehors. Le croisement et l'obliquité de la fausse image croissent à mesure que l'œil se dirige du côté sain. La figure 174 montre l'emplacement de la rétine de l'œil droit après paralysie du droit inférieur correspondant. Pour l'explication de ce qui se passe du côté de l'image fautive, il suffit de se reporter à ce que nous avons dit à propos de la paralysie du droit supérieur. La seule différence c'est qu'ici le méridien vertical, sous l'action du grand oblique, s'incline en dedans ; aussi les doubles images se rapprochent par le sommet et s'écartent par les pieds.

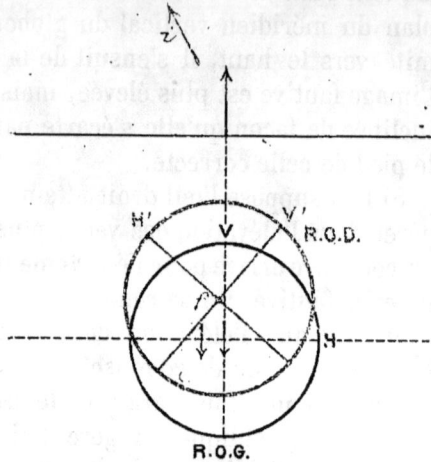

F. 172. Paralysie du droit supérieur de l'œil droit.

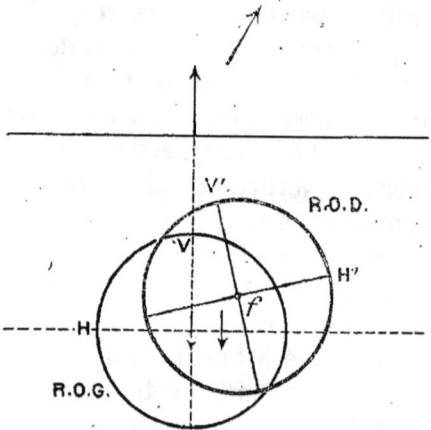

F. 173. Paralysie de l'oblique inférieur de l'œil droit.

d). *Paralysie de l'oblique inférieur.* — Dans cette paralysie, la pupille se porte en bas et en dedans. L'image fautive est plus haute, verticale et *homonyme* ; de plus elle s'incline par son sommet en dehors, conséquence de la rotation du méridien vertical en dedans, sous l'action du droit supérieur resté sans contrepoids. L'écartement vertical des images s'exagère dans l'élévation avec adduction, tandis que l'écartement horizontal et l'inclinaison en dehors de la fausse image sont plus prononcés lors d'élévation avec abduction. Le prisme correcteur aura son sommet dirigé en bas et en dedans. La ligne de démarcation de la diplopie est oblique et *s'élève* du côté paralysé. La face se tourne en haut et du côté sain. La figure 173 indique l'emplacement de l'image rétinienne rouge sur la rétine droite.

Paralysie totale de l'oculo-moteur. — Lorsque la troisième paire crânienne est atteinte dans son entier, l'œil se porte en divergence directe forte et il s'y joint la chute de la paupière supérieure, de la mydriase et la paralysie de l'accommodation. Les champs de fixation tant monoculaire que binoculaire se trouvent notablement rétrécis. La forme est celle d'un ovoïde à grand axe horizontal, avec extrémité supérieure surbaissée et inférieure renflée. La forte abduction dépend du grand oblique et se traduit par une image fautive *croisée*, quelque peu plus élevée dans le regard en haut. L'écartement horizontal des images augmente surtout lorsque l'œil se déplace en diagonale vers le côté sain et en haut, tandis que le contraire arrive quand l'œil tourne du côté paralysé et en bas. La déviation secondaire de l'œil sain se produit du côté temporal opposé. Le malade tourne la tête dans ce dernier sens, en la renversant quelque peu en arrière pour niveler le champ d'action du muscle grand oblique.

Une particularité signalée par Landolt[1], c'est que, dans presque tous les cas, l'activité du muscle droit externe se trouve réduite, témoignant de la participation de la sixième paire au processus morbide, d'ordre probablement nucléaire. L'occipito-frontal du même côté est presque toujours contracturé, en vue de suppléer à l'action défaillante du releveur de la paupière supérieure. Mauthner insiste avec raison sur ce caractère.

Paralysie de la quatrième paire ou nerf pathétique. — Lorsque cette paralysie est prononcée, le globe oculaire se dévie en haut et en dedans, le champ de fixation se restreint en bas et en dehors. Il y a diplopie verticale, légèrement *homonyme*. L'image fautive est plus basse et inclinée en *dedans*. La différence de hauteur a son maximum dans le regard en bas et du côté sain. L'inclinaison anormale croît en dehors et en bas dans le sens de l'œil paralysé. Même chose pour l'écartement latéral des images.

La ligne de démarcation est légèrement oblique à extrémité surélevée du côté paralysé. Le malade incline la tête obliquement vers le côté sain, ou porte l'objet fixé en haut et en dehors. Le prisme correcteur doit donc avoir sa base tournée en bas et en dehors. La figure 175 rend compte de la disposition de l'image rétinienne et de sa projection fautive.

Nagel[2] et après lui Baumeister[3] ont proposé un moyen de diagnostic

1. Landolt, *Comptes rendus de sa clinique,* 1878.
2. Nagel, *Arch. f. Opht.*, XVIII, 1, p. 237.
3. Baumeister, *Ibid.*, XX, 2, p. 269.

délicat pour déceler les faibles degrés de parésie des muscles obliques et des droits verticaux. Il consiste à utiliser les mouvements de rouc compensateurs qui accompagnent les inclinaisons latérales de la tête. On provoque de la sorte des doubles images respectivement inclinées et situées sur des plans de hauteur différente.

Étiologie et siège du strabisme paralytique. — L'impotence motrice des muscles oculaires reconnaît rarement pour cause des traumatismes, tels que l'arrachement de leurs tendons, des contusions ou la déchirure des filets qui les innervent. Presque toujours on est en présence de paralysies *spontanées*, symptomatiques de lésions ayant pour siège les troncs nerveux, leur noyau d'origine, voire le cerveau ou la moelle. De là la distinction des paralysies en : *fasciculaires, radiculaires, nucléaires* et finalement *sus-nucléaires* ou *corticales*.

A priori, on pourrait y joindre l'impotence par altération *primitive* du tissu musculaire, mais les quelques examens anatomiques que nous possédons prouvent la rareté de pareilles lésions primitives, alors que, d'après Uhthoff et Mauthner, celles *consécutives* à la dégénérescence des nerfs existent très souvent.

Nous ne citerons que pour mémoire les déviations strabiques fixes d'un œil résultant d'obstacles mécaniques tels que : tumeurs, phlegmons et hématomes de l'orbite. Cette variété n'a aucun rapport avec les paralysies. Du reste l'exophtalmie et les autres caractères propres permettent d'en faire le diagnostic.

Parmi les strabismes paralytiques, il y en a de *transitaires*, de *réci-*

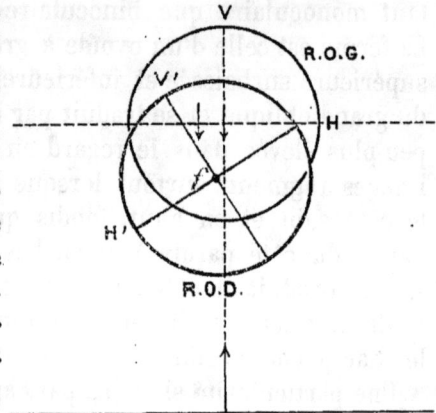

F.174 Paralysie du droit inférieur de l'œil droit.

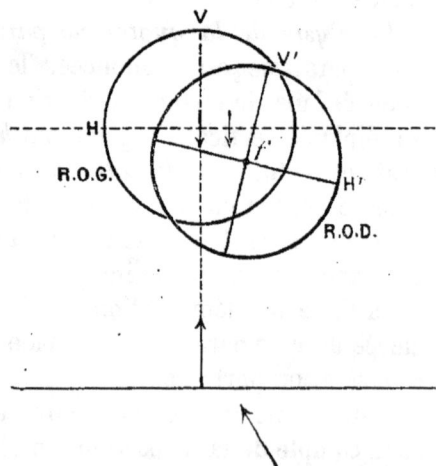

F.175 Paralysie de l'oblique supérieur de l'œil droit.

divants, de *stationnaires* et de *progressifs*. Ces derniers sont habituellement incurables.

Tant que la paralysie est limitée à une seule paire nerveuse, on la désigne par le nom du nerf intéressé. Mais si, sur un même œil, deux ou trois paires motrices sont atteintes, ou encore si la paralysie est bilatérale, on se sert, depuis de Græfe et Hutchinson, de la dénomination d'*ophtalmoplégie*, état qui mérite une description à part.

L'*ophtalmoplégie* se subdivise en *extra* et *intra-oculaire*, ou mieux en *extrinsèque* et *intrinsèque*; termes qui sont préférables à ceux d'*interne* et d'*externe* (Hutchinson), ou d'*intérieur* et d'*extérieur* (Mauthner), prêtant à confusion.

Au point de vue de la marche, l'ophtalmoplégie se distingue encore en aiguë et en chronique; cette dernière pouvant être *stationnaire* ou *progressive*.

La connaissance de la forme *chronique* est de date récente. Le travail le plus complet est la monographie de C. Westphal et E. Siemerling[1].

La première observation relatée en détail revient à de Græfe[2]. Elle concerne un individu de quarante ans, dont les douze muscles oculaires se sont trouvés paralysés, bien que l'accommodation et l'acuité visuelle restassent intactes. De Græfe, ayant observé par la suite un certain nombre de cas analogues, s'attacha à en faire une entité morbide à part, caractérisée par l'absence de strabisme, la chute incomplète de la paupière supérieure et la conservation habituelle des réflexes pupillaires et accommodateurs. Les observations ultérieures sont venues confirmer sa description, sauf en ce qui concerne la prétendue immunité du sphincter de la pupille et du muscle ciliaire, qui n'existe pas toujours. De son côté, l'anatomie pathologique a démontré le siège nucléaire des lésions et la participation d'autres nerfs crâniens, de la moelle, du cerveau et même des méninges.

Des études microscopiques il résulte que les noyaux d'origine offrent une *dégénérescence des cellules motrices avec disparition des fibres nerveuses et participation finale du stroma*. L'hyperhémie et la prolifération épendymaire du quatrième ventricule ou de l'aqueduc de Sylvius n'ont au contraire rien de constant.

Dans les cas chroniques types, le processus phlegmasique n'y est pour rien, tandis qu'il en est tout autrement dans la forme aiguë de l'affection, où l'on rencontre en outre des infarctus hémorrhagiques,

1. SIEMERLING, *Ueber die chronische progressive Lähmung der Augenmuskeln*, Berlin, 1891.
2. GRÆFE, *Arch. f. Opht.*, 1856, p. 299.

comme cela ressort nettement des observations de Gayet[1], Wernicke[2], Thomsen[3] et Kojewnikoff[4].

Il reste à savoir s'il existe des ophtalmoplégies à siège *périphérique* sans participation des noyaux bulbo-protubérantiels. Siemerling, qui a analysé un grand nombre d'observations y compris les siennes, pense que la preuve est loin d'être faite; il excepte le cas de Benk relatif à une paralysie du trochléateur. Ici le muscle grand oblique, les branches terminales, le tronc et les rameaux intra-médullaires du nerf avaient dégénéré, tandis que le noyau d'origine était sain.

La symptomatologie de l'ophtalmoplégie chronique varie. La diplopie fait parfois défaut ou disparaît de bonne heure; même inconstance pour le nystagmus et la protrusion du globe.

La marche de la paralysie n'a rien de fixe, ainsi que cela ressort nettement du travail de Dufour[5] fondé sur un ensemble de 220 observations. Tantôt elle s'attaque à un groupe musculaire, tantôt à un autre, sans ordre préétabli, ce qui s'explique par la dissémination du processus du côté des centres.

La coexistence d'autres manifestations cérébrales et spinales, caractéristiques du tabes, de la sclérose en plaques, de l'atrophie musculaire progressive, de lésions du bulbe, de la périencéphalite ou de diverses intoxications, confirme l'origine nucléaire ou pour le moins centrale de l'ophtalmoplégie.

Actuellement on ne saurait prétendre établir la distinction entre celles nucléaires et radiculaires; d'autant plus que dans l'un et l'autre cas les noyaux d'origine sont toujours intéressés.

La paralysie oculo-motrice précède les autres symptômes ou leur succède. Tantôt elle débute par les muscles périphériques, tantôt par ceux intra-oculaires, sphincter de l'iris et muscle ciliaire. Nous admettons avec Mauthner et Westphal que l'association de ces deux types cliniques n'est pas un fait constant, pas plus qu'on ne saurait prétendre que l'intégrité de la musculature intrinsèque du globe constitue un signe absolument certain du siège nucléaire de la paralysie.

Les nerfs optiques y participent souvent, bien que d'une façon indépendante, si l'on en juge par le siège tantôt unilatéral, tantôt bilatéral de l'amblyopie, et par l'époque variable de son apparition.

Parmi les autres paralysies nous mentionnerons celles du *trijumeau*

1. GAYET, *Arch. de physiologie*, 1875, p. 541.
2. WERNICKE, *Lehrbuch*, III, p. 233.
3. THOMSEN, *Arch. f. Psychiatrie*, XIX, p. 185.
4. KOJEWNIKOFF, *Progrès médical*, 1887, p. 179.
5. DUFOUR, *Revue médicale suisse*, p. 103, 1880.

et de l'*hypoglosse*; la dernière s'accompagne parfois d'hémiatrophie de la langue (Westphal[1], Möbius[2] et Ross[3]).

L'ophtalmoplégie à forme *subaiguë* se rencontre particulièrement dans le cours de diverses *maladies infectieuses* telles que : la diphthérie, le typhus, la pneumonie, l'influenza[4] (le plus remarquable exemple est celui de Pflüger[5] concernant une double paralysie de la quatrième paire avec parésie de l'oblique inférieur droit), la scarlatine, la syphilis et diverses *intoxications* par l'alcool, le plomb, l'oxyde de carbone et même l'iodure de potassium à hautes doses (Hotz[6]). Après une période initiale généralement aiguë, l'affection suit une marche plus ou moins chronique pour aboutir à la guérison ou bien à l'atrophie localisée à un des muscles extrinsèques du globe, comme cela s'observe dans la paralysie infantile à siège protubérantiel.

La variété *aiguë* de l'ophtalmoplégie s'accompagne de vertige, de céphalalgie, de délire et de coma, accidents qui peuvent entraîner rapidement la mort.

Dans le petit nombre des observations de cet ordre relatées par Thomsen, Wernicke, Kojewnikoff, Kahler et Knapp[7], celle de ce dernier auteur se recommande par l'existence d'une double ophtalmoplégie avec stase papillaire, survenue dans le cours d'une myélite aiguë. Il s'agissait d'un homme de trente-deux ans, alcoolique et atteint de syphilis depuis huit ans. A l'autopsie, Knapp a constaté une méningo-myélite ascendante, des exsudats purulents, aussi bien dans le canal rachidien que dans le crâne, la sclérose des vaisseaux et le ramollissement avec atrophie du chiasma, des bandelettes et des nerfs optiques. Dans les cinq autres observations citées, on s'est trouvé en présence d'*hémorrhagies* des troisième et quatrième ventricules, de la protubérance ou du bulbe, rarement des noyaux d'origine des nerfs.

Les nerfs sont presque toujours intéressés dans la partie comprise entre leur point d'émergence et la fente sphénoïdale par où ils se rendent dans l'orbite. D'après cela, la désignation de *paralysie basilaire* convient parfaitement ici, et nous paraît préférable à celle de *fasciculaire* proposée par Mauthner.

Au point de vue de leur trajet intracrânien, on peut distinguer aux nerfs moteurs du globe deux parties : une *postérieure*, située en arrière du sinus caverneux; l'autre *antérieure*, comprise dans ce sinus. Dans

1. Westphal, *Arch. f. Psych.*, XVIII.
2. Möbius, *Centralbl. f. Nervenheilk.*, 1887.
3. Ross, *Diseases of the Nerv. System*, V, 1, p. 487.
4. Uhthoff, *Deutsch. Med. Woch.*, 1890, n° 16; Otto Schirmer, *Klin. M. B.*, 1890, p. 512.
5. Pflüger, *Arch. f. Opht.*, XXXVIII, 4, p. 71, 1891.
6. Hotz, *Arch. f. Aug.*, XXVI, p. 370, 1892.
7. Knapp, *Arch. f. Augenh.*, XVI, p. 77, 1886.

la première, les nerfs affectent des rapports intimes avec l'arachnoïde, ceux de la troisième et de la sixième paire, avec les artères cérébrales postérieures, alors que le pathétique avoisine les artères cérébelleuses supérieures. De là résulte que les méningites postérieures et les anévrysmes des branches vasculaires déterminent des paralysies de cet ordre.

Une autre particularité anatomique consiste dans la proximité très grande qu'affectent les deux oculo-moteurs à leur sortie des pédoncules cérébraux; une tumeur née en ce point aura pour effet de les englober, d'où strabisme divergent bilatéral, qu'il faut se garder de prendre pour une ophtalmoplégie nucléaire.

Des méningites et des apoplexies basilaires, ou encore des néo-

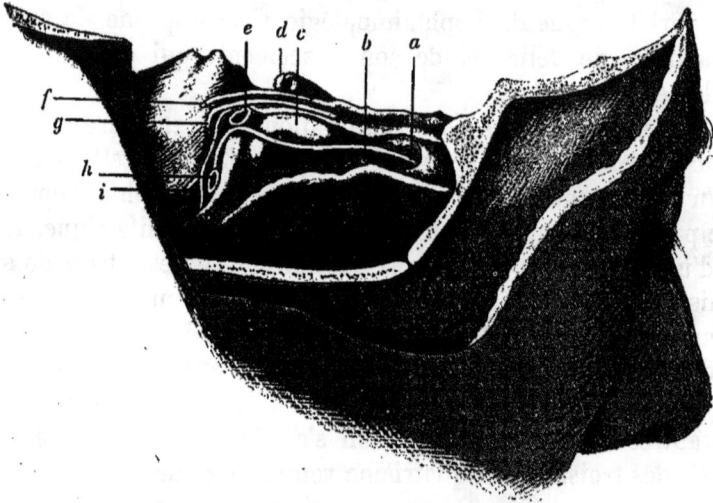

Fig. 176. — Trajet du moteur oculaire externe.

a, moteur oculaire externe à sa sortie du sinus caverneux. — *b*, embouchure de la veine ophtalmique dans le sinus. — *c*, coude de la carotide interne. — *d*, tronc de la carotide. — *e*, sinus pétreux supérieur. — *f*, oculo-moteur. — *g*, pathétique. — *h*, sinus pétreux inférieur. — *i*, moteur oculaire externe.

plasmes intéressant l'hexagone cérébral et nés du tuber cinereum, de l'hypophyse, de la dure-mère ou des os crâniens, ne manquent pas de provoquer la paralysie des nerfs de la troisième et de la sixième paire. Il n'en est plus ainsi du pathétique qui émerge de la valvule de Vieussens et reste éloigné de la base du crâne jusqu'au moment où il pénètre dans le sinus caverneux; aussi les paralysies de ce nerf sont la plupart d'origine nucléaire, et servent de prélude à l'apoplexie et au ramollissement du cerveau.

Les paralysies oculaires motrices succédant à des traumatismes crâniens, particulièrement aux fractures de la base, sont bien plus communes qu'on ne le pense. Si elles ont été envisagées jusqu'ici comme relativement rares, c'est que le strabisme paralytique passe souvent inaperçu des chirurgiens, préoccupés d'accidents encéphaliques autrement graves, et que de leur côté les ophtalmologistes ont exceptionnellement l'occasion d'en observer.

Chargé d'un double service de chirurgie générale et d'ophtalmologie à l'hôpital de Lariboisière, nous avons eu l'occasion d'en recueillir plusieurs cas. Ce qui nous a frappé, c'est la grande prédominance des paralysies traumatiques de la sixième paire sur celles de la troisième et de la quatrième. Aussi avons-nous été conduit à des recherches sur les rapports du moteur oculaire externe[1], qui, à l'encontre des deux autres nerfs, avant de pénétrer dans le sinus caverneux, décrit une anse verticale de 5 centimètres intimement appliquée sur le sommet du rocher. Comme ce point constitue le lieu d'élection des fractures de la base du crâne, on comprend qu'une fêlure de l'os puisse l'intéresser soit primitivement, soit consécutivement lors de la formation du cal.

Depuis que notre attention a été attirée sur ce sujet, nous avons recueilli plusieurs observations, où seule la paralysie de l'adducteur nous a permis de porter le diagnostic rétrospectif de fracture de la base. Nous citerons, entre autres, le fait d'un jeune cavalier qui avait passé pour avoir eu une simple commotion cérébrale et chez lequel, six mois plus tard, alors qu'il était entièrement rétabli, il survint un strabisme paralytique convergent du côté droit, indépendant de tout autre signe d'affection des centres. De même, chez un maçon tombé sur la tête d'un lieu élevé, on constatait trois mois plus tard du strabisme convergent unilatéral, accompagné d'attaques d'épilepsie jacksonienne à la face et au bras. La connaissance de ces faits intéresse non seulement l'ophtalmologiste, mais complète l'histoire clinique des fractures de la base.

Sans nier que des paralysies traumatiques puissent se rattacher, comme le veut Duret, à l'arrachement des nerfs lors d'ébranlement de la masse encéphalique, nous pensons que cela est rare, sans quoi le pathétique, d'une extrême gracilité, devrait être le plus souvent intéressé.

Une observation clinique et anatomo-pathologique récente, recueillie par Genonville dans le service de Nélaton[2], est venue confirmer en tous points le mécanisme de la paralysie de la sixième paire, après fracture de la base du crâne, tel que nous l'avons exposé dans notre travail de 1880. Ce qui ressort nettement de l'autopsie, c'est qu'il s'agit de l'arrachement du petit os wormien rattaché au sommet du rocher par

---

1. PANAS, *Archives d'ophtalmologie*, I, p. 3, 1880, et XIII, 1893.
2. NÉLATON, *Archives d'ophtalmologie*, février 1893.

un mince pédicule. Cet osselet bien décrit par Farabeuf n'est séparé du coude que fait le moteur oculaire externe avant sa pénétration dans le sinus caverneux, que par un faisceau fibreux dure-mérien appelé ligament pétro-occipital.

D'après les recherches expérimentales de Félizet[1], l'osselet en question se disjoint seulement dans les fractures longitudinales du rocher. Que cette dernière existe seule où se complique d'autres fracas, le trait

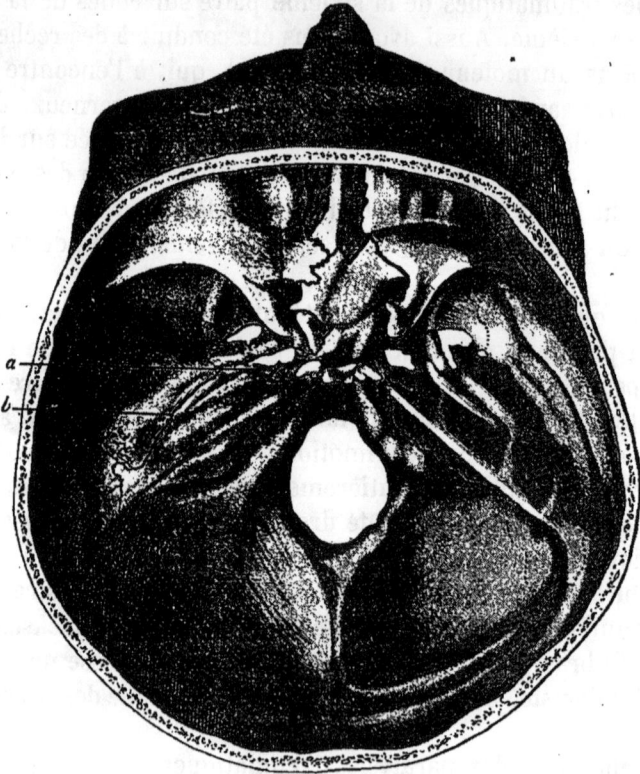

Fig. 177.

a, fracture du petit os wormien du sommet du rocher. — *b*, fracture parallèle du rocher.

aboutit toujours au trou déchiré antérieur et reste indépendant de l'arrachement du bec du rocher. Chez le malade de Nélaton, il y avait un caillot sanguin accolé au nerf, sans épanchement dans le sinus caverneux; par là s'expliquent les variations du strabisme notées pendant la vie.

Sur 12 autopsies réunies par Purtscher[2], la paralysie avait été 4 fois

1. Felizet, Thèse de Paris, 1875, p. 100.
2. Purtscher, *Arch. f. Augenh.*, XVIII, p. 387, 1888.

primitive et 6 fois consécutive; les faits de Kronlein[1] et de Heyfelder sont à cet égard peu explicites.

Dans les paralysies primaires, il y avait fracture; dans celles secondaires, on a trouvé trois fois des abcès du cerveau (Aran, Heyfelder[2] et Gelpke[3]), une fois la sclérose de la moitié de la protubérance (Kniesling[4]) et deux fois des néoplasies (Griesenger[5] et Garrod-Philpot[6]).

Comme cause de paralysies basilaires secondaires, nous citerons les épanchements hémorrhagiques (Ziemssen[7], Sachs[8], Mauthner[9]), la pachyméningite, la névrite avec ramollissement de l'abducteur et la compression par un cal.

Dans les fractures transversales ou multiples de la base, les deux moteurs oculaires externes peuvent être intéressés, comme en font foi les cas de Maisonneuve, Ketli[10], Church[11], Purtscher, Mauthner, Emerson[12], consécutifs à la foudre, et ceux de Landesberg[13], Bowater[14], Galezowski[15], Ziemssen, May[16], Kirchhoffer[17], par coups ou chutes sur la tête.

On voit s'ajouter habituellement alors la paralysie d'autres nerfs crâniens; optique, 9 fois sur 39; acoustique, 12; facial, 11; trijumeau, 5; oculo-moteur, 5; pathétique, 1 (Armagnac). En fait d'autres complications, nous mentionnerons 4 fois le diabète insipide, 1 fois la déviation conjuguée des yeux (Thompson[18]) combinée à du nystagmus unilatéral, 5 fois l'aphasie (Nieden[19], Sachs, Kirchhoffer), 11 fois l'hémiplégie et 1 fois des symptômes ataxiques (Garrod). La plupart du temps, ces complications apparaissent tardivement, outre qu'elles peuvent faire défaut comme dans les observations de Robert, Diberder, Adlow[20], Critchett et Juler, Hirschberg, Steinheim et Nélaton.

Le long du sinus caverneux, les agents de compression et de para-

1. Kronlein, *Deutsche Zeitschr. Lücke u. Rose*, XIII, p. 220.
2. Heyfelder, *Deutsche Klin.*, n° 27, 1853.
3. Gelpke, *Arch. f. Heilk.*, VIII.
4. Kniesling, *Canstatt's Jahresb.*, III, p. 90.
5. Griesenger, *In Weidler Diss.*, Tubingen, 1853.
6. Garrod, *Lancet*, mars 1873.
7. Ziemmsen, *Virch. Arch.*, XV, 1853.
8. Sachs, *In Purtscher.*
9. Mauthner, *Die Nuclearlähm.*, etc., Wiesbaden, 1885, p. 575.
10. Ketli, *Wien. Med. Presse*, 1875, n° 19.
11. Church, *Philadelphia Med. Rep.*, mars 1873.
12. Emerson, *New York Med. Journ.*, 1866, p. 250.
13. Landesberg, *Virch. et Hirsch*, 1874, p. 617.
14. Bowater, *Saint-Barthol. H. R.*, VI, p. 234.
15. Galezowski, *Traité des mal. des yeux*, p. 778.
16. May, *Assoc. Med. Journ.*, nov. 1854.
17. Kirchhoffer, *Virch. Arch.*, 1868, p. 332.
18. Thompson, *Brain.*, 1883, p. 99.
19. Nieden, *Arch. f. Augenh.*, XII, p. 30.
20. Adlow, *Lancet*, août 1877.

lysie sont : les anévrysmes de la carotide interne, les tumeurs syphilitiques ou malignes et la thrombose du sinus.

Toutes ces causes mécaniques mises à part, il reste établi que les paralysies oculaires dérivent pour la plupart du tabes, et en général de processus sclérosiques soit des noyaux d'origine, soit de la partie périphérique des nerfs, ainsi que cela ressort nettement des observations de Déjerine[1], Parinaud[2], Meyer[3] et Dianoux[4] concernant des ophtalmoplégies intrinsèques et même totales.

Dans l'interprétation des paralysies transitoires du tabes, il ne faut pas omettre qu'il s'agit souvent, comme l'a bien établi Pitres, de spasme avec incoordination. Lors de vraie paralysie, c'est en établissant la chronologie exacte des autres manifestations du tabes, et en disposant d'un plus grand nombre de recherches anatomo-pathologiques à la période initiale de l'affection, qu'on parviendra à établir d'une façon définitive si les lésions nerveuses débutent par la périphérie ou ne sont que l'extension d'altérations parties des noyaux. Parinaud[5] croit pouvoir distinguer cliniquement les paralysies périphériques de celles d'origine centrale en se fondant sur ce que, dans ces dernières, la paralysie atteint les muscles conjugués des deux yeux, alors que dans celles périphériques le muscle associé de l'œil sain est en état de spasme.

L'isolement de la paralysie sur un seul nerf, fût-il le moteur oculaire externe, le pathétique, ou un filet seul de la troisième paire, comme celui du releveur de la paupière supérieure, ne suffit pas pour contester le siège nucléaire. Il faut se rappeler à cet égard la dissémination habituelle des lésions s'attaquant à certains groupes cellulaires et respectant ceux placés tout à côté.

La syphilis agit tantôt par compression, gommes situées au voisinage des nerfs, tantôt comme cause de sclérose périphérique ou nucléaire. La première variété reste curable, tandis que la seconde résiste à tous les moyens thérapeutiques connus. Le nerf le plus souvent intéressé en cas de syphilis est l'oculo-moteur, 65 pour 100 ; puis viennent le moteur oculaire externe, 53,5 pour 100, et en dernier lieu le pathétique, 1,5 pour 100.

Parmi les intoxications, l'alcoolisme, le saturnisme, l'action délétère de l'oxyde et du sulfure de carbone, les aliments azotés détériorés, le diabète, enfin diverses maladies infectieuses, la diphthérie en tête, se compliquent de paralysies motrices tant extrinsèques qu'intrinsèques.

1. Déjerine, *Gaz. des hôpitaux*, 1891.
2. Parinaud, Thèse de Sauvineau, 1892, p. 128.
3. Meyer, *Gaz. méd. de Strasbourg*, 1888, p. 61.
4. Dianoux, Thèse de Morel, Paris, 1890.
5. Parinaud, *Société fr. d'ophtalm.*, 1892.

La variété prétendue *rhumatismale* se rattache la plupart du temps à des types frustes du tabes, naguère mal connus. Ce qui a contribué à tromper les observateurs, c'est la confusion des douleurs fulgurantes avec des névralgies, et le fait que la paralysie évolue par attaques successives avant d'être définitive.

Exceptionnellement, la lésion intéresse la partie terminale ou orbitaire. Il s'agit alors de tumeurs, d'ostéo-périostites ou de phlegmon comprimant les nerfs. La raison de cette rareté tient à l'abondance et à la laxité du tissu cellulo-graisseux, qui fait l'office de tampon à l'égard de l'agent comprimant.

Une forme particulière de paralysie est celle décrite par Charcot[1] sous le nom de *migraine ophtalmoplégique*. Elle est caractérisée par la perte totale mais temporaire de motricité de l'oculo-moteur seul, et cela dans tous ses filets terminaux, tant extra qu'intra-oculaires. Un cas unique de Charcot fait exception, en ce sens qu'il s'ajoutait à la paralysie de la 6e paire crânienne.

Étudiée pour la première fois par Möbius en 1884, cette variété fut désignée par Manz et Mauthner[2] sous le nom de *paralysie oculo-motrice récidivante*, par Parinaud et Marie[3] sous le titre de *névralgie oculaire à retours périodiques*, et par Sénator[4] sous celui de *paralysie oculo-motrice périodique*. Le terme de *migraine ophtalmoplégique* paraît mieux convenir, parce qu'il relève un élément jouant un rôle considérable, *la douleur*. Les accès qui composent le complexus morbide présentent en effet deux périodes : l'une initiale, douloureuse, avec nausées et vomissements ; l'autre paralytique, qui dure de quelques jours à plusieurs semaines. Les crises reviennent environ tous les mois et peuvent même devenir continuelles, mais avec des exacerbations périodiques. Il est à noter que la paralysie occupe toujours un seul œil et ne passe jamais d'un côté à l'autre, comme dans les ophtalmoplégies récidivantes du tabes. A cette règle fait exception le cas de Pflüger[5], où les attaques se montraient tantôt à droite, tantôt à gauche, s'accompagnant d'une paralysie du facial, et lors du quatrième accès de celle de l'adducens gauche.

Cette affection débute généralement dans l'enfance, et le sexe féminin y est particulièrement sujet. Sur 20 observations connues, 4 seulement concernent des hommes.

Au point de vue étiologique, on a signalé des coups sur la tête, l'hérédité nerveuse ou migraineuse et le saturnisme. Dans trois auto-

---

1. Charcot, *Clin. des Mal. du Système nerveux*, 1892, p. 70.
2. Mauthner, *Die Lehre von den Augenmuskel-Lähmungen*, Wiesbaden, 1889, p. 345.
3. Parinaud et Marie, *Arch. de Neurologie*, 1885.
4. Sénator, *Arch. de Leyden*, 1888.
5. Pflüger, *Arch. f. Augenh.*, XVI, p. 78, 1886.

psies rapportées par Weiss[1], Richter[2] et Gubler[3], on a trouvé dans le premier cas le tronc du nerf farci de tubercules; dans le second, une tumeur fibro-chondromateuse qui dissociait les fibres sans les détruire, et dans le troisième un exsudat abondant autour de l'oculo-moteur, avec épaississement de la pie-mère correspondante.

En se fondant sur la paralysie de tous les filets de la 3e paire, sur l'unilatéralité de l'affection et l'absence de complications bulbo-protu-bérantielles, Charcot admet que le siège est basilaire, en avant du point où le tronc nerveux contourne le pédoncule cérébral.

Le pronostic est sérieux en ce sens que la guérison définitive est rare.

Comme traitement, la médication bromurée à haute dose, l'iodure de potassium associé au mercure, ont procuré quelques résultats rela-tivement favorables.

On n'a pas manqué de décrire des paralysies motrices *réflexes*, ayant cédé rapidement à l'avulsion de dents douloureuses. Comme pour les amblyopies de même origine, nous croyons que bien des cas de cet ordre concernent des névropathes, et se rattachent dès lors aux trou-bles hystériques. On parvient à les reconnaître, en tenant compte de la mobilité de la paralysie et de la coexistence d'autres stigmates hystériques, principalement de l'hémianesthésie et de l'amblyopie, avec rétrécissement du champ pour le blanc et les couleurs du même côté. Il faut se rappeler que, chez les névropathes héréditaires, une cause traumatique banale, la frayeur ou autre secousse morale, servent de prétexte à l'évolution de l'ophtalmoplégie. D'après les recherches récentes de Horsley et Schäffer, il semble que le siège en est dans l'écorce cérébrale. Raymond et König signalent comme caractère propre la perte des mouvements associés volontaires seuls, alors que ceux réflexes n'y participent que si les tubercules quadrijumeaux sont altérés. C'est du moins ce qui paraît résulter de l'observation de Thompsen suivie d'autopsie, et des expériences d'Adamuk, Knies et Beaunis, d'après lesquelles les tubercules quadrijumeaux antérieurs seraient les centres des mouvements associés des yeux.

Sans insister ici sur la paralysie du sphincter irien et du muscle ciliaire, nous devons dire cependant qu'elle est très fréquente dans la syphilis tardive. La mydriase et la perte de l'accommodation sont unilatérales, et témoignent d'une lésion intracrânienne. Il se passe parfois quinze et vingt ans, puis tout à coup apparaît cette *ophtalmo-plégie intérieure*, comme on l'appelle, sans aucune autre manifesta-tion syphilitique.

1. WEISS, *Wiener Med. Woch.*, 1885, n° 17.
2. RICHTER, *Arch. f. Psych.*, t. XVIII.
3. GUBLER, *Gaz. des hôpitaux*, 1860, n° 17.

Nous partageons entièrement l'avis d'Alexander sur l'incurabilité de la mydriase syphilitique tardive, qu'il faut se garder de confondre avec celle tenant au tabes de même origine et qui, comme telle, peut disparaître d'elle-même sans traitement, au moins dans les premiers stades de la maladie. Un autre élément de gravité réside en ce qu'elle est fréquemment le signe avant-coureur d'accidents cérébraux, sous forme d'aliénation et de paralysie générale.

En dehors de toute cause oculaire et orbitaire, l'ophtalmoplégie intrinsèque, tant unilatérale que bilatérale, doit faire songer à une lésion des centres. Le fait de P. Etter[1], l'observation du poète H. Heine, et celles publiées par Mauthner, Hutchinson-Gowers, à quoi nous pourrions en ajouter trois qui nous sont personnelles, confirment cette interprétation. Invariablement, il s'est agi de syphilis cérébrale, de paralysie bulbaire avec atrophie musculaire progressive, et, dans un de nos cas, de tuberculose méningée à marche chronique.

Les caractères cliniques de l'ophtalmoplégie nucléaire extrinsèque sont : l'abolition progressive des mouvements des yeux, atteignant successivement les divers muscles moteurs du globe; le ptosis incomplet; l'absence d'accidents cérébraux graves; le tout avec conservation des mouvements du sphincter irien et du muscle ciliaire. L'adjonction de paralysie bulbaire, de glycosurie ou de la polyurie, ne laisse subsister aucun doute sur le siège central de la lésion.

En règle, toute ophtalmoplégie totale, c'est-à-dire intérieure et extérieure, plaide en faveur d'une lésion basilaire. Ce n'est que dans l'ophtalmoplégie suraiguë, à siège protubérantiel, que le contraire arrive.

Nous n'insisterons pas sur les ophtalmoplégies et les paralysies isolées d'un nerf, qu'on attribue à des lésions de l'écorce cérébrale. La clinique, d'accord avec l'expérimentation, tend à prouver que les désordres corticaux s'accompagnent de déviations conjuguées des yeux, plutôt que de réelles paralysies musculaires. Il est vrai que Grasset et Landouzy[2] y ont rattaché la paralysie bornée au releveur de la paupière, dont ils placent le centre moteur cortical au niveau du pli courbe; mais Nothnagel, Charcot, Pitres, Rendu, Tripier et d'autres encore en nient la valeur, attendu qu'il s'agissait de lésions diffuses et par cela même complexes. Un caractère mieux établi est que dans es lésions de l'écorce, la paralysie de l'iris et du muscle ciliaire font défaut. Cette dissociation se retrouve pourtant dans l'hystérie (Raymond et König, l. c.), et dans le goitre exophtalmique (Warner, 1882, Fitzgérald, 1884, Jendrassik, 1885, et Ballet)[3].

---

1. ETTER, Corresp. Blatt f. Schweizer Aerzte, 1882,
2. LANDOUZY, Arch. gén. de méd., Paris, 1877.
3. BALLET, Rev. de méd., Paris, 1888.

Avant de terminer ce qui a trait aux paralysies, il nous faut mentionner l'*ophtalmoplégie congénitale*, dont Henck[1] a publié le premier cas suivi d'autopsie. Les observations cliniques, déjà nombreuses, ont été relatées dans les publications de Mauthner[2] et Gast[3]. Il s'agit de lésions trophiques intra-utérines des muscles qui affectent souvent des insertions anormales. Pour Gast et Ræhlmann, les noyaux centraux seraient le siège de l'altération primitive.

Le défaut de développement atteint divers muscles extrinsèques de l'un et de l'autre œil, surtout le releveur palpébral, d'où ptosis. Par contre, les mouvements pupillaires, l'accommodation et l'acuité visuelle sont ordinairement conservés, ce qui indique que le trouble évolutif survient tard, alors que la constitution du globe est achevée.

Les malades parvenus à l'âge de raison n'accusent pas de diplopie, ce qui tient tout simplement à l'accoutumance; à l'aide de prismes verticaux, du verre rouge et surtout après ténotomie, on parvient à la mettre en évidence. Une particularité réside dans la conservation relative de certains muscles, principalement du grand oblique, et dans la fréquence du nystagmus. Dans le seul cas de Gast, l'immobilité des yeux était absolue, et il existait en outre une excavation de la papille avec de fins défauts pigmentaires vers l'équateur.

Il est des cas où l'ophtalmoplégie congénitale réside dans un trouble purement foctionnel de la convergence; alors que chaque œil se meut correctement, la vision binoculaire provoque du strabisme le plus souvent oblique externe ou interne, soit en haut, soit en bas. Cette incoordination de la convergence peut tenir à l'*insuffisance* ou au *spasme* de certains muscles, ce qu'il faut s'attacher à reconnaître en vue du traitement. Un examen détaillé préalable du champ de fixation est alors indispensable.

Le *pronostic* du *strabisme paralytique* stationnaire est toujours sérieux. A l'exception des paralysies d'origine gommeuse et d'autres liées à l'hystérie, tout le reste aboutit directement ou après des amendements temporaires à l'incurabilité à peu près absolue.

Lorsque le nerf intéressé et le muscle reprennent peu à peu leur fonctionnement, la déviation strabique diminue et disparaît, ce dont on s'assure par le rapprochement progressif et la fusion définitive des doubles images. Il ne faudrait pas cependant attribuer à la disparition de la diplopie une valeur absolue, attendu qu'il est des cas où le malade s'habitue à neutraliser les images, et qu'il en est d'autres où, malgré leur persistance et une certaine déviation strabique, la guérison de la paralysie ne s'est pas moins effectuée. Le muscle paralysé

1. Henck, *Klin. M. B.*, p. 1, 1879.
2. Mauthner, *Nuclearlähmung.*, etc., p. 327.
3. Gast, *Klin. Mbl.*, 1889, p. 214.

recouvre bien sa puissance, mais son antagoniste raccourci se *contracture secondairement*, et il peut en être ainsi du muscle associé de l'autre œil. Von Græfe a insisté sur cette transformation du strabisme paralytique en concomitant, qu'il vaudrait mieux appeler *musculaire*. On s'en assure par l'égalité des déviations primaires et secondaires en cas de doute, en cherchant à redresser l'œil dévié avec la pince; si l'on n'y parvient qu'incomplètement, on conclut à la contracture de l'antagoniste.

Le *traitement* du strabisme paralytique est d'ordre essentiellement médical. En cas de syphilis, les injections hypodermiques de mercure, les frictions d'onguent napolitain et l'iodure de potassium à la dose de 4 à 5 grammes chez les adultes procurent la guérison de la paralysie, pourvu qu'il s'agisse de gommes. Le résultat est déjà moins sûr lors de lésions en foyer des centres par artérite syphilitique avec thrombose, et à peu près nul dans la forme tabétique.

Pour les paralysies par diabète, chloro-anémie, hystérie, intoxications ou maladies infectieuses, les moyens à proposer s'adressent nécessairement à l'état général.

Les courants faradiques constituent des adjuvants utiles, à la condition de donner la préférence à ceux continus et de faible intensité. Onimus signale la destruction du globe à la suite d'application sur l'œil de courants interrompus. Un autre moyen consiste en injections hypodermiques de 2 à 4 milligrammes de sulfate de strychnine.

Contre la gêne réelle et parfois très grande qui résulte de la diplopie, le plus simple est de faire porter au malade du côté paralysé un verre dépoli, l'œil sain étant recouvert d'un verre transparent neutre ou bien sphérique s'il y a de l'amétropie. De la sorte, on débarrasse le sujet du vertige monoculaire, et l'on met l'œil correct à l'abri de la contracture secondaire. En supposant la paralysie bilatérale, on recouvre l'œil le plus dévié.

La seule exception aux règles précédentes, c'est lorsque l'œil paralysé possède la meilleure acuité visuelle, et que le malade préfère s'en servir pour se conduire et travailler.

Dans la paralysie de l'oculo-moteur avec chute totale de la paupière supérieure, celle-ci faisant office d'opercule, le port d'un verre opaque devient inutile.

Lors de simples parésies ou vers le déclin des paralysies, les doubles images se rapprochent, et la gêne résultant de la diplopie augmente par suite de leur tendance continuelle à se fusionner, puis à se disjoindre; le sujet éprouve du vertige qui va jusqu'aux vomissements. On y obvie en prescrivant des prismes, dont on dirige la base du côté du muscle paralysé, si on les place devant l'œil malade, ou en sens inverse, si l'on préfère neutraliser la déviation secondaire de l'œil sain. Comme cette dernière est toujours plus accentuée, on choisit un prisme plus fort.

L'inconvénient des prismes est d'être lourds, d'iriser les objets sur les bords et d'en changer notablement le relief; de plus, ils ne corrigent la diplopie que pour une distance déterminée, ce qui en rend l'emploi relativement restreint. Même en appliquant sur chaque œil un prisme de 4 degrés, déjà très lourd, on n'obtient que 1 *a.m.* de correction.

Dans les faibles degrés de strabisme, il a l'avantage de permettre à l'individu l'exercice de ses deux yeux, et d'inciter le muscle parétique à fonctionner, ce qui met l'antagoniste et le muscle associé du côté opposé à l'abri d'une contracture consécutive.

Les *exercices stéréoscopiques* ne sauraient convenir que comme moyens adjuvants du traitement médical et pour compléter les résultats opératoires orthoptiques.

En supposant un strabisme convergent et l'individu emmétrope ou rendu tel par les verres, on le fait regarder au fond du stéréoscope où l'on a placé deux figures simples, deux traits verticaux ou deux pains à cacheter qu'il doit fusionner. Pour que l'accommodation et partant la convergence n'interviennent pas, le malade doit regarder avec des lignes parallèles, ce qui se réalise en munissant les œilletons du stéréoscope de verres convexes, ayant une longueur focale égale à la profondeur de l'instrument, 6 D, si le stéréoscope mesure 16 centimètres. On cherche d'abord l'écartement à donner pour qu'il y ait fusionnement, et dans les exercices suivants on écarte de plus en plus les objets jusqu'à correction complète, ce qui demande du temps et beaucoup de patience.

S'agit-il de strabisme divergent? On commence par faire fusionner les images en les écartant pour les rapprocher ensuite progressivement jusqu'au parallélisme et même en deçà. Dans ce dernier cas, l'individu étant toujours supposé emmétrope ou corrigé, on diminue la force des oculaires, et le malade finit par s'en passer, preuve qu'il possède désormais 6 *a.m.* de convergence positive. Malheureusement, il y a peu à espérer du stéréoscope contre l'insuffisance de la convergence, et moins encore dans le strabisme divergent paralytique. Comme l'individu n'échappe pas à la diplopie en faisant continuellement appel à ses droits internes parétiques, ce n'est pas en regardant de près à travers un stéréoscope qu'il obtiendra un résultat meilleur. Voilà pourquoi le strabisme divergent, même léger, est réfractaire à la correction optique, et plus que tout autre exige l'intervention chirurgicale.

Les opérations proposées contre le strabisme paralytique ont un double but : corriger la difformité, et surtout débarrasser le malade de la diplopie qui le gêne au plus haut point. Celles dont on dispose sont : l'avancement avec ou sans excision du muscle paralysé ; le recul de l'antagoniste avec combinaison, s'il le faut, de l'avancement précédemment indiqué ; la ténotomie du côté sain pratiquée sur le muscle associé à celui paralysé ; enfin l'avancement sur l'œil sain du muscle de nom contraire.

Le choix de l'un ou de l'autre de ces procédés dépend du degré de la paralysie et du plus ou moins de rétraction de l'antagoniste. D'une façon générale, l'avancement seul ou combiné à la ténotomie mérite la préférence. L'individu échappe de la sorte à la réduction des limites opposées du champ de fixation et à la diplopie de sens contraire qui s'ajoute à celle paralytique préexistante.

Toutes choses égales, les cas les plus favorables sont ceux où la paralysie est incomplète, et mieux encore lorsqu'il s'agit d'une contracture consécutive. En pareille occurrence, nous avons pu, en combinant sur le même œil la ténotomie du muscle rétracté à l'avancement de celui parétique et allongé, voir se rétablir le fonctionnement régulier du globe complètement redressé. Nous pourrions citer entre autres l'exemple d'une jeune fille de quinze ans, revue cinq ans après l'opération, et celui d'un homme de quarante ans atteint de strabisme vertical de l'œil gauche par paralysie traumatique du droit supérieur survenue six mois auparavant. Chez ce malade, la déviation et la diplopie, restées stationnaires depuis trois mois, cédèrent au simple avancement du muscle lésé.

Éperon[1], étudiant les règles applicables au strabisme vertical, de tous le plus gênant, a fait ressortir le parti que l'on peut tirer de l'avancement musculaire.

De Græfe[2], qui s'est occupé le premier de la correction chirurgicale de la paralysie verticale la plus commune, celle de l'oblique supérieur, préconise la ténotomie du droit inférieur du côté sain. Généralisant le principe, il pose la règle de toujours s'adresser à l'antagoniste opposé. Les opérations tentées depuis ont fourni des résultats variables. Knapp[3], Schöler[4], et Holz[5], soit pour achever la correction, soit pour obvier à une déviation par trop forte provoquée par le recul du tendon, ont été obligés de recourir à l'avancement.

Alf. Græfe[6], dans son important travail sur les paralysies, reste fidèle à la pratique de v. Græfe. Sur 6 opérations, il compte 5 succès et 1 in-

1. Éperon, *De la correction opératoire des déviations oculaires verticales d'origine paralytique* (*Arch. d'opht.*, t. IX, p. 115 et 242).

2. De Græfe, *Klin. M. B.*, 1864.

3. Knapp, *Arch. f. Aug. und Ohrenheilk.*, IV, p. 92-103.

4. Schöler, *Klin. Jahresb.*, 1875, p. 46.

5. Holz, *Arch. f. Aug. und. Ohrenheilk.*, V, 376.

6. Alf. Græfe, *Arch. f. Opht.*, XXXIII, 3, p. 179.

succès complet où il a dû pratiquer l'avancement du muscle coupé, à cause d'une forte surcorrection.

Frappé de l'incertitude des résultats, Éperon, sans s'inscrire en faux contre l'opération de v. Græfe, utilise, plus qu'on ne l'avait fait jusque-là, l'avancement. Voici ses conclusions :

Les effets de la paralysie de l'oblique supérieur peuvent parfaitement être corrigés par l'avancement du droit inférieur du même œil, ou encore par l'avancement du droit supérieur de l'œil sain. Le premier procédé est cependant préférable.

La paralysie de l'oblique inférieur est également susceptible de correction par l'avancement du muscle droit supérieur de l'œil malade. Elle est aussi très favorablement modifiée par la ténotomie du droit inférieur du même côté.

Quant à la ténotomie compensatrice du droit associé sur l'œil sain, telle qu'elle a été proposée en premier lieu par v. Græfe, puis par Alf. Græfe, elle est incertaine dans ses résultats. Celle du droit inférieur doit être en tout cas évitée, attendu que l'insuffisance opératoire qui en résulte peut devenir une cause d'asthénopie dans le travail à courte distance qui exige, comme on sait, l'abaissemement prolongé du plan du regard. Toutefois, cette opération peut devenir un auxiliaire précieux de l'avancement du droit inférieur de l'œil malade ou du droit supérieur de l'œil sain, dans les paralysies très prononcées de l'oblique supérieur.

L'effet de l'avancement, pour peu que l'on ait quelque pratique de cette opération, est beaucoup plus facile à doser après coup que celui de la ténotomie. Il peut varier de 5 à 10 degrés ou même davantage dans la position primaire par l'avancement plus ou moins considérable du muscle et l'enlèvement plus ou moins tardif des sutures. Même lorsque l'effet immédiat est exagéré, il n'est pas prudent de supprimer les fils avant le troisième jour. L'insuffisance opératoire est moins à craindre à la suite de l'avancement que de la ténotomie.

Dans les faibles déviations, l'avancement capsulaire peut remplacer avantageusement celui du muscle.

Contre la paralysie de l'un des muscles de la troisième paire, surtout s'il s'agit du droit inférieur, l'avancement est le principal moyen à mettre en œuvre. On peut même y joindre, si cela est nécessaire, la ténotomie de l'oblique inférieur.

Les opérations ainsi pratiquées n'ont point l'effet fâcheux qu'on pourrait en attendre sur l'inclinaison des méridiens de l'œil. L'expérience montre qu'en combattant l'inertie de l'un des élévateurs ou abaisseurs, et en facilitant ainsi le rétablissement de la vision binoculaire, il s'établit un fonctionnement harmonique des muscles dans leur position nouvelle. De plus, l'effet favorable n'est pas restreint à la portion du champ de regard voisine du point de fixation primaire, mais il se fait sentir dans toute l'étendue du champ de regard binoculaire normal.

Enfin, lorsqu'une déviation verticale paralytique complique une déviation horizontale de même origine, le succès final dépend avant tout de la possibilité de la guérison de cette dernière. Ici, encore plus que dans les autres cas, la mensuration des champs de regard monoculaires nous fournit un élément précieux pour le pronostic.

Ces remarques judicieuses d'Éperon sont pour nous en tous points applicables aux déviations paralytiques horizontales. Plus on pratique l'avancement seul ou combiné à la section des antagonistes, et plus on se convainc de la supériorité des résultats opératoires. C'est faute d'y avoir recours que naguère encore des strabismes concomitants, chez des sujets ayant dépassé vingt-cinq à trente ans, étaient regardés comme incurables. A l'inverse de cela, nous possédons des guérisons définitives et complètes obtenues dans les conditions indiquées plus haut.

La *ténotomie du petit oblique*, rarement exécutée jusqu'ici, mérite une description spéciale. Bonnet (de Lyon), le premier, a tenté la section de ce muscle dans la myopie forte. Il s'est loué des résultalts obtenus, sans doute parce qu'il s'était trouvé en face de myopies compliquées d'insuffisance de la convergence. L'oblique inférieur étant abducteur, sa section doit alléger l'effort de l'adduction dans le regard de près.

Cette ténotomie, longtemps oubliée, a été appliquée par Landolt[1] dans les paralysies incurables de l'oblique supérieur et du droit inférieur, comme aussi dans les cas où la section du droit supérieur reste insuffisante.

L'insertion de ce muscle à la partie postérieure du globe étant difficilement accessible, on s'attaque au tendon orbitaire qui s'implante à la partie antérieure et interne du plancher de l'orbite, non loin du sac lacrymal.

Pour le mettre à découvert, il suffit de pratiquer le long du rebord orbitaire inférieur une incision courbe à concavité supérieure et dont le milieu doit correspondre, d'après Landolt, à la perpendiculaire abaissée de l'échancrure sus-orbitaire, facile à sentir avec l'ongle, au plancher de l'orbite. La peau et l'orbiculaire étant divisés jusqu'au périoste, on écarte les lèvres de la boutonnière, et à l'aide de quelques coups de sonde cannelée on arrive directement sur le tendon qu'on charge sur le crochet à strabisme, pour le sectionner au ras de l'os avec les ciseaux mousses ou le bistouri boutonné.

Nous ne dirons que peu de chose du *strabisme post-opératoire*,

1. LANDOLT, *Arch. d'opht.*, 1885, p. 402.

dit encore *secondaire* résultant de la surcorrection. Aujourd'hui que la myotomie a fait définitivement place à la *ténotomie* et à l'avancement, de pareils résultats sont heureusement rares. Dans le cours d'une longue expérience, il ne nous a été donné d'en observer que deux fois à propos de strabismes convergents alternants, avec acuité visuelle normale des deux côtés; l'avancement capsulaire des droits internes a suffi du reste pour rétablir l'équilibre. Souvent on peut s'en passer si l'on a soin de desserrer les sutures et d'attendre que la surcorrection disparaisse, grâce à l'impulsion de la vision binoculaire qui tend sans cesse à se régulariser.

Là où l'on a à craindre un mauvais résultat, c'est lorsqu'on opère à tout propos des strabismes concomitants convergents du premier âge, et que l'on avance outre mesure le muscle parétique. En se conformant à ces règles, on ne risque plus de voir un strabisme convergent peu disgracieux se transformer en divergent appelé *horrible*, par suite de la difformité bien autrement choquante qui en résulte.

Pour parer au strabisme consécutif devenu fixe, nous disposons de la *ténotomie* sur le muscle avancé outre mesure, et de l'avancement de celui par trop reculé. Le dernier procédé est préférable, attendu qu'il a l'avantage de ne restreindre le champ de fixation d'aucun côté. Le choix à faire dépendra, du reste, des résultats fournis par l'examen périmétrique de la musculature.

V

SPASME DES MUSCLES OCULAIRES

Il ne sera question ici que du spasme primitif des muscles extrinsèques indépendants de la paralysie de l'antagoniste et du strabisme fonctionnel concomitant.

Nous avons déjà insisté sur la confusion possible de la diplopie par contracture avec celle paralytique, surtout fréquente dans le tabes et l'hystérie, d'autant plus compréhensible qu'il s'agit de formes frustes ou atténuées.

L'origine souvent réflexe de la contracture, apparaissant à propos de la carie dentaire, de traumatisme, ou des trouble de la sphère génitale, n'a pas peu contribué à en méconnaître la vraie nature. Grâce à un examen clinique approfondi, on ne tarde pas à reconnaître qu'il s'agit presque toujours de sujets névrosés. C'est là en particulier le cas de l'hystéro-traumatisme, si bien connu depuis les travaux de Charcot et de son école.

Parmi les contractures, le blépharospasme, dont nous n'avons pas à nous occuper ici, tient incontestablement la première place; vient ensuite le spasme des muscles intrinsèques du globe, lié en général à celui de l'orbiculaire, du muscle ciliaire et du sphincter de la pupille. Cette participation peut être fixe ou temporaire, ce qui achève de caractériser l'affection. Il n'est pas rare non plus de voir la contracture et la diplopie varier d'un jour à l'autre, particularité qui cadre mal avec l'idée de paralysie.

La déviation strabique par contracture est monoculaire et le plus souvent *convergente*. Celle conjuguée n'est pas toutefois rare et presque toujours plus accentuée sur un œil, d'où inégalité fréquente dans le niveau des doubles images. Ajoutons que la diplopie varie en tant qu'écartement, ce qui concorde avec les alternatives en plus ou en moins de la contracture.

Un fait intéressant consiste en ce que l'individu est incapable de redresser volontairement ses yeux, alors que pendant le sommeil naturel ou provoqué parfois par un simple réflexe, le redressement s'effectue sans difficulté. C'est ainsi que dans une observation de strabisme conjugué en bas et à droite publiée par W. Adams Frost[1], lorsqu'on venait à toucher avec la pointe d'une plume l'une des paupières qui étaient tombantes, celle-ci et les globes oculaires se portaient brusquement en haut tout comme à l'état normal, mais pour retomber quelques instants après. Même phénomène se produisait après l'occlusion d'un œil.

Certaines contractures s'accompagnent de myosis, d'autres de mydriase ou de ptosis partiel. On a également signalé l'ambliopie fonctionnelle, l'hyperesthésie, la fatigue rétinienne et les douleurs névralgiques circumorbitaires.

L'examen du champ de fixation n'est pas moins significatif. Il peut être réduit à sa périphérie, mais ne présente jamais la forte excavation en encoche comme dans le strabisme paralytique. Une fois l'œil correct tenu fermé, celui qui est le siège du spasme tend à se redresser, jusqu'à atteindre ses limites extrêmes par des saccades progressivement croissantes.

Étant donnée l'origine souvent hystérique du spasme, c'est aux moyens généraux propres à combattre cette névrose qu'il faut s'adresser.

Si le point de départ est un réflexe, dent malade, névralgie spontanée ou traumatique des branches du trijumeau, pertes séminales, onanisme, troubles gastriques, etc., il faut s'attacher à écarter toutes ces causes provocatrices.

L'expectation, souvent longue, dans les cas de névrose pure, fait

1. Adams Frost, *Transact. Ophtalm. Soc.*, p. 197, Ann. 1884.

parfois seule les frais de la guérison. C'est là un point acquis dans l'histoire générale de l'hystérie.

On doit également se rappeler les bons effets de la suggestion et s'abstenir de toute intervention chirurgicale; agir autrement serait faire preuve d'impéritie. Ce point de pratique qui intéresse l'ophtalmologiste découle des remarques judicieuses de Parinaud[1] et de Borel[2].

VI
DÉVIATIONS CONJUGUÉES DES YEUX

Munk et Schäfer ont provoqué des mouvements oculaires associés, en excitant un point quelconque de l'écorce des hémisphères, surtout au niveau du lobe occipital. Les résultats restent les mêmes quand on isole la portion occipitale de l'écorce de celle du reste de l'hémisphère; constamment les yeux se dévient du côté opposé à l'excitation, pourvu qu'on se borne à de faibles courants induits.

La clinique confirme les résultats de l'expérimentation. Dans certaines lésions hémisphériques accompagnées d'excitation, les yeux se dévient du côté opposé, alors que dans celles paralytiques pures il y a abolition des mouvements volontaires. En supposant la destruction corticale d'un hémisphère et l'excitation de l'autre, les yeux tournent dans le sens du premier.

Nous n'insisterons pas d'avantage sur cette question d'ordre essentiellement médical. Nous avons tenu seulement à montrer la signification des déviations conjuguées au point de vue de l'ophtalmologie. Ajoutons du reste que les rapports qui existent entre ce noyau de l'oculo-moteur d'un côté et celui de l'abducens du côté opposé, ainsi que l'entrecroisement sur la ligne médiane des deux pathétiques, expliquent suffisamment cet ordre de phénomènes.

VII
NYSTAGMUS

Sous le nom de nystagmus on entend un état caractérisé par des mouvements rythmiques des yeux, indépendants de la volonté. Les saccades dont il s'agit sont influencées par la distance de l'objet fixé, la direction du regard dans l'espace, les attitudes de la tête, les impressions morales, la veille ou le sommeil et le degré de clarté

1. Parinaud, *Gaz. hebd.*, 1877, *Ann. d'ocul.*, 1878, 1886.
2. Borel, *Arch. d'opht.*, t. VI, p. 408, 1886.

ambiante. L'occlusion d'un œil non seulement accélère les oscillations, mais encore peut en changer la direction.

Dans le nystagmus pur, non accompagné de strabisme, qui le plus souvent est *convergent*, la fixation binoculaire s'exécute normalement, et le malade ne s'aperçoit guère des mouvements rythmiques dont les globes sont sans cesse agités. Le contraire n'arrive que dans le nystagmus acquis, celui des *mineurs* en particulier. Grâce à la persistance des impressions sur la rétine, un point brillant apparaît au sujet comme une ligne, une ellipse ou un cercle, ce qui ne manque pas de lui donner le vertige.

L'amplitude des oscillations est en raison inverse de leur nombre, qui ne dépasse guère 180 par minute. Généralement les mouvements anormaux de la face et du cou, lorsqu'ils existent, sont plus lents et n'offrent pas d'isochronisme avec ceux des globes.

En général, le nystagmus se traduit par des mouvements conjugués rapides dans le sens horizontal et on l'appelle *oscillatoire*; très exceptionnellement il consiste en saccades *verticales* (Javal). Le nystagmus *rotatoire*, où les yeux exécutent des mouvements autour de l'axe antéro-postérieur, est moins rare, et se combine à l'oscillatoire pour constituer la forme *mixte*. Le nystagmus *oblique* tenant le milieu entre le vertical et l'horizontal est une pure rareté.

D'ordinaire le nystagmus est binoculaire, horizontal et associé; seuls, 4 cas de nystagmus monoculaire horizontal ont été publiés par Bouchard[1], Reuss[2] et Rœhlmann[3]. Comme particularité, ce nystagmus s'est montré intermittent et n'apparaissait que lors de la fixation avec l'œil défectueux.

On doit distinguer deux sortes de nystagmus: l'un *congénital*, l'autre *acquis* ou *expérimental*.

Le premier se lie presque toujours à une défectuosité visuelle qui dépend de troubles évolutifs ou pathologiques du globe, tels que : cataracte du premier âge, particulièrement celle stratifiée et polaire; microphtalmie, colobome de l'iris et de la choroïde, forte amétropie, albinisme et leucomes cornéens chez les nouveau-nés.

Le nystagmus *acquis* se subdivise en *professionnel* ou idiopathique, et en *symptomatique* de maladies des centres nerveux.

Celui professionnel est fréquent chez les *mineurs*. Signalé pour la première fois par Decondé[4], il a fait depuis l'objet de nombreux travaux. Le type *rotatoire* à excursions peu étendues constitue la règle, et à part un certain degré d'héméralopie avec rétrécissement du champ

1. Bouchard, *Journal de Médecine de Lille*, IV, p. 491.
2. Reuss, *Centralb. fur Augenheilk.*, 1880, p. 337.
3. Raehlmann, *Klin. M. B.*, 1884.
4. Decondé, *Arch. belges de méd. milit.*, XXVII, p. 337, 1861.

visuel, la vision reste normale. A cela s'ajoute du vertige, tenant à l'incoordination des mouvements des yeux, et assez souvent de l'*asthé-nopie accommodative*[1].

D'après Dransart[2], il existerait deux formes d'asthénopie muscu-laire : l'une atténuée, ne s'accompagnant d'aucun trouble de l'appareil moteur, l'autre grave revêtant les caractères bien connus. Cette der-nière se rencontre presque exclusivement chez les sujets qui surmè-nent leurs élévateurs et leurs droits latéraux. Pour l'auteur, le nystag-mus des mineurs est une *névro-myopathie* dont les principaux facteurs sont l'attitude élevée et oblique du regard d'une part, la défectuosité de l'éclairage de l'autre. Quelques observateurs ont voulu y voir l'action délétère du grisou sur le système nerveux, mais sans preuves suffisantes. Nieden[3] a constaté que la fréquence du nystagmus, qui varie de 0,25 à 7 pour 100, est précisément en rapport avec le degré de lumière ambiante. Ce qui paraît certain, c'est que l'affection est sujette à des rémissions ou à des exacerbations d'après la durée du travail et les variations de l'éclairage.

Un nystagmus lié à la myopie, à l'hypermétropie et à l'astigmatisme a été signalé bien des fois; il occupe les deux yeux ou un seul, comme dans l'observation si curieuse de Nettleship[4], concernant trois frères hypermétropes dont l'œil *gauche* seul était nystagmique.

Certains vices de conformation du crâne et du cerveau ont été éga-lement notés par Ræhlmann[5] et plus récemment par R. Lee[6]. Ce der-nier rapporte un cas où il y avait en même temps asymétrie du crâne et atrophie de l'hémisphère; il en tire parti pour insister sur la valeur du nystagmus dans le diagnostic des affections centrales.

Parmi les lésions du cerveau, Spencer[7] cite une tumeur qui provo-quait des attaques de suffocation et s'accompagnait de nystagmus. Merkel note les oscillations nystagmiques dans l'agonie et à propos de la respiration de Cheyne-Stokes.

Les lésions en foyer des couches optiques, du 4° ventricule, des corps restiformes et du cervelet peuvent également s'accompagner de ce symptôme; il en est ainsi de l'encéphalite partielle de l'enfance. Mais l'affection où on le rencontre surtout, au point qu'il en devient un signe pathognomonique, c'est la *sclérose en plaques disséminées*. Le tabes, dans sa forme héréditaire, peut en être également la cause, bien qu'alors les oscillations soient incoordonnées, ce qui a porté Friedreich

1. Jeaffreson, *Brit. Med. Journ.*, 1887.
2. Dransart, *Arch. d'opht.*, 1891.
3. Nieden, *Berl. Kl. Wochenschrift*, 1884, p. 681.
4. Nettleship, *Opht. H. R.*, XI, p. 75.
5. Raehlmann, *Ueber'd. Nyst.*, *A. f. O.*, XIII, p. 241, 1872.
6. Lee, *Brit. Med. Journ.*, 1883.
7. Spencer, *Lancet*, 1886, p. 702.

à lui donner le nom de nystagmus *ataxique*. Les faits de ce genre abondent; qu'il nous suffise de citer ceux de Pelizaeus[1], Warton Sinkler[2], Samelsohn[3] et Morton Prince[4].

Le nystagmus de cause centrale peut dériver de traumatismes, comme dans les observations de fracture du temporal publiées par Nagel et Cohn, et celles relatives à des affections profondes de l'oreille[5].

L'hystérie et l'épilepsie ont été également incriminées ; nous citerons à ce sujet les communications de Hegyes[6] et de Ch. Féré[7]. L'observation curieuse de Magelsen (*Jahresb.*, 1883, p. 611) nous semble se rattacher plutôt à l'hystérie ; il s'agissait d'une jeune fille bien portante de vingt-sept ans, sujette à des attaques hebdomadaires de douleurs de tête qui s'accompagnaient de fatigue générale et de nystagmus. Ces attaques survenaient surtout dans la rue, lorsque les becs de gaz vacillaient.

Dans le nystagmus de cause centrale, on peut voir se surajouter des contractures spasmodiques des paupières et de l'orifice pupillaire (hippus). Jessop[8] cite le cas d'un homme de soixante-dix ans, qui, depuis la cinquantaine, éprouvait de la diplopie périodique ; il dit en avoir recueilli deux autres s'accompagnant d'hippus.

Depuis v. Græfe[9], on s'est attaché à produire du nystagmus expérimental. Korangi[10], en imprimant à des lapins des mouvements rapides de rotation autour de l'axe horizontal du corps, fit naître un nystagmus horizontal à direction opposée. Des rotations dans le sens longitudinal provoquaient une déviation en bas de l'œil supérieur pendant que l'autre se portait en haut.

Beaunis[11] a obtenu de son côté deux sortes de nystagmus. Le *premier*, *unilatéral* et croisé, succède à des lésions destructives ou irritatives des tubercules quadrijumeaux et s'accompagne d'oscillations isochrones de la paupière supérieure et de la tête ; le *second*, essentiellement *réflexe* et *bilatéral*, se rencontre dans un grand nombre de cas, excitations corticales, destructions de territoires cérébraux variés et certaines anesthésies.

Malgré toutes ces recherches, la pathogénie du nystagmus est encore

1. Pelizaeus, *Arch. f. Psych.*, X, p. 222, 1879.
2. Warton Sinkler, *Med. News*, jul. 4, 1885.
3. Samelsohn, *Berl. Klin. Woch.*, p. 434, 1885.
4. Morton Prince, *Boston Med. Journ.*, CXIII, p. 871, 1885.
5. Schwaboch, *Deutsche Zeitschr. f. pr. Med.*, 1878.
6. Hegyes, *Ueber Nyst. und assoc. Augenbeweg. bei Hystero-Epileptichen.*
7. Ch. Féré, *Note sur le nystagmus chez les épileptiques*, Soc. de Biol., 1887.
8. Jessop, *Ophtalm. Rev.*, p. 89, 1887.
9. Græfe, *Arch. f. Opht.*, t. I.
10. Korangi, *Beiträge z. Lehre v. experiment Nystagmus*, 1887.
11. Beaunis, *Gaz. hebd.*, 1888, p. 92.

mal connue. Pour la forme *congénitale*, comme pour celle *acquise*, Rœhlmann, Jackson, Jeaffreson, Knies, invoquent une lésion des centres coordinateurs. Böhm[1], Alf. Græfe, Wilbrand Dransard, Snell, Charles Bell, Taylor, y voient au contraire le spasme ou l'insuffisance de certains muscles provoqués, comme pour la crampe des écrivains, par des attitudes forcées des yeux et de la tête; ils en donnent pour preuve sa fréquence chez les mineurs et parfois chez les couturières.

Étant donnée l'influence qu'exercent la mauvaise acuité visuelle et un éclairage insuffisant, Arlt avait soutenu que les mouvements oscillatoires rythmiques étaient commandés par le besoin d'augmenter l'intensité lumineuse des images rétiniennes. De plus, il supposait que les nystagmiques ne fixent pas avec la fovea, mais avec un point excentrique quelconque du pôle postérieur, en sorte que la fixité du regard leur devenait indifférente. Le côté faible de cette théorie est qu'elle ne tient pas compte des saccades convulsives qui se passent souvent du côté de la face et du cou, ni du rythme particulier propre à chaque variété de nystagmus. De plus, il est acquis que des yeux possédant une acuité visuelle parfaite deviennent accidentellement nystagmiques.

Il est probable que la pathogénie du nystagmus n'est pas *une*. Tantôt il s'agit d'un défaut d'équilibre dans les *mouvements conjugués* résultant de lésions ou de malformations des centres; tantôt on a affaire au surmenage des muscles.

Comme la vision binoculaire est positivement une fonction acquise, il faut que les fibres qui mettent en communication les deux foveas avec l'écorce cérébrale puissent se developper normalement, ce qui demande l'intégrité et la transparence des milieux; une réfraction statique normale ou pour le moins équivalente des deux yeux, l'absence de toute altération de l'appareil optique conducteur et la conservation des cellules de l'écorce. En admettant que dès le bas âge cette fonction ne puisse s'exercer librement, il en résulte, ainsi que le pense Knies[2], un développement défectueux des fibres privées peut-être de gaines myéliniques, comme cela arrive dans la maladie de Parkinson. Partant de là, Knies définit le nystagmus congénital « l'insuffisance d'innervation corticale des muscles volontaires des yeux ». Ces derniers, appelés qu'ils sont à fonctionner à tout instant pendant la veille, on conçoit que leurs secousses soient continuelles. Un pareil défaut évolutif explique la rareté du nystagmus à un âge plus avancé. Si le contraire arrive chez les mineurs, c'est que plusieurs causes concourent à sa production, à savoir : le surmenage des muscles oculaires

1. Böhm, *Der Nyst. und dessen Heilk.*, Berlin, 1857.
2. Knies, *Die Beziehungen des Sehorgans u. seiner Erkrankungen*, Wiesbaden, 1893, p. 81.

dans une attitude forcée, l'insuffisance de l'éclairage, la fatigue corpo-
relle, à quoi il faut ajouter l'action délétère du grisou sur le système
nerveux. Il n'en reste pas moins établi que des lésions des centres,
pachyméningite hémorrhagique, foyers apoplectiques et cysticerque,
peuvent être à eux seuls le point de départ. Ajoutons d'ailleurs que
même à l'état physiologique, au moment de la lecture par exemple,
les yeux exécutent des mouvements excursifs continuels, sur lesquels
Javal et Priestley-Smith ont appelé l'attention, et qui, d'après de nouvelles études de Landolt[1], peuvent entraîner de la fatigue et une asthénopie indépendante de la convergence et de l'accommodation.

A l'encontre de celui des mineurs, le nystagmus congénital doit être
envisagé comme incurable. Seul Alf. Græfe[2] cite un cas de guérison
spontanée. Le premier cède à la condition de soustraire l'individu aux
causes qui l'ont provoqué. Les moyens locaux, douches oculaires, courants continus (Dransart), port de verres bleus (Bœhm), constituent
des adjuvants utiles.

Pour ce qui est du nystagmus lié à la sclérose en plaques, au tabes
ou aux lésions des centres, le pronostic et le traitement sont subor-
donnés aux affections dont il est le symptôme.

VIII

LÉSIONS TRAUMATIQUES DES MUSCLES OCULAIRES

Pour terminer ce qui a trait aux muscles de l'œil, nous mentionnerons l'arrachement de leur insertion à la sclérotique. C'est là un
accident relativement rare, outre qu'on peut le confondre, au moins
dans les premiers temps, avec la paralysie de cause traumatique.
Berlin n'a pu en recueillir que douze cas auxquels sont venus s'ajouter
ceux de Britto, Mengin et quelques autres. Le muscle le plus souvent
atteint est le droit interne, puis viennent l'inférieur, le supérieur, le
droit externe et les obliques.

A la suite d'un coup ayant atteint le bas de l'orbite, nous avons
observé la paralysie du droit supérieur, résultant de la compression
du filet nerveux entre le globe refoulé en haut et la voûte osseuse.
Même paralysie pourrait se produire lors de fêlure des parois de
l'orbite, se prolongeant jusque dans la fente sphénoïdale qui livre
passage à tous les nerfs moteurs de l'œil.

A cause de son importance, nous croyons devoir citer un cas publié
récemment par Caspar[3]. Il y avait impotence combinée du droit

1. Landolt, *Arch. d'opht.*, 1891, p. 385.
2. Alf. Græfe, *Deutsche Med. Wochenschr.*, p. 239, 1876
3. Caspar, *Klin. M. B.*, 1890, p. 451.

interne et du grand oblique gauches, à la suite de la pénétration à la partie supéro-interne de l'orbite d'un éclat de métal. L'auteur explique la paralysie par l'arrachement tendineux du droit interne et la section du tendon du grand oblique à son émergence de la trochlée, à moins qu'on n'invoque l'engorgement inflammatoire du canal vaginal du tendon, ou la luxation de ce dernier. Caspar rappelle les deux faits de paralysie du trochléateur succédant à une contusion de la partie supéro-interne du rebord orbitaire (Grevin[1]). De ces malades, le premier guérit, alors que chez le second la paralysie est restée incurable.

Dans le cas d'arrachement tendineux, aussi bien que de paralysie traumatique, le traitement chirurgical est le même : *avancement* du muscle impotent ou *recul* du congénère sur l'œil sain. Au préalable on essaiera l'électricité, bien qu'elle ne nous ait jamais réussi.

---

1. Grévin, *Inaug. Dissert.*, 1875.

CHAPITRE III

PAUPIÈRES ET CONJONCTIVE

Après l'étude du globe de l'œil et de ses muscles vient naturellement celle des organes qui le protègent : paupière et conjonctive, voies lacrymales et orbite.

Reléguant ce qui a trait à la cavité orbitaire pour la fin, nous aurons à nous occuper successivement des *paupières*, dont la conjonctive fait partie intégrante, puis des voies lacrymales.

Comme pour le globe, nous commencerons par l'*anatomie* et la *physiologie*, qui nous permettront d'aborder avec fruit le côté *pathologique*, l'un des plus vastes et des plus importants en pratique.

I

ANATOMIE DES PAUPIÈRES ET DE LA CONJONCTIVE

Les *paupières* constituent deux voiles membraneux séparés par une fente horizontale dite *palpébrale*, à laquelle on distingue deux *commissures* anciennement connues sous le nom de *canthus*. L'externe ou temporale est étroite et forme un angle dièdre aigu ; l'interne, plus large et arrondie, encadre une sorte de mamelon cutané appelé *caroncule*. La fente palpébrale est oblique en bas et en dedans, son angle interne restant de 4 à 6 millimètres plus bas que l'externe. L'exagération de cette obliquité, jointe à l'étroitesse de la fente, constitue le type de l'œil *chinois*.

La limite de la paupière supérieure est formée par le sourcil ; celle de l'inférieure moins nette est simplement indiquée par un méplat surtout prononcé vers la moitié nasale, servant de transition entre la peau palpébrale et celle de la joue.

Du côté externe, sauf chez les individus amaigris, les paupières se continuent insensiblement avec la peau de la tempe ; à un âge avancé on y aperçoit des plis rayonnés, appelés vulgairement patte d'oie ; l'un d'eux plus accentué correspond au ligament palpébral externe.

Du côté nasal, le sillon orbito-palpébral inférieur, ainsi que le désigne Sappey, devient très large, se prolonge en haut et se trouve partagé en deux par une corde transversale sous-cutanée saillante qui n'est autre que le *ligament palpébral interne*, dont il sera question plus bas.

Aux deux paupières, mais principalement à la supérieure, on remarque un pli courbe transversal à concavité inférieure qui sépare la portion inférieure ou juxta-oculaire de celle périphérique ou orbitaire ; il est dû au plissement produit pendant l'élévation. Peu accentué chez l'enfant, ce pli se prononce avec l'âge, au point que l'on voit parfois la paupière supérieure des vieillards repliée sur elle-même, appuyer sur la rangée des cils qu'elle repousse en bas. De plus il n'est pas rare de rencontrer à cet âge une sorte d'hypertrophie de la graisse orbitaire.

L'ouverture palpébrale affecte dans son ensemble la forme d'une amande à grosse extrémité nasale, avec cette particularité que le bord libre de la paupière inférieure appartient à un rayon plus grand que celui de la supérieure ; il s'ensuit que pendant le sommeil cette dernière recouvre presque la totalité de la surface du globe. A l'état de veille, le bord palpébral inférieur correspond quelque peu au-dessous de la circonférence de la cornée, tandis que le supérieur empiète sur le quart ou le cinquième, particularité dont il faut tenir compte pour l'emplacement à donner à l'iridectomie optique.

A mesure que les paupières se ferment, la supérieure avance de plus en plus sur la cornée, qu'elle finit par recouvrir entièrement ; l'inférieure s'élève peu, et de la sorte s'établit le contact. Le bord libre de la supérieure devient alors convexe en bas, tandis que celui de l'inférieure conserve sa forme concave.

La grandeur de la fente palpébrale varie avec l'âge, les sujets et les races. La distinction des yeux en grands, moyens et petits tient bien moins au volume du globe qu'à l'étendue de cette ouverture. Plus l'œil s'enfonce dans l'orbite, et plus la fente se rapetisse ; le contraire a lieu lors de protrusion normale ou pathologique.

Les bords libres sont taillés carrément et mesurent 2 millimètres d'épaisseur au milieu pour se réduire vers les commissures. On leur distingue deux lèvres : l'antérieure émoussée fait partie de la peau ; la postérieure plus tranchante se continue avec la conjonctive. Le long de la première émergent les cils par autant d'orifices servant à déverser au dehors la sécrétion des glandes pilo-sébacées et sudoripares modifiées. La lèvre postérieure est également occupée par une série d'orifices, ceux des canaux excréteurs meibomiens.

Du côté du grand angle, chaque bord palpébral est surmonté par une saillie conique percée d'une orifice au centre; on la désigne sous le nom de *papille lacrymale*, vu qu'elle constitue l'embouchure du canalicule du même nom. Toute la partie des bords libres située en dedans s'aplatit et s'arrondit pour se continuer sans transition avec la peau et la caroncule. Il résulte de là une arcade à concavité externe encadrant le grand angle de l'œil. Dans cette portion, les cils font défaut et sont remplacés par de fins poils lanigineux qui se poursuivent jusque dans la caroncule. La commissure externe, distante de la crête de l'os jugal de 5 millimètres environ, est tout indiquée pour l'opération de la canthoplastie.

Configurées comme il vient d'être dit, les paupières se composent de trois couches principales, qui sont d'avant en arrière : la peau et le muscle orbiculaire, le ligament suspenseur avec les cartilages tarses et la conjonctive. Celle-ci, après avoir tapissé les paupières, se réfléchit pour recouvrir la partie antérieure de la sclérotique jusqu'à la circonférence de la cornée; de là, la distinction de la conjonctive en *palpébrale* et en *bulbaire*. A côté de ces différentes couches, il faut placer les expansions de l'aponévrose de Ténon et le tendon du releveur propre de la paupière supérieure.

La peau est mince au point de laisser voir parfois par transparence les vaisseaux sanguins qui la sillonnent. Sa couleur, chez les individus bruns, est habituellement plus saturée que celle du visage. Chez les personnes à teint animé, on n'y trouve pas la coloration rouge ou rose des pommettes; par contre, il n'est pas rare de rencontrer chez les sujets très blonds un liséré hyperhémié au niveau du bord libre, ce qui ne manque pas d'être disgracieux. On constate également de nombreuses rides, la plupart horizontales, subsistant en partie lors de l'occlusion des paupières; à un âge avancé, il s'en ajoute d'obliques ou de verticales qui coupent les précédentes et donnent aux téguments un aspect gaufré. Les poils sont rudimentaires et incolores, au point de passer inaperçus sans le secours de la loupe.

La couche celluleuse sous-cutanée est fort mince et sert à relier la peau au muscle orbiculaire. Outre son peu d'épaisseur, elle se caractérise encore par l'absence de vésicules adipeuses, sauf dans les parties les plus périphériques, où il en existe le long des vaisseaux et des nerfs.

D'après Waldeyer, c'est à peine si l'on rencontre des papilles dans la peau de la paupière. Par contre, au niveau des bords libres, elles abondent jusqu'à la lèvre postérieure, mais pour cesser brusquement là où commence la conjonctive proprement dite.

Dans le derme cutané, les glandes sébacées et sudoripares sont très nombreuses, bien que petites. Comme les follicules pileux, les vaisseaux et les nerfs, elles sont séparées du chorion par de fins tractus conjonctifs lâches et riches en cellules endothéliales.

Une particularité signalée par l'auteur cité est la présence dans le derme, et même dans le tissu sous-cutané, de grosses cellules pigmentées, surtout dans les espaces interfasciculaires du muscle palpébral de H. Müller; outre les grains de pigment, ces cellules contiennent des gouttelettes graisseuses.

Avant d'aborder l'étude du muscle orbiculaire, nous devons décrire le *ligament suspenseur* et le *tarse*.

Du pourtour de l'orbite et en continuité avec le périoste adjacent, on voit partir une cloison fibreuse qui va se confondre avec le bord adhérent des tarses. Cette cloison est en rapport en avant avec le muscle orbiculaire, en arrière avec la conjonctive, dont elle est séparée à la paupière supérieure par le tendon membraniforme du releveur.

Nous savons également qu'aux deux paupières il existe une expansion de la capsule de Ténon, ce qui explique comment les muscles droits supérieurs et inférieurs, au moment de leur contraction, attirent la paupière correspondante.

Au niveau des commissures, il s'adjoint à cette charpente fibreuse deux bandes transversales, connues sous le nom de *ligaments palpébraux interne et externe*.

Le premier, de beaucoup le plus fort, s'insère sur la lèvre antérieure de la gouttière lacrymale de l'os maxillaire supérieur, puis se porte transversalement en dehors où il se confond avec les tarses. Il reçoit les attaches du muscle de Horner qui par son extrémité fixe s'insère à la lèvre postérieure de la gouttière lacrymale. Les deux chefs, musculaire et ligamenteux, embrassent le sac lacrymal, qui grâce à cette disposition se trouve isolé de l'orbite.

Par sa face antérieure, le ligament palpébral interne adhère intimement à la peau, sur laquelle il fait une saillie d'autant plus prononcée qu'on attire en dehors la commissure externe. En arrière, il est contigu à la face antérieure du sac lacrymal, à laquelle il adhère par son bord supérieur; il proémine quelque peu dans la cavité, de façon à la partager en deux parties inégales, l'une supérieure plus petite, l'autre inférieure plus grande. Nous verrons ultérieurement le parti qu'on tire de ces rapports dans le cathétérisme et l'ouverture du sac.

Le ligament *palpébral externe*, plus mince, renforce la partie commissurale correspondante du septum fibreux des paupières, qu'il fixe à l'os malaire. Comme l'interne, il adhère à la peau et aboutit à l'extrémité externe des tarses. La portion accessoire de la glande lacrymale palpébrale et un peloton graisseux le séparent en arrière de l'aileron externe de l'aponévrose de Tenon.

Les *tarses* font suite aux ligaments palpébraux et constituent deux lames élastiques, myrtiformes, de consistance cartilagineuse, bien qu'ils ne contiennent aucun des éléments caractéristiques du cartilage. Leur bord adhérent, mince, se continue sans ligne de démarcation avec le ligament suspenseur; leur bord libre, épais de 1 millimètre, correspond à la fente palpébrale où il s'identifie avec le derme. Les deux extrémités se terminent presque en pointe pour se continuer avec les ligaments commissuraux interne et externe.

Le bord libre de l'inférieur est en tout temps quelque peu concave en haut, tandis que, lors de l'occlusion des paupières, celui du supérieur devient légèrement convexe en bas.

La hauteur du tarse supérieur est le double de celle de l'inférieur : 9 millimètres pour le premier et 4 seulement pour le second. Leur longueur mesure 20 millimètres environ.

Dans leur épaisseur, on rencontre de nombreuses glandes de Meibomius; elles sont rangées les unes à côté des autres sur un même plan et représentent une sorte de grillage coloré en jaune, avec des orifices qui s'ouvrent au niveau de la lèvre postérieure du bord tarsien des paupières. Les groupes d'acini appendus sur les côtés d'un long canal central rappellent en petit la disposition du pancréas. Chaque conduit excréteur principal est pourvu d'un véritable épithélium, preuve que

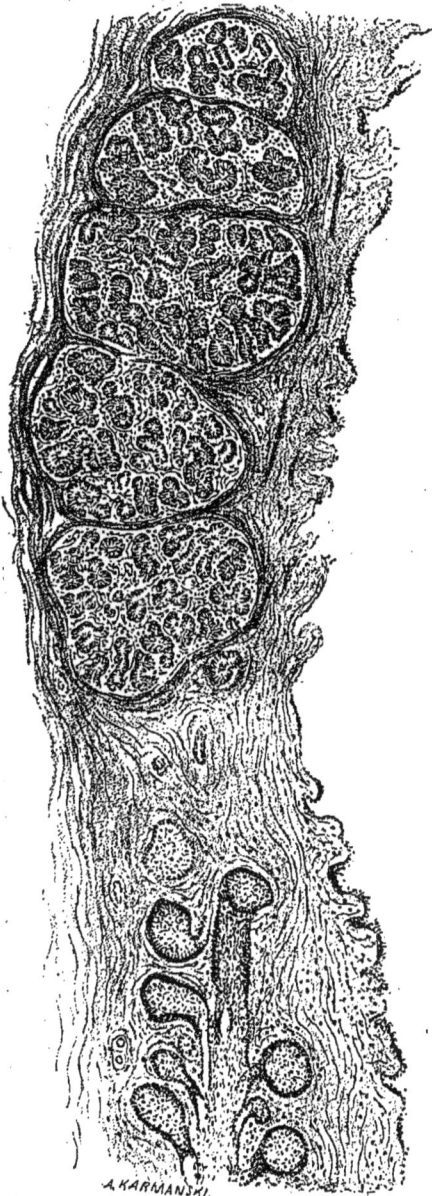

Fig. 178. — Partie supérieure du tarse. En bas, on voit la terminaison d'une glande de Meibomius; en haut, et toujours dans l'épaisseur du tarse, une forte glande de Krause formée de cinq lobules superposés.

ces glandes dérivent de la peau. Pour Waldeyer, il n'y aurait pas de paroi isolable, et la couche épithéliale serait appliquée sur le stroma conjonctif dense du tarse. Celui-ci, formé exclusivement de tissu lamineux à mailles serrées, est entièrement dépourvu de cellules cartilagineuses, ainsi que de fibres musculaires lisses et des plexus nerveux décrits par Colosanti[1] autour des canaux excréteurs. Seuls les vaisseaux et nerfs perforants traversent le tarse en différents sens.

Les tarses et le muscle orbiculaire sont séparés par une couche conjonctive aréolaire, sorte de bourse de glissement où se font les épanchements séreux et sanguins des paupières. D'un autre côté, sous

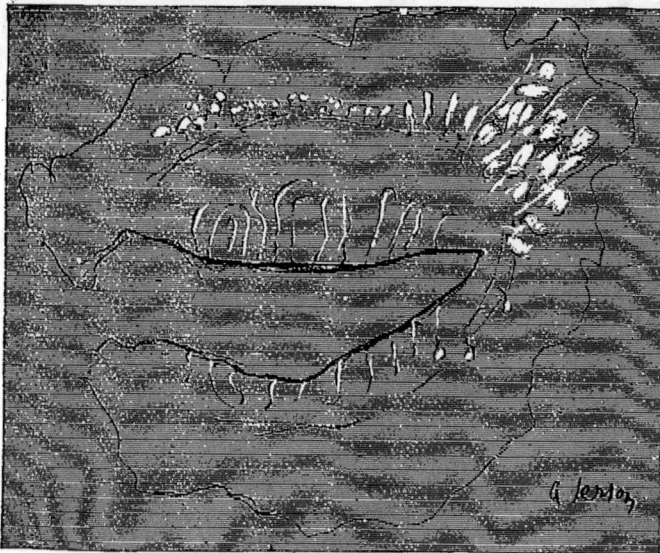

Fig. 179. — Premier type des glandes de Krause formé d'une chaîne ininterrompue de glandes conjonctivales surtout développées au voisinage de la glande palpébrale et vers la commissure interne ; il en existe très peu à la paupière inférieure (d'après Terson).

l'influence de la fatigue et de la moindre cause d'épuisement, la lymphe qui y est contenue s'absorbe et les paupières apparaissent cernées.

La face postérieure du tarse s'identifie avec la conjonctive au point que la dissection au scalpel devient purement artificielle; même union intime au niveau des bords libres.

En haut et sur les côtés, les tarses se continuent, comme nous l'avons dit, avec les ligaments palpébraux et reçoivent l'insertion du muscle de Müller, de l'expansion de la capsule de Ténon et du tissu sousconjonctival lâche qui s'y arrête.

Entre le bord adhérent du tarse et le fornix dit encore cul-de-sac

1. Colosanti, Richerche anat., Roma, 1866.

conjonctival, parfois dans l'épaisseur même du bord tarsien, on rencontre une série horizontale de petites glandes acino-tubuleuses, décrites pour la première fois par C. Krause[1], puis par W. Krause[2] qui en signale jusque dans la caroncule.

D'après Kleinschmidt[3], le nombre des glandes acino-tubuleuses en question varierait de 15 à 20 dans la paupière supérieure et de 6 à 8 dans l'inférieure. Leurs canaux excréteurs s'ouvrent tous près du fornix, et quant au corps glandaire, il est relativement volumineux, constitué qu'il est par des acini placés autour du conduit central. Ces

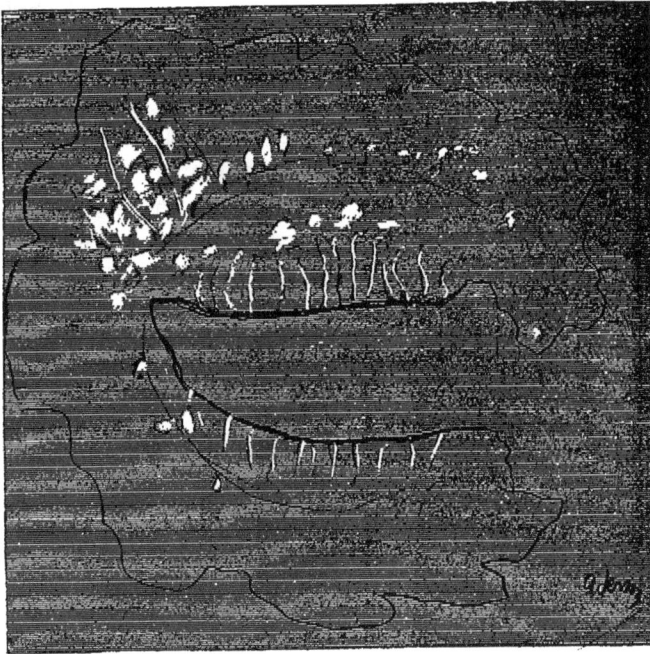

Fig. 180. — Second type où les glandes conjonctivales sont rares et disséminées, alors qu'il en existe de plus fortes dans l'épaisseur même du tarse. Comme dans la figure précédente, rares glandules à la partie externe de la paupière inférieure (d'après Terson).

acini sont remplis de cellules épithéliales transparentes, et leur membrane basale ne diffère en rien de celle des glandes en grappe en général. Suivant Krause et d'autres, on trouverait chez les animaux des glandes analogues jusque dans la troisième paupière, dont elles occupent la face antérieure et le bord libre.

Ayant eu l'occasion d'étudier anatomiquement ces glandes sur des préparations de notre chef de laboratoire Terson, nous avons constaté

1. C. KRAUSE, *Handbuch der Anat. des Menchen*, t. II, p. 515.
2. W. KRAUSE, *Zeitschr. f. rat. Med.*, 1854, IV, p. 337.
3. KLEINSCHMIDT, *Arch. f. Opht.*, IX, 3, p. 145, 1863.

leur variabilité très grande en tant que volume; leur prédominance à la paupière supérieure, où elles occupent, au nombre de 15 à 20, le bord adhérent du tarse et le voisinage du fornix; leur groupement aux deux extrémités de la série, principalement en dehors, tandis qu'elles deviennent petites et espacées vers le milieu du tarse.

À part un îlot de 2 à 5 au niveau de la commissure externe, le reste de la paupière inférieure en est dépourvu.

Leur structure intime est absolument celle de la glande lacrymale, à cette différence près que le canal excréteur est relativement large et tortueux par suite de la mobilité très grande de la partie de la conjonctive où il débouche. Nous fondant sur cette similitude anatomique, entrevue du reste par Krause et Ciaccio, nous ne saurions garder le moindre doute qu'il s'agit bien là de glandules lacrymales véritables.

Le muscle de H. Müller[1] est constitué de faisceaux de fibres-cellules verticalement disposés et réunis entre eux par du tissu conjonctif riche en grosses cellules granuleuses et pigmentées. Il s'étend du bord adhérent du tarse au fornix et d'une commissure à l'autre. D'après Sappey, il joue le rôle de tendon terminal pour le releveur et serait du même ordre que les faisceaux musculaires contenus dans les ailerons de la capsule de Tenon. On le retrouve à la paupière inférieure, mais beaucoup moins développé.

Entre le squelette fibreux des paupières et le tégument externe se placent le muscle *orbiculaire* et l'*élévateur*, dont nous connaissons déjà l'insertion au fond de l'orbite, les rapports avec la capsule de Tenon et le mode de terminaison dans le tarse. Le filet de l'oculomoteur qui l'anime pénètre par sa face profonde et lui est commun avec le droit supérieur. Lorsque ce muscle se contracte, il attire le tarse en haut et en arrière, d'où plissement et recul de la paupière, qui se trouve ainsi élevée. Comme les commissures représentent des points fixes, il s'ensuit que la translation, très accentuée au milieu, décroît sur les côtés, et que le bord libre devient fortement arqué en bas.

Au même moment, la paupière inférieure, dépourvue d'un muscle analogue, n'exécute qu'un faible mouvement de descente par la seule action de la pesanteur. Veut-on forcer l'ouverture des paupières, que la supérieure subit un surcroît d'ascension, grâce au releveur et accessoirement à la contraction de l'occipito-frontal, d'un faible secours si l'on en juge par ce qui se passe chez les personnes atteintes de ptosis paralytique, où la fente palpébrale s'entr'ouvre de 2 à 3 millimètres au plus.

Pendant l'effort d'ouverture exagérée et dans le regard en bas, la

---

1. H. MÜLLER, *Wochand der phys. Med.*, Wurzburg, IX, p. 244.

paupière inférieure s'abaisse à son tour sous l'action du feuillet aponévrotique ténonien qui la relie à la gaine du droit inférieur. La fente
palpébrale, largement ouverte, laisse une partie de la sclérotique à
découvert, ce qui donne au visage l'aspect hagard.

L'occlusion des paupières est sous la dépendance de l'*orbiculaire*.

Ce muscle représente dans son ensemble une large couche de fibres
musculaires striées, pâles et sensiblement circulaires comme tous les
sphincters en général. Du côté nasal, il offre un raphé fibreux très net
qui n'est autre que le ligament palpébral interne lui servant d'insertion. Parties de là, les fibres font le tour de la base de l'orbite, qu'elles
débordent principalement en dehors : d'où la distinction du muscle
en deux parties, l'une circonférentielle ou *orbitaire*, l'autre concentrique ou *palpébrale*, qu'on subdivise en *supérieure* et *inférieure*.
Au proche voisinage du bord libre, la portion palpébrale se réduit en
fibres courtes et pâles qui s'étagent d'une commissure à l'autre et
adhèrent intimement à la face profonde du derme; elle est connue en
anatomie sous le nom de *muscle ciliaire de Riolan*.

Pour bien comprendre la disposition exacte des divers faisceaux de
l'orbiculaire, il faut le disséquer par sa face profonde. On se rend ainsi
compte que, du côté nasal, la portion *orbitaire* s'insère directement
sur les os, alors que celle *palpébrale* se fixe sur les bords supérieur et
inférieur du ligament palpébral interne, envisagé naguère comme le
tendon direct du sphincter palpébral.

Tandis que les faisceaux périphériques décrivent des cercles complets, ceux correspondant aux paupières se rendent à une sorte de
raphé conjonctif allant de la commissure externe au bord orbitaire, et
qui se confond avec la face profonde de la peau et le ligament palpébral
externe. La distinction établie par certains anatomistes en muscle
palpébral inférieur et *supérieur* repose sur la présence de ce raphé.

Pour compléter la description de l'orbiculaire, il nous faudrait
insister sur le petit muscle de Horner; mais, vu ses rapports intimes
avec le sac et les canalicules lacrymaux, nous y reviendrons par la suite.

Les connexions de l'orbiculaire avec d'autres muscles du masque
facial sont d'un réel intérêt.

De sa partie *supéro-interne*, on voit se détacher un ou deux faisceaux
ascendants qui s'insèrent à la peau du sourcil, après avoir croisé les
fibres du sourcilier. De sa partie inférieure partent également deux
faisceaux descendants, l'un nasal, l'autre temporal, qui affectent la
forme d'un V et aboutissent à la peau de la joue ainsi qu'à la commissure labiale correspondante, pour constituer le muscle *malaire* de
Henle. Dans l'intervalle des deux branches du V on aperçoit un coussinet graisseux, et plus profondément le muscle carré de la lèvre
supérieure.

Grâce à ces connexions, la forte contraction de l'orbiculaire, tant volontaire que réflexe, a pour effet de froncer et d'attirer les sourcils en bas pendant que la commissure buccale remonte. C'est ce qui s'observe dans le blépharospasme et lorsque la figure devient grimaçante.

Au point de vue histologique, l'orbiculaire ne diffère des autres muscles striés que par la grande finesse de ses fibres; cela explique son peu d'épaisseur malgré le nombre considérable des faisceaux qui le composent.

La lèvre antérieure du bord libre de chaque paupière est garnie de poils drus appelés *cils,* dont le nombre, la longueur et la couleur varient suivant les individus. On en trouve 140 à 150 à la supérieure, et seulement 50 à 70 à l'inférieure. Leur point d'implantation se fait sans ordre, et parfois il est facile d'en compter deux ou trois rangées parallèles; le bulbe, très développé, s'enfonce à 1 ou 2 millimètres de profondeur. Généralement arqués, les cils, lors de l'occlusion des paupières, se touchent par leur convexité; en outre, ceux de la paupière supérieure, plus longs et plus inclinés, se croisent avec ceux de l'inférieure. Déjà développés à la naissance, ils persistent, à moins de maladie, pendant toute la vie. D'après Moll et Donders, ils tombent et se renouvellent à chaque période de cent jours, ce qui fait que l'on en rencontre à tous les stades de leur évolution.

Au follicule pileux se trouvent annexées deux glandes, dont le fluide gras se déverse au dehors par l'orifice cutané qui livre passage au cil. Tout près de cette ouverture, on voit s'aboucher le canal excréteur des glandes *sudoripares modifiées*, dites de Moll. Celles-ci, situées derrière les bulbes pileux et au-devant du muscle de Riolan, ont la forme d'un long boyau enroulé apparaissant sur la coupe comme une succession d'utricules. Un simple épithélium nucléo-cylindrique en tapisse la cavité, qui contient du liquide grenu et des corpuscules incolores de nature albuminoïde.

Ce qui prouve qu'on a affaire à des glandes sudoripares, c'est que l'examen histologique de certains kystes transparents des paupières nous a démontré la présence dans la paroi de cellules en bâtonnets disposées en travers, comme dans les vraies glandes sudorales de la peau, celles de l'aisselle en particulier.

La face postérieure des paupières est, comme nous l'avons vu, tapissée par une muqueuse, la *conjonctive*. Étendue de la lèvre postérieure du bord tarsien à la cornée, cette membrane forme le *sac conjonctival*, auquel on distingue trois parties : l'une palpébrale ou *tarsienne*, l'autre dite des culs-de-sac ou *fornix*, la dernière appartenant au globe et comprenant le limbe péricornéen.

Sous le nom de *tunica adnata*, les anciens désignaient la portion

bulbaire de la conjonctive, qui seule leur était connue. Celle plus antérieure ou palpébrale, intimement identifiée au tarse, leur avait échappé.

Au point de vue embryologique, non seulement cette muqueuse se
continue avec le tégument externe, mais on doit l'envisager comme
se prolongeant sur la cornée, dont elle forme la couche la plus antérieure, autrement dit l'épithélium et la membrane de Bowman. Aux
approches de la naissance, les deux bords palpébraux soudés entre eux
par une cloison épithéliale s'ou-
vrent, et la conjonctive représente désormais un sac dont le
goulot correspond à la fente palpébrale.

Le cul-de-sac conjonctival supérieur est plus profond que l'inférieur. D'après Merkel, le premier
reste distant de 8 millimètres du
rebord de l'orbite, le second de
10 millimètres; alors que, du côté
de la commissure externe, il l'af-
fleure et qu'en dedans il manque.

Solidement fixée aux tarses, la
conjonctive devient lâche et mobile au delà jusque près de la
cornée; au niveau du fornix, elle
offre des plis circulaires en rapport avec la dilatation et le resserrement des paupières. Au pourtour de la cornée l'adhérence avec
l'épisclère devient intime, ce qui
permet d'immobiliser le globe, en
saisissant cette partie avec des
pinces.

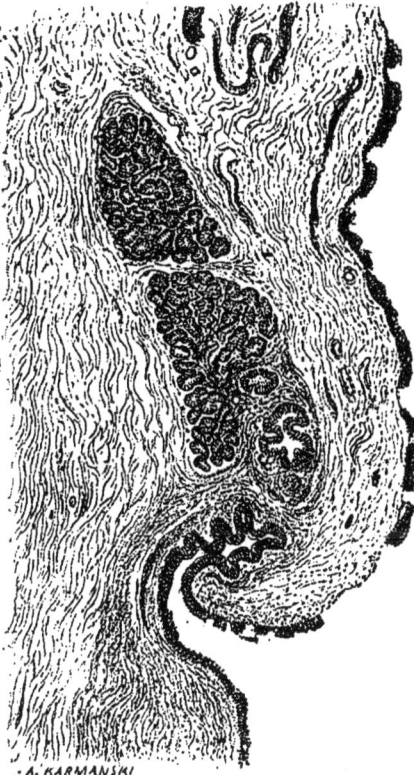

Fig. 181. — Glande conjonctivale de Krause
représentée par deux lobules superposés au
niveau du fornix.

Sur une coupe histologique, on
trouve la conjonctive constituée de
trois couches superposées, à savoir : l'épithélium, le derme ou tunique
propre et le tissu conjonctif sous-muqueux, généralement lâche. Au
niveau des tarses et jusque près du fornix, la muqueuse est hérissée
de petites franges séparées par des sillons, ce qui lui donne l'aspect
finement velouté. L'épithélium qui tapisse cette portion se divise en
deux couches : l'une superficielle représentée par des cellules allongées
ou plutôt coniques, l'autre profonde, formée de cellules rondes et plus
petites. A la jonction de la muqueuse avec la peau, ces deux ordres de
cellules se modifient en ce sens que les superficielles deviennent plates,

tandis que les profondes se changent en cylindroïdes et se continuent avec celles du corps de Malpighi. Dans les sillons de séparation des proéminences velvétiques les cellules sont diversement configurées, bien que le type en cônes effilés prédomine au fond. A la surface de la conjonctive, les cellules cylindriques se touchent par leur base au point de simuler une cuticule hyaline. Çà et là, on en rencontre d'excavées en cupule et peu colorables par les réactifs appelés *calici-formes*.

Vers la partie postérieure du tarse et d'une commissure à l'autre, la conjonctive offre des sillons contournés où les cellules cylindriques prédominent, bien que toujours séparées du derme muqueux par un stratum profond de cellules arrondies. Sur une coupe, ces sillons simulent à s'y méprendre des glandes tubuleuses, dont elles se distinguent toutefois par leur forme irrégulière et la présence de l'épithélium précédemment décrit, qui n'a rien de commun avec celui des vraies glandes. Pour se convaincre que les prétendues glandes de Henle ne sont qu'un artifice de préparation, il suffit de pratiquer des coupes à plat. Il n'en reste pas moins vrai, que ces méandres sécrètent du mucus en abondance, ce qui explique lors d'inflammation chronique la production de nombreuses saillies granulomateuses appelées encore folliculaires.

Le chorion muqueux se réduit à une mince couche de tissu conjonctif, pauvre en fibres élastiques. Immédiatement au-dessous de lui, on rencontre un stratum de *cellules lymphoïdes*, surtout prononcé dans la partie de la conjonctive pourvue de sillons. Les cellules sont contenues dans un fin reticulum qui rappelle par sa structure le tissu adénoïde de la muqueuse intestinale.

D'après Waldeyer[1], jamais chez l'homme à l'état sain on n'observe de follicules agminés comme cela a lieu chez les animaux, le chien en particulier.

La conjonctive des culs-de-sac sert de transition entre la muqueuse des tarses et celle du globe. Le chorion y devient plus épais et se continue avec le tissu sous-conjonctival riche en fibres élastiques ; de même, les cellules épithéliales cylindriques tendent à se transformer en nombreuses cellules irrégulièrement arrondies qui forment deux et parfois trois couches superposées.

Parvenue au globe, la conjonctive se recouvre d'un épithélium pavimenteux ; les vaisseaux sanguins deviennent plus abondants, et le tissu sous-muqueux contracte des adhérences avec la sclérotique, outre qu'il se charge parfois de petits amas graisseux et lymphoïdes.

Au niveau du *limbe*, dit encore *anneau conjonctival*, il existe de

1. WALDEYER, *Græfe und Sæmisch Handb.*, t. I, p. 241.

nombreuses papilles vasculaires, et il n'est pas rare de rencontrer chez les sujets à peau brune des cellules pigmentées. Chez les animaux, Manz a signalé des glandules sacciformes qui renferment des noyaux libres, des cellules épithéliales et un détritus finement granuleux.

D'après Stromeyer, Kleinschmidt, Henle et Ciaccio, elles existeraient également chez l'homme, alors que Waldeyer les met en doute.

Le *pli semi-lunaire*, membrane nictitante des oiseaux, troisième paupière des animaux, se réduit chez l'homme à un simple repli de la conjonctive ayant la forme d'un croissant; il renferme du tissu sous-conjonctival et des vaisseaux. Son bord libre concave et comme tranchant regarde en avant et en dehors; celui adhérent, dirigé en sens inverse, se trouve caché par la caroncule; la face postéro-externe se moule sur la convexité de la sclérotique. Lors de l'abduction de l'œil, ce repli se développe dans son entier, tandis que pendant l'adduction il est attiré par l'expansion ténonienne du muscle droit interne qui aboutit à la caroncule et au ligament palpébral interne. Entre ce repli et le globe, il existe un sinus où peuvent se loger des microbes et divers corps étrangers; c'est également à cet endroit que s'ouvre le canal excréteur de la glande de Harder chez certains animaux, tels que le lapin. Dans l'espèce humaine la troisième paupière est dépourvue de cartilage et de muscle propre.

La *caroncule lacrymale*, appelée autrefois *lac des larmes*, est une dépendance du derme, ou plus exactement des bords palpébraux eux-mêmes. Enclavée dans la commissure interne, elle constitue une saillie arrondie qui, par une sorte de pédicule effilé, plonge vers le cul-de-sac inférieur de la conjonctive. De sa surface rugueuse émergent 13 à 15 poils lanugineux ordinairement incolores pourvus de glandes et de graisse, que l'on aperçoit à l'œil nu comme autant de points jaunâtres.

Malgré ses dimensions exiguës, la caroncule, à l'instar des paupières, réunit un grand nombre d'éléments anatomiques tels que : derme, fibres musculaires lisses et striées, graisse et, d'après Waldeyer, des glandes sudoripares modifiées rappelant celles de Moll, dont les unes s'ouvrent librement à l'extérieur, les autres dans des glandes sébacées.

Krause, Ciaccio, Tartuferi, Stieda, Cirincione, ont rencontré 1 à 4 glandes aboutissant à un ou deux canaux excréteurs. Tout ce système serait pour eux l'analogue des glandes lacrymales de la conjonctive. Notre chef de laboratoire, A. Terson[1], est arrivé à la même conclusion que ces auteurs, et, sur 12 caroncules éclaircies par un mélange d'acide acétique et tartrique, il n'a rencontré qu'une seule grosse glande centrale, bilobée ou multilobée, se terminant par un large canal excréteur

---

1. TERSON, *Arch. d'opht.*, 1893, p. 354.

spiralé, pourvu d'un seul stratum de cellules épithéliales prismatiques. Quant aux lobules, ils ont une forme acino-tubuleuse, et leur membrane est doublée d'une seule couche de cellules épithéliales coniques qui rappelle absolument l'épithélium sécréteur des glandes lacrymales. D'après cela, la caroncule constitue un organe qui doit garder son nom ; elle termine en dedans les arceaux glandulaires des culs-de-sac, surtout celui du cul-de-sac supérieur. Pas plus que Stieda, Terson n'a jamais rencontré de glandes sudoripares modifiées. Se fondant sur la présence d'un groupe glandulaire lacrymal et sur d'autres éléments des paupières, y compris des fibres musculaires lisses et striées, l'auteur envisage la caroncule, non comme un simple repli de la peau, mais comme un îlot de paupière détachée par l'interposition de la

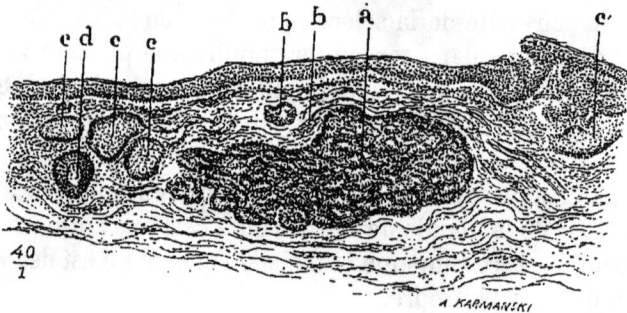

Fig. 182. — Coupe de la caroncule.

Au centre, grosse glande solitaire de Krause *a*, avec canal excréteur *bb*, cotoyée à son extrémité gauche par trois gros follicules pileux *c, c, c*, dont on voit la coupe, plus un à droite *c'*, tous rapprochés de l'enveloppe dermo-épithéliale. *d*, coupe d'un vaisseau,

fourche des canalicules lacrymaux. On conçoit dès lors qu'elle soit sujette aux mêmes affections que les bords libres.

Les vaisseaux des paupières et de la conjonctive ont été étudiés en détail par Wolfring[1] et Fuchs[2].

La supérieure reçoit ses artères de la *naso-frontale* en dedans, de la *lacrymale* et de la *zygomato-orbitaire* en dehors. Par leur anastomose, elles forment un double arc, dont le supérieur plus grêle suit le bord adhérent du tarse, et l'inférieur plus développé son bord libre, dont il reste distant de $\frac{1}{2}$ à 1 millimètre au milieu et de 2 à 4 aux extrémités. La communication de ce cercle avec l'angulaire en dedans, la zygomato-orbitaire venue de la temporale superficielle en dehors, assure la circulation en cas d'obstacle du côté de l'ophtalmique.

Les branches qui naissent des deux arcades marginales supérieure et inférieure s'anastomosent, suivent le même trajet que les veines et s'épuisent dans le tissu conjonctif placé entre le muscle orbiculaire et

1. WOLFRING, v. *Græfe's Arch.*, XIV, 3, p. 166.
2. FUCHS, *Ibid.*, XXIV, 3, p. 1, 53.

le tarse. La majeure partie des capillaires destinés aux glandes de Meibomius proviennent de ce réseau.

De la partie postérieure de l'artère marginale supérieure se détachent 5 à 8 rameaux perforants qui traversent le tendon de l'élévateur pour se rendre sous la conjonctive tarsienne, où ils s'anastomosent avec ceux fournis par l'artère marginale inférieure. Cette dernière, outre les rameaux perforants postérieurs et ascendants antérieurs, donne encore des filets descendants qui se distribuent à la peau et aux follicules des cils, qu'ils entourent d'un réseau à mailles extrêmement fines.

Tandis que la conjonctive tarsienne reçoit de nombreuses branches du réseau rétro-tarsien, les acini des glandes de Meibomius sont surtout irriguées par le réseau artériel prétarsien.

Les veines principales des paupières sont volumineuses et sous-cutanées; aussi peuvent-elles être nettement perçues chez les jeunes sujets à peau fine. Elles sont l'aboutissant de veinules venues du tégument externe, du muscle orbiculaire et surtout des plexus veineux du tarse, au nombre de deux, l'un antérieur, l'autre postérieur. Les branches qui composent ces plexus suivent le même trajet que les artères, mais en restant plus superficielles. Celles de la conjonctive, des glandes de Meibomius et du bord ciliaire, très nombreuses, se déversent dans les plexus des deux faces du tarse.

La terminaison des troncs veineux est double : les uns, et ce sont les plus importants, se rendent dans le système de la veine faciale tant antérieure que postérieure; les autres, dans la veine ophtalmique.

A la paupière supérieure, les grosses veines sous-cutanées reçoivent le sang de la peau, du tarse et des glandes qui y sont annexées, plus celui des follicules pileux et de la partie inférieure de la conjonctive. Quant à celles qui se rendent à l'ophtalmique, elles sont uniquement tributaires des veines de la partie supérieure de la conjonctive. Tout au contraire, à la paupière inférieure, la circulation de la conjonctive se fait principalement par les branches de l'ophtalmique et accessoirement par les veines sous-cutanées correspondantes.

Au niveau du limbe cornéen on aperçoit une série d'arcades artérielles venues des ciliaires antérieures et s'anastomosant en arrière avec des artérioles émanées des palpébrales. A ce réseau artériel et capillaire succèdent des veines nombreuses, relativement profondes, qui débouchent dans les veines musculaires et ciliaires antérieures.

La caroncule possède une circulation très riche, et son excision est suivie d'hémorrhagie profuse. Une partie du sang lui vient du système palpébral superficiel, l'autre de la naso-ophtalmique.

Les *lymphatiques* doivent être étudiés à la conjonctive et aux paupières.

Ceux de la peau et du bord libre palpébral forment un réseau super-ficiel qui se rend à deux groupes de vaisseaux lymphatiques, l'un interne ou nasal, l'autre externe ou temporal. Tous suivent le trajet des veines faciales antérieure et postérieure pour aboutir aux gan-glions sous-maxillaires, pré-auriculaires et parotidiens. La conjonctive tarsienne est pourvue également d'un riche réseau qui a la même terminaison que celui de la peau.

D'après Fuchs, il existerait des lymphatiques profonds disposés contre la face antérieure des tarses et sous la conjonctive. A la pau-pière supérieure ils s'anastomoseraient au voisinage du bord libre avec des branches perforantes tarsiennes. De son côté Colossanti[1] admet autour des acini des glandes de Meibomius des fentes allongées qu'il a reconnues grâce à des injections parenchymateuses de nitrate d'argent, et qu'il envisage comme des espaces lymphatiques. Czerny[2], après avoir injecté du liquide coloré dans ces glandes, privées comme on sait de membrane propre, partage la même opinion.

La conjonctive bulbaire possède également, d'après Schmid[3], un double réseau lymphatique superficiel et profond à mailles très larges.

Au niveau du limbe conjonctival il existe un riche système qui, suivant Waldeyer, communique avec celui de la cornée et de la sclé-rotique. D'après Teichmann, on trouve plus en dehors un réseau d'où naissent des troncs lymphatiques qu'il a pu suivre jusqu'aux deux commissures.

Les *nerfs* des paupières se distinguent en moteurs et en sensitifs, à quoi il faut ajouter les rameaux du sympathique, dont les uns accom-pagnent les vaisseaux et les autres se rendent aux fibres lisses du muscle de Müller, puis à la capsule de Tenon.

L'orbiculaire est animé par le *facial supérieur*, dont l'origine est comme on sait distincte de celle de l'inférieur ou bucco-cervical. Il en résulte que ce muscle peut être paralysé isolément dans les lésions à siège nucléaire.

Déjà nous avons parlé du rameau fourni par la 3e paire au releveur de la paupière. Le muscle de Müller qui lui est annexé reçoit des filets du grand sympathique, dont le rôle se restreint aux mouvements involontaires ou réflexes.

Les nerfs *sensitifs* viennent du *trijumeau*, la branche *ophtalmique de Willis* pour la paupière supérieure, le *maxillaire supérieure* pour l'inférieure. Le rameau lacrymal, avant de se rendre à la paupière, traverse la glande du même nom et reçoit le filet zygomatique que lui envoie le maxillaire supérieur; le filet nasal innerve, outre la partie

1. Colossanti, *La terminazione di nervi nelle glandule sebacee*, Roma, 1873.
2. Czerny, *Zehend. M. B.*, 1874, p. 422.
3. Schmid, *Die Lymphfallikel. d. Bindehant des Auges*, Wien, 1871.

correspondante de la paupière, la peau du nez et les narines. Cette disposition explique les troubles pathologiques partant du nez pour envahir les paupières, comme cela a lieu dans le zona ophtalmique.

Les nerfs de la conjonctive palpébrale proviennent, pour la partie bulbaire, des filaments terminaux des nerfs ciliaires antérieurs. Dans la portion tarsienne, Krause[1] a décrit des papilles les unes vasculaires, les autres nerveuses pourvues de corpuscules du tact. Ces corpuscules seraient surtout nombreux dans le territoire du nerf lacrymal (Poncet). Pour Sattler[2], l'étendue et le développement des papilles varient à l'infini d'un sujet à l'autre; Suchard[3] ayant traité les corpuscules de Krause chez l'homme par la méthode de l'or, conclut qu'on doit les envisager comme l'analogue de ceux de Meissner. A l'instar de ces

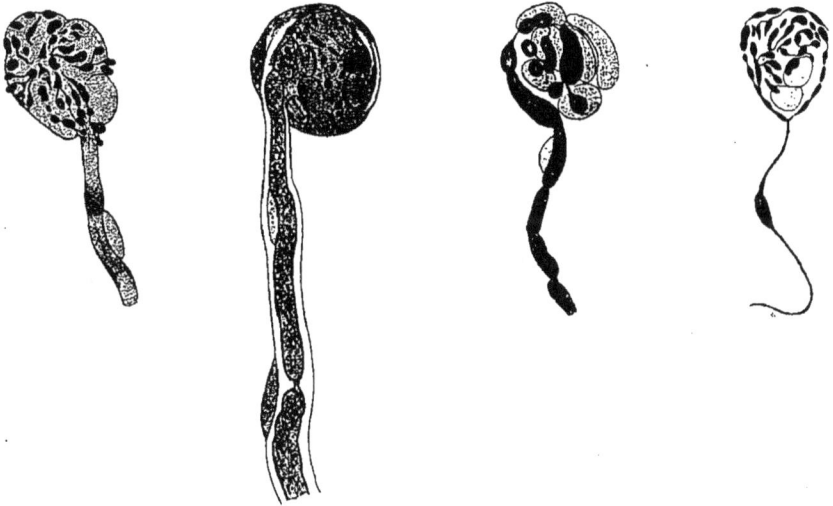

Fig. 185.

derniers, ils consistent en bouquets nerveux dont les branches se terminent par des renflements qu'entourent des cellules repoussées à la périphérie pour les corpuscules volumineux, alors que, pour ceux plus petits, elles occupent plusieurs points de la masse (fig. 185).

Au niveau de la conjonctive bulbaire et particulièrement du limbe cornéen, les nerfs forment un plexus sous-épithélial d'où naissent des filaments axiles terminaux. Ces derniers, à l'instar de ceux de la cornée, pénètrent au milieu des cellules épithéliales jusque près de la surface.

Des dispositions qui précèdent il résulte que la sensibilité de la con-

1. Krause, *Arch. f. Opht.*, XII, p. 296.
2. Sattler, *Ibid.*, XXIII, 4, 1877.
3. Suchard, Thèse de Paris, 1885.

jonctive est surtout prononcée au niveau des tarses et du limbe péri-
kératique, alors qu'elle est émoussée dans le fornix et à la surface du
globe.

II

PHYSIOLOGIE
DES PAUPIÈRES ET DE LA CONJONCTIVE

Nous laisserons de côté et à dessein le rôle des paupières au point
de vue de l'acheminement des larmes, devant y revenir en traitant
de l'appareil lacrymal.

En leur qualité de voiles protecteurs, les paupières s'ouvrent et se
ferment sans cesse; mouvement connu sous le nom de *clignotement*.
De plus, elles prennent une part importante au jeu du masque facial
dans le rire, la frayeur, le courroux et l'expression de la souffrance
physique ou morale.

Lors de l'ouverture, le muscle orbiculaire se relâche pendant que
le releveur se contracte; l'inverse a lieu pendant l'occlusion. Pour
que cette dernière s'effectue, il suffit du relâchement de l'élévateur
combiné à la tonicité du sphincter; c'est ce qui a lieu particulièrement durant le sommeil et dans le ptosis paralytique. Peut-être en
est-il ainsi du clignotement spontané. Dans tous ces actes physiologiques, seule la portion de l'orbiculaire en rapport avec le globe entre
en jeu, celle orbitaire restant au repos.

Tout autre est le cas de l'occlusion avec effort ou par spasme.
Non seulement la portion orbitaire se contracte, mais, grâce à ses prolongements anastomotiques en haut et en bas, on voit les sourcils
s'abaisser et se rapprocher sur la ligne médiane, en même temps que
la commissure buccale est attirée en haut et en dehors et que des rides
profondes convergent vers l'orbite. Les sujets affectés de photophobie
avec blépharospasme consécutif sont dans ce cas.

Non seulement les deux portions concentriques de l'orbiculaire
peuvent se contracter isolément, mais le muscle palpébral supérieur
et inférieur ainsi que les prolongements sourcilier ou malaire de Henle
agissent d'une façon indépendante. De là résulte une série d'associa-
tions fonctionnelles, sur lesquelles Duchenne de Boulogne a eu le mérite
d'insister.

Toute irritation de la conjonctive et de la cornée provoque la contraction de l'orbiculaire. Lorsque cet état se prolonge, il s'ensuit le
rétrécissement spastique de la fente palpébrale qui simule jusqu'à un
certain point la microphtalmie. Par contre, l'anesthésie de la conjonctive par la cocaïne détermine l'élargissement temporaire de cette
fente.

Pour que les paupières restent exactement appliquées sur le globe, il faut que la tonicité du muscle orbiculaire demeure intacte. Vient-elle à décliner, comme chez les vieillards, que l'éversion de la paupière inférieure en sera la conséquence. Le spasme de l'orbiculaire provoque souvent l'enroulement des paupières en dedans, appelé entropion *spastique*.

Une autre condition, indispensable pour la rectitude des paupières, réside dans l'absence d'altérations trophiques des tarses. Lors de cicatrices de la conjonctive et de la peau, ou de destruction des tarses par maladie, rien n'est plus fréquent que des entropions et des ectropions dits organiques, justiciables d'un traitement chirurgical actif.

Dans la paralysie de l'orbiculaire, les paupières restent jour et nuit largement ouvertes ; état qu'on désigne sous le nom de *lagophtalmos paralytique*.

L'impotence du releveur donne lieu à la chute de la paupière supérieure ou ptosis, qui peut être congénital ou acquis, et le muscle occipito-frontal ne parvient guère à suppléer le releveur paralysé. D'après la remarque de Mauthner, l'occlusion de l'œil du côté sain a pour effet de compléter la suppléance, bien que d'une façon toujours imparfaite.

Les cils et les nombreuses glandes qui leur sont annexées concourent à protéger le globe contre le dessèchement et l'action irritante des poussières de l'air. Sappey, se fondant sur le chiffre plus élevé des glandes pilo-sébacées, leur accorde la prédominance fonctionnelle sur celles de Meibomius.

Les deux rangées de cils par leur rapprochement garantissent l'œil contre l'action d'une vive lumière, surtout lorsqu'ils sont de couleur foncée.

La conjonctive à l'état normal sécrète une petite quantité de mucus qui se délaye dans les larmes, au point de n'apparaître qu'au microscope sous forme de corps arrondis incolores, qu'il ne faudrait pas confondre avec des amas de cellules épithéliales desquamées. Sitôt qu'il survient une irritation de la muqueuse, la sécrétion s'exagère et ne tarde pas à s'accumuler dans les culs-de-sac sous forme de flocons opalescents composés de leucocytes, de cellules épithéliales et de plasma grenu coagulable par les réactifs. Alors aussi la sensibilité de la muqueuse s'exalte, surtout dans les points où les papilles abondent, face tarsienne et voisinage de la cornée.

Les glandes de Krause, vu leur nombre, concourent à la sécrétion des larmes, surtout chez certains sujets où elles sont particulièrement développées. Leur importance nous a été révélée chez un malade atteint d'épiphora incurable par oblitération osseuse du canal nasal, à la suite de fracture. L'ablation *totale* des deux portions orbitaire et palpébrale de la glande lacrymale n'empêcha pas le larmoiement de continuer.

III
SOURCILS

Les sourcils forment deux arcades couvertes de poils plus fins que les cils et servent de ligne de démarcation entre les paupières et le front. Leur extrémité interne, large, constitue la *tête*; celle externe, généralement effilée, la *queue*. La saillie de l'arc varie suivant le degré de proéminence du sinus frontal. Chez certains sujets à développement pileux abondant, les têtes des sourcils se confondent sur la ligne médiane jusqu'à la *glabelle*, ce qui représente la *synophridie*. Un développement exagéré des poils vers la tempe donne à la physionomie une expression particulière de dureté.

Des glandes sébacées et sudoripares sont annexées au derme, qui est épais et sert d'insertion aux fibres verticales et descendantes de l'occipito-frontal, ainsi qu'à celles obliques ascendantes du sourcilier et de l'orbiculaire. Toutes s'entremêlent dans du tissu cellulo-graisseux sous-cutané abondant.

Le muscle sourcilier a la forme d'un cône, dont le sommet dirigé en bas se fixe sur les os propres du nez, près de la glabelle; sa base évasée en éventail croise les faisceaux du frontal, pour s'insérer à la face profonde de la peau.

Entre la couche musculaire du sourcil et le périoste, on trouve du tissu conjonctif lâche qui facilite les glissements. En cas d'hématome traumatique, de suppuration, ou d'emphysème par perforation du sinus frontal, c'est dans cette couche celluleuse que se produit l'infiltration et non sous la peau; il en est ainsi pour les paupières, qui presque toujours sont envahies.

Au point de vue des plaies contuses, il nous faut signaler le rôle de l'angle tranchant du rebord orbitaire, formé par l'apophyse externe du coronal. Des chutes ou des coups sur la queue du sourcil donnent lieu à des plaies qui simulent à s'y méprendre celles produites par des instruments tranchants; c'est qu'alors l'agent de la section est, non le corps contondant, mais le bord de l'os.

Les *vaisseaux sanguins* de la région sourcilière viennent des artères et veines du même nom. La plupart communiquent avec le système de l'artère et de la veine ophtalmique; un petit nombre à l'extrémité externe du sourcil appartient aux artères et veines temporales superficielles.

Les *lymphatiques* se comportent comme ceux des paupières et suivent les deux branches antérieure et postérieure de la veine faciale, pour de là se rendre aux ganglions correspondants.

Quant aux *nerfs*, ceux *moteurs* sont fournis par le facial; les *sensitifs*, par l'ophtalmique de Willis.

Au point de vue *physiologique*, nous avons suffisamment insisté sur la synergie des muscles du sourcil avec l'orbiculaire. Le faisceau ascendant de ce dernier muscle et le sourcilier sont des abaisseurs; au moment où ils entrent en action on voit se dessiner des plis descendants qui convergent vers la ligne médiane du nez. Lorsque l'occipito-frontal se contracte, le sourcil est attiré en haut et avec lui, bien que dans une faible mesure, la paupière supérieure. Ce muscle, antagoniste du sourcilier et jusqu'à un certain point de l'orbiculaire, dessine sur le front des plis cutanés arqués horizontaux.

Les poils des sourcils servent à ombrer l'œil, en même temps qu'ils empêchent la sueur de ruisseler jusque dans les yeux. Inutile d'ajouter qu'au point de vue plastique, la couleur, le degré de développement et la forme des sourcils contribuent puissamment à l'expression de la physionomie. Rien n'est plus disgracieux que l'*anophridie* congénitale ou acquise, et l'on sait combien les personnes coquettes s'attachent à y parer au moyen d'une prothèse savante ou de cosmétiques colorants. De même l'épilation, lorsque naturellement ils sont trop fournis, les fait apparaître rubanés.

CHAPITRE IV

PATHOLOGIE DES PAUPIÈRES

Dans l'exposé qui va suivre, nous nous conformerons aux données anatomiques en étudiant successivement les maladies de la *peau* et de ses *annexes*, puis celles des *muscles*, et finalement les altérations du *tarse* et des *glandes meibomiennes*.

Quant aux affections de la conjonctive tarsienne, il en sera question à propos de celles de la conjonctive proprement dite. D'ailleurs, cette classification ne peut avoir que des limites approximatives, étant donnés les rapports intimes des divers tissus entre eux.

1

DERMATOSES DES PAUPIÈRES

Le tégument externe des paupières est sujet aux mêmes affections que la peau de la face et du reste du corps. C'est dire que l'ophtalmologiste doit posséder des notions précises en dermatologie et syphiligraphie.

L'*érythème* apparait sous la *forme diffuse*, le plus souvent *localisé* au bord libre, auquel cas il mérite le nom de *marginal*.

Le premier type dépasse les limites de la région, pour s'étendre au nez, aux joues et aux lèvres; c'est ce qui a surtout lieu dans l'érythème *aigu.* La forme chronique, bornée au bord libre, provoque à la longue la rétraction du chorion, sorte de *sténodermie* s'accompagnant de rougeur de la peau devenue luisante, de l'effacement des plis cutanés normaux, et de l'éversion de la paupière inférieure par gonflement de la conjonctive. Ce genre d'ectropion, commun chez les vieillards et les individus atteints de larmoiement chronique, est appelé *muqueux*; nom impropre, vu que le rôle principal de l'éversion revient, non à la conjonctive, mais à la peau, comme pour les brides fibreuses de la paume de la main.

Outre le larmoiement, l'érythème palpébral aigu reconnaît pour cause : l'insolation chez les ouvriers qui travaillent en plein air, la réverbération du calorique chez les forgerons et les employés dans les hauts fourneaux. Les ouvriers électriciens, les garçons de laboratoire de chimie, y sont également exposés par les gaz irritants qui surchargent le milieu ambiant. La finesse native de la peau, l'âge avancé et l'arthritisme y prédisposent.

La rougeur plus ou moins vive de la peau qui, dans la forme aiguë, se recouvre d'une légère exfoliation furfuracée, constitue le symptôme dominant. Un œdème prononcé fait habituellement défaut, tandis que le prurit est constant et force les malades à se frotter sans cesse les yeux. Les applications froides le calment momentanément, mais il reparaît ensuite avec plus de violence.

L'érythème marginal chronique dépend le plus souvent d'inflammations prolongées de la conjonctive et des bords palpébraux. La forme primitive ou *idiopathique* s'observe principalement chez les femmes blondes et rousses à peau très fine.

Le traitement de cette dermatose comporte des soins hygiéniques tant locaux que généraux; les lotions chaudes et les pulvérisations de liquides aseptiques et non irritants sont de rigueur. En cas de sécheresse de la peau, on l'enduit de vaseline boriquée, tandis que, s'il y a séborrhée, on lave avec une solution de bicarbonate de soude, puis on étale une pommade à l'oxyde de zinc et à la cocaïne avec addition d'essence de menthe pour apaiser les démangeaisons. On peut aussi recourir à la poudre d'amidon pur ou combiné à l'oxyde de zinc et à l'acide borique (4 grammes de chaque pour 50 grammes d'amidon). Le sous-nitrate de bismuth a l'inconvénient de laisser à la longue un dépôt noirâtre de sulfure; aussi faut-il donner la préférence au carbonate de bismuth. Les lotions au sous-acétate de plomb offrent le même inconvénient et sont souvent mal supportées, ainsi que celles au sulfate de zinc.

L. Wolfberg, dans les cas d'érythème ou de marginalité squameuse ou eczémateuse, dit s'être bien trouvé des topiques suivants :

Lanoline.	5 grammes	Lanoline. . . . } ââ. .	5 grammes
Eau distillée chaude. . .	20 grammes	Gomme arabique }	
Savon neutre.	0gr,25	Acide borique.	1 gramme
Borax.	1 gramme	Eau distillée.	100 grammes
Extrait de violettes.. . .	X gouttes	Extrait de violettes. . .	X gouttes

Unna conseille :

Eau oxygénée.	40 grammes
Vaseline.	20 grammes
Lanoline.	10 grammes

Il va de soi que si le point de départ est dans une inflammation des glandes sébacées du bord libre ou dans une évolution vicieuse des cils, il faut y adjoindre les moyens dont il sera question plus loin.

Comme l'amétropie, à cause de la fatigue qu'elle détermine, entretient l'hyperhémie des paupières, on doit toujours procéder à un examen et prescrire les verres correcteurs voulus.

Dans les cas chroniques et rebelles, les attouchements espacés avec une légère solution de nitrate d'argent, 2 à 5 centigrammes dans 5 grammes d'eau distillée, nous ont rendu de très bons services.

Il est indispensable de garantir les paupières contre l'action de l'air, du calorique et des poussières, en prescrivant des verres fumés ou pour le moins, chez les femmes, des voilettes de gaze de couleur neutre.

L'*eczéma* est relativement fréquent, surtout sous la forme chronique et sèche. Il s'accompagne de démangeaisons parfois intolérables et d'exfoliation furfuracée de la peau. Outre les caractères qui lui sont communs avec l'érythème, l'eczéma envahit habituellement le cuir chevelu, les sourcils, la joue et même d'autres parties éloignées du corps; ajoutons que presque toujours il s'agit d'arthritiques et de goutteux, avec ou sans varices, lithiase rénale ou biliaire, alopécie, etc.

Le traitement diffère peu de celui de l'érythème. Les topiques gras sont parfois mal tolérés, et beaucoup de malades se trouvent mieux de ceux pulvérulents à base d'amidon. En fait de lotions, l'eau chaude avec addition de borax et de cocaïne nous a souvent réussi.

Les moyens internes d'ordre médical ne doivent pas être négligés. L'arsenic, l'iodure de potassium et le chloral doivent être proscrits dans les formes aiguës qu'ils aggravent. Par contre les eaux alcalines et celles purgatives méritent d'être recommandées dans la plupart des cas, le tout aidé par le régime d'où l'on exclut les mets épicés et fortement salés, les coquillages, certains fruits et l'alcool sous toutes les formes.

Nous ne dirons que peu de chose de l'eczéma aigu et suintant des paupières, qui presque toujours se lie à l'eczéma rubrum de la face et va jusqu'à simuler l'érysipèle. En pareil cas, les deux yeux sont habituellement envahis et les paupières, devenues rouges, œdémateuses, se ferment et s'entropionnent, au point qu'il faut se servir d'écarteurs pour les redresser. En même temps, la peau, d'un rouge vif, laisse suinter de la sérosité jaunâtre qui par desséchement se transforme en croûtes adhérentes.

L'état eczématoïde des paupières, succédant à des instillations d'atropine chez certains individus prédisposés, cède le plus souvent après qu'on a supprimé le collyre. L'ésérine, la gaze salolée, les

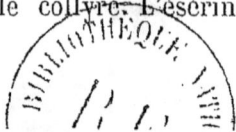

acides phénique, salicylique et le sublimé en produisent également chez les personnes à peau irritable; il en est ainsi de l'occlusion prolongée.

L'eczéma palpébro-facial chronique et tenace demande pour être modifié qu'on enlève les croûtes et qu'on applique une pommade composée de 30 grammes de vaseline ou de lanoline, et de 2 à 4 grammes de calomel ou de bioxyde de mercure. Les attouchements à la solution de nitrate d'argent ou de sulfate de zinc conviennent également; quant au goudron et à l'huile de cade, leur action est moins sûre.

L'*herpès* palpébral se présente sous deux formes bien distinctes: celle d'*herpès simple* accompagnant divers états généraux fébriles et celle où il s'agit de *zona*, dont la signification pathologique est bien autrement grave.

Le premier type, qui est l'analogue de l'herpès labial, se caractérise par l'apparition d'un groupe de vésicules transparentes siégeant au milieu ou près des bords libres de l'une et parfois des deux paupières; l'éruption vésiculeuse peut se répéter du même côté ou sur le second œil. Les douleurs névralgiques circumorbitaires sont peu accentuées et le malade se plaint surtout d'une sensation de brûlure. L'affection dure quelques jours et cède à un traitement local par de simples lotions chaudes à l'eau de son ou de guimauve et des applications de poudre d'amidon. En cas de douleurs vives, on administre le sulfate de quinine. Une fois les vésicules desséchées, la peau reprend son aspect normal.

La seconde variété ou *zona palpébral*, s'étendant au front et à la moitié correspondante du nez, nous intéresse tout particulièrement à cause des complications graves qui peuvent survenir du côté du globe. Comme nous avons déjà traité cette question à propos des affections de la cornée, nous nous bornerons à signaler ce qui concerne spécialement les paupières.

Le propre de ce genre d'herpès palpébral est l'apparition de douleurs lancinantes vives sur le trajet des nerfs, principalement de la branche ophtalmique de Willis.

L'éruption, au lieu de se cantonner aux paupières, envahit le sourcil, le front, la racine du nez et jusqu'au lobule de l'oreille. La desquamation terminée, il reste des cicatrices de couleur blanchâtre rappelant celles qui succèdent aux pustules de la variole. Cette altération indélébile et la prolongation des douleurs permettent de porter un diagnostic rétrospectif. Du reste, il s'ajoute souvent des taies cornéennes et des synéchies iritiques qui témoignent de la participation du globe.

Une particularité à signaler est la diminution de la sensibilité tactile de la peau avec paresthésie; en effleurant avec le doigt ou une plume les parties antérieurement malades, le sujet éprouve une sensation fort désagréable de fourmillement dans la moitié correspondante du front. Avec le temps, la sensibilité reparaît entièrement et les cicatrices constituent les seules traces de l'affection.

Le zona fronto-palpébral est une maladie de l'âge mûr et de la vieillesse; rarement il apparaît chez les jeunes gens et les adolescents. Le sexe masculin y est plus prédisposé.

Sa fréquence comparée à celle du zona du tronc serait, d'après Hébra, d'un contre cinq.

La gravité du *pronostic* découle des complications oculaires. L'âge avancé du sujet, un état dyscrasique, et par-dessus tout la participation du nerf nasal avec douleurs fulgurantes et éruption de vésico-pustules le long du nez, doivent faire craindre l'envahissement de la conjonctive, de la cornée et même de l'iris.

Il semble aujourd'hui prouvé que le point de départ du zona réside dans une phlegmasie des nerfs et de leurs ganglions. En dehors des causes banales telles que le froid humide, la contusion, la compression par tumeur, il faut invoquer quelque chose de plus général se rattachant à une dyscrasie ou à l'infection de la partie centripète du nerf jusque près des noyaux et des centres gris médullaires. C'est ainsi que le zona ophtalmique serait parfois le prélude de l'atrophie optique et des paralysies musculaires du globe, de l'iris et de l'accommodation. Il existe cependant des cas où les choses se passent beaucoup plus simplement et dans lesquels l'affection disparaît sans laisser de traces apparentes.

La durée moyenne de l'éruption herpétique est de trois semaines et l'on doit se borner à l'application de poudre d'amidon pure ou additionnée d'oxyde de zinc. Contre les douleurs vives, on usera des instillations de cocaïne ou d'atropine, des injections hypodermiques de morphine, et l'on administrera par la bouche l'antipyrine ou le sulfate de quinine.

Les complications oculaires seront traitées d'après les règles établies au sujet de la kératite et de l'iritis. Contre le catarrhe conjonctival, la pommade à l'iodoforme, à l'acide borique à 4 pour 100 et le bleu d'éthyle en collyre conviennent le mieux.

L'*impétigo des paupières* s'observe surtout chez les enfants en bas âge. En général, il se montre en même temps que celui des lèvres, du nez, des oreilles et du cuir chevelu. Les pustules sont disséminées ou disposées par petits groupes et occupent la face externe et le bord ciliaire. Souvent la cornée devient le siège de phlycténules et dans ce cas les paupières se gonflent beaucoup ou s'ectropionnent; à quoi il s'ajoute du blépharospasme, de la photophobie et un larmoiement abondant. La sécrétion de la conjonctive mêlée au liquide purulent des pustules forme des croûtes qui agglutinent les bords palpébraux.

Lorsque les vésicules sont discrètes et distantes des bords, elles évoluent sur place, laissant subsister de légères excoriations qui se réparent. Exceptionnellement il persiste des taches rouges qui blanchissent par la suite.

Même en admettant l'origine infectieuse de l'impétigo, on ne peut s'empêcher de reconnaître que le lymphatisme et la scrofule y prédisposent. De là cette déduction pratique qu'à côté du traitement local il faut soigner l'état général par l'hygiène et les moyens médicaux appropriés.

Localement on usera de lotions chaudes et de poudres absorbantes, telles que celles d'oxyde de zinc, en ayant soin d'enlever au préalable les croûtes avec la spatule.

Lorsque les productions croûteuses se répètent et qu'il s'y ajoute des excoriations profondes, on enduira la surface d'une pommade ou d'un glycérolé au calomel, au bioxyde jaune de mercure ou encore au goudron et à l'huile de cade. Des lotions phéniquées faibles sont également utiles. A cela, nous joignons les bains généraux au sel marin et les frictions sèches sur tout le corps en vue de provoquer une réaction salutaire.

Pour les complications oculaires, nous renvoyons à ce qui concerne la kératite phlycténulaire, les ulcères de la cornée et la conjonctivite.

L'*érysipèle* de la face s'attaque très souvent aux paupières, à cause de leur richesse en réseaux lymphatiques. Comme le tissu cellulaire y est lâche, il en résulte un gonflement aboutissant à leur occlusion totale. Si l'on ajoute la rougeur vineuse du derme et le bourrelet saillant qui délimite la plaque érysipélateuse, on ne saurait confondre cette affection avec aucune autre. Un dernier caractère important est l'engorgement des ganglions sous-maxillaires et pré-auriculaires, parfois de ceux parotidiens.

On a divisé l'érysipèle en *médical* et en *chirurgical*. Cette distinction n'a qu'une valeur relative, attendu que toujours une solution de continuité des téguments, tant externe qu'interne, sert de porte d'entrée au streptocoque. On peut donc envisager l'affection comme une *lymphite réticulaire infectieuse d'origine microbienne*. A cela s'adjoint une infiltration de leucocytes et de plasma dans les mailles du derme et le tissu conjonctif, d'où l'œdème signalé plus haut. Ces éléments dérivent des vaisseaux sanguins par diapédèse.

Si les streptocoques sont en petit nombre ou moins virulents, les leucocytes immigrés les détruisent grâce à la *phagocytose*, après quoi les globules blancs et le plasma se résorbent et l'érysipèle réputé *bénin* se termine par *résolution*. La peau pâlit, l'œdème cède, et après exfoliation de l'épiderme tout rentre dans l'ordre.

Si les microbes sont très virulents ou que la phagocytose fasse défaut par suite d'un mauvais état constitutionnel, on assiste à la terminaison du processus par suppuration ou gangrène, ce qui est le propre des formes *graves* dites *phlegmoneuses* et *gangréneuses*. On conçoit donc que toutes les causes de débilitation, surmenage, alcoolisme, diabète, albuminurie, constituent des conditions fàcheuses dont il faut savoir tenir compte au point de vue du pronostic et du traitement.

A côté de ces complications directes, il en est d'autres dues à l'extension du processus morbide. C'est ainsi que l'espace ténonien et le tissu cellulaire de l'orbite suppurent à leur tour, et, par suite de la protrusion du globe, la cornée s'ulcère et se sphacèle.

Dans d'autres cas, la propagation se fait le long du nerf optique et de la veine ophtalmique jusqu'au sinus caverneux. Il en résulte une méningite infectieuse mortelle ou de l'amaurose par névrite et atrophie définitive.

Une forme *subaiguë* de l'érysipèle, à marche traînante et à récidives se répétant pendant des mois et des années, s'observe chez des personnes jeunes encore, de tempérament scrofuleux et qui portent en permanence des excoriations impétigineuses du nez et des lèvres. Les phénomènes réactionnels tant généraux que locaux sont atténués, et, à part le sclérœdème des paupières, rien ne ressemble moins à l'érysipèle classique.

Le traitement de la blépharite érysipélateuse ne diffère pas de celui de l'érysipèle en général. Localement on fera usage de lavages et de fomentations antiseptiques chaudes qui contribuent à favoriser la phagocytose. Dans les intervalles, on saupoudrera les paupières avec de l'amidon et de l'acide borique finement pulvérisé. Les moyens abortifs, tels que les badigeonnages avec le nitrate d'argent, réussissent rarement, alors que ceux d'éther sulfurique méritent une réelle confiance.

Sitôt qu'un abcès est formé, il faut l'ouvrir au bistouri et antiseptiser la cavité, en ayant soin de pratiquer une incision suffisante et autant que possible déclive. Comme l'orbiculaire tend à fermer les lèvres de la plaie, nous préférons inciser la paupière perpendiculairement aux fibres musculaires. Grâce à cela, une petite ouverture suffit pour évacuer le pus et assurer son écoulement, sans application de drain. La crainte d'un ectropion consécutif n'est guère fondée, ainsi que nous avons pu nous en convaincre par une longue expérience.

Le phlegmon orbitaire suppuré comporte une prompte ouverture, suivie de drainage et d'injections antiseptiques. Au début, les applications de compresses glacées peuvent empêcher la propagation profonde du phlegmon ou pour le moins en atténuer les dégâts.

Contre la phlébite de la veine ophtalmique, nous ne possédons que peu de ressources. Une fois le sinus caverneux et les méninges envahis, la mort est à peu près fatale. Notre impuissance est tout aussi grande lorsqu'il s'agit de névrite optique et d'atrophie consécutive.

Dans les cas de gangrène des paupières, les antiseptiques locaux sont également indiqués. Parfois nous avons pu en arrêter les progrès en pratiquant tout autour des ignipunctures au thermo-cautère et des injections hypodermiques de teinture d'iode. Grâce à la laxité des paupières, la cicatrisation s'effectue en général sans provoquer d'ectropion prononcé.

Contre l'érysipèle à répétitions d'origine strumeuse, il faut s'attacher tout d'abord à traiter le nez, les lèvres, les fosses nasales et parfois le pharynx, causes de l'infection. Pour activer la résolution de l'état scléreux de la peau, on se trouvera bien de l'emploi d'un masque d'emplâtre de Vigo, au moins pendant la nuit, et du traitement général contre le lymphatisme.

A côté des formes graves de l'érysipèle, on doit placer une affection qui en diffère par la rapidité avec laquelle s'établissent le gonflement et la gangrène; caractères qui lui ont valu le nom d'*œdème malin* ou *charbonneux* des paupières. La première description, reprise et complétée par Raimbert[1] et Buy[2], revient à Bourgeois[3].

Le côté droit et plus particulièrement la paupière supérieure en sont le siège ordinaire, ce qui plaide en faveur du transport par les doigts d'un principe infectieux inoculable. Ce sont en effet, les pâtres, les tanneurs, les équarisseurs et les bouchers qui offrent le plus d'exemples.

Le mal débute par un œdème indolent, mollasse, incolore. Dès le second jour apparaît une phlyctène entourée d'une auréole œdémateuse rouge foncée, qui ne tarde pas à se transformer en une plaque gangréneuse noire. Peu à peu la peau est envahie et l'épiderme se soulève par du liquide sanguinolent qui provient de la décomposition du sang mêlé de pus; on y rencontre des saprophytes et parfois des bactéries analogues à celles du charbon.

Une fois l'escharre éliminée, l'orbiculaire se montre à nu, et la perte de substance après avoir bourgeonné se transforme en un tissu de cicatrice généralement peu rétractile. L'affection ne reste pas toujours aussi bénigne; souvent la face, le cou y compris les ganglions cervicaux, se prennent, et l'individu succombe à des accidents ataxo-adynamiques, compliqués de vomissements. Le pronostic mérite donc d'être très réservé, et il faut procéder sans retard au traitement abortif.

---

1. Raimbert, Thèse de Paris, 1880.
2. Buy, *Ibid.*, 1881.
3. Bourgeois, *Arch. gén. de méd.*, 1873.

Pour cela, on discise la phlyctène, on lave la surface gangréneuse avec une solution d'acide phénique à 4 ou 5 pour 100, puis on enfonce la pointe du thermo-cautère chauffée à blanc tout autour de la plaque, de façon à la circonscrire et à l'isoler du côté de sa base sans craindre de dépasser les limites de l'œdème. Afin de préserver le globe, il est prudent de passer au préalable sous la paupière la plaque de corne. Comme adjuvant on peut joindre la décoction de feuilles de noyer, la teinture d'iode iodurée, le crayon de nitrate d'argent, la potasse caustique (Bourgeois), ou le sublimé en nature (Raimbert).

En supposant que le lendemain ou le surlendemain le processus gangréneux tende à gagner, on recommence les cautérisations.

Un autre mode de traitement, qui peut être combiné du reste au fer rouge, consiste à injecter tout autour et profondément de la teinture d'iode à l'aide de la seringue de Pravaz. En même temps des compresses antiseptiques évaporantes sont tenues en permanence, jusqu'à ce que le gonflement se dissipe et que l'escharre se détache.

A part une suppuration abondante et la crainte de voir la paupière s'ectropionner plus tard, on parvient de la sorte à sauver la vie du malade. On administre des toniques, de l'acide phénique en lavements. du sulfate de quinine, du salicylate de bismuth ou du naphtol par la bouche comme antiseptiques généraux

II

DYSTROPHIES DE LA PEAU DES PAUPIÈRES

Parmi les troubles de nutrition de la peau, nous signalerons en premier lieu les *verrues*, qui se présentent comme ailleurs sous la forme de franges cornées, pointues ou crénelées à leur sommet. Le nombre, l'emplacement et le volume varient; on en observe qui sont de vraies *cornes* ayant 9 à 30 millimètres de long, sur 3 ou 4 à la base. Le siège de prédilection est le bord libre, principalement l'inférieur, et l'on doit les rattacher à une irritation des papilles dermiques, plus rarement à celle de follicules livrant passage aux cils.

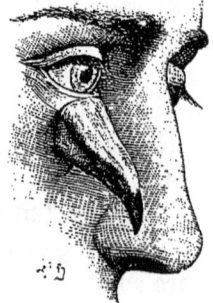

Fig. 184. — Production cornée de la paupière inférieure (Schaw).

La gêne qui en résulte est généralement légère, et lorsqu'on est appelé à intervenir, c'est plutôt dans un but de coquetterie de la part des malades. La seule intervention efficace et simple à la fois contre les verrues consiste à les abraser aux ciseaux en plein tissu dermique, à cause de leur grande tendance à repousser.

En dehors des nævi, dont il sera question plus tard, la couche de Malpighi subit des modalités nutritives par excès ou manque du pigment qui l'imprègne. Les radiations lumineuses et calorifiques intenses, la maladie d'Addison et certaines dermatoses ont pour effet d'exagérer le pigment des paupières, alors que le vitiligo et l'albinisme le font disparaître.

Sous le nom de *xanthélasma* on décrit une altération particulière qui se traduit par une teinte jaune-ocre ou feuille morte de la peau des paupières. Le siège de prédilection est le grand angle de l'œil,

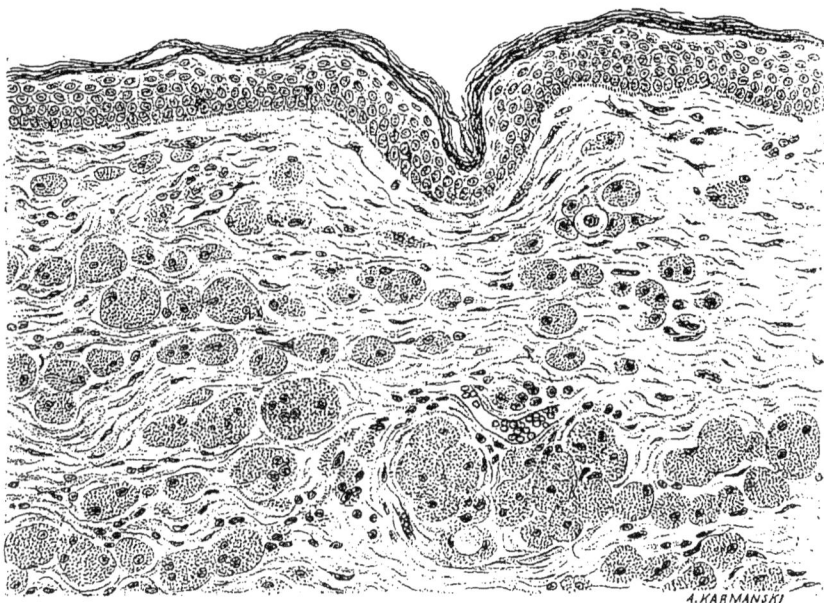

Fig. 185. — *Coupe de xanthélasma* faite dans notre laboratoire. A la surface, épithélium normal. Tout le reste représente le stroma dermique infiltré d'un grand nombre d'éléments propres au xanthélasma, constitués par la dégénérescence des corpuscules endothéliaux fixes à divers stades de leur évolution. Vers la profondeur, ils forment des groupes.

autant en haut qu'en bas, bien que plus souvent à gauche. La femme passé quarante ans y est particulièrement prédisposée.

Le plus ordinairement la plaque n'est ni saillante, ni enfoncée. La variété tubéreuse décrite par Addison et Gull est rare, et suivant toute probabilité se rapporte au millet à forme tubéreuse.

Malgré les nombreux travaux publiés sur le xanthélasma, particulièrement ceux d'Hutchinson[1], bien des lacunes restent encore à combler. Pour la plupart des histologistes (Waldeyer, Poncet) il s'agit d'une

1. Hutchinson, *H. R.*, t. VII, et *Ophtal. H. R.*, t. IV et V.

altération particulière des cellules endothéliales, principalement au niveau des follicules pileux, des glandes, des vaisseaux et des nerfs. Leur noyau prolifère en même temps qu'elles se chargent de molécules colorées qui, suivant Manz, Virchow et Kaposi seraient de nature graisseuse. D'après Quinquaud, le sang renfermerait plus de graisse et de cholestérine et moins d'hémoglobine qu'à l'état normal.

La prétendue forme *tubéreuse*, consistant en amas arrondis de grains jaunes perlés, dérive de la distension des glandes sébacées dont l'orifice s'oblitère. Dans l'intérieur et autour des utricules, Geber et Sénion ont trouvé des ilots de cellules volumineuses à protoplasma amorphe ou granuleux, pourvues d'un noyau fortement réfringent. Des travées denses de tissu conjonctif entourent chaque îlot jaune. Dessauer[1] relate deux cas de xanthélasma par altération cystoïde des glandes sudoripares augmentées en nombre et en volume, à quoi s'ajoutait l'infiltration graisseuse du derme.

D'après Chambard[2], les altérations nerveuses et vasculaires sont constantes et expliquent les troubles de sensibilité souvent notés au niveau des plaques xanthélasmatiques.

Sauf sa couleur disgracieuse, le xanthélasma ne provoque aucun trouble fonctionnel propre, bien que, d'après Michel, Hebra et d'autres, il faudrait y voir le signe d'un état ictérique par maladie du foie. On a attribué également une influence à l'hérédité[3], surtout du côté maternel.

Excepté la tendance de la lésion à faire le tour des paupières et parfois à s'étendre sur d'autres régions, cou, mamelles, abdomen, membres, voire même, d'après Virchow, les muqueuses, le pronostic est tout à fait bénin.

Chez les personnes qui désirent s'en débarrasser, le seul moyen efficace consiste à réséquer la plaque jusqu'aux confins de la peau saine, mais sans aller trop profondément, afin d'éviter une cicatrice disgracieuse.

III

TROUBLES SÉCRÉTOIRES

La peau des paupières, abstraction faite de celle des bords libres, dont il sera question dans un chapitre à part, possède deux ordres de glandes : les unes *sébacées* rudimentaires; les autres *sudoripares* qui jouissent d'une activité fonctionnelle très grande.

Lorsque, par suite de l'élévation de la température ou d'un travail

1. Dessauer, *Arch. f. O.*, XXXI, 3, p. 87.
2. Chambard, *Bull. Soc. Anat.*, 1878.
3. Church, Thèse de Gendre. Paris, 1880.

excessif, il survient une transpiration abondante, la sécrétion est toujours bilatérale. Une *éphydrose unilatérale* ne s'observe que sous l'influence de certains réflexes vaso-moteurs dont le point de départ varie. Un exemple curieux est celui d'un homme de cinquante ans qui ne pouvait mastiquer sans avoir la moitié droite de la figure inondée de sueur; la nature de la substance broyée était indifférente; de plus, la diaphorèse faciale s'exagérait par les temps froids et s'atténuait par la chaleur, ce qui est le contraire de l'état normal.

L'hypersécrétion de matière grasse, constituant l'affection connue sous les noms de *séborrhée* et de *chromhydrose*, est bien autrement commune. Elle s'observe surtout chez des femmes ayant dépassé la quarantaine et de tempérament nerveux. Les paupières, d'un aspect continuellement sale, semblent enduites d'une couche de cambouis bleuâtre.

L'origine de cette matière grasse n'est pas encore bien établie. Pour les uns, il s'agirait de l'hypersécrétion des glandes pileuses, analogue à la séborrhée nasale, alors que d'autres invoquent une modification survenue dans la composition du secrétum de celles sudoripares. Les arguments sur lesquels ces derniers se fondent sont le peu de développement des glandes sébacées du derme des paupières, et le fait que pareille sécrétion anormale s'observe parfois à la paume de la main et à la plante des pieds, où les glandes sébacées font entièrement défaut.

Pour expliquer la coloration bleu sale du produit, on pourrait songer à la présence de micro-organismes spéciaux, dans le genre du bacille pyo-cyanique; mais comme la sueur des aisselles chez certaines personnes est rendue bleue ou violette par suite de sa surcharge en indican, substance contenue normalement dans les urines, rien ne prouve qu'il ne s'agisse ici de quelque chose d'analogue, surtout si l'on se rappelle que chez les hystériques on observe jusqu'à des sueurs de sang presque pur. Le fait que la chromhydrose se borne souvent à la paupière inférieure, et qu'on la rencontre principalement chez des femmes nerveuses, doit faire songer à la possibilité d'une simulation. On parvient à dépister la fraude en nettoyant les paupières avec du savon ou du cold-cream et en surveillant les malades pendant une ou deux heures.

Le diagnostic de chromhydrose une fois établi, on prescrit des frictions avec l'huile au biiodure de mercure, au calomel, au sublimé, ou à l'acide phénique, autant de moyens palliatifs à cause de l'influence du système nerveux sur l'affection. C'est pourquoi il faut adjoindre le traitement général par les toniques, l'hydrothérapie, le massage et une nourriture substantielle. De même, si des troubles gastro-intestinaux coexistent, on les combattra en ajoutant l'antisepsie intestinale par le naphtol et le salicylate de bismuth.

IV

MALADIES DES BORDS LIBRES

Dans l'exposé qui précède, nous avons fait abstraction et à dessein des bords libres des paupières, dont la constitution anatomique très complexe les prédispose à des lésions spéciales. Les affections qui leur sont communes avec les autres parties du tégument externe, variole, furoncle anthrax, bouton d'Alep, syphilis, lupus, lèpre, cancroïde, se montrent ici avec une plus grande fréquence.

Dans le cours de la variole, rien n'est plus commun que l'évolution de pustules confluentes tout le long du bord des tarses, laissant après elles des cicatrices ombiliquées avec toutes leurs conséquences fâcheuses. D'après Michel[1], les cils tombent définitivement, ou s'ils repoussent, leur direction est changée, d'où trichiasis partiel. Les orifices des glandes de Meibomius venant à s'oblitérer, on voit apparaître dans l'épaisseur du tarse des masses sébacées concrètes et parfois calcaires. La fermeture des points lacrymaux donne lieu à de l'épiphora incurable avec toutes ses mauvaises conséquences pour l'œil.

Pour prévenir d'aussi fâcheux résultats, il faut, pendant la période éruptive, décoller avec soin les paupières et les laver avec une solution antiseptique non irritante, les enduire d'un corps gras, pommade à l'oxyde de zinc, à l'acide borique ou à l'iodoforme, à moins qu'on ne préfère l'onguent gris mélangé avec parties égales d'axonge ou de cold-cream.

Les attouchements avec une solution de nitrate d'argent à 1 pour 30 ont l'avantage de régulariser les cicatrices et de modifier l'inflammation catarrhale de la conjonctive.

Les glandes pilo-sébacées, par leur développement et leur grand nombre, deviennent le siège fréquent de phlegmasies indépendamment du reste de la paupière. Comme l'orifice du follicule qui livre passage au cil et à la graisse est relativement large, il s'ensuit une grande facilité pour la pénétration des microbes. Les deux types principaux de folliculite sont : le *furoncle* simple ou anthracoïde et l'*orgelet*.

Le *furoncle* revêt la forme d'un bouton dur et fortement injecté, s'accompagnant d'une sensation de cuisson. Conique au début, il ne tarde pas à s'élargir à la base, puis à se perforer au sommet, laissant voir un bourbillon purulent gris jaunâtre. La conjonctive s'enflamme, sécrète du muco-pus, et la paupière s'œdématie dans son ensemble.

1. Michel, *Græfe et Sæmisch Hand. f. O.*, IV, p. 582.

Une fois le bourbillon sorti spontanément ou par pression, tout s'amende, et il ne reste qu'une légère cicatrice où les cils font défaut.

L'*anthrax* est plus rare et laisse subsister une cicatrice ectropionnante, outre que le malade court le danger de mort par thrombo-phlébite du sinus caverneux, comme cela se voit pour le furoncle du nez et des lèvres.

On sait aujourd'hui que cette affection a pour point de départ la pénétration dans le follicule pileux du streptocoque, du staphylocoque ou du bacillus-anthracis. Suivant que le sujet est sain ou dyscrasié, il en résulte des types cliniques qui varient depuis le simple bouton d'acné bénin jusqu'à l'anthrax le plus grave. Quant au bourbillon caractéristique qui ne manque jamais, il est formé de produits graisseux, de masses épithéliales et purulentes, contenues dans du tissu conjonctif sphacélé.

Au début, le meilleur mode de traitement consiste en lotions, en compresses humides et en pulvérisations phéniquées sur les paupières closes. Ces moyens apaisent les douleurs, diminuent le gonflement et peuvent faire avorter le furoncle. Une fois le bourbillon formé, on pratique une incision pour l'extraire. La cicatrisation s'opère rapidement, surtout si l'on a soin d'appliquer sur la plaie de la pommade au calomel ou au bioxyde de mercure.

Lors d'anthrax, il faut également s'occuper de l'état général, vu que souvent il s'agit d'individus dyscrasiés par le diabète, l'alcoolisme ou l'albuminurie.

L'*orgelet*, nordeolum, κριθἡ des anciens auteurs, ne diffère du furoncle que par son siège borné à la lèvre antérieure du bord libre, et par l'absence de sphacèle des parois du follicule pileux; son volume dépasse rarement celui d'un grain d'orge. Le contenu, de consistance crémeuse, se compose de globules de pus en dégénérescence régressive, de détritus épithéliaux, de graisse altérée et d'une masse fibrinoïde qui englobe ces éléments. La peau et la conjonctive correspondante s'hypérémient, mais, à moins de complications, les glandes de Meibomius ne sont jamais intéressées.

Cette affection est sujette à de nombreuses récidives favorisées par l'anémie, le lymphatisme, l'arthritisme, la grossesse, les troubles menstruels et la ménopause; à quoi il faut ajouter le régime échauffant, l'alcool, l'iode, le chloral, etc. On n'a pas manqué de faire intervenir l'action des microbes; mais, dans les examens bactériologiques qui nous sont personnels, nous n'avons trouvé que des cocci vulgaires dont la signification pathologique est des plus douteuses.

L'orgelet peut suivre une marche *aiguë* avec rougeur et gonflement de la paupière, ou rester stationnaire et se terminer par une sorte de concrétion blanchâtre appelée millium.

Dans la première forme, tant qu'il n'y a pas de suppuration, on se trouve bien de l'application de cataplasmes de fécule tièdes ou froids arrosés d'eau blanche. Sitôt la suppuration établie, on ouvre la petite poche au moyen d'un fin couteau, et le tout disparaît en peu de jours sans laisser de traces.

Quant l'orgelet n'a aucune tendance à s'ouvrir, les pommades au calomel ou au bioxyde de mercure et les attouchements avec une solution de nitrate d'argent à 1 pour 100 rendent d'incontestables services, tant au point de vue de la résolution que pour prévenir de nouvelles poussées.

Comme pour l'acné, on doit s'attacher à combattre l'état strumeux ou anémique du sujet et à prévenir les récidives. Dans ce dernier but, on prescrit des lotions chaudes au borax, au bicarbonate ou au phénate de soude, à l'eau stérilisée additionnée de quelques gouttes d'extrait de saturne après avoir détergé les bords palpébraux au moyen d'un corps gras antiseptique, principalement l'huile biiodurée mercurique à 2 pour 1000, dont nous faisons un fréquent usage.

Dans ce qui précède, nous avons supposé que la maladie se limite au seul follicule pileux. Mais lorsque l'orgelet se prolonge et se répète, il en résulte d'autres altérations dont l'ensemble constitue ce que l'on est convenu d'appeler la *blépharo-adénite*. Le mal revêt alors une allure franchement chronique; les cils tombent définitivement, et à la peau tuméfiée et exulcérée il se substitue un liséré cicatriciel arrondi, continuellement recouvert de croûtes sèches englobant les rares cils qui subsistent. Comme d'autre part la partie attenante de la conjonctive tarsienne s'hypertrophie, il s'ensuit un ectropion et du larmoiement par éversion et oblitération du point lacrymal inférieur : alors aussi, le tarse et les glandes de Meibomius participent à l'inflammation. Toutes choses égales, l'ectropion est d'autant plus à craindre que l'individu est avancé en âge, ce qui tient au relâchement de l'orbiculaire.

Abstraction faite de cette complication dont il sera question ailleurs, rien n'est moins facile que de mettre un terme à la blépharite marginale chronique. Comme les croûtes et les cils malades constituent un obstacle réel à la guérison, il faut les enlever le plus complètement possible avec des pinces spéciales à

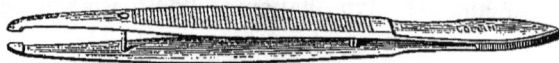

Fig. 186. — Pince à épilation.

cuillères, dites à épilation. La surface dégraissée et lavée antiseptiquement, on applique divers topiques, tels que les pommades au calomel ou au bioxyde de mercure, l'huile de cade incorporée à la vaseline et à la lanoline. De même on prescrit pendant la nuit des rondelles de toile enduites de pommade de Hebra à base d'emplâtre de plomb et d'huile de lin, ou simplement de la toile vulcanisée.

L'emploi de l'huile au biiodure de mercure indiqué plus haut constitue un réel progrès, grâce à la pénétration de l'agent modificateur jusque dans les follicules enflammés, surtout si l'on a soin de brosser les bords libres avec un pinceau en blaireau à poils courts, ou avec une boulette de coton trempée dans la solution huileuse. Notre interne Braquehaye[1] a signalé un fait curieux, celui de l'évolution rapide des cils du côté où l'on applique l'huile au biiodure.

En cas d'ulcérations profondes, on préférera aux corps gras des compresses imbibées d'une solution de sous-acétate de plomb à $\frac{1}{100}$, de sulfate de zinc ou de nitrate d'argent à $\frac{1}{300}$. Si cela ne suffit pas, on touche le fond de l'ulcère avec la pointe du crayon de nitrate d'argent mitigé, dont on prévient la diffusion sur la conjonctive en y passant aussitôt un pinceau trempé dans la solution de sel marin.

Une dernière précaution consiste à faire porter au malade des verres coquilles teintés, afin de protéger les paupières contre l'action de l'air, des poussières et de la lumière vive.

Les *cils*, en tant qu'appendices épithéliaux des follicules cutanés des paupières, peuvent être atteints primitivement dans leur nutrition.

Lorsqu'au lieu d'évoluer librement au dehors ils restent en totalité ou en partie dans les follicules, ils s'y enroulent et deviennent cause d'irritation et d'orgelets. Leur avulsion à la pince s'impose, faute de quoi la blépharo-adénite se perpétue.

Leur décoloration, appelée *canitie* ou *poliose*, est générale ou ne se montre que par groupes et s'étend souvent jusqu'aux sourcils; c'est surtout à la suite de névralgies, de migraines ou de névrites de la cinquième paire que les poils blanchissent avant l'âge. Quelquefois cet état se lie au goître exophtalmique et à diverses névroses. Le plus souvent définitive, la canitie est exceptionnellement transitoire, comme dans les cas de Paget et Rauber.

Parmi les cils modifiés, il en est qui persistent alors que d'autres tombent pour ne plus repousser. Nous avons observé un individu qui, à l'âge de trente ans, commença par perdre de la sorte la totalité des cils, des sourcils, des cheveux et des poils du corps. La peau glabre revêtait en même temps un aspect lisse caractéristique de la pelade.

Rarement la poliose et l'alopécie bornées aux cils sont congénitales; le fait cité par Corvoz[2] est unique. Presque toujours il y a lieu

1. Braquehaye, *Arch. d'opht.*, XIII, p. 665, 1893.
2. Corvoz, *Ann. d'ocul.*, t. XXVII, p. 85.

d'invoquer des lésions glandulo-cutanées du tarse et plus rarement une sorte de névrose spontanée ou traumatique.

Dans la variété essentielle, le bord palpébral conserve son épaisseur et sa forme régulièrement découpée, ce qui la distingue de celle par inflammation chronique.

La direction, le nombre et le mode d'implantation des cils s'écartent très souvent de l'état normal, soit par anomalie congénitale, ce qui est rare, soit à la suite de divers états pathologiques du bord libre, tels que : blépharite ciliaire, cicatrices, brûlures et conjonctivite granuleuse. La déviation des cils du côté de la cornée constitue le *trichiasis*. Souvent alors ils s'atrophient, se fendillent et deviennent cassants, en même temps que leur racine se gonfle et s'épaissit.

Il ne faut pas confondre le simple *trichiasis*, qui est rare, avec l'enroulement de la paupière tout entière en dedans ou *entropion*.

Lorsque l'affection n'intéresse que les rangées postérieures des cils, on dit qu'il y a *distichiasis* ou *tristichiasis*, suivant que l'on compte deux ou trois rangs mal dirigés. Le malade se plaint d'éprouver la sensation de gravier dans l'œil, à quoi s'ajoutent le larmoiement, l'irritation, puis l'inflammation de la conjonctive et de la cornée, qui s'ulcère ou devient le siège de pannus. Pour ne pas se tromper sur la vraie cause des accidents, il faut se rappeler que les cils déviés s'atrophient parfois, se décolorent et deviennent lanugineux, sans compter que souvent il s'agit de trichiasis caronculaire. En pareils cas, l'usage de la loupe est indispensable et permet d'établir le diagnostic.

Le traitement du trichiasis se confondant avec celui de l'entropion, il en sera question à propos de ce dernier.

Comme toutes les autres parties du système pileux, les cils sont sujets aux affections trichophytiques, au favus en particulier, dont les spores pénètrent dans le follicule et en altèrent le bulbe, d'où chute prématurée du cil et production de croûtes jaunes recouvrant le bord palpébral dans sa totalité.

La *phtyriase* est encore plus commune et réside dans la présence de pediculi pubis autour des racines. L'*acarus* s'y rencontre aussi, mais moins fréquemment. Outre la démangeaison qui porte le malade à se frotter continuellement les paupières, il y a desquamation furfuracée de l'épiderme et de nombreux corpuscules grisâtres jouissant de mouvements propres. L'existence de lésions analogues dans d'autres parties du corps et l'examen au microscope du parasite ne laissent aucun doute sur la nature de l'affection.

Le traitement à opposer est celui de la gale; contre les pediculi pubis, l'onguent napolitain dont on enduit les paupières et les sourcils en y combinant, s'il le faut, l'épilation préalable, constitue le meilleur moyen.

Les bords palpébraux deviennent assez souvent le siège de *kystes transparents*. Leur volume varie de celui de la tête d'une épingle à

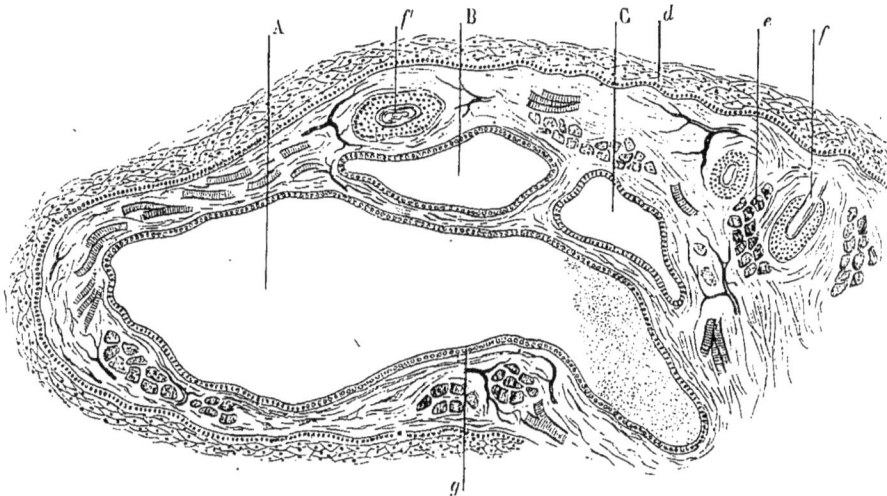

Fig 187. — Kyste séreux occupant le bord libre de la paupière inférieure. — Examen histologique fait par notre chef de laboratoire, Desfosses.

Sur la coupe on voit trois poches distinctes A, B. C, séparées par de minces cloisons. — *d*, épithélium du bord libre de la paupière, aminci et dépourvu de papilles. — *e*, fibres de l'orbiculaire et du muscle de Riolan. — *f*, *f'*, follicules pileux. — *g*, épithélium du kyste.

celui d'un petit pois. De Wecker en cite un cas où la poche atteignait

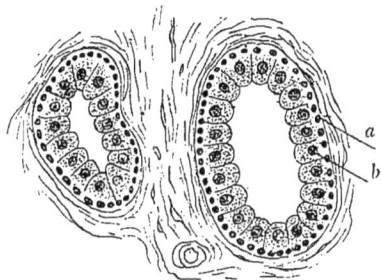

Fig. 188. — Cette figure représente une cloison séparant deux des kystes qui forment la tumeur.

a, épithélium constitué par une seule rangée de cellules cubiques légèrement granuleuses et présentant un noyau ovoïde. — *b*, coupe des cellules allongées sous-jacentes caractéristiques de toute glande sudoripare.

la grosseur d'une fève et était située au-dessus du ligament palpébral interne, par conséquent en plein tissu dermique. Pujot[1] en rapporte un autre exemple où la tumeur faisait saillie sous la conjonctive tarsienne et mesurait 16 millimètres de long sur 6 de haut. Nous avons toujours rencontré ces productions chez des personnes d'âge moyen ou des vieillards, sans qu'il soit possible d'en donner la raison. On en observe un, deux, plus rarement trois, le long de la lèvre cutanée du tarse, sans déterminer la moindre gêne;

aussi les malades ne se décident à se les faire enlever que sur les sollicitations de l'opérateur ou par un sentiment de coquetterie.

1. Pujot, Th. de Paris, 1869, p. 55.

Ayant eu l'occasion d'examiner histologiquement de ces kystes, nous avons pu nous convaincre que la paroi offrait souvent, mais non toujours, une double rangée de cellules, les plus internes cubiques, les plus externes allongées en forme de bâtonnets transversaux; disposition qui caractérise les glandes sudoripares représentées à la paupière par celles modifiées de Moll. Yvert, s'étant occupé du même sujet, croit qu'il s'agit de petits kystes sébacés ayant subi la métamorphose séreuse.

Ce qui plaide en faveur de notre opinion, c'est que ces kystes dès leur début, alors qu'ils sont encore à peine apparents, n'en contiennent pas moins exclusivement un liquide incolore.

Le fait que le canal excréteur des glandes de Moll s'ouvre dans le follicule et non à la surface de la peau explique le siège à peu près exclusif de ces kystes au niveau du bord cutané du limbe palpébral. De pareilles productions en plein derme des paupières sont peu communes et affectent un volume plus considérable; cette rareté s'explique par l'abouchement direct du conduit sudoripare à la surface du derme.

La simple ablation aux ciseaux suffit pour obtenir la guérison définitive.

V

PRODUCTIONS DIVERSES DU TÉGUMENT EXTERNE DES PAUPIÈRES

Pour terminer ce qui a trait aux affections du tégument externe et du tissu cellulaire sous-cutané des paupières, il nous reste à parler des angiomes simples d'origine congénitale ou nævi, des lymphomes, des névromes, du molluscum, du lipome, de certains kystes, de l'œdème, de l'emphysème, des abcès, des manifestations syphilitiques, de la lèpre, du bouton d'Alep et de diverses néoplasies malignes. Quant au chalazion, il en sera question à propos du tarse.

Sous le nom de *nævi*, on décrit les angiomes congénitaux de la peau des paupières apparaissant sous forme de taches ou d'exubérances de couleur lie de vin, susceptibles de disparaître sous la pression digitale, tandis qu'ils se gonflent et deviennent turgescents par les efforts et les cris.

Le nombre et l'étendue des taches sont variables, et il en est de même de leur couleur qui va du rouge cerise au rouge foncé.

L'examen histologique montre qu'il s'agit d'une dilatation des réseaux capillaires aussi bien que des vaisseaux afférents et efférents, artérioles et veinules. La paupière supérieure vers sa partie externe en est le siège de prédilection.

Tantôt les nævi restent stationnaires et disparaissent d'eux-mêmes, alors qu'ailleurs ils envahissent la totalité des paupières et même les régions voisines, front, tempe, joue, donnant lieu à de larges plaques vineuses framboisées qui déparent le visage.

Ce qui est pis, c'est de voir la dilatation vasculaire de la peau s'accompagner d'angiomes profonds simples ou caverneux de l'orbite.

Avec le temps, la production se modifie dans sa structure, de façon à devenir kystique ou pigmentaire et à se hérisser de cils et de poils. Le derme et le tissu conjonctif s'hypertrophient pour constituer à la fin des tumeurs complexes, pouvant dégénérer au besoin en vrai cancer.

Il résulte de tout cela que le pronostic des nævi comporte des réserves ; à moins qu'ils ne restent stationnaires ou qu'ils rétrogradent, il faut les traiter chirurgicalement.

Tout au début, le meilleur mode de traitement est l'emploi d'une fine pointe de thermo-cautère que l'on fait pénétrer obliquement sous la peau de façon à circonscrire la plaque angiomateuse ; une seule application réussit ordinairement. La réaction qui en résulte est insignifiante, et l'application de compresses évaporantes antiseptiques à l'acide borique ou à l'acide phénique faible suffit ; si, malgré cela, quelques points viennent à suppurer, on les saupoudre d'iodoforme. Il est à ajouter que cette petite opération n'entraîne aucune difformité.

Chez les nouveau-nés, on a proposé la vaccination de la plaque angiomateuse à l'aide d'un fil trempé dans le vaccin et passé à travers la peau à la façon d'un séton. C'est là un moyen incertain et qui détermine un fort gonflement de la paupière.

La ligature avec deux fils placés en croix sous des épingles à insectes passées à travers la base de la tumeur est douloureuse, expose à la suppuration et laisse une cicatrice pour le moins disgracieuse.

Les injections coagulantes de perchlorure de fer doivent être proscrites à cause des accidents graves qui peuvent en être la suite, par diffusion du caillot chimique dans les veines de l'orbite et jusqu'au sinus caverneux.

La pâte de Vienne, le chlorure de zinc et d'antimoine ont le grand inconvénient de déterminer un ectropion grave. Nous avons eu l'occasion d'en opérer par le procédé de Warton Jones chez une jeune fille de 20 ans, dont Bonnet de Lyon avait cautérisé dans l'enfance la paupière supérieure angiomateuse avec le chlorure de zinc.

Lors d'un vaste angiome palpébral, deux méthodes peuvent être employées avec profit et pour le moins sans danger, l'électrolyse d'une part et l'ablation au bistouri de l'autre. La première exige des mois et même des années, sans compter qu'elle est douloureuse et ne réussit pas toujours. La seconde est expéditive et sûre, mais elle entraîne une perte de substance qui comporte l'autoplastie libre ou à pédicule. Dans les cas propices, c'est-à-dire lorsque l'angiome est relativement restreint, nous préférons ce dernier procédé permettant d'extirper tout prolongement de la tumeur dans l'orbite. Grâce à l'antisepsie et à l'hémostase par les pinces, on n'a rien à craindre et l'on parvient à une guérison *radicale et prompte.*

Le *système lymphatique* des paupières offre des modalités pathologiques encore mal connues.

Michel[1], sous le nom de *lymphangiome circonscrit,* décrit une tumeur rougeâtre, en partie translucide et lisse, du volume d'un pois, ayant pour siège la lèvre muqueuse du bord libre. En procédant à son excision, il vit s'écouler un liquide clair, et sous le microscope il trouva une sorte de tissu cavernulaire infiltré de cellules lymphoïdes ; les parois des cavités kystiques étaient tapissées de cellules endothéliales disséminées.

Comme la peau du scrotum, celle des paupières devient parfois scléreuse et œdématiée au point qu'elle représente un sac pendant. Par des piqûres, on fait couler de la lymphe coagulable, mais sans parvenir à en dégorger les tissus. Une observation de cette altération curieuse se trouve relatée dans la thèse de Viguier[2].

L'*éléphantiasis* véritable est rare et se caractérise par une énorme distension œdémateuse qui succède à des poussées érysipélatoïdes. Dans le cas relaté par Teillais de Nantes[3], les manifestations érysipélateuses ont paru faire défaut. Il s'agissait d'une femme de soixante-quinze ans portant au niveau des paupières supérieures deux tumeurs volumineuses ; la peau était saine, mais épaissie. Après ablation, l'auteur a constaté l'hypertrophie avec dégénérescence du tissu conjonctif et surtout la sclérose des vaisseaux artériels ; autour des veines, il existait un manchon de cellules embryonnaires. Les lymphatiques avaient un développement considérable et étaient entourés d'amas de cellules rondes.

Les observations de v. Græfe[4] et de Paoli[5] paraissent se rapporter plutôt à des névromes plexiformes, et il en est probablement ainsi de celles de Wecker[6] et Horner[7].

Les *névromes plexiformes* ne sont pas extrêmement rares. Sur 50 cas observés dans différentes régions du corps, on en compte 15

1. Michel, *Græfe Sæmisch Hand.*, IV, p. 422.
2. Viguier. *Essai sur les varices et les tumeurs lymphatiques superficielles*, Paris, 1875, p. 51.
3. Teillais, *Arch. d'opht.*, II, 1882, p. 42.
4. v. Græfe, *Klin. M. B.*, 1863.
5. Paoli, *Beob. u. Bermerk. in Gebiet d. Ophtalm.*, 1865.
6. De Wecker, *Traité d'ophtalmologie*, t. I, p. 88.
7. Horner, *Klin. M. B.*, IX, p. 1.

pour les paupières. Ils débutent de préférence au voisinage de la commissure externe pour de là gagner lentement les paupières, la tempe
et jusqu'à la moitié correspondante de la face ; une marche inverse
de l'oreille vers les paupières a été également notée. Souvent il coexiste
des tumeurs analogues à la voûte palatine, au cou, à la région sacrée
et aux membres, où elles acquièrent le volume du poing et plus. Dans
une autopsie de cet ordre, Bruns[1] trouva de nombreux névromes dans
les nerfs pneumogastriques, les plexus brachial et lombaire, ainsi
que le long de plusieurs nerfs cutanés, preuve qu'il s'agissait d'une
sorte de dyscrasie névromateuse. Ch. Audry[2], dans une très bonne
monographie, a bien étudié cette affection, dont Billroth[3] s'est également occupé.

A la vue, la tumeur palpébrale se présente sous la forme d'un gonflement diffus. La peau conserve
son aspect normal ; rarement elle
est pigmentée et offre des poils, ce
qui contraste avec l'hyperchromie
des névromes plexiformes du tronc
et des membres. Par la pression,
on a la sensation de quelque chose
de pâteux tenant le milieu entre le
lipome et l'emphysème ; on croirait
palper un édredon de plume. De
plus, on perçoit des nodosités tortueuses, moniliformes, roulant sous
le doigt, que l'on a comparées à des
boyaux de chat remplis de matières
dures, à des amas de vers lombri-
coïdes ou à des paquets de ficelle.
Ces nodosités sont tantôt doulou-

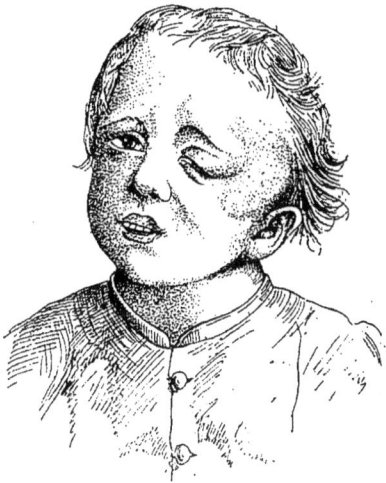

Fig. 189.

reuses à la pression, tantôt indolentes, ce qui tient à leur constitution
anatomique différente. Toujours elles adhèrent profondément au derme
et l'on en sent même qui plongent dans l'orbite, sans qu'on parvienne
à les bien délimiter de ce côté. Les plans osseux sous-jacents sont
souvent déformés, et quelquefois le néoplasme affecte des allures perforantes, comme cela a été constaté pour les os du crâne. Le sourcil
est allongé ; l'arcade épaissie, saillante, apophysaire.

Entre les cordons, on perçoit une masse de consistance lipomateuse
qui les englobe, et à travers la peau il est facile de constater la présence de veines dilatées et légèrement tortueuses, pouvant en imposer

---

1. Bruns, *Inaug. Dis.*, Tubingen, 1870.
2. Audry, *Ext. du Lyon médical*, 1891.
3. Billroth, *Arch. f. klin. Chir.*, IV, p. 547, et XI, p. 239.

pour une tumeur érectile sous-cutanée ; cela d'autant plus que l'affection est congénitale et qu'elle progresse avec le développement du sujet.

D'après nos observations personnelles relatives à deux garçons et à une fillette, et celles publiées par d'autres, le sexe masculin semble y être plus particulièrement prédisposé. Dans le cas de Bruns, la tumeur, du volume du poing, existait sur deux frères issus d'une

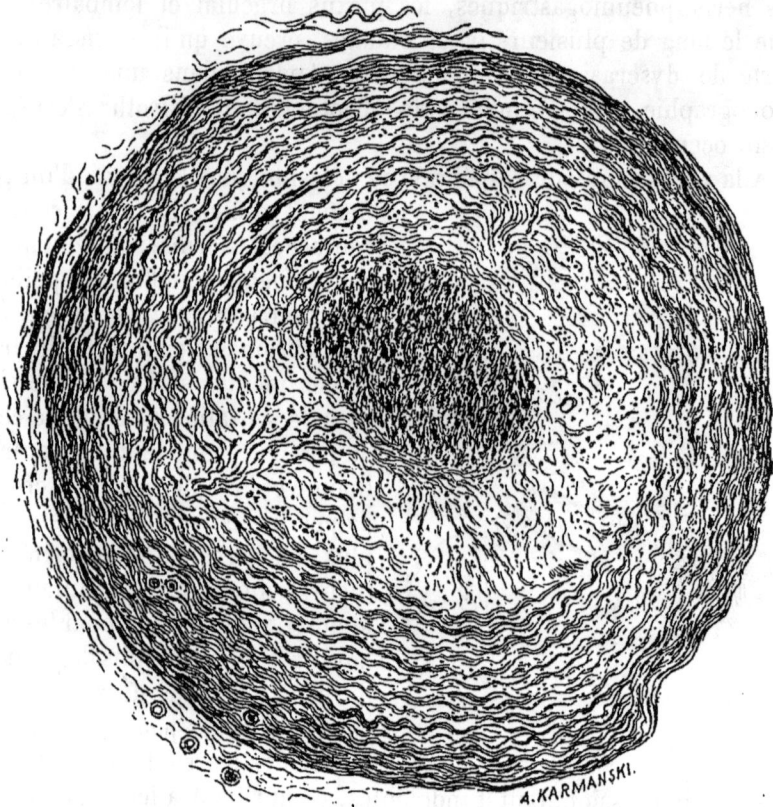

Fig. 190. — Névrome plexiforme. Faisceau nerveux transformé en tissu fibreux à couches concentriques, sauf au centre où quelques tubes à myéline, colorés en noir, sont conservés.

famille où cette affection avait déjà été notée, preuve que l'hérédité joue un certain rôle.

Nos dissections ainsi que celles de Billroth et Audry ne sauraient laisser aucun doute sur la structure névromateuse de la production. Les cordons, qui en sont la caractéristique, se composent de nerfs dégénérés auxquels s'est substitué du tissu conjonctif hyperplasié et dense. Dans les plus gros, on ne rencontre que du tissu fibreux et à peine quelques fibres nerveuses disséminées, les unes myéliniques, la plupart à l'état de fibres de Rémak renflées de loin en loin par des noyaux qui se colorent en bleu foncé. Les cordons moyens et petits renferment des fibres à myéline en plus grand nombre, ainsi que le prouve la réaction de l'or et celle de Weiggert. Il résulte de là que le terme de *neuro-fibrome-plexiforme* proposé par Billroth convient parfaitement pour caractériser l'affection.

Il faut ajouter que le tissu conjonctif interposé aux cordons est hyperplasié et qu'il contient parfois de la graisse; de plus, on rencontre sur la coupe des veines dilatées, alors que les artérioles ne le sont guère. Chez notre petite malade, la conjonctive était très hypertrophiée et comme lardacée.

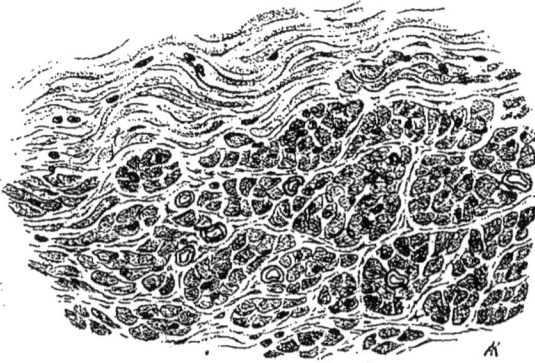

Fig. 191. — Coupe d'ensemble montrant des faisceaux dégénérés séparés par des cloisons conjonctives.

Avec une telle constitution anatomique, on conçoit que la masse ne soit pas réductible par la pression et qu'elle n'offre ni souffle, ni battements, caractères qui servent à la distinguer des angiomes.

Le seul traitement efficace est l'extirpation hâtive, étant donnée la marche envahissante de l'affection. Comme la peau est à peu près saine, on doit la respecter autant que possible, et pratiquer à la base de la tumeur du côté de la tempe une incision semi-circulaire qui permet de la disséquer. Une fois l'extirpation achevée, on réunit le lambeau avec des points de suture, et il en résulte une cicatrice généralement peu apparente. La difficulté devient plus grande lorsque la conjonctive participe à l'hypertrophie. Dans ce cas, nous avons été obligé d'exciser le cul-de-sac et de réunir par une suture la conjonctive à la peau du sourcil, à travers une boutonnière horizontale pratiquée à la base de la paupière supérieure. C'est le seul moyen qui nous ait réussi pour éviter l'ectropion post-opératoire par gonflement de la muqueuse.

Le *molluscum*, affection réputée contagieuse, consiste dans l'apparition de petites tumeurs arrondies, de couleur plus foncée que le reste de la peau. Par la pression, on les vide de leur contenu qui rappelle le mastic et exhale, d'après Hebra, l'odeur des acides gras. Au microscope, cette masse, de nature albuminoïde, ressemble à un assemblage de grains d'amidon gonflés.

Pour Hebra et Rindfleich, le molluscum palpébral accompagne en général celui de la face et dépend d'une altération des glandes pilo-sébacées, sans participation du follicule pileux; le siège de prédilection est la base des paupières. Lorsque ces boutons brun rougeâtre deviennent confluents, la masse peut acquérir le volume d'une noisette.

Le traitement consiste à inciser le kyste, à en exprimer le contenu, et à arracher avec des pinces les parois, comme cela se pratique pour les loupes; si la poche résiste, on l'excise avec des ciseaux courbes. Un lavage à l'eau phéniquée et ultérieurement une grande propreté de la peau contribuent à en prévenir la reproduction.

Sous le nom de *kystes des paupières*, on a décrit des affections bien différentes. C'est ainsi que l'orgelet et, avec moins de raison encore, le chalazion, ont été classés parmi les kystes. De même, bien des tumeurs dermoïdes de la paupière supérieure et du sourcil ont été confondues avec des kystes sébacés. Nous ne traiterons ici que des *kystes à cysticerque*, nous réservant de parler du *dacryops* et du reste dans des articles spéciaux.

Si l'on fait abstraction du cysticerque de la conjonctive, on ne trouve qu'un petit nombre d'exemples où l'entozoaire se soit logé primitivement sous la peau et le muscle orbiculaire, donnant lieu à de nombreuses erreurs de diagnostic. Pour les éviter, il suffit d'être averti et de tenir compte de la distension de la poche peu ou pas dépressible, de sa grande mobilité sur les parties profondes et de son défaut absolu d'adhérence à la peau. En cas de doute, une ponction exploratrice à l'aide de l'aiguille cannelée permet de se renseigner.

Une fois le cysticerque reconnu, on fend le kyste, qui dépasse rarement le volume d'une grosse noisette, et, l'acéphalocyste extrait, tout se passe simplement.

Le *lipome* est également très rare, outre qu'il revêt souvent la consistance du fibrome. Il évolue d'ordinaire entre le muscle orbiculaire et le tarse, aux dépens du tissu conjonctif normalement privé de graisse. La masse, grâce à la résistance du tarse, tend à faire saillir sous la peau et même à se péduliser.

Ces caractères, joints à la lobulisation de la tumeur, que l'on constate en la pressant entre le pouce et l'index, permettent de la différencier du bourrelet graisseux qui déforme parfois la base des paupières chez les vieillards obèses et les alcooliques.

L'*œdème des paupières* est très fréquent, à cause de la facilité avec laquelle s'infiltre le tissu cellulaire lâche qui entre dans la constitution de ces voiles membraneux.

A côté de l'œdème *aigu* symptomatique de conjonctivites et d'inflammation du globe, il en est un autre *chronique* qui se lie à la cachexie.

Parmi les affections dont ce dernier est le symptôme, nous signalerons l'albuminurie, qu'elle soit scarlatineuse, gravidique, ou le résultat de la maladie de Bright ; viennent ensuite les états cirrhotiques du foie, l'anémie et le lymphatisme.

Quelle qu'en soit la cause, l'œdème non inflammatoire donne aux paupières un aspect empâté translucide, sur lequel la pression digitale produit un enfoncement caractéristique qui disparaît avec lenteur et se montre moins prononcé le matin au réveil que dans le reste de la journée ; des variations quotidiennes peuvent également s'observer d'après l'état de la nutrition générale, surtout chez les albuminuriques.

Lors d'épanchement séreux abondant, le tissu sous-conjonctival lui-même s'infiltre, d'où chémosis jaune transparent autour du globe ; les paupières, énormément gonflées, ne se laissent [plus ouvrir qu'à l'aide des crochets.

Le traitement s'adresse exclusivement à l'état général ; on se contente de prescrire une légère compression pendant la nuit et le massage avec la pommade camphrée ou un liquide spiritueux quelconque.

L'*hématome*, tant spontané que traumatique, est constitué par une nappe ecchymotique, rarement par une poche circonscrite. Cela s'explique par la grande laxité des tissus et la continuité de la couche celluleuse palpébrale avec celle de la face, des tempes et du front.

Le traumatisme causal peut porter directement sur les paupières ou sur les régions voisines, particulièrement le front, le sourcil, le nez ou la cavité orbitaire. Les fractures de la base du crâne et l'énucléation du globe s'accompagnent souvent d'ecchymose, dont on connaît la valeur séméiotique.

Les hématomes spontanés des paupières sont rares ; les quelques exemples cités concernent des artério-scléreux, des scorbutiques et quelquefois des enfants atteints de coqueluche.

L'ecchymose disparaît d'elle-même par résolution. Dans les cas de vaste épanchement, une compression méthodique pratiquée pendant la nuit et l'application de compresses résolutives au sous-acétate de plomb ou au chlorhydrate d'ammoniaque accélèrent l'absorption du sang.

L'*emphysème* s'observe aux paupières à la suite d'une fêlure traumatique ou de perforation spontanée des cavités osseuses voisines, fosses nasales, sac lacrymal, sinus frontal et maxillaire. Le gonflement qui en résulte s'exagère chaque fois que le malade se mouche avec effort. Lorsqu'on appuie légèrement sur la tuméfaction avec le doigt, on sent une crépitation gazeuse caractéristique rappelant celle de la mousse de savon. Un signe plus probant est la sonorité tympanique que l'on obtient par une simple chiquenaude, ce qui permet de ne pas confondre la crépitation emphysémateuse avec celle sanguine.

Quel que soit le degré de l'emphysème, l'air se résorbe, et il n'en résulte jamais de réaction inflammatoire. La seule recommandation à faire au malade est de ne pas se moucher violemment, pour éviter une nouvelle introduction de gaz dans le tissu cellulaire.

Les *abcès phlegmoneux* des paupières succèdent le plus souvent à des contusions. Il en est qui compliquent le phlegmon du sac lacrymal, auquel cas ils occupent le grand angle de l'œil. Le volume de l'abcès est parfois tel que toute une paupière et même les deux en sont envahies et se ferment. La fluctuation peut être confondue avec l'empâtement œdémateux, mais la rougeur vineuse de la peau et la présence d'un point culminant au sommet le font reconnaître.

Les abcès *migrateurs* ou par congestion tiennent à des ostéo-périostites tuberculeuses ou syphilitiques, principalement de la paroi nasale de l'orbite et de l'os zygomatique. Une fois ouverts, il s'écoule du pus séro-caséeux, le trajet devient fistuleux, puis il s'établit une cicatrice cutanée adhérente à l'os.

La syphilis s'attaque aux paupières et à la conjonctive au même titre qu'aux autres parties du tégument externe. Nous étudierons successivement le chancre, les éruptions spécifiques et les gommes.

Le *chancre* palpébral évolue presque toujours sur le bord libre, plus rarement sur la conjonctive ou la peau; on sait qu'il s'agit invariablement de la forme indurée. Les chancres simples de cette région sont tellement contestés qu'on ne saurait les accepter qu'après inoculation positive sur le sujet contaminé.

Dès le début, on constate une forte adénopathie indolente des ganglions sous-maxillaires, parotidiens et pré-auriculaires. Le phagédénisme est rare, et comme le tarse se laisse difficilement envahir, il s'ensuit une déviation de la paupière, moins grave qu'on ne serait porté à le croire au premier abord.

En cas de chancre conjonctival, le gonflement avec induration de la paupière et des ganglions voisins éveille seul l'attention. La paupière étant renversée, on se trouve en présence d'une ulcération superficielle, surélevée et grisâtre, reposant sur une base comme cartilagineuse ou parcheminée; en la saisissant entre le pouce et l'index, on a la sensation d'une plaque élastique qui se laisse plisser. Les douleurs sont en général insignifiantes et la conjonctive des culs-de-sac peu injectée ne sécrète que modérément.

Ici comme ailleurs, le chancre syphilitique est solitaire et se cicatrise spontanément, mais en laissant subsister longtemps une induration pathognomonique.

Nous n'insisterons pas sur les divers modes de transmission. Disons seulement que les plaques muqueuses en sont le point de départ habituel; d'où sa fréquence chez les nouveau-nés exposés aux caresses des nourrices et des personnes qui les entourent. Teplyaschine, dans le district de Wyatka, a observé de nombreux exemples chez les individus atteints de blépharite qui dans un but thérapeutique se font lécher les paupières par des guérisseurs de rencontre.

Au point de vue de la fréquence, le chancre palpébro-conjonctival est à tous les autres dans la proportion de 2 pour 100, et, par rapport à ceux extra-génitaux, dans celle de 4 et 5 pour 100. C'est ce qui résulte des statistiques réunies de David Beck[1] et Fortuniades[2], comprenant 120 à 150 observations.

En général le chancre occupe, avons-nous dit, le bord libre ou les commissures et empiète plus ou moins sur la conjonctive; rarement la peau est seule intéressée. Ceux purement conjonctivaux, au nombre de vingt environ, siègent pour la plupart sur la portion palpébrale de la muqueuse. On n'en a cité que deux ou trois pour la conjonctive bulbaire et autant pour la caroncule et le repli semi-lunaire.

Le diagnostic ne saurait être fait qu'avec certains cancroïdes, le lupus primitif du bord libre et les gommes.

Fournier a bien voulu nous communiquer un type rare de syphilide des paupières surtout prononcé aux supérieures, gonflées et uniformément rouges dans toute leur portion tarsienne, avec tendance des cils à s'entropionner. Au niveau du front et de la racine du nez, il existait deux papules cuivrées autour, brunâtres et comme croûteuses au centre. Chez un autre sujet, la face tarsienne de la paupière supérieure gauche était envahie par deux larges ulcérations gommeuses à fond grisâtre et à bords déchiquetés.

Le cancroïde se différencie par sa marche envahissante, ses bords calleux surélevés, son fond irrégulier, cratériforme, sa tendance à saigner au moindre contact, l'apparition relativement tardive du gonflement des ganglions et l'âge généralement avancé du malade. D'ailleurs pour le chancre on ne tarde pas à voir survenir des syphilides et des plaques muqueuses qui mettent sur la voie.

La gomme palpébrale diffère par une réaction plus vive, l'absence d'adénopathie marquée et le fait qu'on rencontre sur les autres parties du corps des stigmates de syphilis.

Nous n'insisterons pas sur le chancre mou, dont on n'a pas encore rencontré d'exemples avérés, ni sur celui phagédénique, qui est extrêmement rare. Une destruction des paupières par syphilis se rattache à des gommes ou à l'ecthyma et au rupia spécifiques; aussi nous ne saurions accepter qu'avec réserve le petit nombre d'observations d'ectropion et de symblépharon qu'on a attribués aux chancres.

1. De Beck, *Contrib. of the Opht. Med. College of Ohio*, Cincinnati, 1886.
2. Fortuniades, Thèse de Paris, 1890

Le traitement réside dans l'administration des mercuriaux, principalement sous forme de frictions et d'injections hypodermiques; plus tard on emploicra l'iodure de potassium. Localement, on applique l'iodoforme ou le calomel en poudre ou en pommade, en usant au préalable de lavages antiseptiques non irritants.

Les manifestations secondaires, particulièrement la roséole et les plaques muqueuse, se reconnaissent grâce à la coexistence de lésions analogues sur d'autres parties du corps, les lèvres, les organes génitaux, l'anus et le tronc. La conjonctive enflammée et sécrétante donne à ces éruptions un caractère spécial surtout chez les nouveau-nés, dont la cornée s'ulcère et se perfore parfois.

Comme accidents syphilitiques tardifs, on ne saurait signaler que les gommes, qui exposent à des méprises d'autant plus fréquentes que leur apparition se fait à une époque où les accidents précoces ont déjà évolué et où les commémoratifs remontent loin.

Le siège de prédilection des gommes est le tarse, qui s'indure sur un ou plusieurs points; la partie correspondante de la conjonctive devient d'un rouge violacé. Plus tard, les éléments lymphoïdes du foyer gommeux se nécrosent, subissent l'altération colloïde et graisseuse, d'où il s'ensuit un ulcère cratériforme pouvant simuler une néoplasie maligne. Il s'en distingue toutefois par sa tendance à la cicatrisation, et, en cas de doute, l'influence heureuse du traitement spécifique par le mercure et l'iodure de potassium achève d'éclairer le diagnostic. Dans les cas méconnus ou mal traités, nous avons vu survenir des ectropions doubles et la perte du globe. Une autoplastie faite à temps pare à de pareils désastres.

Sous le nom de *bouton d'Alep*, on décrit une éruption furonculeuse de la paupière qui s'observe épidémiquement dans les pays chauds, Alep, Biskra, Bagdad, etc. Comme le lupus, il a pour origine probable un microbe. Toujours est-il que les paupières en sont le terrain de prédilection, et, d'après Villemin[1], on le rencontrerait principalement chez les enfants en bas âge. Le traitement à instituer est celui du furoncle, sauf qu'il faut insister sur une antisepsie locale par le phénol, l'iodoforme et l'onguent napolitain. De même, on doit relever les forces du malade, vu que, d'après Godard[2], l'anémie et un état dystrophique y prédisposent.

Le *lupus* des paupières n'est généralement qu'une extension de celui du nez et de la joue. Livré à lui-même, il aboutit à une destruction complète, qu'on prévient en détergeant l'ulcère par le raclage au bistouri ou à la curette tranchante pour y appliquer de la poudre d'iodo-

---

1. Villemin, *Gaz. des Hôpitaux*, 1884.
2. Godard, *Égypte et Palestine*, 1867

forme. La tuberculine de Koch, employée dans ces dernières années, a fourni des résultats variables, et paraît délaissée.

La *lèpre* s'attaque souvent et de bonne heure aux paupières sous la double forme de plaques anesthésiques brunes et de tubercules rouges indurés qui ne tardent pas à s'exulcérer et à se recouvrir de croûtes. Un gonflement prononcé et la chute des cils accompagnent l'ulcère, qui, abandonné à lui-même, entraîne un ectropion grave.

Comme traitement, la cautérisation au thermo ou à l'électro-cautère combinée aux lotions phéniquées est préférable au curettage; intérieurement, on administre l'huile de Schalmoogra ou l'acide gynocardique.

De toutes les productions malignes des paupières, l'*épithélioma* ou cancroïde tient par sa fréquence la première place.

L'âge avancé et le sexe masculin y prédisposent. Le siège habituel est le bord libre, principalement l'inférieur, et la commissure interne, ce qui s'explique par la fréquence des irritations et des excoriations de ces parties, surtout chez les vieillards. Le plus souvent l'épithélioma débute par le derme, exceptionnellement par la conjonctive. Dans les deux cas il revêt la forme en plaque et ne tarde pas à s'ulcérer et à saigner au moindre attouchement.

Une autre variété moins commune a pour point de départ les glandes sébacées et sudoripares, rarement l'appareil glandulaire des paupières et de la conjonctive. La tumeur sous-cutanée ou sous-muqueuse se ramollit et donne naissance à un ulcère cratériforme grisâtre et déchiqueté sur les bords, d'où il s'écoule du sang et une sanie abondante formant par dessiccation des croûtes brunes.

De ces deux types le premier est de beaucoup le moins grave; on l'observe chez les vieillards, où, pendant de longues années, il ne survient aucun retentissement ganglionnaire. Le second, né dans la profondeur, suit une marche rapidement envahissante et s'attaque presque aussitôt aux ganglions lymphatiques, à l'orbite et même aux os. Les métastases à distance sont ici particulièrement à craindre.

Par exception, l'épithélioma dérive de la caroncule, du pli semilunaire, des canalicules lacrymaux ou du sac lacrymal; sa structure, partout la même, consiste en cellules épithéliales ramifiées et tassées concentriquement les unes contre les autres, formant autant de nids qu'entourent des travées de tissu conjonctif infiltré de leucocytes. Çà et là on rencontre des faisceaux dissociés de l'orbiculaire, de nombreux capillaires néoformés à parois minces et des infarctus dus à la rupture de ces derniers.

A la période de ramollissement et d'ulcération, les éléments cellulaires les plus anciens et avec eux les tissus qui les environnent s'altèrent par nécrobiose et se transforment en une sanie purulente. En même temps, les cellules épithéliales de la périphérie prolifèrent, gagnent les lymphatiques et les vaisseaux sanguins, principalement les veines, pour de là envahir les organes éloignés.

On conçoit d'après cela combien le pronostic est différent suivant qu'il s'agit de la forme superficielle ou de celle profonde.

Tant que le cancroïde ne dépasse pas les limites du derme, on doit essayer la solution saturée de chlorate de potasse. Mais pour peu que ce moyen échoue, on pratique le raclage à la curette tranchante ou l'extirpation radicale avec les ciseaux et le bistouri. Les caustiques, pâte de canquoin, poudre de Vienne, chlorure d'antimoine, etc., ne sauraient être conseillés que pour certains papillomes distants du bord libre; encore est-il qu'il faut surveiller leur action, de crainte de provoquer un ectropion. Lors d'envahissement de la totalité ou d'une grande partie de la paupière par le néoplasme, on enlève le tout, et pour combler la brèche on pratique la blépharoplastie immédiate, surtout lorsqu'il s'agit de la paupière supérieure qui expose le globe à rester sans protection. Si déjà l'orbite est envahi, l'exentération orbitaire seule peut assurer le succès, à la condition que les ganglions ne soient pris.

Le *sarcome* primitif des paupières est extrêmement rare, et presque toujours il s'agit de l'extension d'un sarcome de l'orbite. Dans une observation personnelle, la tumeur provenait des fosses nasales et s'était propagée le long du canal du même nom.

A la paupière comme ailleurs le néoplasme affecte divers types, ceux du sarcome pur, du fibro-sarcome, du cysto ou du mélano-sarcome et du myxo-sarcome.

La tumeur a une marche d'autant plus rapide qu'elle est souscutanée et de consistance molle. La peau y adhère, puis s'ulcère et se perfore, laissant passer au dehors un champignon fongueux rougeâtre. Comme pour l'épithélioma, les ganglions s'engorgent et les métastases viscérales sont fréquentes.

La seule ressource consiste dans l'ablation hâtive et large du néoplasme, quitte à recourir à la blépharoplastie. Des prolongements dans les cavités voisines, fosses nasales, sinus frontal et maxillaire, fente ptérygo-maxillaire, et l'envahissement des ganglions, constituent des contre-indications formelles.

VI

MALADIES DU TARSE

A côté des affections de la peau des paupières et du tissu conjonctif, nous plaçons celles du tarse qui leur sont connexes.

Les glandes de Meibomius peuvent être le siège d'hypersécrétion, ou acné *fluente*, qui se traduit par l'aspect vernissé des bords libres et l'accumulation d'une écume blanche au niveau des commissures. Cette sorte d'émulsion, due au mélange de la graisse et des larmes, se condense pendant le sommeil sous forme de chassie.

Une autre variété d'acné est celle dite *concrète*. Le produit de sécrétion devenu consistant s'accumule dans la glande ou le follicule pileux et donne lieu à de petits abcès. Cela s'observe fréquemment pour les glandes de Meibomius, et en renversant la paupière on aperçoit à travers la conjonctive tarsienne une rangée de lignes jaunes ou blanches crémeuses, avec hyperhémie de la muqueuse. Par la pression, on fait sourdre du conduit excréteur un filament blanc spiroïde appelé comédon, et dans la folliculite aiguë du liquide puriforme.

Lorsque l'*acné meibomienne* suit une marche chronique, le contenu renferme des dépôts calcaires et des paillettes de cholestérine. Cette sorte de calcul, qu'on voit nettement à travers la conjonctive, se laisse facilement extraire par une simple ponction à la lancette, faite du côté de la muqueuse.

Au lieu de se borner à la glande, l'inflammation peut s'étendre au tarse, où elle détermine une accumulation d'éléments lymphoïdes. Cette transformation est fréquente et, pour peu qu'elle s'exagère, constitue le chalazion.

Le *chalazion*, de χάλαζα, grêlon, est une tumeur du volume d'un grain de mil à celui d'un haricot, siégeant dans le tarse, bien qu'elle puisse le franchir en avant ou le déborder en arrière du côté de la conjonctive.

Son point de départ est souvent, sinon toujours, une des glandes de Meibomius enflammée; mais ce serait une erreur d'en faire un kyste par rétention. La glande prend une part tellement petite à sa constitution, que sur des coupes histologiques on en rencontre à peine des traces. De plus, le chalazion manque de parois, et les éléments qui le constituent se confondent insensiblement vers la périphérie avec le tissu propre du tarse; on voit, d'après cela, qu'il n'y a là aucun des caractères des vrais kystes. Histologiquement, la masse est constituée de cellules rondes entremêlées de quelques-unes fusiformes et d'autres très grandes à plusieurs noyaux. Vicentiis[1] envisage ces dernières comme caractéristiques et donne à l'affection le nom de *granulome giganto-cellulaire*. Dans nos nombreux examens, cet élément était accessoire, et seules les petites cellules rondes dominaient; c'est pourquoi nous acceptons le terme de *granulome* tout court proposé par Virchow[2].

---

1. Vincentiis, *Della structura del calasion*, Napoli, 1875.
2. Virchow, *Die krankfaften Geschwulste*, t. II.

Les groupes cellulaires sont inclus dans une substance fibrillaire et gélatineuse, d'autant plus molle qu'on se rapproche du centre. Cela tient à diverses métamorphoses qui aboutissent à la formation de pus, de matière colloïde ou de tissu conjonctif organisé. De là dérive l'état aigu ou inflammatoire du chalazion, sa transformation en poche fluctuante, sa résolution spontanée possible, et finalement sa transformation en tissu fibreux.

Tout se passe ici comme pour les bourgeons charnus des plaies, où l'influence du terrain et parfois l'intervention de certains microbes impriment à l'affection une marche et une terminaison différentes, sans lui enlever pour cela son caractère de néoplasie bénigne.

Lorsque le chalazion s'enflamme, la peau devient rouge et y adhère, puis se perfore, donnant issue à une petite quantité de liquide purulent. La base reste pourtant indurée, et comme la conjonctive tarsienne participe à la phlegmasie, il n'est pas rare de voir proéminer vers le cul-de-sac un bourgeon polypoïde, composé exclusivement d'éléments embryoplastiques et de capillaires néoformés. Dans la forme suraiguë la paupière se gonfle, s'œdématie, et il s'y joint un chémosis séreux partiel. Avec une marche chronique le chalazion s'indure, mais sans qu'il s'y fasse des dépôts calcaires, du moins au début.

Des aspects cliniques si variés expliquent les erreurs nombreuses de diagnostic.

Fuchs[1] signale, comme pouvant donner lieu à des méprises, l'*adénome* des glandes sudoripares et sébacées, l'*épithélioma* et l'*enchondrome* des mêmes glandes, et jusqu'au sarcome, dont il cite un exemple.

Van Duyse[2], Cruyl et Randall[3] décrivent à leur tour des tumeurs sarcomateuses qui, d'après leurs caractères cliniques, pouvaient en imposer pour des chalazions. Baldauf[4] et Boek[5] rapportent deux cas d'adénomes purs des glandes de Meibomius. De son côté, Rumschewitsch[6] cite les observations suivantes où le diagnostic de chalazion avait été faussement porté : *esquille* de bois entourée d'une masse granulomateuse à la suite d'un coup de baguette reçu trois ans auparavant au voisinage de la commissure externe; *adénome* des glandes de Krause, de 1 centimètre de long, identifié au tarse; *adénome* des

---

1. Fuchs, *Arch. f. O.*, XXIV, 2.
2. Van Duyse, *Ann. d'ocul.*, t. XCVIII, p. 112.
3. Randall, *Amer. Opht. Soc.*, 1887.
4. Baldauf, *Dissert. Inaug.*, Munsche, 1870.
5. Bock, *Wiener med. Woch.*, 1888.
6. Rumschewitsch, *Klin. M. B.*, 1890, p. 396.

glandes sébacées en dehors du point lacrymal et adhérent à la peau, ainsi qu'au tarse; *adénome* des glandes de Moll et de Meibomius; enfin *myxome* palpébral de 2 millimètres de long sur 1 de large. — Ci-joint une préparation de notre laboratoire, faite par notre aide Sourdille, représentant un épithélioma primitif des glandes de Meibomius, pris au début pour du chalazion. Le diagnostic a pu être établi grâce à la marche rapide du chalazion déjà exulcéré au bout de trois semaines de son évolution et à la présence d'un engorgement symptomatique du ganglion préauriculaire correspondant. Non seulement l'examen au microscope a confirmé la nature cancroïdale de la production, mais il a permis de reconnaître l'existence de coccidies.

Nous avons tenu à citer ces exemples, auxquels on peut ajouter ceux de gommes syphilitiques du tarse, pour montrer combien les erreurs sont communes, au moins au début, car plus tard on les évite par les commémoratifs et en tenant compte de la marche de la maladie.

L'étiologie du chalazion est peu connue. Comme le point de départ se trouve dans les glandes de Meibomius irritées, on a fait intervenir la pénétration de micro-organismes provoquant la prolifération cellulaire du tarse; mais les preuves de la présence de microbes dans le chalazion non enflammé méritent confirmation. En attendant, il paraît certain que les sujets acnéiques par lymphatisme ou arthritisme y sont particulièrement prédisposés.

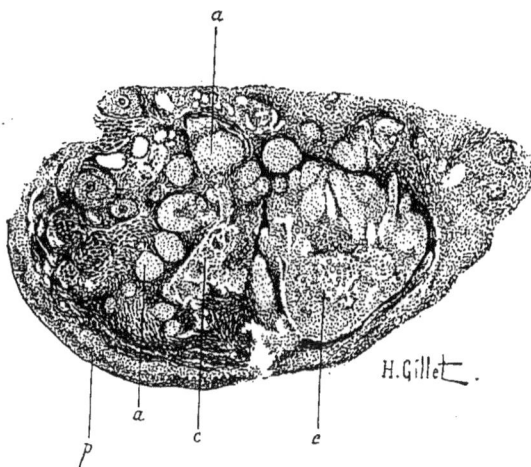

Fig. 102. — Coupe de la paupière inférieure au niveau d'une glande de Meibomius cancroïdale (léger grossissement).

p, revêtement cutané du bord ciliaire. — *a*, *a*, acini de Meibomius normaux. — *c*. canal excréteur dilaté de la même glande. — *e*, acinus meibomien dilaté et dégénéré.

La grossesse, les troubles menstruels, la ménopause, une nourriture échauffante, le surmenage, constituent autant de causes adjuvantes. Il y a loin de là à faire du chalazion une manifestation tuberculeuse, comme l'a supposé Tangl[1]. Deutschmann[2] s'élève for-

1. Tangl, *Ueber die Aetiol. des Chalazion.— Beiträge z. path. Anat. u. z. Path.*, t. IX, 1890.
2. Deutschmann, *Beit. z. Augenheilk.*, p. 109.

mellement contre cette manière de voir, et de son côté L. Weiss[1] a démontré la fausseté de cette pathogénie par des inoculations toujours négatives dans la chambre antérieure de lapins.

Les cicatrices du bord libre, en obstruant les conduits excréteurs des glandes de Meibomius, deviennent parfois cause déterminante ; les blépharo-adénites chroniques interviennent de la sorte.

A côté du chalazion nous mentionnerons l'*hyperplasie partielle* du bord postérieur du tarse. Elle apparait sous forme d'une petite crête rougeâtre où l'on aperçoit les orifices excréteurs des glandes de Mei-

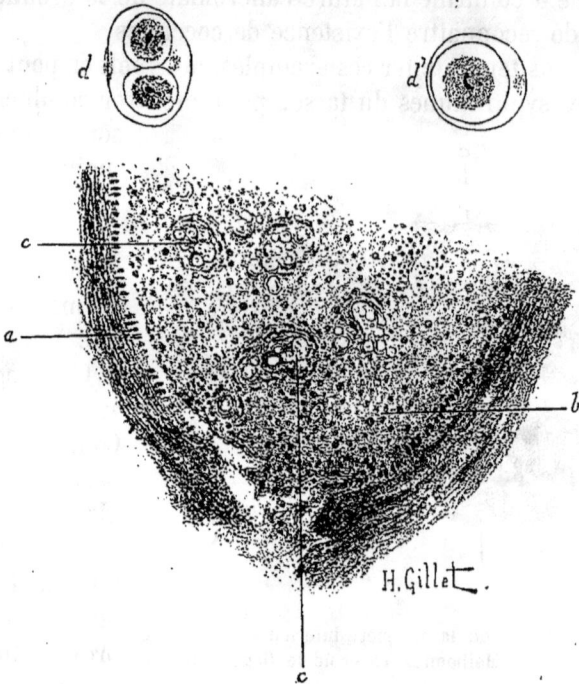

Fig. 103. — Vue à un pius fort grossissement de l'acinus altéré désigné en *e* sur la figure précédente.

a, membrane d'enveloppe infiltrée de cellules rondes. — *b*, cellules épithéliomateuses. — *c*, cellules se disposant en zones concentriques au centre desquelles se trouvent des éléments ayant subi la dégénérescence muqueuse. — *d*, *d'*, cellules contenant des inclusions cellulaires d'apparence coccidienne.

bomius plus ou moins rétrécis. Nous nous rappelons la frayeur d'un jeune confrère de province qui vint nous consulter, croyant être atteint d'un cancroïde. Il s'agissait de granulome développée autour des canaux excréteurs.

Le traitement du chalazion varie d'après sa durée et sa marche. S'il est récent et non enflammé, on peut tenter d'obtenir la résolution par des attouchements répétés de teinture d'iode sur la peau. Si au

1. Weiss, *Klin. M. B.*, 1891, p. 206.

contraire il est vivement enflammé, les résolutifs, cataplasmes d'amidon arrosés d'eau blanche, diminuent les phénomènes réactionnels, et la guérison survient spontanément ou après ouverture par le bistouri.

En présence de chalazions rebelles, l'extirpation est seule à conseiller. Même conduite à tenir dans ceux spontanément ouverts et devenus polypoïdes.

L'opération se fait par la peau ou en incisant la conjonctive en arrière. On choisit l'une ou l'autre voie, suivant que la tumeur proémine plus dans un sens que dans l'autre. A tout prendre, l'incision cutanée a l'avantage d'agir directement à ciel ouvert et sans renversement préalable de la paupière. De plus, on circonscrit mieux la base du chalazion, et consécutivement le pus s'il y en a et l'hémorrhagie post-opératoire trouvent un libre écoulement au dehors, au lieu de s'accumuler dans le cul-de-sac conjonctival. L'objection d'une cicatrice apparente n'est pas sérieuse, attendu que si l'on se borne à une simple incision horizontale parallèle au bord libre, la réunion ne laisse rien à désirer et n'exige aucune suture, les fibres de l'orbiculaire en faisant l'office. Par contre, l'ouverture par la conjonctive peut être suivie d'un trichiasis partiel, ainsi que nous en avons vu des exemples.

Depuis Desmarres et Snellen, on emploie couramment des pinces à plaque et à anneau dans le but de fixer la paupière et d'obtenir l'hémostase. Nous leur reprochons d'être d'une application fort douloureuse, de gonfler les tissus au point de rendre le chalazion difficile à sentir sous le doigt, et de restreindre le champ opératoire. Pour toutes ces raisons, nous les avons abandonnées et leur préférons la plaque de corne placée dans le cul-de-sac et confiée à un aide. Une pression exercée par celui-ci d'arrière en avant suffit à tendre la paupière et à s'opposer à toute perte de sang. Dix gouttes d'une solution à 4 ou 5 pour 100 de chlorhydrate de cocaïne en injection hypodermique ou en application directe, anesthésient suffisamment la région.

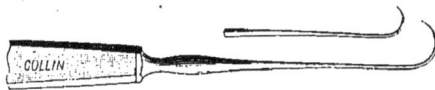

Fig. 194. — Crochet à chalazion.

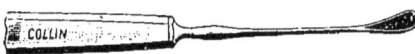

Fig. 195. — Curette à chalazion.

Une fois le chalazion mis à découvert, on le charge sur le crochet et, après dissection au bistouri, on excise le pédicule avec des ciseaux courbes. Si la masse est par trop volumineuse, on en retranche la majeure partie, et l'on évide le reste au moyen de la petite curette tranchante. Nous avons abandonné les caustiques et surtout le crayon de nitrate d'argent, dont on usait autrefois, à cause de l'inflammation suppurative qu'il provoque, sans le moindre avantage.

L'opération terminée, on lave la plaie antiseptiquement et l'on applique un bandage avec des rondelles de gaze et de coton.

Au bout de 24 heures, les bords de la plaie sont accolés et la cicatrisation s'achève, sans autres soins que des lavages de la paupière à l'acide borique et le graissage de la petite cicatrice linéaire avec de la vaseline boriquée.

L'*inflammation* du tissu propre du tarse ou *tarsite* est rarement primitive. Le plus souvent elle succède à la phlegmasie des glandes de Meibomius et surtout de la conjonctive. Comme cause fréquente nous citerons la conjonctivite granuleuse, puis les ulcérations, les brûlures et les plaies de la muqueuse et de la peau. Le tissu tarsien inflammé se vascularise, prolifère, se ramollit et finalement se rétracte en s'enroulant sur lui-même. Suivant que cet enroulement s'opère en arrière ou en avant, il donne lieu à l'entropion *cicatriciel* dans le premier cas, et à l'ectropion de même ordre dans le second. Du tissu de cicatrice plus ou moins chargé d'éléments graisseux se substitue, d'où la couleur jaune sale du tarse recroquevillé et épaissi. Des ulcérations ou des gommes syphilitiques des paupières restées sans traitement provoquent les mêmes déformations avec leurs conséquences.

Une autre altération assez fréquente est la *dégénérescence amyloïde*. Vogel[1] en a cité la première observation probante, à laquelle sont venues s'ajouter plusieurs autres. Ce qui domine, c'est l'épaississement très accentué du tarse et de la conjonctive devenue tomenteuse, rouge jaunâtre et parfois ulcérée à la surface.

Cette affection a une marche fort lente, et à l'examen histologique on trouve une masse granulomateuse qui entoure le tarse et l'infiltre sur plusieurs points; il s'y ajoute la sclérose des vaisseaux et des masses d'aspect hyalin. Les parties altérées se colorent parfois en bleu violet par le mélange d'acide sulfurique et d'iodure de potassium, preuve qu'il s'agit d'une substance amyloïde. Dans la tuberculose de la conjonctive le tarse s'altère d'une façon analogue, état qu'il faut se garder de confondre cliniquement avec le précédent.

VII

MALADIES DE LA MUSCULATURE DES PAUPIÈRES

Ici comme ailleurs, les troubles fonctionnels des muscles se traduisent par deux états opposés, le spasme ou la paralysie.

---

1. VOGEL, *Inaug. Dissert.*, Bonn; p. 25.

A. — BLÉPHAROSPASME

La contracture peut affecter l'*orbiculaire* et le *releveur*, muscles volontaires striés, dont l'innervation dérive de l'axe cérébro-spinal, ou encore le muscle à fibres lisses de Müller placé sous la dépendance du grand sympathique.

Le *spasme de l'orbiculaire*, tant clonique que tonique, est le plus fréquent. Il peut affecter la totalité du muscle, être partiel ou n'intéresser qu'un petit nombre de faisceaux. D'après sa marche, on le distingue en *fugace*, *intermittent* et *continu*.

Comme type de spasme *fugace*, on doit citer l'oscillation ondulatoire fibrillaire qui s'empare de la portion palpébrale du muscle et que Saint-Yves décrivait dans son traité sous le nom bizarre *la souris*. Cet état, qui témoigne d'une excitation insolite des fibres musculaires, n'a aucune signification pathologique précise et cesse de lui-même. Parfois il s'agit d'une action réflexe prenant son point de départ dans une légère irritation de la conjonctive, des paupières ou de la rétine.

Une autre forme est celle du clignotement spastique seul ou combiné avec le tic indolore de tout le masque facial. Rien n'est plus fréquent que d'observer ce genre de spasme grimaçant chez les écoliers et les jeunes filles ; bien que sans gravité, il ne manque pas de préoccuper beaucoup les parents. Tantôt il faut penser à un état choréique partiel chez des sujets nerveux, tantôt à un véritable spasme réflexe ayant son origine dans l'œil ou les organes voisins, les fosses nasales en particulier. Toujours est-il qu'on doit examiner avec soin si l'amétropie n'est pas en cause, et s'il s'ajoute ou non du spasme accommodatif. Le travail prolongé, les veilles, les émotions morales et l'affaiblissement corporel contribuent à l'exagérer.

Là où le blépharospasme constitue un véritable état maladif, c'est lorsqu'il se répète, dure depuis longtemps et met en jeu la totalité de l'orbiculaire. Le sujet se présente alors avec les paupières complètement closes, le sourcil froncé, la commissure labiale attirée en haut et la face crispée. Ces signes existent d'un seul côté, rarement des deux, bien que d'une façon inégale. Lors de photophobie, qu'elle dépende d'une affection de la cornée ou de toute autre inflammation du globe, le blépharospasme est dit *symptomatique* et s'accompagne de larmoiement abondant.

Celui *essentiel*, qui seul doit nous occuper ici, se lie à des névralgies du trijumeau, outre qu'il offre des périodes d'accalmie. Diverses conditions physiques ou morales, telles que frayeur, névrosisme, etc., l'exagèrent, tandis que le sommeil et la narcose chloroformique le font cesser momentanément. Une autre particularité est l'existence de points qu'on pourrait appeler d'*arrêt* sur le trajet de la cinquième paire, principalement du sus-orbitaire, du nasal, du sous-orbitaire et du buccal. Une pression légère sur l'un de ces points a pour effet de suspendre momentanément le blépharospasme ; même phénomène se produit pour le nerf facial à son émergence du trou stylo-mastoïdien. Les faits de cet ordre témoignent qu'une excitation réflexe, douloureuse ou non, partie du trijumeau, agit sur le facial pour contracturer les paupières. On conçoit d'après cela que des cicatrices placées sur le trajet des branches de la cinquième paire aient pu devenir cause de blépharospasme susceptible de céder par l'excision du tissu cicatriciel ; Mackenzie et Sæmisch en rapportent des exemples. Le réflexe peut d'ailleurs partir de plus loin, du tube digestif ou de l'appareil utéro-ovarien.

Toutes choses égales, le nervosisme et surtout l'hystérie tardive liée à la ménopause, provoquent particulièrement le blépharospasme. Les lésions dentaires de l'oreille, des voies d'excrétion des larmes et des fosses nasales ont une influence secondaire, mais dont on doit tenir compte dans le traitement.

De nombreux moyens tant médicaux que chirurgicaux ont été proposés ; c'est dire que cette affection présente une grande ténacité et que son pronostic exige des réserves.

Bien que le traitement médical n'ait pas beaucoup de chance de réussir, on doit essayer les injections hypodermiques de morphine et les courants continus en plaçant l'électrode positive sur les paupières, la négative au cou ou à la nuque.

Si l'on suppose que la cornée ou la conjonctive sont le point de départ du réflexe, on ajoute les instillations de cocaïne. Le sulfate de quinine, l'antipyrine, la belladone, l'aconit, administrés par la bouche, n'ont qu'une action incertaine, et nous en dirons autant des bromures et du chloral.

Si l'amétropie intervient, on prescrit les verres voulus, et, en cas de spasme accommodatif, les instillations d'atropine.

En supposant que les moyens médicaux se soient montrés impuissants, on aura recours au traitement chirurgical, en commençant par la compression douce et prolongée des *points d'arrêt*. Si le nerf facial est directement intéressé, il faut se servir d'un bandage à ressort muni d'une petite pelote que l'on applique contre le trou stylo-mastoïdien, immédiatement en avant de l'apophyse mastoïde. Souvent les malades indiquent eux-mêmes le point exact qu'il faut comprimer.

Lorsque le blépharospasme est lié à de la photophobie, certains sujets sont soulagés par le port de lunettes fumées, alors que d'autres s'en trouvent mal, comme cela a été signalé par Michel.

Si ces tentatives restent sans succès, on a le choix entre la névro-tomie, la névrectomie et l'allongement ou l'arrachement des branches du trijumeau; seul le facial mérite d'être respecté à cause de sa paralysie.

La simple section du nerf échoue habituellement ou ne procure qu'une guérison éphémère; aussi la majorité des chirurgiens lui pré-fèrent l'excison, qui doit s'étendre à 1 ou 2 centimètres. L'arrachement a une action plus certaine encore, mais comme il entraîne une anesthésie prolongée du territoire où se distribue le nerf, on se contente de l'allongement à l'aide d'un crochet mousse.

Pour un chirurgien exercé, toutes ces opérations sont faciles et n'exposent à aucune perte sanguine importante, outre que la petite plaie opératoire se cicatrice par première intention, sans laisser de trace apparente.

Pour le sus-orbitaire, le nasal et le sous-orbitaire, une incision courbe de 2 à 3 centimètres sur le bord orbitaire supérieur ou infé-rieur suffit. On isole le nerf avec la sonde cannelée, et soit qu'on veuille l'allonger ou le couper, on le charge sur le crochet. Presque toujours, la petite artériole et les veines qui l'accompagnent se trouvent intéressées; mais il suffit de la compression digitale ou de la pince à forcipressure pour arrêter l'hémorrhagie. Pour la suture de la peau, on se sert du catgut ou de la soie fine anglaise, bien qu'on puisse se dispenser de réunir la plaie, grâce à l'action de l'orbiculaire.

La section ou l'arrachement du buccal offre plus de difficultés d'exécution. En suivant les règles que nous avons posées[1], on y parvient toutefois assez facilement.

La bouche tenue largement ouverte à l'aide du bâillon à palato-plastie, on cherche avec l'indicateur de la main gauche le sommet et le bord antérieur de la branche montante du maxillaire, depuis l'apo-physe coronoïde jusqu'à la dernière molaire inférieure. Une incision longitudinale de la muqueuse, faite au milieu de cette crête dans l'étendue de 2 centimètres, permet, après quelques coups de sonde cannelée, d'introduire le crochet et de saisir le nerf entouré d'une certaine quantité de graisse et de glandules sous-muqueuses. La section ou l'excision du nerf ne sont plus alors que l'affaire d'un ou de deux coups de ciseaux. La plaie se ferme d'elle-même et il suffit de prescrire des gargarismes d'acide borique, de quinquina ou d'eucalyptus pour activer la cicatrisation.

Les résultats définitifs ne sauraient être exactement prévus. En cas de demi-succès ou d'insuccès complet, on peut recourir à nouveau aux moyens médicaux, qui agissent généralement mieux qu'avant.

---

1. Panas, *Arch. de méd.*, 1873, et *Bull. de l'Acad.*, même année.

Pour terminer ce qui a trait au blépharospasme, nous mentionnerons certains états mal définis pour lesquels on est consulté. C'est ainsi que des femmes ayant dépassé la quarantaine se plaignent d'éprouver dans la journée, plus souvent la nuit et au réveil, une difficulté très grande à ouvrir les paupières. L'examen le plus minutieux de la conjonctive et du globe ne montre rien d'anormal ni aucune sécrétion. S'agit-il d'une légère contracture de l'orbiculaire, d'une impotence relative du releveur ou d'une adhérence par capillarité des paupières sur le globe, c'est ce qu'on ne saurait dire. Toujours est-il qu'il ne s'ensuit ni ptosis, ni resserrement de la fente palpébrale, ce qui exclut l'impotence fonctionnelle du releveur et le spasme de l'orbiculaire.

Contre cet état, nous nous sommes bien trouvé de l'application de pommade à la cocaïne dans les culs-de-sac, immédiatement avant le coucher.

Dans l'ordre expérimental, il faut signaler le léger myosis occasionné par les instillations d'ésérine, et l'écarquillement des paupières sous l'action de la cocaïne. Il reste à savoir si l'action de ces deux agents antagonistes s'exerce sur l'orbiculaire plutôt que sur le muscle de Müller.

B. — LAGOPHTALMIE PARALYTIQUE

La *paralysie de l'orbiculaire*, désignée encore sous le nom de *lagophtalmie*, reconnaît pour cause une lésion de la 7e paire crânienne ou de ses noyaux l'origine. Elle se distingue en *complète* et en incomplète ou *parésie*; l'orbiculaire seul étant en cause, ou avec lui tous les muscles innervés par le facial, y compris le frontal et le peaucier du cou. Une pareille dissociation prouve la double origine de ce nerf dans les centres, et nous permet d'envisager la paralysie bornée à l'orbiculaire et au frontal comme *nucléaire*, alors que celle du tronc tout entier témoigne du siège basilaire de la lésion, depuis le bulbe jusqu'au trou stylo-mastoïdien. Il va sans dire qu'à partir de ce trou, l'une quelconque des branches terminales peut être intéressée isolément.

Avant sa sortie du rocher, vers le milieu du canal de Fallope où se trouve le ganglion géniculé, le facial reçoit l'anastomose du nerf maxillaire supérieur et en fournit une qui concourt à la formation du nerf vidien et aboutit à la moitié correspondante du voile du palais. De là l'importance, au point de vue du siège de la lésion, de s'enquérir si le voile participe ou non à la paralysie de l'orbiculaire.

La paralysie des nerfs moteurs de l'œil associée à celles du glosso-pharyngien, du pneumogastrique et du spinal, plaide en faveur d'une lésion nucléaire; il en est jusqu'à un certain point ainsi de celle de l'acoustique, bien que ce dernier puisse être intéressé, dans son parcours à travers le rocher, au même titre que le facial.

Les altérations des centres consistent en foyers apoplectiques ou de ramollissement, plus rarement en néoplasies.

Le long du rocher, les otites suppurées et les fractures de la base du crâne sont ordinairement en cause. Dans la partie terminale, il y a lieu d'invoquer l'extirpation de la parotide, la compression du nerf par des ganglions ou des tumeurs, enfin des blessures de toute sorte.

Une cause devenue banale à force d'être répétée est l'action du froid humide. Pour expliquer la paralysie, on invoque le gonflement du périoste qui tapisse le canal de Sténon, d'où compression du nerf facial. Sans vouloir nier cette interprétation, nous sommes loin d'être convaincu sur la nature a frigore ou rhumatismale de bien des paralysies de la septième paire, cela d'autant plus que, d'après Boll et Hansen [1], la lèpre paralytique s'attaquerait tout particulièrement à l'orbiculaire et que très souvent on méconnaît le tabes, la syphilis, le diabète et d'autres dyscrasies encore mal connues. Le froid intervient sans doute, mais son action est contingente. Chez une de nos malades, nous avons vu se développer successivement la paralysie faciale d'abord, puis une anesthésie de la cinquième paire du même côté avec kératite neuro-paralytique et hypopyon, preuve que le refroidissement invoqué au début constituait un élément accessoire du complexus morbide.

Dans la lagophtalmie, les paupières restent ouvertes et ne parviennent pas au contact, quels que soient les efforts du malade. La paralysie concomitante du sourcilier, toutes les fois que le muscle frontal y échappe, se traduit par l'élévation du sourcil.

La paupière inférieure, n'étant plus soutenue par la tonicité du muscle, se laisse entraîner en bas et en avant par le poids de la joue, d'où ectropion et léger épiphora symptomatique. Le globe, continuellement exposé à l'air, s'irrite et exagère la sécrétion des larmes. On conçoit combien cet état devient pénible pour le malade, sans compter que la partie inférieure de la cornée finit par s'ulcérer et par se perforer. Pour échapper à ces accidents, le sujet élève instinctivement le globe qui se cache sous la paupière supérieure. Dans la lagophtalmie incomplète pareil subterfuge réussit, mais pour peu que la paralysie s'accentue, le profit est illusoire et tout à fait nul pendant le sommeil.

Laissant de côté le traitement étiologique, nous insisterons sur ce qui peut solliciter le muscle à se contracter et sur les moyens de préserver l'œil des dangers qui le menacent par son exposition continuelle à l'air.

---

1. Boll et Hansen, The Leprosis Diseases of the Eye, in-8, Christania, 1873.

Pour remplir le premier but, on préconise le massage, l'électricité et les injections hypodermiques de strychnine. En vue de protéger le globe, divers procédés ont été proposés.

Le bandage occlusif, quelle qu'en soit la composition, doit être rejeté. La rétraction de l'élévateur fait que les paupières s'écartent quand même, et les pièces de pansement, venant à se mettre en contact avec la cornée, le rendent insupportable et même dangereux.

On ne réussit guère mieux avec les bandelettes agglutinatives de sparadrap. Continuellement mouillées par les larmes, elles se décollent, irritent la peau fine des paupières et frottent contre le globe. Les sutures dites à distance du front à la joue, à l'aide de lanières de toile dont on fixe les extrémités à la peau avec du collodion, ne valent pas la peine qu'on les essaye.

En présence de pareilles difficultés, Boll et Hansen ont proposé les premiers la tarsorrhaphie angulaire ou totale; mais comme la première est souvent insuffisante, que la seconde supprime l'usage de l'œil, nous avons été conduit à proposer la *tarsorrhaphie partielle médiane*[1], qui consiste dans la formation d'un pont jeté d'une paupière à l'autre au milieu ou à peu près de la fente palpébrale.

Étant donnée une lagophtalmie qui menace l'intégrité de la cornée, il faut intervenir opératoirement. Saisissant le tégument palpébral avec des pinces, on cherche à se rendre compte de l'emplacement le plus favorable et de l'étendue que devra avoir

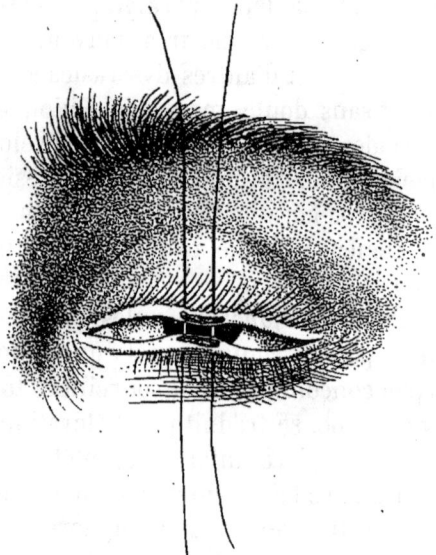

Fig. 196. — Tarsorrhaphie médiane.

la tarsorrhaphie partielle; généralement un pont de 4 à 5 millimètres de large au plus suffit, en ayant soin de ne pas intéresser les points lacrymaux. Le procédé ne diffère pas de la tarsorrhaphie ordinaire : avivement de la lèvre meibomienne des bords palpébraux, en respectant la peau et les cils; application de deux, rarement de trois points de suture à la soie fine; occlusion de l'œil sous un bandage compressif et enlèvement des fils le quatrième ou le cinquième jour.

La réunion partielle ainsi obtenue supprime du coup le larmoie-

---

[1] OLLIVIER, Thèse de Paris, 1883.

mént. Si la conjonctive et la cornée sont affectées, elles guérissent avec rapidité sans qu'on ait besoin d'intervenir autrement.

Peu de temps après l'opération, les deux lucarnes latérales tendent à s'arrondir, ce qui permet au malade de se servir de celle externe pour fixer au loin et de celle interne dans le travail de près. Le chirurgien peut inspecter à volonté l'état de l'œil et, en cas d'ulcérations et de taies, appliquer les topiques voulus. Une fois la paralysie guérie, on n'a qu'à fendre la petite bride centrale avec des ciseaux sans qu'il subsiste la moindre trace apparente.

Lorsque la lagophtalmie est incurable, la tarsorrhaphie médiane est encore plus indiquée. Tout en préservant l'œil, elle ne l'empêche pas de fonctionner et constitue en somme une difformité bien moins choquante que la lagophtalmie.

De plus, il nous a été donné d'ouvrir au bout de deux ans les paupières sur les instances d'une malade atteinte de paralysie définitive, et, contrairement à nos craintes, les paupières n'avaient aucune tendance à l'ectropion même un an plus tard. Pour expliquer cet heureux résultat, nous avons supposé que, sous l'influence de la traction prolongée, le muscle orbiculaire rétracté et tous les tissus des paupières avaient retrouvé un degré suffisant de laxité, ou bien que le releveur soumis à une extension prolongée avait perdu de sa tonicité. On sait du reste que Dieffenbach[1] avait conçu l'idée, dans la lagophtalmie paralytique, de sectionner l'élévateur. Cette opération, inadmissible dans la paralysie curable de l'orbiculaire, pourrait être combinée à la tarsorrhaphie partielle en cas d'incurabilité reconnue.

C. — PTOSIS PARALYTIQUE

Le muscle élévateur animé par la troisième paire étant paralysé, il en résulte la chute de la paupière supérieure appelée *ptosis*, état infiniment plus commun que la contracture de ce muscle. Suivant que la paupière est privée de tout mouvement ou qu'elle en exécute encore, on a affaire au ptosis *complet* ou *incomplet*.

Avant d'admettre qu'il y a réellement parésie de l'élévation, il faut s'enquérir si la réduction de la fente palpébrale ne tient pas à la contracture de l'orbiculaire consécutive à une ophtalmie de longue durée ou à la destruction du ligament suspenseur et du tendon du releveur par coup ou abcès; le symblépharon, l'ankyloblépharon partiels et la polysarcie de l'orbite, sur laquelle Sichel[2] a le premier appelé l'attention, méritent également d'être éliminés.

1. Dieffenbach, *Die Operat. Chirurgie*, t. I, p. 741, Leipzig, 1845.
2. Sichel, *Ann. d'ocul.*, XII, p. 189.

Outre l'impossibilité du soulèvement volontaire, le ptosis entraîne l'effacement au moins partiel des plis naturels de la peau palpébrale, et presque toujours s'accompagne de la paralysie des autres muscles innervés par la troisième paire. Celui isolé est rare et tient à une lésion ordinairement périphérique ; très fréquemment on l'observe dans le tabes, où il se caractérise par des rémissions fréquentes qui servent à le différencier du ptosis syphilitique. Pour nous, le froid et le rhumatisme, ainsi que nous l'avons fait observer à propos de la lagophtalmie, ont une influence très contestable. Fuchs[1] décrit un ptosis *sénile* double dû à l'atrophie lente et progressive de l'élévateur, sans que rien permette de rattacher l'affection à une paralysie périphérique ou nucléaire. Comme dans les cinq observations qu'il relate l'auteur n'a pu faire des examens histologiques complets, la nature de cette atrophie reste en suspens.

Une fois le ptosis devenu permanent, il en résulte une gêne continuelle, surtout si la paralysie est bilatérale et complète. Le sujet s'efforce sans cesse de soulever les paupières en contractant les muscles frontaux, et il marche la tête renversée en arrière pour ramener dans l'horizontalité ses lignes de regard. Malgré ces artifices, il lui est impossible de se diriger sans danger dans la rue ; aussi réclame-t-il une opération. Là où le ptosis devient profitable, c'est lorsqu'il accompagne la paralysie unilatérale de l'oculo-moteur ; grâce à l'exclusion de l'œil, l'individu se trouve à l'abri de la diplopie.

Les moyens *chirurgicaux* dont nous disposons sont *palliatifs* ou *curatifs*.

Les premiers consistent dans l'emploi de collodion, de bandelettes agglutinatives, de sutures au fil d'argent comprenant un pli transversal de la paupière, ou de pinces fixatrices, dont la plus simple est celle en forme de serre-fine, à branches larges et courbes.

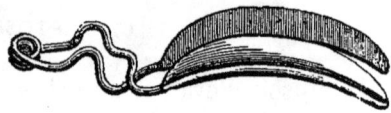

Fig. 197. — Pinces à ptosis.

Tous remplissent incomplètement le but et ne sauraient satisfaire les malades.

En face de ces difficultés, les chirurgiens ont tenté de nombreuses opérations. Sans en faire l'historique, nous dirons que de Græfe[2] a le premier frayé la voie. Pour lui, la réussite dépendait de l'excision d'une portion plus ou moins grande du muscle antagoniste, l'orbiculaire ; après quoi, il fallait réunir peau et muscle par la suture.

On a proposé depuis, comme dans le strabisme paralytique, l'avan-

1. Fuchs, *Arch. f. Opht.*, XXXVI, 1.
2. De Græfe, *Arch. f. Opht.*, IX, 2, p 29.

cement du releveur, en en excisant au besoin une partie (Everbusch). L'expérience a démontré que, dans le ptosis prononcé, la méthode est insuffisante. Voici comment l'auteur conseille de procéder.

On pratique une incision courbe à concavité inférieure au milieu de la paupière, à égale distance du sourcil et du bord libre. Cette incision doit comprendre la peau et le muscle orbiculaire, de façon à pouvoir mettre à nu le bord supérieur du tarse et l'aponévrose tarso-orbitaire identifiée en ce point avec le tendon du releveur. Cela fait, on passe à travers le tendon trois anses de fil, dont les bouts sortent dans l'espace intermarginal du bord libre ; puis on les serre pour attirer en bas le muscle de la quantité voulue.

Ce procédé rappelle, comme on le voit, l'avancement capsulaire dans le strabisme. Il en a les avantages et les défauts.

Partant du fait clinique que, dans le ptosis, le frontal tend à suppléer l'orbiculaire, H. Pagenskcher a conçu l'idée de prolonger ce muscle vers le tarse, en créant une bride cicatricielle sous-cutanée. Dans ce but, il passe sous la peau le muscle orbiculaire et le sourcilier une anse de fil, dont le plein correspond au-dessus du sourcil, et les deux bouts armés d'aiguilles sortent tout près du bord libre. Il noue ces derniers sur un petit rouleau de diachylon et laisse les fils en place tant qu'il ne survient pas de suppuration.

Dransard[1] emploie la même méthode, sauf que l'anse de fil est dirigée en sens inverse, et que le plein occupe le milieu ou le tiers inférieur de la paupière, les bouts étant noués sur du diachylon au-dessus du sourcil. De plus, il laisse l'anse de fil en place malgré la suppuration qu'elle provoque et la serre progressivement jusqu'à ce qu'elle achève de couper les tissus et devienne libre. Son but est d'obtenir ainsi une nappe cicatricielle sous-cutanée large et solide, pouvant servir plus tard au muscle frontal de tendon palpébral.

Cette suture profonde peut rendre des services, mais elle ne manque pas de provoquer des douleurs vives et un fort gonflement suppuratif de la paupière. De plus le résultat définitif dépend tout entier des hasards inhérents à tout tissu de cicatrice et est dès lors incertain.

Des raisons de cet ordre nous ont conduit à y substituer un vrai procédé chirurgical visant l'*inosculation directe* de la paupière avec le muscle orbito-frontal. Nous l'exécutons comme il suit :

Là paupière bien tendue sur la plaque en corne, on pratique une première incision horizontale au niveau du pli orbito-palpébral supérieur comprenant la peau et le muscle orbiculaire, de façon à mettre à nu le ligament suspenseur. De cette incision partent latéralement deux autres verticales et légèrement divergentes jusqu'au bord supé-

---

1. DRANSARD, Thèse de Beauvais, 1884.

rieur du tarse, où on leur donne une direction horizontale et courbe parallèle à l'incision supérieure; on s'arrête près du point lacrymal en dedans et de la commissure externe en dehors. Le lambeau ainsi délimité est disséqué de haut en bas, en même temps qu'on libère les deux petits volants triangulaires latéraux, de façon à mettre le squelette fibreux de la paupière à découvert.

Ce temps de l'opération soigneusement exécuté, on fait le long et tout près du bord supérieur du sourcil une incision semi-circulaire à concavité inférieure qui intéresse la peau et la couche musculaire

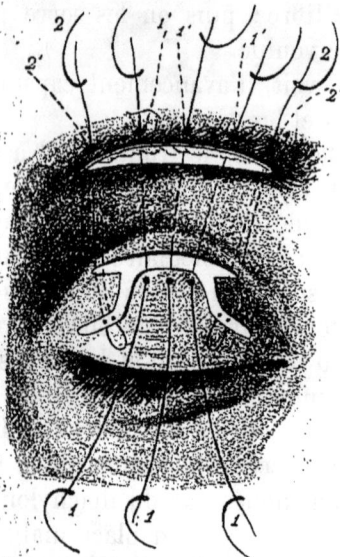

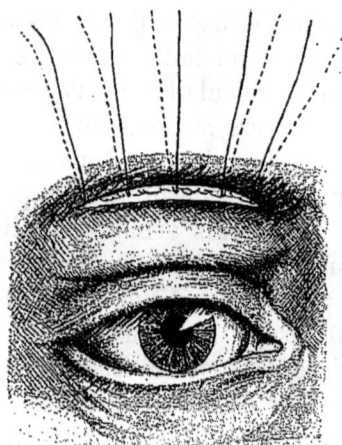

Fig. 198. — Opération du ptosis (Panas)   Fig. 199. — Aspect des parties après suture.

épaisse, formée par l'entrelacement du frontal avec le sourcilier. Saisissant alors avec une pince le pont compris entre les deux incisions sus- et sous-surcilières, on les mobilise par transfixion à l'aide du bistouri passé verticalement au-dessous. Une anse de fil armée de deux aiguilles permet d'accrocher le sommet du lambeau, qu'on glisse sous le pont cutané jusqu'à ce qu'il vienne s'adapter à la lèvre supérieure de la boutonnière frontale, où on le fixe en ajoutant s'il le faut deux autres points de suture latéraux.

Pour doser l'effet de la proraphie, on n'a qu'à varier la longueur du lambeau palpébral, ce qui s'obtient en pratiquant la première incision horizontale de la paupière plus ou moins près du sourcil, ou en excisant le sommet du lambeau dans l'étendue qu'on juge nécessaire. Toujours est-il qu'il faut éviter tout tiraillement des fils de suture pour ne pas compromettre la réunion primitive, comme cela est de règle en autoplastie.

Si l'on s'aperçoit que la paupière a de la tendance à s'ectropionner, on ajoute de chaque côté un point de suture profond passé à travers le ligament suspenseur. Ce procédé se propose en effet de relever la paupière paralysée en lui faisant subir comme à l'état normal un mouvement de charnière en haut et en arrière, autour d'un axe horizontal fictif passant par les deux commissures. Divers confrères étrangers, tant en Angleterre qu'en Allemagne, l'ont mis en pratique, et se sont déclarés satisfaits. Il suffit de lire à cet égard l'appréciation favorable de notre distingué collègue Fuchs[1], de Vienne.

Pour terminer avec la pathologie de la musculature des paupières, il nous reste à parler du *spasme* et de la *paralysie* du muscle de Müller.

En sa qualité de rétracteur, ce muscle à l'état de spasme a pour effet d'élargir la fente palpébrale, en même temps que ses fibres ténoniennes provoquent une légère protrusion du globe.

La lagophtalmie dont il est question est surtout apparente à la paupière supérieure, où les fibres sont le plus développées. Non seulement la sclérotique reste à découvert de ce côté, mais, lors d'occlusion volontaire des paupières, la supérieure ne suit pas le globe. Cela constitue les signes dits de Stellwag et Græfe, propres au goitre exophtalmique, et qu'on rencontre également dans la période préataxique du tabes.

La *paralysie* du muscle de Müller produit le resserrement de la fente palpébrale et un certain degré d'enophtalmie. Ici, plus que dans le cas de spasme, il faut invoquer l'action du sympathique cervical qui, venant à être coupé ou comprimé, provoque le resserrement de la pupille, ainsi que l'hyperhémie de la conjonctive, de l'oreille et de la moitié correspondante de la face. Ces faits ont été mis en évidence par les expériences de Pourfour, Petit, Cl. Bernard, Horner et Nicati. Il en est de même chez l'homme, à la suite de la compression du sympathique cervical.

Ogle en a cité des exemples, et nous-même[2] avons vérifié le fait, à propos d'une tumeur cancéreuse profonde du cou. Ce qui a surtout attiré notre attention, c'est qu'alors que la vaso-dilatation de la face avait disparu, le myosis et l'enophtalmie subsistèrent jusqu'à la mort du malade; preuve que s'il y a suppléance au point de vue des vaisseaux, celle-ci fait défaut pour l'iris et le muscle de Müller. Du reste, le même fait avait été signalé par Cl. Bernard[3] chez le chien.

En dehors de la compression du grand sympathique, le myosis pal-

---

1. Fuchs, *Lehrbuch der Augenheilk.*, 2ᵉ *Aufl. S.*, 801.
2. Panas, *Mém. de la Société de Chirurgie*, 1868.
3. Cl. Bernard, *Leç. sur la physiol. du grand sympathique.*

pébral a été rencontré à la suite de pertes utérines abondantes et d'accès migraineux[1].

Le traitement local par les courants continus sur le trajet du sympathique cervical ne saurait réussir que si la lésion est d'ordre purement réflexe.

VIII

BLESSURES DES PAUPIÈRES

Comme partout, les blessures des paupières sont produites par des instruments piquants, tranchants ou contondants.

Les premières sont de beaucoup les plus simples, à la condition que l'agent vulnérant soit aseptique et que le globe et l'orbite ne soient pas intéressés.

Les piqûres d'insectes, à moins qu'elles servent de porte d'entrée à des agents infectieux, ceux de la pustule maligne, en particulier, sont peu importantes, et tout se réduit à de la cuisson et à un gonflement œdémateux. Si l'on est appelé à intervenir, on se contente de compresses humides et d'application d'une goutte d'ammoniaque au point piqué.

Même innocuité des plaies par instruments *tranchants* aseptiques; la réunion immédiate est la règle, alors même qu'il surviendrait des ecchymoses dans le tissu cellulaire sous-cutané. L'étendue de la blessure est indifférente, pourvu qu'elle offre une direction horizontale. Grâce à l'élasticité de la peau et à la tonicité des fibres de l'orbiculaire, la coaptation se fait d'elle-même, sans qu'on ait besoin de recourir à la suture; la cicatrice linéaire, cachée qu'elle est par les plis de la paupière, passe souvent inaperçue. Les plaies transversales ne sont dangereuses que lorsqu'elles intéressent le ligament suspenseur, la conjonctive et surtout le tendon du releveur; il s'ensuit du ptosis, nécessitant la suture du tendon[2], ou encore l'adhérence de la conjonctive avec le globe, autrement dit du *symblépharon*.

Une hémorrhagie profuse n'est à redouter que lorsque la plaie avoisine les bords du tarse où se trouve le cercle artériel principal. Même alors elle s'arrête spontanément, grâce aux fibres de l'orbiculaire qui se contractent et pressent sur les vaisseaux. La compression digitale ou la forcipressure en ont presque toujours raison, et le bandage fait habituellement le reste.

Les plaies très obliques ou verticales ont l'inconvénient de bâiller à cause de la section perpendiculaire des fibres de l'orbiculaire;

1. BERGER, *Arch. f. path. Anat.*, LIX, p. 515.
2. GREEN, *Transact. of the Ophtalmol. Soc.*, 1875.

aussi faut-il les suturer aussitôt, surtout lorsque le bord palpébral est intéressé. Sans cela, il subsiste une encoche disgracieuse, outre qu'il peut en résulter de l'ectropion ou de l'entropion cicatriciels.

Pour les plaies *contuses* résultant de chutes, de coups directs, de projectiles de guerre, la suture a peu de chances de réussir, sans compter qu'elle expose à des accidents phlegmoneux en s'opposant à la sortie du pus. Le mieux est donc de s'en abstenir, sauf à y recourir plus tard, et de prévenir la suppuration grâce à des pansements antiseptiques.

Les plaies contuses du sourcil offrent cette particularité qu'elles deviennent linéaires, à cause de l'angle tranchant du bord supéro-externe du frontal qui coupe les parties molles. La présence de nerfs sensitifs nombreux, lacrymal, frontaux externe et interne, nasal, fait que les cicatrices restent souvent douloureuses et peuvent provoquer plus tard du blépharospasme ou de l'amblyopie réflexe.

Tout traumatisme peut se compliquer de corps étrangers ; les fragments de verre, de pierre, de bois, de métal, et les grains de plomb sont les plus fréquents. La petitesse apparente de la plaie et même sa cicatrisation rapide n'excluent pas leur présence. Il faut se rappeler l'observation classique rapportée par Nélaton, où un bout de canne ayant traversé l'orbite et les fosses nasales, blessé la carotide interne et le sinus caverneux du côté opposé, n'empêcha pas la plaie de se fermer.

On est mis sur la voie par la persistance de la suppuration, ou l'apparition de complications tardives telles que : exophtalmie, abcès profonds, paralysie des nerfs contenus dans l'orbite. Souvent le hasard seul fait découvrir le corps étranger dans le cours d'une intervention, ou lorsque celui-ci, de profond qu'il était, se rapproche des téguments.

IX

BRULURES DES PAUPIÈRES

Les brûlures des paupières sont fréquentes et font le plus souvent partie de celles de la face. On en observe à tous les degrés, depuis l'érythème jusqu'aux eschares profondes. Elles sont produites par des liquides bouillants, eau, lessives alcalines, huiles et graisses, par des gaz enflammés ou explosifs, par des chutes sur un fourneau, un poêle, un brasier, ce qui est le cas pour les enfants en bas âge et les personnes prises de syncope ou d'attaque d'épilepsie.

Parmi les agents chimiques, la chaux, la potasse, l'ammoniaque, le phosphore et surtout l'acide sulfurique sont le plus souvent en cause. Outre leur gravité, ces brûlures produisent très promptement des brides cicatricielles hideuses qui ne tardent pas à ectropionner totalement les paupières ou à les souder contre le globe.

Le traitement ne diffère pas de celui des brûlures en général. S'opposer dans la mesure du possible au renversement cicatriciel et à l'adhérence anormale, telle doit être notre principale préoccupation.

Dans ce but, on conseille de déchirer les brides à mesure qu'elles se forment, d'interposer des corps isolants, coques de verre, mèches, plaques métalliques, ou bien de recourir à la suture temporaire des bords libres, réservant pour plus tard les procédés plastiques dont il va être question.

Contre les brûlures produites par la chaux, Gosselin avait proposé comme moyen neutralisant des lotions avec de l'eau sucrée dans le but d'obtenir un saccharate de chaux dénué de toute action caustique. Fiorry[1], dans un cas, fit des lavages au sublimé à $\frac{1}{5000}$ et appliqua de là poudre d'iodoforme; grâce à ces moyens combinés, il ne subsista qu'une tache légère sur la cornée avec traces de ptérygion.

OPÉRATIONS QUI SE PRATIQUENT SUR LES PAUPIÈRES

Les opérations que l'on est appelé à pratiquer sur les paupières sont nombreuses et variées. Déjà nous avons parlé du mode d'ablation des chalazions, des orgelets, des kystes sudoripares, et des procédés qui conviennent à la lagophtalmie paralytique et au spasme de l'orbiculaire. Dans l'exposé qui va suivre, à côté du manuel opératoire, nous décrirons l'état auquel il se rapporte. Ce sera donc une description mixte, pathologique et opératoire à la fois.

Nous commencerons par les opérations les plus simples et qui sont d'un emploi courant, pour terminer avec la restauration des paupières ou blépharoplastie.

A. — TARSORRHAPHIE

La *tarsorrhaphie* se propose de restreindre la fente palpébrale dans un but thérapeutique. La soudure se borne à la commissure externe et dans ce cas on l'appelle *cantorrhaphie*, ou au milieu des bords libres, ce qui constitue la *tarsorrhaphie médiane*, déjà décrite à propos du ptosis paralytique.

La *cantorrhaphie*, imaginée par Walther[2], trouve sa principale indication dans certaines protrusions du globe, congénitales ou acquises.

1. Fiorry, *Ann. di Ottal.*, 1888.
2. Walther, *Arch. f. Opht.*, III, p. 248.

comme aussi dans l'éversion de la paupière inférieure à la suite d'un relâchement de l'orbiculaire ou de blépharo-adénite chronique.

La technique opératoire est très simple. Il suffit d'aviver les bords libres en respectant la lèvre ciliaire dans l'étendue voulue, et d'appliquer deux ou trois points de suture (fig. 200).

La tarsorrhaphie totale, ainsi que nous le verrons, est le complément indispensable de l'opération de l'ectropion cicatriciel. L'idée première revient à Mirault d'Angers[1].

Pour ne pas être gêné par l'hémorrhagie, nous commençons par aviver la paupière inférieure préalablement tendue et quelque peu ectropionnée; pour cela, l'aide applique son pouce ou l'index, et tend la commissure externe. Saisissant avec une pince à dents de souris la partie du bord libre située en arrière de la rangée des cils, le chirurgien excise avec les ciseaux pointus courbes sur le plat une lanière de peau large de 1 à 2 millimètres et de la longueur du bord libre, en respectant le point lacrymal; même avivement à la paupière supérieure, et il ne reste plus qu'à réunir avec de la soie fine les deux bords cruentés; cinq à six points de suture suffisent. On immobilise les paupières au moyen d'un bandage ouaté compressif, et pour empêcher que les fils ne coupent les tissus, on les enlève après 3 ou 4 jours au plus.

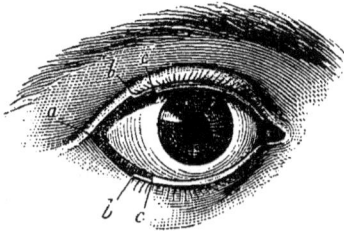

Fig. 200. — Tarsorrhaphie angulaire.
b, c, portion excisée des bords libres. — a, b, le reste de la surface avivée.

Ainsi pratiquée, la tarsorrhaphie n'entraîne aucune difformité, et lorsqu'on vient à désunir les paupières, ce qui est l'affaire d'un simple coup de ciseau, les bords libres reprennent leur aspect normal. Le seul inconvénient consiste dans la production possible de tout petits chalazions, ou pour mieux dire de kystes meibomiens par rétention, qui disparaissent d'eux-mêmes ou après simple ouverture au bistouri.

Comme la commissure interne et les points lacrymaux sont respectés, non seulement l'épiphora et les sécrétions conjonctivales pathologiques se déversent librement, mais les ulcères cornéens, s'il y en avait, se cicatrisent rapidement par le fait même de la soudure des paupières.

1. MIRAULT D'ANGERS, Ann. d'oculist., t. XXV, p. 131.

B. — TARSODIALYSE OU CANTHOTOMIE. — CANTHOPLASTIE

La *tarsodialyse* vise l'élargissement de la fente palpébrale anormalement réduite. Lorsqu'on se contente de diviser la commissure externe, on fait la *canthotomie*, réservant le terme de *canthoplastie* aux cas où l'on ajoute le bordage de la muqueuse à la peau, ou qu'on interpose un lambeau dermique emprunté à la tempe.

Chez les individus atteints d'inflammation chronique de la conjonctive et des paupières avec blépharospasme, la commissure externe s'excorie, devient cicatricielle et se rétrécit, d'où il résulte des frottements dangereux contre la cornée, qui s'ulcère et se vascularise. Cet état porté le nom de *blépharo-phymosis* par analogie avec ce qui se passe du côté du prépuce chroniquement enflammé.

Lorsque les paupières se soudent entre elles, on est en présence de l'*ankyloblépharon*, qui est *congénital* ou *consécutif* à des plaies, des brûlures et des ulcérations du bord libre. Nous ne nous occuperons ici que de celui acquis.

Contre le *simple phymosis* palpébral, il suffit d'insinuer horizontalement l'une des branches des ciseaux derrière la commissure et de la diviser par un coup sec; on peut encore glisser dessous une sonde cannelée et pratiquer la section au bistouri; mais les ciseaux sont d'un emploi plus commode et méritent la préférence. Presque toujours on met à nu la glande lacrymale accessoire qui vient faire hernie; on s'en débarrasse en l'extirpant. La présence constante d'une artériole commissurale, provenant de la temporale superficielle, ne manque pas de verser du sang, qu'on arrête facilement par la compression digitale ou l'application momentanée d'une pince hémostatique.

Lorsque le blépharo-phymosis est prononcé, le débridement simple ne saurait suffire, et à l'exemple de Wecker on ajoute la section verticale sous-cutanée de l'aponévrose orbito-tarsale. Pour cela on introduit les branches de ciseaux droits et l'on coupe la conjonctive ainsi que le tissu fibreux. En cas de phymosis excessif, il resterait une autre ressource, celle de fendre verticalement la paupière supérieure dans son entier, sauf à la recoudre plus tard; cette pratique a trouvé peu de partisans.

On conçoit qu'après un certain temps, les lèvres de la plaie commissurale se ressoudent; on ne saurait donc recourir à la canthotomie que pour obtenir un débridement momentané. Toutes les fois que l'on veut allonger la fente palpébrale d'une façon permanente, il est nécessaire de pratiquer la *canthoplastie*, opération dont v. Ammon [1] est l'inventeur.

1. v. Ammon, *Zeitschr. f Opht.*, 11, 1859.

Le premier temps consiste à fendre la commissure externe comme
précédemment. Cela fait, on affronte et l'on réunit soigneusement la

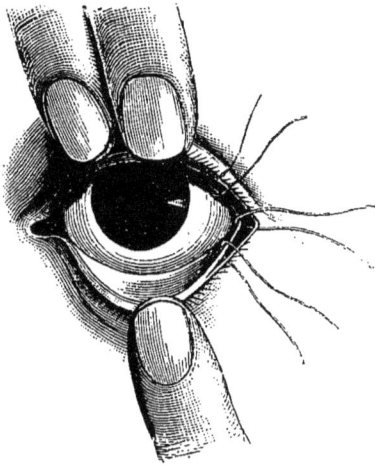

conjonctive à la peau à l'aide de
trois points de suture. Pour cela,
il faut que cette membrane puisse
glisser facilement et venir à la rencontre du tégument externe, sans
quoi elle se coupe sous la traction
des fils et l'opération est manquée.
Aussi Horner conseille-t-il de mobiliser d'abord le cul-de-sac en donnant horizontalement un ou deux
coups de ciseaux. Malgré toutes
ces précautions, la conjonctive peut
quand même lâcher prise, surtout
lorsqu'une inflammation prolongée
l'a rendue friable.

Fig. 201. — Canthoplastie.

Dans les cas difficiles, Cusco a
proposé de disséquer un petit lambeau cutané triangulaire que l'on
porte à la rencontre de la conjonctive, et à laquelle on le réunit par
un point de suture.

C. — TRICHIASIS

Nous savons que le *trichiasis*, avec ses variantes le *distichiasis* et le
tristichiasis, correspond à une déviation des cils d'ordre la plupart du
temps pathologique. Ce sont ordinairement les inflammations chroniques et ulcéreuses, les brûlures et les plaies du bord libre qui en
sont la cause.

En général la déviation en arrière résulte de l'enroulement du tarse,
ce qui constitue l'*entropion*; c'est pourquoi bien des auteurs envisagent les deux états comme ne faisant qu'un, cela d'autant plus qu'ils
ont une étiologie commune, la rétraction cicatricielle de la conjonctive
et du tarse, et qu'ils sont justiciables du même traitement. Bien qu'il
y ait du vrai dans cette manière de voir, nous pensons qu'au point de
vue des interventions opératoires, il y a lieu de maintenir la distinction.

Le trichiasis est *général* ou *partiel*, suivant qu'il occupe la totalité
ou une partie du bord libre. Le diagnostic ne présente aucune difficulté; seul le distichiasis pourrait exposer à des erreurs. En effet,
comme ici la déviation porte sur la rangée la plus reculée des cils, il
faut renverser légèrement la paupière pour la constater.

Le moyen le plus simple, l'épilation, est tout au plus acceptable
dans le trichiasis partiel. En effet, comme les cils repoussent plus

volumineux et plus drus, ils deviennent plus offensants par la suite. Pour toutes ces raisons, dès l'antiquité on a eu recours à des procédés chirurgicaux. Comme la plupart s'appliquent également à l'entropion, nous nous réservons d'en parler à propos de ce dernier.

D. — ENTROPION

L'inversion des paupières ou *entropion* n'est qu'un enroulement du tarse plus prononcé que celui d'où dépend le trichiasis. Il occupe soit un œil, soit les deux, et peut même se limiter à une seule paupière.

Bien préciser le mécanisme de l'enroulement, c'est faire connaître les principes qui commandent le choix des procédés opératoires.

Dans une première catégorie de faits, l'entropion et le trichiasis reconnaissent pour origine l'inflammation aiguë avec œdème ou infiltration sanguine des paupières. Le liquide épanché dans le tissu cellulaire lâche placé sous l'orbiculaire refoule la peau en avant et fait basculer le tarse et la conjonctive en arrière, d'autant plus facilement qu'il s'agit de vieillards.

Le spasme de l'orbiculaire, dans sa portion tarsale, contribue à l'enroulement. Les termes d'entropion *aigu, inflammatoire* ou *spastique* conviennent parfaitement à cet état, qui cesse sitôt l'inflammation disparue. En attendant, notre rôle consiste à dégager les cils et à s'opposer à l'inversion de la paupière. On a proposé dans ce but le collodion, les bandelettes agglutinatives et divers bandages compressifs, moyens qui sont illusoires et ont l'inconvénient d'excorier la peau. L'anse de fil d'argent embrassant un large pli cutané transversal, avec interposition d'un rouleau souple, donne de meilleurs résultats mais expose au gonflement des tissus étreints. La serre-fine proposée par Nélaton peut rendre des services à la condition qu'elle soit dépourvue de griffes et de la changer chaque jour de place pour éviter qu'elle n'entame la peau. On l'empêche d'être entraînée en dedans en y passant un fil dont on fixe l'autre bout à la joue avec un brin de coton collodionné. Le fil, long de 5 à 6 centimètres, permet de changer la serre-fine de place, et en le prenant élastique on a un petit appareil redresseur agissant à la façon d'un muscle.

En admettant que ces moyens échouent, on ajoute la *canthotomie* de l'angle externe.

Lorsque le gonflement des paupières tient à l'application d'un bandage occlusif, le mieux est de le supprimer. De même, on doit proscrire les instillations d'atropine et d'ésérine qui, chez certains sujets, provoquent de l'inflammation avec œdème.

Le véritable entropion *organique* et le trichiasis permanent qui en dépend résident dans la transformation du tarse en tissu cicatriciel.

Il s'ensuit une sorte de recroquevillement, tel qu'on l'observe après la conjonctivite granuleuse, les cicatrices de la conjonctive par ulcération ou brûlure, et les inflammations chroniques du bord libre.

De là découle un premier fait capital pour le traitement, à savoir que toute opération ne s'attaquant pas directement au tarse devenu rachitique, risque d'être inefficace. De plus, pour le redressement de cette courbure, on ne doit pas hésiter à évider ou à sectionner le tarse, comme cela se pratique en orthopédie, à propos du squelette.

L'élément indispensable de succès consiste dans la recherche d'un point d'appui fixe pour les fils. Pour cela, la peau et l'orbiculaire ne sauraient convenir, à cause de leur ampleur et de leur grande mobilité; pourtant, c'est à eux que depuis l'antiquité jusqu'à nos jours on s'est vainement adressé. Anagnostakis d'Athènes est le premier qui ait songé à prendre un point d'appui sur le squelette de la paupière, tarse et ligament suspenseur. L'opération ainsi comprise répond à l'une des indications, et constitue par cela même un progrès; mais auparavant il nous faut citer les principales tentatives faites dans les temps passés.

Déjà Celse, préoccupé des dangers inhérents à la présence des cils dans l'œil, s'était ingénié, lorsqu'un petit nombre était dévié, de les attirer au dehors, en les faisant sortir à une ligne au-dessus du bord libre, au moyen d'une anse de cheveu enchâssée dans une aiguille passée obliquement sous la peau. Snellen[1] agit de même, sauf qu'il substitue au cheveu la soie fine anglaise, et Knapp conseille d'introduire directement le cil dévié dans le chas de l'aiguille conductrice.

Le défaut de cette méthode est de ne donner qu'un résultat temporaire; sitôt que le cil tombe, il en repousse un nouveau dans la mauvaise direction à cause de l'oblitération rapide du canal fistuleux.

La frisure des cils également préconisée par les anciens n'a guère eu plus de succès, et les Arabes voulant faire mieux s'adressèrent à la cautérisation linéaire du bord libre au fer rouge. Plus tard, ils eurent pour imitateurs Callisen et Helling[2], qui substituèrent au feu une traînée d'acide sulfurique.

Desmarres[3], à l'exemple de Celse, excisait un petit lambeau cutané au-dessous des cils et laissait la plaie se cicatriser d'elle-même. Pour le trichiasis total, Bartisch et Heister n'hésitèrent pas à retrancher la totalité du bord libre des paupières, alors que Beer, F. Jæger et Flarer se bornaient à l'ablation de la lèvre portant les cils. Ce sont là autant de mutilations qui créent une difformité choquante, sans le moindre profit au point de vue de l'enroulement du tarse.

---

1. SNELLEN, *Wien. Med. Wochenschr.*, 1871.
2. HELLING, *Ann. d'ocul.*, XXXI, p. 155.
3. DESMARRES, *Traité des mal. des yeux*, t I, p. 532.

Vacca Berlinghieri[1] eut l'idée de mettre à nu après dissection les follicules des cils et de les exciser en entier ; d'autres se sont proposés de les détruire en les cautérisant ou en les traitant par l'électrolyse.

De notre temps Cusco[2], Galezowski[3], Boucher[4], Scellingo[5] et Terrier[6] affirment avoir obtenu des succès par le thermocautère. A l'exception de Vieusse qui pratique deux à trois raies perpendiculaires au bord libre, tous procèdent horizontalement, comme le voulait Abulcasis.

Gaillard de Poitiers[7] préféra s'adresser à une autre méthode, celle des sutures verticales coupantes au nombre de deux, en vue d'obtenir autant de lignes cicatricielles. Rau[8] y ajouta une troisième médiane. Pagenstecher[9], combinant la canthoplastie de v. Ammon à la suture de Gaillard, fit un procédé mixte qui jouit encore d'une certaine faveur, bien qu'on doive lui reprocher de créer des plis difformes indélébiles, et de manquer souvent le but.

On est d'autant plus étonné de la vogue éphémère des moyens qui précèdent, que déjà Aetius avait posé les bases de la seule opération efficace, appelée depuis *transplantation* du sol ciliaire.

L'auteur antique divisait le bord libre en *deux feuillets* : l'un antérieur comprenant la peau, les cils et leur racine, l'autre postérieur formé exclusivement du tarse. Cela fait, il excisait sur la face antérieure de la paupière un lambeau cutané, et les cils se trouvaient ainsi remontés et ne gênaient plus l'œil. Ce procédé fut oublié, puisqu'en 1845 on le voit apparaître, sous les noms d'Arlt-Jaesche[10], qui eurent le mérite de le rendre classique. Son côté toujours défectueux est le manque de point d'appui fixe pour le lambeau transplanté, et le fait plus grave que l'on néglige de redresser le tarse, agent principal de l'entropion.

La modification apportée par Anagnostakis remédie à la première imperfection, mais non à la seconde.

Le professeur d'Athènes, après avoir incisé horizontalement les parties molles de façon à mettre le tarse à nu, dissèque de haut en bas le lambeau musculo-cutané contenant les bulbes des cils, *sans le détacher* du bord libre. Mettant alors à découvert le bord adhérent du tarse, il fixe le lambeau ciliaire à celui-ci. Pour cela, l'un des bouts

1. BERLINGHIERI, *Arch. gén. de méd.*, 1825.
2. CUSCO, *France Méd.*, 1878, p. 145.
3. GALEZOWSKI, *Rec. d'opht.*, 1877, p. 296.
4. BOUCHER, *Arch. d'opht.*, III, p. 220.
5. SCELLINGO, *Boll. d'ocul.*, 1885.
6. TERRIER, *Arch. d'opht.*, V, 1885, p. 9.
7. GAILLARD, *Bull. de la Soc. de Poitiers*, 1844.
8. RAU, *Arch. f. Opht.*, I, 2, p. 176.
9. PAGENSTECHER, *Klin. Beob.*, 1861.
10. ARLT-JAESCHE, *Med. Wochenschrift*, t. VIII, Prague.

du fil armé d'une aiguille courbe est conduit entre le lambeau et le tarse et sort immédiatement en arrière de la rangée des cils, pendant que l'autre également pourvu d'une aiguille courbe est passé à travers le bord adhérent. Quatre à cinq points de suture en tout suffisent, et quant à la lèvre supérieure de la boutonnière cutanée, elle est laissée libre.

La nécessité de s'attaquer directement au tarse vint déjà à l'esprit de Richter[1], Ware, Crampton[2], Guthrie[3], v. Ammon[4], Burow[5] et finalement de Snellen. C'est dire qu'il s'agit d'une indication de premier ordre.

On procède par simple section *verticale* ou *horizontale*. D'accord avec Richter, Ammon et Burow, nous préférons la seconde, mais au lieu d'attaquer comme ces derniers le tarse par la conjonctive, nous le divisons par sa face antérieure préalablement mise à nu.

Strealfield[6] excise un lambeau tarso-cutané horizontal, cunéiforme, au voisinage du bord libre, sa base étant tournée en avant. Snellen agit d'une façon analogue après incision de la peau et excision d'une lanière du muscle orbiculaire. Trois anses de fil armées chacune de deux aiguilles servent à traverser la lèvre supérieure de l'excision du tarse et le petit lambeau cutané, en faisant émerger les aiguilles immédiatement au-dessus de la ligne des cils. A l'extrémité des fils rendus libres il adapte des perles de verre destinées à préserver la peau contre une striction trop forte ; après trois jours, il enlève les sutures.

Berlin[7], après une section horizontale qui comprend toute l'épaisseur de la paupière, excise une lanière de tarse de 2 à 5 millimètres de large y compris la muqueuse, et il s'abstient de suturer. Avant lui, Saunders n'avait pas craint d'extirper la totalité du tarse avec la partie attenante de la conjonctive.

Le procédé que nous avons définitivement adopté[8] satisfait pleinement aux principales indications, tout en ménageant l'intégrité de la paupière (fig. 202).

Le malade étant chloroformisé, nous appliquons la plaque en corne dans le cul-de-sac correspondant et nous la confions à un aide, qui doit la maintenir fortement contre la face postérieure de la paupière pour prévenir l'hémorrhagie. Un crochet pointu, indépendant ou fai-

1. Richter, *Wandarzneilkunde guttingen*, 1790.
2. Crampton, *Essay. of the entrop.*, 1806.
3. Guthrie, *Lect. on the oper. of the eye*, 1825.
4. v. Ammon, *Zeis. Handb. der plast. Chir.*, 1838, p. 591.
5. Burow, *Berlin Klin. Wochensch.*, 1873.
6. Strealfield, *Opht. H. R.*, n° 3.
7. Berlin, *Arch. f. Opht.*, XVIII, 2, p. 91.
8. Panas, *Arch. d'opht.*, 1882, p. 208.

sant partie de la plaque, est enfoncé près du bord libre du tarse, et sert à développer la paupière verticalement. On pratique alors à 5 millimètres au-dessus de la ligne des cils une incision horizontale s'étendant de la commissure externe au point lacrymal correspondant. La section intéresse la peau et le muscle orbiculaire, et met à nu la face antérieure du tarse fortement recroquevillé et souvent épaissi.

Prenant avec la main gauche une pince à dents de souris, on saisit le lambeau ciliaire qu'on dissèque au bistouri sous l'orbiculaire, jusqu'à ce qu'on aperçoive nettement les racines des cils, reconnaissables par leur couleur. Il faut se garder d'aller plus loin pour ne pas dédoubler le bord libre, comme dans l'opération de Jaesche-Arlt.

On dissèque de même la lèvre supérieure de l'incision jusqu'à mettre à découvert le bord adhérent du tarse et le ligament suspenseur ou aponévrose orbito-tarsale. Un crochet sert à attirer en haut la peau avec l'orbiculaire et facilite le placement des fils.

Si le tarse est peu incurvé et suffisamment souple, on le respecte. Le plus ordinairement il est rabougri, et avant d'appliquer les sutures on le fend horizontalement au bistouri dans *toute son épaisseur* y compris la conjonctive, et d'une extrémité à l'autre; une section moindre n'est admissible que si l'enroulement est partiel. La boutonnière doit être perpendiculaire aux deux faces du tarse, notre but étant de faire basculer les deux moitiés sur place et non de produire le chevauchement de l'inférieure sur la supérieure, comme dans le procédé de Hotz.

La disposition des sutures est la suivante : on commence par harponner avec la première ai-

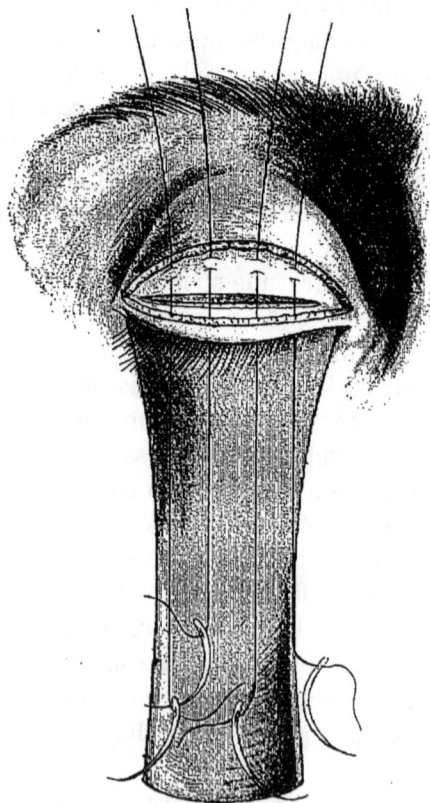

Fig. 202.

guille le ligament suspenseur et le tarse à leur partie moyenne; l'aiguille semi-courbe est glissée sous le petit lambeau musculo-cutané inférieur et sort au bord libre, immédiatement derrière la rangée des cils. Quatre autres points de suture sont placés de même, deux à droite et deux à gauche.

En tirant sur les deux bouts de chaque fil, on fait remonter le petit lambeau cutané et avec lui le bord ciliaire, qui s'ectropionne légèrement; il ne reste plus alors qu'à nouer. La lèvre supérieure de l'incision cutanée laissée libre se coapte d'elle-même à l'inférieure suturée au tarse. Au lieu de couper les fils au ras des nœuds, nous disposons les bouts parallèlement pour les fixer sur le front avec du collodion (fig. 203).

L'opération terminée, on applique un bandage occlusif formé de gaze salolée et d'ouate sèche, le tout maintenu en place par quelques tours de bande.

Si l'entropion et le trichiasis occupent les deux yeux, on répète séance tenante l'opération de l'autre côté.

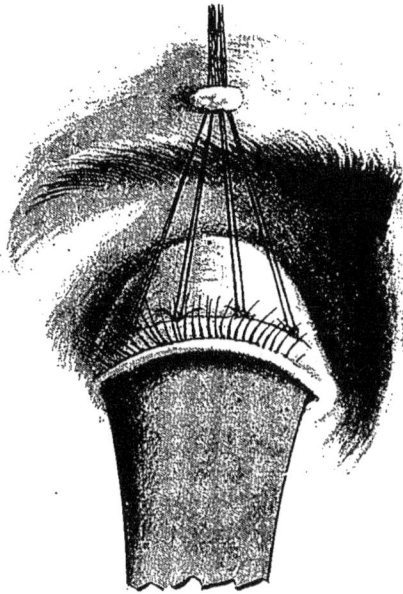

Fig. 203.

L'hémorrhagie, pour quiconque sait se servir de la plaque de corne, est absolument insignifiante et jamais nous n'avons été obligé de recourir à la ligature. Seul Hotz[1] signale un cas où à la suite de la blessure de l'artère principale, il survint un petit anévrysme traumatique sous-conjonctival.

Au bout de trois à quatre jours, on enlève les sutures et l'on protège l'œil par un simple bandeau noir flottant.

La cicatrisation primitive s'achève à la fin du premier septénaire. Les cils et le bord libre, d'abord légèrement éversés, reprennent leur place normale et il ne persiste plus tard la moindre cicatrice apparente. Quant au résultat définitif constaté plusieurs années après, il est absolument parfait.

Ce qui démontre la supériorité de ce procédé, c'est qu'il réussit là où ceux de Pagenstecher et de Arlt-Jaesche, employés sur le même individu, ont échoué; maintes fois le fait s'est présenté à nous, et il vient de recevoir une confirmation autorisée dans le service de Fuchs. L. Müller[2] y apporte, il est vrai, une petite modification qui consiste à nouer les fils non au bord supérieur du tarse, mais au niveau

1. Hotz, *Med. Record*, XV, 1879.
2. L. Müller, *Kl. Mb.*, XXXI, 343, 1893.

du bord libre de la paupière. Il pense qu'on empêche ainsi le chevauchement du pont tarsal inférieur sur le supérieur ; mais en suivant
notre conseil de couper le tarse perpendiculairement et non en bec
de flûte, le chevauchement n'a jamais lieu.

Nous n'agissons pas autrement dans le trichiasis et l'entropion partiel. La seule différence consiste à ajouter deux incisions musculo-cu-
tanées verticales donnant au petit lambeau ciliaire la forme carrée ou
rectangulaire. La section du tarse est également partielle, bien que
complète, et l'application des sutures se fait comme précédemment.

Les règles opératoires que nous venons de poser s'appliquent à l'entropion organique et au trichiasis de la paupière supérieure, de tous
les plus communs et les plus graves. Pour l'inférieure, nous avons
institué un autre procédé basé sur la constitution anatomique différente de celle-ci [1] (fig. 204).

Ici le tarse et l'aponévrose peu développés ne sauraient fournir au
lambeau transplanté une prise suffisante. De là la nécessité de s'adresser aux parties molles de la joue
qui, grâce à leur épaisseur et à leur
adhérence aux os, fournissent un
excellent point d'appui. L'orbiculaire
ayant plus de tendance à entropionner
cette paupière, nous en retranchons
une partie, et toutes les fois que le
tarse est fortement recroquevillé, nous
le fendons en long comme le supérieur.

Le procédé s'exécute de la façon
suivante : deux incisions verticales
comprenant la peau et le muscle orbiculaire, sont pratiquées en dehors et
en dedans et reliées entre elles par
une troisième horizontale intéressant

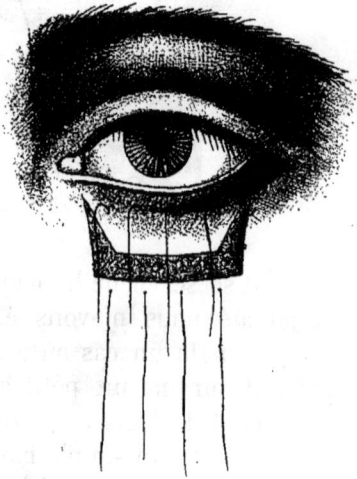

Fig. 204. — Opération de l'entropion
de la paupière inférieure.

seulement la peau, de façon à consti-
tuer une H. Les deux lambeaux carrés sont disséqués, le *supérieur*
jusqu'aux bulbes des cils, l'*inférieur* vers la base de la paupière. La
portion pré-marginale de l'orbiculaire est alors excisée de façon à
mettre à nu la face antérieure du tarse qu'on sectionne s'il le faut
sur la plaque de corne. Après s'être rendu compte de combien la
paupière mérite d'être raccourcie, pour obtenir le redressement
voulu, on retranche avec les ciseaux une partie du lambeau inférieur ou jugal, et l'on réunit horizontalement par quatre à cinq

[1] MENU, Thèse de Paris, 1873.

points de suture les deux lèvres cutanées entre elles, en ayant soin
de faire sortir les aiguilles en arrière de la rangée des cils.

Ce procédé est également applicable au trichiasis et à l'entropion
partiels de la paupière inférieure.

E. — ECTROPION

Sous le nom d'*ectropion*, on entend le renversement de la paupière
en dehors. Le plus souvent il siège à l'inférieure, bien que la supérieure puisse être également affectée. Dans certains cas de brûlure,
les quatre paupières s'ectropionnent, ce qui donne à la figure un
aspect hideux.

Le degré de renversement varie : parfois il se réduit à un défaut de
coaptation exacte avec le globe, seulement visible dans le regard en
haut ; il en résulte du larmoiement et plus tard l'atrophie du point
lacrymal correspondant. Entre cet état et le renversement complet on
rencontre toutes les variantes.

Eu égard à son étendue, l'ectropion se divise en *partiel* et en *total*,
tous deux résultant de causes diverses. Dans une première catégorie,
le point de départ réside dans la rétraction du derme incessamment
baigné par les larmes et chroniquement enflammé. Il se passe ici
quelque chose d'analogue à ce que l'on observe pour les brides de la
paume de la main chez les ouvriers ; aussi proposons-nous de désigner ce genre d'ectropion sous le nom d'*éversion par sténodermie*.

Une autre variété, voisine de la précédente et qui la complique
souvent, tient au gonflement œdémateux de la conjonctive qui tend
sans cesse à refouler et à renverser la paupière ; c'est là l'*ectropion
muqueux* de quelques auteurs.

Une troisième forme est celle *musculaire* dépendant de la paralysie
de l'orbiculaire. Chez les vieillards on observe également l'ectropion
par suite du manque de tonicité du derme et de l'atrophie du muscle
palpébral inférieur, surtout fréquent lorsqu'il s'ajoute l'inflammation
chronique du bord libre.

A tout prendre, la forme la plus commune et la plus grave est
l'*ectropion cicatriciel*. Les causes provocatrices principales sont : les
brûlures des paupières et de la face, principalement celles par l'acide
sulfurique ; les ulcères de divers ordres, spécifiques ou par lupus, enfin
la tuberculose et les ostéopériostites gommeuses du rebord orbitaire.

On conçoit que plus les brides cicatricielles sont profondes et
étendues, et plus l'ectropion est prononcé. A épaisseur égale, celles
parallèles au bord libre sont peu à craindre, alors qu'elles le sont
beaucoup quand elles deviennent perpendiculaires ou obliques.

Une fois l'ectropion établi, il s'accentue de plus en plus par suite de la rétractilité de la cicatrice, qui ne cesse qu'après deux ans et plus. Le tarse correspondant se déforme et s'*allonge*, modification dont il faut tenir compte dans le choix du procédé opératoire.

Les points lacrymaux désormais sans usage s'atrophient et s'oblitèrent, ce qui exagère l'épiphora et le rend permanent. Les glandes ciliaires et celles de Meibomius comprimées cessent à la longue de fonctionner, d'où sécheresse et ulcération des bords libres.

La conjonctive tarsienne et bulbaire continuellement exposée à l'air se gonfle, devient chémotique et forme un bourrelet qui encadre la cornée ou même y empiète. On conçoit que si les deux paupières, supérieure et inférieure, s'extrophient à la fois, la cornée, sans protection, ne tarde pas à s'ulcérer et à se perforer.

Dans les cas de vastes brûlures de la face, non seulement les paupières, mais les ailes du nez, les commissures des lèvres, sont attirées; parfois le menton est collé au sternum ou à la clavicule, et les globes à la suite d'attitudes forcées deviennent strabiques, ou pour le moins offrent de la fatigue musculaire.

On comprend dès lors combien il importe d'intervenir au plus tôt, bien qu'il existe de grandes variétés au point de vue de la tolérance de l'œil, tenant à la constitution, au genre de vie et à la profession du sujet. De là, des ectropions invétérés compatibles avec l'intégrité de la cornée alors qu'ailleurs, à propos d'une simple éversion, on voit survenir des complications graves. C'est dans ce sens qu'une bonne hygiène et des moyens de protection concourent à atténuer les mauvais effets du renversement des paupières. Durant le sommeil l'inocclusion constitue une condition fâcheuse, et pour y obvier on conseille de recouvrir les yeux avec des rondelles de linge fin ou de taffetas gommé enduites de vaseline, de beurre frais ou de cold-cream.

Le *traitement* de l'ectropion varie nécessairement.

Dans celui *aigu* de nature temporaire, on pourrait se contenter de redresser mécaniquement les paupières et de les tenir fermées à l'aide d'un bandage compressif. Si cela ne suffit pas, on scarifie la conjonctive gonflée avec le bistouri de Desmarres ou des ciseaux fins. Le dégorgement, très rapide en cas de chémosis séreux, est au contraire peu sensible et lent lorsque la conjonctive devient lardacée. Il vaut mieux alors exciser une lanière circulaire de la muqueuse tout autour de la cornée, ou débrider la commissure externe. Snellen, en vue de réduire le bourrelet muqueux, se sert d'une anse de fil d'argent placée à cheval, et dont les deux bouts ressortent à la base de la paupière ectropionnée.

Maintes fois nous avons eu recours à la canthotomie sans le moindre bénéfice et, qui plus est, nous avons vu la paupière s'éverser davantage.

Par contre, l'anse de Snellen réussit mieux et mérite de nous arrêter. Disposant d'un fil fin de soie ou d'argent, armé à chaque bout d'une aiguille demi-courbe, on enfonce la première à l'extrémité du bourrelet muqueux et, après l'avoir fait cheminer verticalement sous la peau, elle ressort à 2 centimètres au-dessous du bord libre. Même manœuvre avec la seconde aiguille, après quoi on attire l'anse en bas de la quantité voulue, et l'on noue les deux bouts sur un rouleau de diachylon. Les paupières sont tenues fermées sous un bandage occlusif, qu'on renouvelle dès qu'il est souillé par les sécrétions conjonctivales et les larmes ; généralement le fil d'argent étant mieux supporté que celui de soie et le crin de Florence, nous lui donnons la préférence. Il ne faut retirer l'anse que lorsque le chémosis s'est affaissé, ou quand les parties molles tendent à se couper, auquel cas il survient du gonflement œdémateux de la paupière avec écoulement de pus par le trajet du fil.

Contre l'ectropion sénile et le larmoiement qui en résulte, on a proposé différents moyens.

A. Weber, pour obvier à l'épiphora, débride le canalicule lacrymal inférieur. Cette pratique, devenue depuis courante, manque trop souvent son but, et, sauf lorsqu'il s'agit d'un simple écart de canalicule, on est forcé de recourir à un procédé plus radical.

Le premier en date est celui de Dieffenbach. Il consiste à retrancher

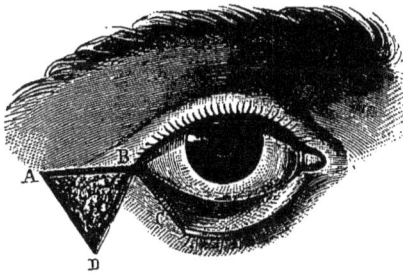

Fig. 205. — Opération de l'ectropion.
(Procédé de Dieffenbach.)

un triangle isocèle temporal comprenant la peau avec l'orbiculaire ayant sa base tournée en haut pour la paupière inférieure, inversement pour la supérieure. Les dimensions du lambeau varient avec le degré de l'ectropion, et il en est ainsi de l'avivement du bord libre qui se fait dans une étendue voulue. La paupière mobilisée,

puis suturée, comble la perte de substance.

Les modifications apportées depuis ont pour but d'empêcher la traction en bas de la paupière par la cicatrice. C'est pourquoi Desmarres remontait la base du lambeau triangulaire pour l'ectropion de la paupière inférieure et l'abaissait dans celui de la supérieure.

Szymanowski[1], renchérissant sur cette donnée, allonge considérablement le triangle, qu'il rend très ouvert du côté de la tempe, son sommet correspondant à la commissure externe. Les deux autres côtés *d'inégale longueur* empiètent sur les bords libres, le plus long sur

1. Szymanowski, *Græfe u. Sæmisch Handb.*, t. III, p. 466.

celui de la paupière ectropionnée. La figure 206 donne une idée très exacte du résultat avant et après l'application des sutures.

Nous avons recours fréquemment à ce procédé contre l'ectropion sénile et celui muqueux avec des résultats satisfaisants. Il reste au

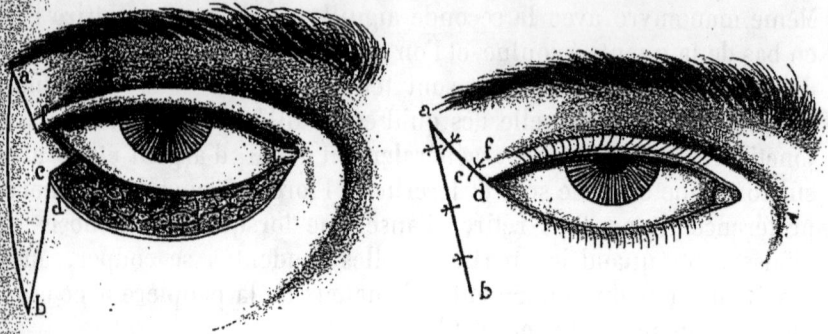

Fig. 206. — Procédé de Szymanowski.

contraire peu efficace lors de paralysie de l'orbiculaire, où nous lui préférons de beaucoup la *tarsorrhaphie médiane* déjà décrite à propos de la lagophtalmie.

Nous ne ferons que mentionner le procédé de v. Ammon, consistant à retrancher à la commissure externe un triangle à sommet temporal et à réunir les lèvres par des points de suture. Non seulement il est insuffisant, mais il a l'inconvénient d'attirer par la suite la paupière inférieure en bas.

Adams[1] ne craignait pas d'exciser au milieu de la paupière ectro-

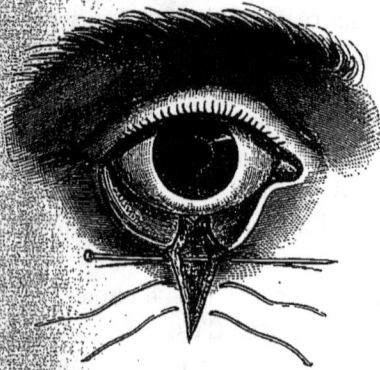

Fig. 207. — Opération de l'ectropion. (Adams.)

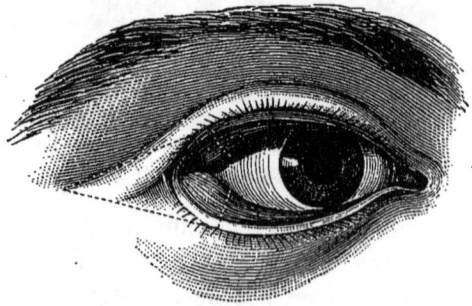

Fig. 208. — Opération de l'ectropion. (Walher.)

pionnée un lambeau en V ouvert du côté du bord libre et comprenant toute son épaisseur. Il réunissait au voisinage du bord libre au moyen d'un point de suture entortillée et le reste par 2 ou 3 points

1. ADAMS, *Pract. obs. on ectrop.*, 1812, p. 4.

de suture entrecoupée. Cette pratique, en dehors des cas où il s'agit
d'une forte bride cicatricielle, est inacceptable.

· Walther[1], dans l'ectropion sénile, procède comme v. Ammon, sauf
que l'excision en V occupe la commissure et intéresse la peau seule
(fig. 208).

Lors d'ectropion sénile compliqué de forte rétraction du derme, les
difficultés sont autrement grandes. On pourrait songer à l'autoplastie
à lambeau, combinée à la tarsorrhaphie complète, mais on hésite à y
recourir, par crainte d'une difformité nouvelle.

De Græfe[2] proposa de mobiliser la peau rétractée à l'aide d'une
incision intermarginale allant de la commissure externe au point
lacrymal, et de deux autres perpendiculaires de 10 à 12 millimètres
partant des extrémités de la première. Le lambeau ainsi délimité est disséqué en dédolant quelque peu au delà de sa base, et on l'attire avec des pinces
jusqu'à ce que l'ectro-pion soit corrigé. On réunit ses bords latéraux
à la peau voisine, sauf en haut; et comme en ce point les angles dépas-
sent de chaque côté les

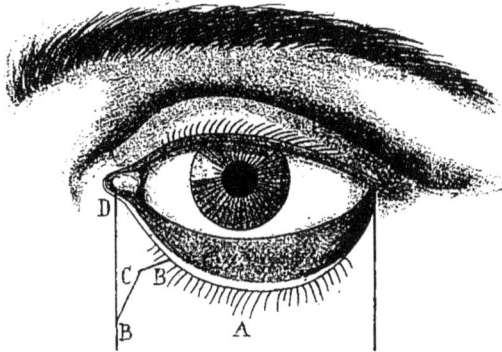

Fig. 209. — Procédé de v. Græfe.

téguments, on les rabat par deux sections obliques. Le bord obtus
qui en résulte est réuni finalement à la plaie intermarginale, en ayant
soin de fixer les fils avec du sparadrap ou du collodion sur la peau du
front. L'immobilité de l'œil sous un bandage compressif est indispensable pendant les premiers jours, afin d'assurer la cicatrisation
immédiate (fig. 209).

Au lieu de ce procédé quelque peu compliqué et dont l'efficacité est
discutable, nous en avons tenté un autre emprunté à Mirault d'Angers. Après avoir disséqué un lambeau triangulaire de peau à base
tournée du côté du bord ciliaire, on le fait pivoter de façon que sa
face cruentée regarde en avant et celle épidermique en arrière; son
sommet est alors engagé sous un pont de peau au-dessous du sourcil,
où on le fixe par la suture. Bien que nous ayons eu soin de laisser le
lambeau en place pendant trois mois consécutifs, une fois libéré, l'ectropion s'est reproduit comme avant. C'est dire que ce procédé ne
mérite guère plus de confiance que celui de v. Græfe.

1. WALTHER, Syst. der. Chir., t. VI, 1828.
2. DE GRÆFE, Arch. f. Opht., IX, 1, p. 2.

La tarsorrhaphie totale, maintenue pendant un an ou deux, ne serait guère plus efficace, et nous lui préférons de beaucoup l'opération de Szymanowski, combinée à la mobilisation de la conjonctive tarsale, qu'on attire en arrière et en bas au moyen de l'anse de Snellen. Le fil métallique laissé en place est serré progressivement jusqu'à ce qu'il coupe tous les tissus avant sa chute. Il en résulte une nappe cicatricielle sous-muqueuse qui désormais lutte contre la rétraction du derme.

Kuhnt[1], s'inspirant d'Adams, propose contre l'ectropion sénile l'excision en V du tarse à son milieu, en respectant la peau et l'orbiculaire.

Nous pensons qu'on ne doit y recourir que dans les ectropions complets de longue date, où le tarse s'éverse et s'allonge démesurément. Même alors, il faut éviter que le point de suture marginal, venant à couper, il n'en résulte une encoche disgracieuse et la déviation des cils correspondants. A part ces restrictions, le procédé mérite d'être gardé. Du reste L. Müller[2] a cherché à y remédier en procédant comme il suit :

Par une incision, il dédouble le bord libre dans une longueur deux fois plus grande que la base du V tarsal qu'on se propose d'exciser. Après avoir retranché un triangle à la partie interne du tarse détaché, il en fait autant à la peau vers l'extrémité opposée de la ligne de séparation, et il ne reste qu'à suturer les bords respectifs entre eux. Pour cela, il place un point au sommet de la perte de substance faite au tarse et quatre autres étagés obliquement, allant de la lèvre externe de celle-ci à la peau mobilisée et attirée vers la commissure externe.

L'*ectropion cicatriciel* est la forme la plus grave; aussi les chirurgiens autoplastes ont-ils tous cherché à en corriger les mauvais effets. Les procédés sont nombreux, mais nous ne signalerons que les principaux, qui se rattachent, les uns à la méthode française ou par glissement, les autres à celle dite indienne. Exceptionnellement on a recours à la méthode italienne ou de Tagliacozzi et à l'hétéroplastie.

Comme bonne autoplastie par glissement, il faut signaler celle proposée par Wharton-Jones et Sanson.

Étant donné un ectropion cicatriciel de la paupière inférieure, on circonscrit la cicatrice par deux incisions en V ouvert en haut; on dissèque le lambeau triangulaire de la pointe à la base, et après avoir détruit chemin faisant les adhérences profondes, on affronte les bords latéraux à partir du sommet de la surface cruentée aussi haut que

1. Kuhnt, Congrès de Heidelberg, 1891.
2. L. Müller, *Klin. Mbl.*, 1893, p. 345.

possible. Le lambeau en V ainsi remonté est suturé de chaque côté, ce qui donne à la ligne de réunion la forme d'un Y (fig. 210).

Alph. Guérin[1], dans les cas de large cicatrice ectropionnante, pratique dans l'aire de celle-ci quatre incisions en W. Il dissèque et fait

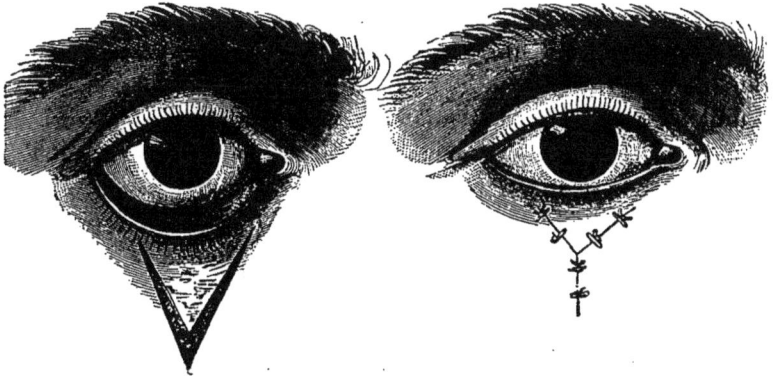

Fig. 210. — Opération de l'ectropion (Wharton Jones).

remonter les deux lambeaux triangulaires latéraux, et laisse en place celui médian intermédiaire ; les deux lambeaux mobilisés sont réunis entre eux et avec le sommet de l'angle médian. Quant aux deux plaies d'emprunt à droite et à gauche, on les laisse se cicatriser à ciel ouvert

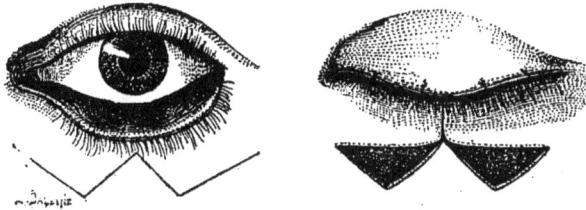

Fig. 211. — Procédé en W d'Alphonse Guérin.

par bourgeonnement, à moins qu'on n'ait recours à des lambeaux épidermiques pris sur le bras du malade.

Dans les deux procédés mentionnés plus haut, on utilise le tissu de cicatrice, et pour réussir il faut que sa nutrition soit bonne, ce qui demande beaucoup de temps. De là cette déduction pratique de laisser écouler après l'accident deux ans et plus avant d'intervenir opératoirement ; cela n'est pas toujours possible, à cause des dangers que court l'œil par son exposition continuelle à l'air.

Ammon utilise également la cicatrice, mais d'une façon différente.

1. A. GUÉRIN, Traité de méd. opératoire.

Après avoir circonscrit cette dernière, il l'abrase superficiellement pour mobiliser dans tous les sens la peau saine environnante, qu'il réunit par-dessus. On conçoit que ce procédé par inclusion du tissu nodulaire ne saurait s'appliquer qu'à des ectropions cicatriciels peu étendus. Dans ces conditions il s'oppose jusqu'à un certain point à l'adhérence de la cicatrice au squelette, comme cela se rencontre souvent lors d'ectropion par tuberculose de l'os malaire.

Un autre procédé de mobilisation de la paupière inférieure est celui de Dianoux, de Nantes, appelé *blépharoplastie à pont*[1].

On pratique en plein tissu cicatriciel et d'une commissure à l'autre une première incision semi-lunaire à concavité supérieure, distante de 5 millimètres du bord libre ainsi que des commissures. Une seconde incision disposée de la même façon intéresse la conjonctive ectropionnée. Avivement du bord tarsien des deux paupières que l'on suture après avoir disséqué et remonté suffisamment le pont palpébral, constitué par le tissu cicatriciel dermique en avant et par la conjonctive en arrière; bordage soigneux de la conjonctive à la peau, moyennant autant de points de suture qu'il est nécessaire. La surface d'emprunt restée à découvert est livrée à la cicatrisation par bourgeonnement sous une plaque de protective, glissée au-dessous du pont palpébral. Cinq à six mois plus tard, on avive l'ourlet muco-cutané libre et flottant, et on le greffe sur un point convenable. Le résultat définitif, vérifié deux ans plus tard, était satisfaisant.

Pour la paupière supérieure, le même procédé est applicable,

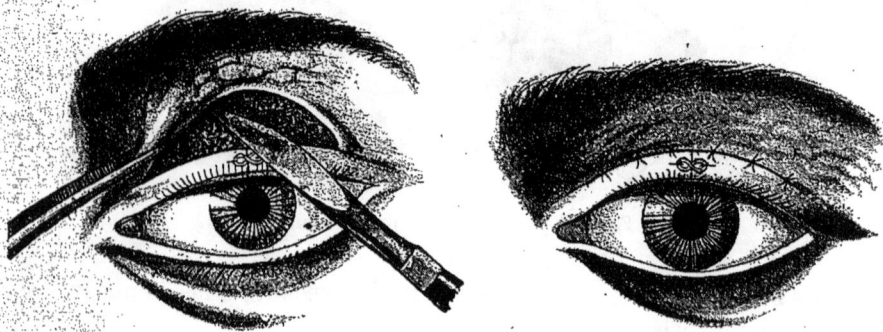

Fig. 212. — Procédé de Jæger.

sauf qu'ici il faut dégager le tendon du releveur, le fixer au périoste frontal et le suturer au tarse cinq à six mois plus tard, lors de la seconde phase de l'opération. Pour cela, on doit non seulement aviver, mais dédoubler l'ourlet muco-cutané, afin d'aller à la recherche du tarse auquel on suture le tendon du releveur.

1. G. GUILLOU, Th. de Paris, 1889, p. 52, 57.

Jæger[1], dans les cas de large cicatrice adhérente de la base de
la paupière, commence à la fendre de part en part sur la plaque en
corne, parallèlement au bord libre et à 4 ou 6 mill., puis il dégage
autour toutes les adhérences et attire la cicatrice mobilisée jusqu'à ce
qu'elle soit en contact avec le bord supérieur du pont ciliaire. Si ce
dernier est par trop long, on en excise une partie au milieu, et il ne
reste plus qu'à suturer les deux moitiés et le pont ainsi reconstitué
avec la cicatrice allongée (fig. 212).

Cette opération expose à des rechutes par rétraction consécutive et
à la production d'un colobome lorsque la réunion médiane du bord
libre vient à manquer.

Dieffenbach, dans les cas où la cicatrice adhère à l'os, l'extirpe après
l'avoir circonscrite par trois incisions dont celle tournée du côté de la

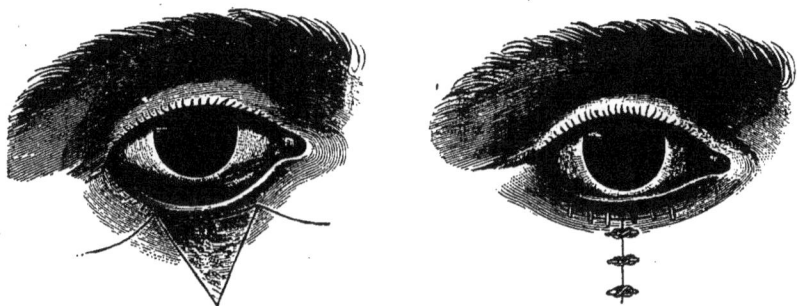

Fig. 213. — Opération de l'ectropion cicatriciel (Dieffenbach).

paupière, formant la base du triangle, est prolongée obliquement de
chaque côté. Les deux lambeaux latéraux sont mobilisés puis suturés
sur la ligne médiane, en même temps qu'on réunit leurs lèvres supérieures à la peau de la paupière redressée ; de là résulte une ligne
suturale en T.

Richet a imaginé deux procédés, l'un par glissement applicable aux
cicatrices médianes, l'autre par échange de lambeaux s'adressant à la
commissure externe.

Le premier s'exécute comme il suit :

On commence par aviver le bord tarsien des deux paupières, et à
2 millimètres du bord ciliaire de celle ectropionnée, on pratique
une incision horizontale permettant de faire de suite la tarsorrhaphie.
Par une seconde incision, placée à 1 centimètre de la première, on
circonscrit un pont que l'on mobilise suffisamment pour l'amener au
contact de la bordure cutanée de la paupière. S'il est trop long, on en
excise une partie au milieu, auquel cas on a deux lambeaux latéraux

1. F. JÆGER-DREYER, *Novo blephar. methodus*, 1831, p. 28.

rectangulaires. Pour combler l'hiatus triangulaire qui existe vers la base de la paupière, on agit comme dans l'opération de Wharton-Jones. Les sutures nécessaires, au nombre de dix au plus, affectent dans leur ensemble la forme d'une H horizontalement couchée, avec un certain prolongement du trait vertical médian.

Le second procédé consiste à mobiliser la commissure externe à l'aide d'une première incision concentrique qui suit le rebord orbitaire. Du milieu du bord externe convexe de la surface cruentée on fait partir une seconde incision courbe qui aboutit à la joue, et du milieu de cette seconde incision une troisième également courbe remontant vers la queue du sourcil (fig. 214 et 215).

De ce système combiné d'incisions successives il résulte par dissec-

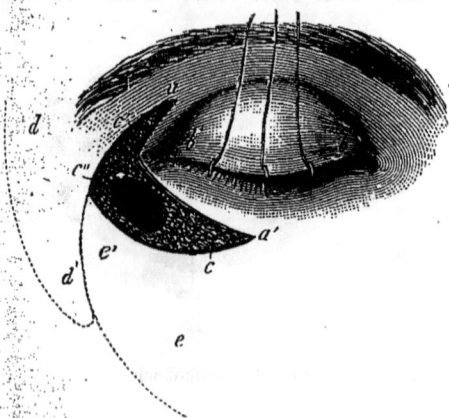

Fig. 214.
Tracé des lambeaux.

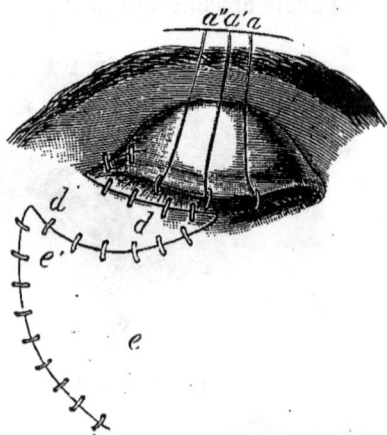

Fig. 215. — Lambeaux mis en place ;
application des sutures.

PROCÉDÉ DE RICHET.

tion deux lambeaux opposés par le sommet que l'on transpose sur place, de façon à rendre *antérieur* le supéro-externe et *postérieur* l'antéro-interne. Trois rangées de sutures les fixent dans leur nouvelle position, et on laisse écouler un temps assez long avant d'aviver définitivement les paupières.

Dans la plupart des procédés que nous venons de décrire la tarsorrhaphie, telle qu'elle a été instituée par Mirault d'Angers, est un complément indispensable. Même seule, elle peut procurer des cures durables, à la condition de ne pas désunir les paupières, tant que la rétraction du tissu cicatriciel nouveau, résultant des débridements nécessaires, n'est pas terminée. Or, d'après les recherches de Denonvilliers et Maisonneuve, il résulte que la durée en est longue, 18 mois à 2 ans. Aujourd'hui, grâce à l'épidermisation de Reverdin et aux lambeaux dermo-épidermiques de Thiersch, l'intervalle de temps se trouve notablement réduit, outre que le résultat cosmétique est meilleur. C'est là du reste un point important sur lequel nous reviendrons à propos de la *blépharoplastie*.

F. — BLÉPHAROPLASTIE

Contrairement aux opérations qui précèdent où l'on utilise pour la reconstitution des paupières le tissu de cicatrice, la *blépharoplastie* s'adresse à des destructions plus graves qui comportent un emprunt de téguments sains sur les parties voisines de la face, ou le reste du corps, voire même sur un sujet étranger. Les deux premiers modes rentrent dans l'*autoplastie*, le dernier dans l'*hétéroplastie*, que l'on divise en *humaine* ou *animale*, suivant que le lambeau est pris sur l'homme ou sur le lapin, le chien, le chat, le cobaye, la poule et la grenouille.

Jusque dans ces dernières années, le lambeau à pédicule était seul adopté; mais depuis que de nombreuses expériences, celles de Paul Bert en particulier, ont prouvé que des parties entièrement séparées de l'organisme peuvent être greffées avec succès, l'hétéroplastie palpébrale est en faveur.

1. — BLÉPHAROPLASTIE A PÉDICULE

La reconstitution d'une paupière entière indiquée comme possible par le chirurgien Græfe[1] paraît avoir été tentée pour la première fois par Dzondi[2], qui empruntait un lambeau à la joue. Il fut suivi dans cette voie par Fricke[3], Junken[4] et d'autres, tant en Allemagne qu'en France et en Angleterre.

On a employé tour à tour la méthode indienne par torsion, celle française par glissement et le procédé de Tagliocozzi où le lambeau pris sur le bras n'est appliqué qu'après bourgeonnement. Que l'on use de l'une ou de l'autre de ces méthodes, il faut toujours se conformer à certaines règles générales qui en assurent le succès.

Autant que possible, les parties d'emprunt doivent être saines, l'expérience ayant démontré que le tissu cicatriciel jeune fournit des lambeaux de peau enclins à se mortifier. De même, il est essentiel de ménager tout ce qui reste de l'ancienne paupière, principalement le bord libre, les muscles et la conjonctive. Enfin dans la majorité des

---

1. C. F. GRÆFE, *Journal de v. Græfe et Walther*, II, p. 18, 1848.
2. DZONDI, *Ibid.*, p. 99.
3. FRICKE, *Die Lehre von den Augenoper.*, 1829, p. 264.
4. JÜNKEN, *Cosper's Wochenschr.*, 1835, p. 8.

cas, la combinaison de la tarsorrhaphie totale ou partielle est un complément indispensable.

Parmi les procédés par glissement, les principaux sont ceux de Dieffenbach, avec les modifications apportées par Szymanowski et Arlt, puis l'opération de Burow.

Dans celui de Dieffenbach, la paupière étant supposée le siège

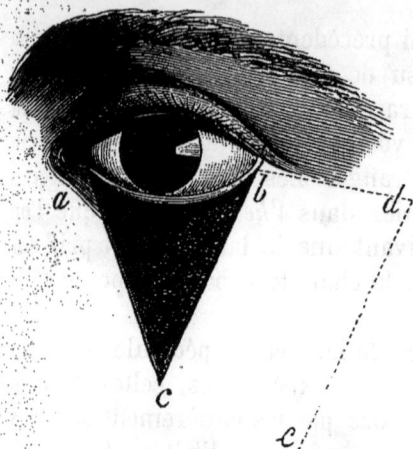

Fig. 216. — Tracé du lambeau.   Fig. 217. — Réunion des lèvres de la plaie.

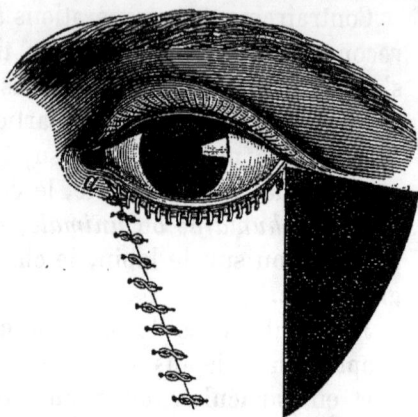

BLÉPHAROPLASTIE (DIEFFENBACH)

d'une perte de substance triangulaire, on la répare au moyen d'un lambeau cutané trapézoïde taillé du côté externe. On ménage soigneusement la conjonctive servant à doubler la face profonde du lambeau qui sans cela aurait de la tendance à se recroqueviller et à contracter des adhérences avec le globe. Le triangle à sommet inférieur resté à découvert est livré à la cicatrisation par bourgeonnement, ou, ce qui vaut mieux, on y greffe des lambeaux dermo-épidermiques pris au bras ou à la cuisse.

Szymanowsky[1] taille un lambeau plus grand de forme rhomboïdale, afin de pouvoir reconstituer la paupière et de combler, au moins en partie, la perte de substance.

Fig. 218. — Procédé de Arlt.

Arlt, lors d'une moitié de paupière absente, modifie quelque peu le

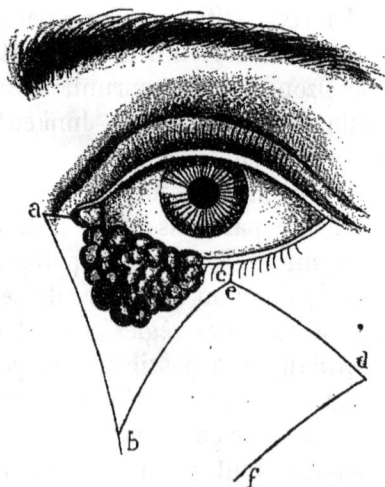

1. Szymanowsky, *Græfe u. Sæmisch*, III, p. 476.

procédé primitif de Dieffenbach. Après avoir circonscrit la cicatrice ou la tumeur à exciser au moyen de deux sections en V à branches courbes, il taille un lambeau carré à bords également arqués, qu'il fixe par des sutures, laissant à nu la surface d'emprunt.

Burow[1] enlève en triangle la paupière malade, puis il dissèque à la tempe un lambeau de même forme et de même grandeur, opposé au précédent par le sommet. Après mobilisation des côtés *de, ad, ac,* il parvient à combler à la fois les deux pertes de substance. Le lambeau

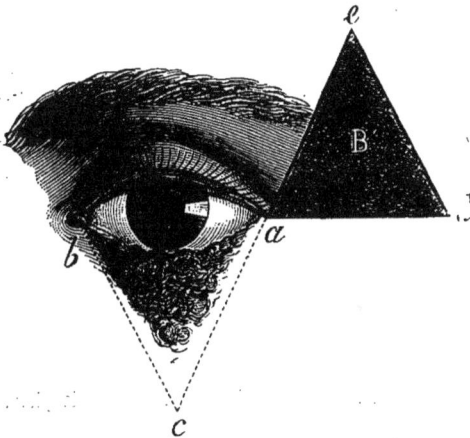

Fig. 219.
Procédé de Burrow.

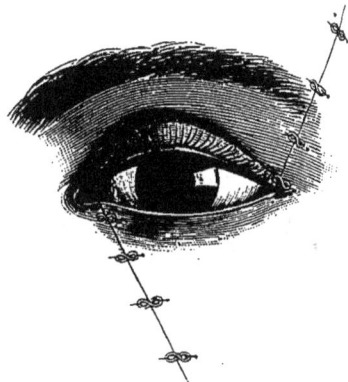

Fig. 220.
Réunion des lèvres de la plaie.

ainsi découpé revêt la forme d'une baïonnette, dont le côté médian horizontal *ad* représente le bord libre de la nouvelle paupière.

L'inconvénient de ce procédé est qu'il entraîne un tiraillement considérable des lambeaux, ce qui les expose à se déchirer; aussi l'auteur conseille d'étaler sur les épingles à suture du collodion, qui permet de les enlever en cas de tension trop forte. Si le collodion cède, il recourt à la suture enchevillée à distance, qu'on laisse en place deux à trois jours.

Knapp[2], dans l'ablation d'un cancroïde du grand angle, eut également recours à la méthode par glissement. Comme il disposait d'une partie de la paupière inférieure, il prolongea la fente palpébrale au dehors, fit une seconde incision parallèle à la base de la paupière, et attira fortement le lambeau cutané rectangulaire du côté interne, pour le fixer à un second lambeau carré plus petit mais plus large pris sur le dos du nez.

Serre[3], de Montpellier, a cherché à utiler dans certains cas la pau-

---

1. Burow, *Beschreibung einer neuen Transplant. Methode*, Berlin, 1856.
2. Knapp, *Arch. f. Aug. und Ohrenheilk.*, t, I, p. 1 et 203.
3. Serre, *Traité de l'art de restaurer les difformités de la face*, 1842, p. 404.

pière inférieure pour restaurer la supérieure. Dans ce but il taille en plein milieu de la première un lambeau qu'il attire directement en haut pour le fixer à la perte de substance de la seconde. Les lèvres latérales de la perte de substance sont suturées ensemble, et une fois la cicatrisation obtenue, il coupe le lambeau à sa base. Wiecherkewicz[1] a publié récemment un procédé analogue.

Une autre façon de tirer parti de la paupière inférieure en faveur de la supérieure consiste, après réunion par tarsorrhaphie totale, à emprunter à l'une ce qui manque à l'autre. C'est ce que nous avons fait bien des fois depuis plus de vingt ans, à l'exemple de Denonvilliers. Il reste entendu que cette méthode s'applique exclusivement aux cas où les bords ciliaires n'existent plus.

Les procédés avec torsion du lambeau, d'après la méthode indienne, sont nombreux. Le plus anciennement connu est celui de Fricke, qui se pratique ainsi : Excision totale de la bride, ce qui permet de ramener la paupière ectro-pionnée à sa position normale; emprunt sur la tempe, le front ou la joue d'un lambeau à pé-dicule *attenant* à la perte de substance et de forme voulue. On le fait pivoter sur lui-même, et on le suture de manière à ob-tenir une coaptation par-faite. Pour réussir, il faut que le lambeau com-prenne la peau et le

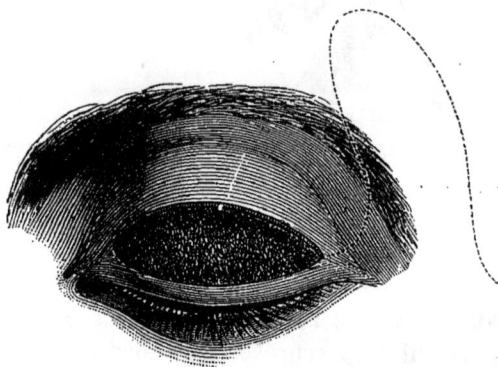

Fig. 221. — Procédé de Fricke.

muscle orbiculaire, vu que trop mince il risque de se sphacéler. Il sera de $\frac{1}{3}$ ou de $\frac{1}{4}$ plus grand que la brèche à combler, et l'on doit éviter toute striction forte des fils à suture. Rarement on est obligé de recourir à la ligature ou aux pinces à pression pour arrêter l'hémorrhagie. L'antisepsie la plus sévère et le port d'un bandage occlusif pendant les premiers jours sont de rigueur.

Cette méthode, d'où dérivent les procédés de Blasius et de Denon-villiers, est d'une application courante, et pour notre compte nous lui devons de très bons résultats. Les seules causes d'insuccès tiennent à la nature cicatricielle du lambeau d'emprunt et à l'épaisseur insuf-fisante du pédicule.

Lors d'ablation des commissures pour cancroïde, par exemple,

1. Wiecherkewicz, *Klin: M. B.*, 1891, p. 20.

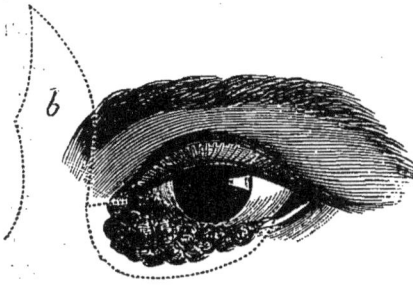

Fig. 222. — Le lambeau est pris dans la peau
du nez et du front.

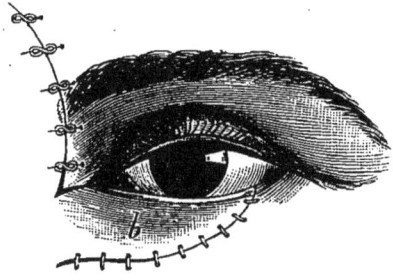

Fig. 223.
Réunion des lèvres de la plaie.

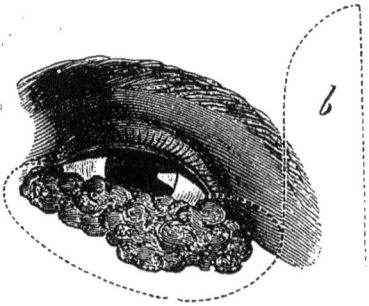

Fig. 224. — Le lambeau est pris à la tempe
et au front.

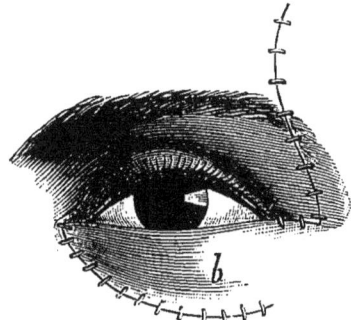

Fig. 225.
Application des sutures.

PROCÉDÉS DE BLASIUS

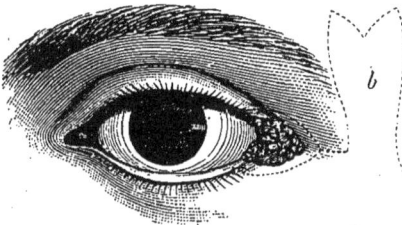

Fig. 226. — Réparation de l'angle externe
des paupières (Hasner).

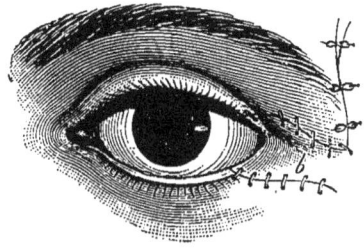

Fig. 227.
Application des sutures.

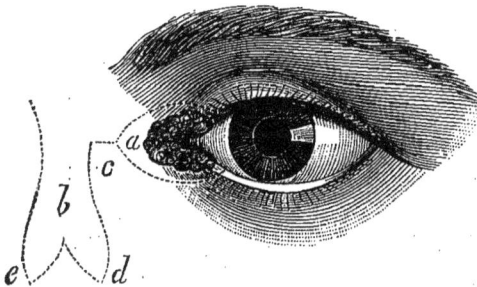

Fig. 228. — Procédé en fourche (Hasner)

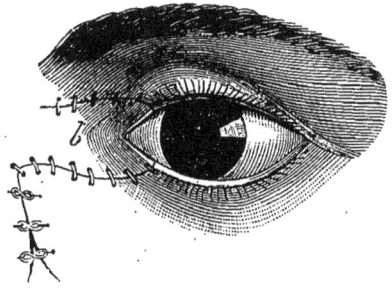

Fig. 229. — Application des sutures.

Hasner taille un lambeau bifide sur le dos du nez, descendant pour la commissure interne et ascendant pour l'externe, comme le montrent les figures 226, 227, 228, 229.

2. — BLÉPHAROPLASTIE A LAMBEAU PRIS A DISTANCE

Il est des cas où la destruction des paupières et du masque facial est telle, qu'il est impossible de songer à un emprunt quelconque sur place. Deux méthodes restent alors en présence, l'*autoplastie italienne* et l'*hétéroplastie*.

La première n'est qu'une application aux paupières de ce que Gaspard Tagliacozzi et avant lui divers membres de la famille Branca avaient tenté pour la restauration du nez. A cause du temps qu'elle exige, trois à quatre mois, pour laisser bourgeonner le lambeau brachial avant de s'en servir, elle fut abandonnée. En 1816, Carl. Ferdinand Græfe la tira de l'oubli et la perfectionna en ce sens qu'il appliqua directement le lambeau d'emprunt sur la surface à restaurer, sans attendre son bourgeonnement. Récemment elle a été reprise avec succès par Paul Berger[1]. Comme tous les procédés elle comporte des indications précises. En premier lieu elle constitue une opération de *nécessité* dans les vastes destructions. Les déformations des paupières consécutives aux cicatrices vicieuses sont celles qui s'y prêtent le mieux, et en supposant que l'on échoue, on n'a pas au moins le regret d'ajouter de nouvelles difformités au visage.

Comparée à l'épidermisation de Reverdin, d'Ollier Thiersch, aux greffes dermiques complètes de Lefort et à celles zooplastiques, elle a l'avantage de fournir des lambeaux possédant toutes les qualités de la peau et ne se détériorant pas par la suite. Son grand inconvénient est d'exiger une immobilité absolue dans une attitude forcée; aussi avons-nous rencontré des malades qui, malgré toutes nos sollicitations, ont préféré garder leur difformité.

Voici, d'après P. Berger, le mode opératoire à suivre.

On dessine à la plume sur la région à réparer la forme et l'étendue très approximatives de la perte de substance. Sur ce dessin, on découpe un modèle en étoffe résistante, taffetas gommé ou makintosh, qu'on laisse appliqué dessus; on rapproche alors le bras, et le point du membre où le contact se fait naturellement est marqué à l'encre; c'est là l'emplacement du pédicule. On rapporte le patron sur le bras et l'on trace le lambeau futur qui ne doit être ni tordu, ni comprimé, ni tiraillé, et avoir $\frac{1}{3}$ ou $\frac{1}{4}$ de plus que la portion à recouvrir. Quant à sa coaptation exacte, ce n'est qu'après des essais réitérés

---

[1] Paul Berger, Congrès fr. de Chirurgie; séance du 9 octobre 1889; 4e session; p. 361.

que l'on parvient à la connaître; cela importe beaucoup étant donné que toute partie non coaptée tendra à suppurer et à se couvrir de bourgeons charnus.

Pour habituer le malade à l'attitude pénible qu'il aura à garder, il est utile de la lui imposer pendant plusieurs jours et parfois des semaines. On s'assure ainsi de la manière dont s'accomplissent les différentes fonctions, sommeil, alimentation, évacuations.

Après bien des essais, Berger a adopté comme appareil fixateur un corset en cuir pourvu d'une gouttière articulée saisissant le bras et le fixant par des supports en acier dans la position voulue. Il se sert encore d'une capeline analogue à un passe-montagne se rattachant à un corset, et sur laquelle l'avant-bras et le bras placés sur la tête sont maintenus au moyen d'un gantelet remontant jusqu'au-dessus du coude et muni de courroies à boucle.

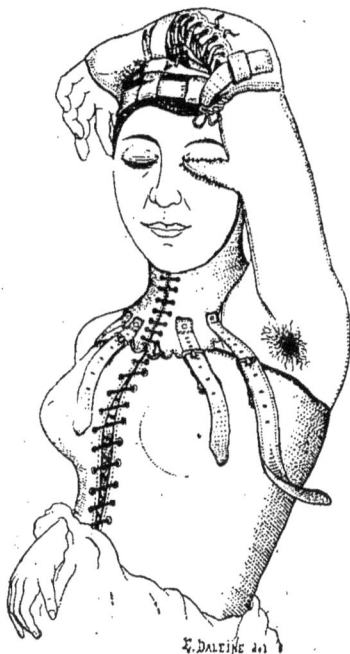

Fig. 230. — Autoplastie par la méthode italienne (Berger).

Le lambeau autoplastique doit comprendre avec la peau du bras le panicule graisseux sous-cutané et le fascia superficialis. Vers le pédicule, on peut même relever quelque peu l'aponévrose afin de ménager les vaisseaux nourriciers. Partout où les veines ont été forcément entamées, on les coupe entre deux ligatures.

Pour la suture du lambeau à la région palpébrale, l'espace restreint dont on dispose, par suite du rapprochement du bras, crée de réelles difficultés. P. Berger emploie de préférence le crin de Florence, rarement la soie fine et jamais de fils d'argent ou de catgut. Nous adoptons également cette manière de faire pour n'importe quelle autoplastie, attendu que le chirurgien doit toujours pouvoir enlever ou laisser en place les points de suture aussi longtemps qu'il le juge nécessaire, ce qui est impossible avec le catgut. De leur côté, les fils métalliques ne sont pas assez flexibles et risquent par cela même de donner une coaptation imparfaite. Ce que nous avançons est particulièrement applicable aux paupières; car il y a des régions, palais, vagin, où le fil d'argent muni d'un tube en plomb de Galli nous a donné les meilleurs résultats.

Les points de suture doivent être superficiels et nombreux. Vers le pédicule seulement on en passe un ou deux profonds, allant très loin et comprenant une bonne épaisseur des parties molles, afin d'opposer une résistance suffisante aux tractions. Les sutures en *capitonnage* de Maus[1] sont plus dangereuses qu'utiles, à cause de la gêne de la circulation qu'elles entraînent.

Le pansement sera avant tout protecteur, c'est-à-dire qu'il est nécessaire d'éviter les pressions capables de déterminer le sphacèle du lambeau. On se contentera d'interposer de la gaze au salol ou à l'iodoforme entre la plaie d'emprunt et le pédicule ainsi que sur toute la surface de la paupière restaurée. Par-dessus on place de petits tampons d'ouate aseptique sèche ou trempés dans une solution d'acide borique. Il ne reste plus alors qu'à immobiliser le bras et la tête au moyen des appareils précédemment indiqués.

Le malade sera nourri avec des aliments qui n'exigent pas beaucoup d'efforts de mastication ; il ne faut le laisser un instant seul. Au bout du quatrième ou cinquième jour, on peut le lever un moment ; plus tard il reste assis sur un fauteuil ou même se promène avec précaution.

Le pédicule est détaché vers la fin du second septénaire au ras de son point d'implantation au membre, au moyen d'un bistouri très affilé et après avoir été solidement fixé avec une pince à griffes. L'écoulement sanguin qui en résulte nécessite rarement la ligature.

La sensibilité et la vascularité du lambeau ne deviennent complètes qu'à la longue. En revanche, il échappe à tout travail inflammatoire ou ulcératif qui s'attaque aux parties voisines cicatricielles ou non. Berger cite le cas d'une malade atteinte de lupus ayant rongé la totalité des téguments de la face ; le lambeau brachial fixé sur la paupière inférieure et la joue résista aux nombreuses récidives qui survinrent après l'opération.

La partie du pédicule restée exubérante au bras peut, en cas de restauration imparfaite, être utilisée, en y joignant s'il le faut une portion de la peau qui se continue avec lui. La seule précaution à prendre est d'enlever au bistouri toute la couche granuleuse qui tapisse la face profonde du pédicule. On procède à cette opération secondaire qui, comme la première, se fait sans chloroforme, quinze jours après la libération du lambeau. Pour la réunion de la plaie brachiale, on pourra recourir à l'anesthésie générale, racler les bourgeons charnus, mobiliser les bords et les suturer, ou bien, dans les cas de perte de substance étendue, appliquer les greffes épidermiques de Reverdin ou d'Ollier-Thiersch.

Les soins éloignés ont pour but de donner au lambeau de la sou-

---

1. MAUS, *Ueber Plastik.*, etc. (*Arch. f. Chir.*, XXXI, p. 559, 1885).

plesse, de la mobilité et jusqu'à un certain point le coloris de la peau environnante. Le massage, quelques attouchements au nitrate d'argent et à la teinture d'ode, ou des applications de papier sinapisé, rendent alors des services.

Une condition particulièrement favorable au succès de toute autoplastie est l'implantation du lambeau au milieu d'une plaque de cicatrice. Grâce à l'action rétractile de cette dernière, au lieu de se rapetisser et de se recroqueviller, il s'élargit au point d'acquérir le double de son étendue première. Nélaton, qui a signalé ce fait important, a aussi noté que pour qu'il en fût ainsi le lambeau devait reposer sur des tissus sains. On voit par là que dans l'autoplastie palpébrale par cicatrice de brûlure ou autre, un lambeau en apparence exigu peut servir à la réparation complète, pourvu qu'on ait le soin d'*enlever en entier la cicatrice* à la place qu'il doit occuper. Cela n'est pas toujours faisable lorsqu'il s'agit de cicatrices profondes et adhérentes à l'os.

Dans son intéressant travail, P. Berger relate quatre observations de blépharoplastie qu'il a tentées par la méthode italienne. Trois concernent la paupière inférieure, la quatrième les deux ; cette dernière fut suivie de mort par intoxication iodoformique. Il s'agissait d'une épileptique anémiée qui, à la suite d'une chute dans un foyer, présentait un double ectropion avec douleurs vives du côté du globe. Le large lambeau restaurateur fut emprunté à l'épaule et à la partie supérieure du bras. Malgré la suppression du pansement à l'iodoforme, la mort survint nuitamment la veille du jour où le chirurgien se proposait de faire la section du pédicule. Cette terminaison fatale, après la suppression de l'iodoforme, et le fait qu'elle est survenue la nuit, constituent, croyons-nous, des présomptions pour qu'on l'attribue à une attaque asphyxique d'épilepsie. Dans aucune des nombreuses opérations d'autoplastie palpébrale que nous avons pratiquées, nous n'avons jamais assisté à des accidents dus à l'iodoforme. Aussi ne doit-on pas renoncer à ce topique, à moins de se contenter d'un simple pansement à la gaze trempée dans l'eau bouillante et vigoureusement exprimée, ce qui à la rigueur suffit.

G. — HÉTÉROPLASTIE

Cette méthode se subdivise en *dermique* et *dermo-épithéliale*, suivant que le lambeau détaché comprend ou non toute l'épaisseur du derme.

L'*hétéroplastie dermique*, bien que tentée aux paupières par Lawson[1], revient à Lefort, qui, non rebuté d'un premier insuccès en 1869, la

---

1. LAWSON, *Lancet*, 19 nov. 1870.

reprit avec réussite en 1872[1]. En 1875, Wolf[2] publia deux nouvelles observations. Depuis lors elle fut pratiquée par E. Meyer[3] Valude[4], F. Brun[5] et nous-même[6].

De Wecker[7] introduisit une modification consistant à découper la peau d'emprunt en carrés d'un 1/2 à 1 centimètre de côté qu'il applique en forme de mosaïque. Il étend ensuite sur toute la plaie un morceau de baudruche qui lui permet d'inspecter facilement les lambeaux. Un bandeau compressif sur les deux yeux procure l'immobilité voulue, et le pansement est renouvelé vingt-quatre heures après. Comme Ollier et Wolf, il débarrasse au préalable la peau de son panicule graisseux profond.

L'inconvénient de ce procédé est la tendance qu'ont les petits fragments à se recroqueviller, ce qui les expose à ne pas prendre, malgré l'emploi de la feuille de baudruche et la compression exercée par le bandage. Nous avons adopté un grand lambeau unique emprunté de préférence à la région sus-épitrochléenne dont la peau lisse, mince et glabre se prête à la réunion. De plus, chez la femme, cette partie du bras est la moins apparente, ce qui, au point de vue esthétique, constitue un avantage.

Comme pour l'autoplastie à pédicule, le lambeau doit être plus grand que la surface à combler. Les bords étant taillés à pic ou en biseau, on a soin de retrancher après dissection tout le tissu graisseux sous-cutané qui a pu rester adhérent. Plus on dissèque superficiellement en plein derme mieux cela vaut, outre qu'on ménage ainsi la veine basilique comprise dans le fascia superficialis.

La paupière ectropionnée une fois redressée et réunie par tarsorrhaphie à sa congénère, on assure l'hémostase, et l'on applique le lambeau en ayant soin qu'il s'adapte exactement sans tiraillement aucun. On procède alors à la suture par des points entrecoupés aussi nombreux qu'il le faut. Nous nous servons pour cela de la soie fine anglaise préalablement trempée dans l'huile phéniquée ou tenant en dissolution du biiodure de mercure à 2 ou 3 pour 1000.

Le pansement consiste en protective, en gaze iodoformée ou salolée recouverte d'ouate aseptique, le tout maintenu par quelques tours de bande faiblement serrés.

Au bout de deux jours, nous enlevons le bandage et nous le remplaçons par de la gaze iodoformée, plus une feuille de baudruche, dont

1. Le Fort, Bull. de la Soc. de Chir., 1872, p. 59.
2. Wolf, Brit. Med. Journ., 1876.
3. Meyer, Revue clin. d'opht., 1881.
4. Valude, Arch. d'opht., 1889.
5. Brun, Thèses de José et Amorin.
6. Panas, Bull. de l'Acad. de Méd., 1891.
7. De Wecker, Ann. d'ocul., 1872, p. 62.

nous collons les bords à une certaine distance avec du collodion élastique. Ce qui nous a conduit à cette pratique, c'est le fait que partout où le lambeau est comprimé contre les saillies osseuses du rebord orbitaire, son épiderme se soulève sous forme de phlyctène, ce qui résulte de la nécrose superficielle du derme.

Le second pansement est maintenu en place cinq à six jours, et au bout de ce temps, la reprise du lambeau étant assurée, on enlève les fils. Ce n'est pas à dire qu'on ne puisse avoir çà et là des mécomptes, mais, en se conformant aux règles que nous venons de tracer, la réunion immédiate est la règle.

La question est tout autre au point de vue de l'avenir. Comme beaucoup d'opérateurs nous avons eu le regret de constater que de pareils lambeaux, bien que vivants et vascularisés, subissent peu à peu une résorption molléculaire profonde qui au bout d'un an ou deux les réduit au simple chorion et à la couche épidermique. Une seule fois nous avons eu l'occasion d'examiner histologiquement le lambeau trois mois après son implantation. Il s'agissait d'un épileptique qui mourut brusquement dans un accès. Nous avons pu nous convaincre que la peau transplantée, lisse et comme vernissée, était partout adhérente au tissu cellulaire sous-cutané. Le derme, très réduit d'épaisseur, manquait de papilles, bien que l'épiderme conservât sa constitution habituelle. La vascularité du lambeau était relativement pauvre, et nulle part il n'y avait de nerfs.

C. Garré[1], s'étant occupé de la résorption fréquente de la greffe Ollier-Thiersch, a trouvé, quatre à cinq mois après, tous les vaisseaux préformés de la peau du lambeau en dégénérescence hyaline, pendant que des capillaires nouveaux venus des bords d'alentour et disposés en anse pénétraient dans le derme, s'y entouraient de cellules rondes et de plasma, pour former des bourgeons charnus allant se confondre avec ceux du fond de la surface cruentée. Les anses vasculaires nouvelles s'avancent bien jusqu'aux papilles, mais elles sont rares et ne forment pas des anastomoses régulières, comme sur la peau saine.

De ces faits Garré conclut, non sans raison, que la partie utile de la greffe se réduit aux couches profondes de l'épiderme qui nivellent les anfractuosités de la surface saignante ; tandis que la couche dermique intermédiaire y contribue à peine, se laisse résorber et est remplacée par du tissu conjonctif nouveau. Dès lors, la présence d'une couche dermique épaisse, condamnée à disparaître, ne fait que retarder la réunion du chorion muqueux de Malpighi avec la couche nourricière de nouvelle formation, et ne saurait être d'aucune utilité. Plus les

1. GARRÉ, *Beiträge z. Klin. Chir.*, IV.

bourgeons charnus intermédiaires sont abondants, plus le tissu cicatriciel sera considérable, et l'on aura à craindre une forte rétraction ultérieure. C'est pour cela que Thiersch conseille de racler tous les bourgeons charnus avant d'appliquer les greffes.

Ceci nous conduit à parler plus en détail de l'*épidermisation* pure de Reverdin[1] et du procédé Ollier-Thiersch.

C'est en 1869 que le premier auteur exposa sa méthode appliquée au traitement de certains ulcères variqueux rebelles. Il enlevait sur la surface d'un membre des petits lambeaux épidermiques de quelques millimètres et les disposait sur la plaie bourgeonnante sous forme d'îlots disséminés.

L'expérience démontra que cette opération activait la cicatrisation des plaies de peu d'étendue, mais qu'elle était moins efficace dans celles plus grandes.

Ollier[2] imagina alors le procédé des lambeaux *dermo-épidermiques*, ayant 10 à 15 centimètres de long sur 1 à 3 de large. Comme Reverdin, il appliquait les lanières de peau sur les surfaces bourgeonnantes et les fixait avec des bandelettes de diachylon, ou à l'aide de protective recouvert d'ouate ; le tout maintenu par une bande.

Comme on ne dispose pas toujours de peau humaine, on a eu l'idée de se servir de celle d'animaux. Coste[3] de Marseille, Houzet de l'Aulnoit[4], Redard[5] et Baratoux[6], en France, Allen[7] et quelques autres à l'étranger, disent avoir obtenu de bons résultats. Ayant été moins favorisé que les auteurs dont les noms viennent d'être cités, nous persistons à croire qu'il faut s'en tenir autant que possible aux lambeaux empruntés à l'homme.

Thiersch[8] en adoptant le procédé d'Ollier y a apporté des modifications importantes.

Considérant la surface granuleuse comme une condition plutôt défavorable, en ce sens qu'elle produit une nouvelle nappe de tissu inodulaire, il insiste pour qu'on l'enlève en entier avant l'application des greffes, qu'il excise au rasoir aussi superficiellement que possible, en les réduisant à la simple couche papillaire du derme.

Des communications ultérieures faites par Thiersch[9], Plessing[10] et

---

1. REVERDIN, *Bull. de la Soc. de Chir.*, 1869.
2. OLLIER, *Comptes rendus de l'Acad. des Sciences*, 1872.
3. COSTE, *Marseille médical*, 1872.
4. HOUZET, *Bull. de l'Acad. de Méd.*, 1872.
5. REDARD, *Soc. de biol.*, 1887.
6. BARATOUX, *Progrès méd.*, 1889.
7. ALLEN, *Lancet*, 1884.
8. THIERSCH, *Berlin Klin. Wochensch.*, 1874.
9. THIERSCH, *Centralblatt f. Chir.*, 1886 et 1888.
10. PLESSING, *Ibid.*, XXXVII.

d'autres en Allemagne, par Monod[1], Pozzi[2], Heidenreich[3] en France, il résulte que la méthode est bonne.

Elle s'exécute de la façon suivante :

On lave au savon, puis à l'acide phénique ou au sublimé, la partie sur laquelle on prend les greffes, en ayant soin de laisser la région recouverte d'ouate antiseptique jusqu'au moment de l'opération. La cuisse, à cause de la tension naturelle de la peau, s'y prête le mieux, et si l'on a à recouvrir une surface cruentée fraîche, les lambeaux obtenus avec un rasoir sont appliqués directement, pourvu qu'on ait eu soin au préalable d'assurer l'hémostase et de faire un lavage avec la solution physiologique de chlorure de sodium à 0,60 pour 100.

D'après Urban[4], Thiersch aurait complètement abandonné les solutions antiseptiques, se contentant de l'asepsie à l'eau bouillante. Lors de surfaces bourgeonnantes par plaies ou brûlures, on s'attache à tarir la suppuration, ce qui demande cinq à six semaines, puis on fait l'ablation des bourgeons charnus avec un bistouri posé à plat.

Les lanières dermo-épidermiques de longueur variable ne doivent pas dépasser 1 à 2 centimètres de large et présenter le moins d'épaisseur possible. On a soin en les appliquant de les imbriquer exactement pour qu'aucune partie ne reste à découvert. Si une de ces lamelles se mortifie, il faut lui en substituer une nouvelle.

Le pansement consiste en bandelettes de protective et en une couche de linge ou d'ouate hydrophile trempés dans la solution de sel marin ou dans l'eau distillée bouillante. La première semaine, on le renouvelle tous les jours.

Le procédé d'Everbuch, dont Hunecke a fait l'application dans un cas d'ectropion consécutif au lupus, tient le milieu entre l'épidermisation de Reverdin et la méthode de Thiersch. A l'aide d'un microtome, l'auteur enlève des lambeaux épidermoïdaux comprenant le sommet des papilles dermiques et mesurant 2 à 3 centimètres de long sur 1 de large. Avant de les appliquer, il a soin d'arrêter complètement l'écoulement sanguin.

En se rappelant les quelques exemples de syphilis transmise, il faut, dans toutes ces opérations, éviter les lambeaux pris sur des personnes étrangères. En cela ceux zooplastiques offriraient des avantages ; mais, en revanche, ils reprennent moins bien.

Autant que l'autoplastie à pédicule vivant, l'hétéroplastie comporte la tarsorraphie préalable. Lorsqu'il s'agit de la création de toute pièce d'une nouvelle paupière, l'avantage revient très certainement

---

1. Monod, *Bull. de la Soc. de Chir.*, 1888.
2. Pozzi, *Gaz. des hôpitaux*, 1888.
3. Heidenreich, Thèse de Monceau, 1890.
4. Urban, *Deutsche Zeit. f. Chir.*, 1892.

à la première méthode. Ce serait donc une grave erreur de penser que
le règne de l'autoplastie palpébrale classique, née d'efforts de tant
de chirurgiens de mérite, est finie, et qu'elle doit désormais céder le
pas aux procédés épidermiques ou dermo-épidermiques. Sans doute
elle compte aussi des insuccès, mais ceux-ci tiennent souvent à l'inex-
périence de l'opérateur et au manque d'une aseptie parfaite.

X

ANKYLOBLÉPHARON

Sous cette dénomination, on décrit la soudure pathologique ou congénitale des bords palpébraux entre eux.

En fait d'ankyloblépharon *acquis*, on doit signaler celui résultant
d'ulcérations profondes ou de brûlures intéressant le bord tarsien. Le
blépharospasme, alors même qu'il serait tenace et prolongé, ne produit presque jamais d'adhérence cicatricielle, à cause des nombreuses
glandes sébacées dont la sécrétion lubréfie les surfaces en contact et
les empêche de se réunir. De plus, les paupières ne manquent pas de
s'ouvrir et de se fermer de temps à autre, ce qui constitue un autre
empêchement.

Lors de destruction des bords libres, ce sont les commissures, particulièrement l'externe, qui se soudent, et il n'est pas facile d'y porter
remède. Cela est le propre de toute cicatrice commissurale qu'elle
occupe les lèvres, les ailes du nez, les espaces interdigitaux, les plis
articulaires, ou les paupières.

On conçoit, en effet, que la simple section de la bride ne saurait
réussir, alors même qu'au préalable on parviendrait à la fistuliser à sa
base au moyen d'un anneau métallique laissé longtemps en place. C'est
à l'autoplastie qu'il faut avoir recours en empruntant le lambeau,
suivant les circonstances, soit à la conjonctive, soit à la peau, comme
cela a été exposé à propos de la canthoplastie.

L'ankyloblépharon *congénital* est rare. Presque toujours il dépend
d'un manque de développement du globe, et seule une petite ouverture vers le grand angle témoigne de l'emplacement de la fente
absente.

Une autre variété, signalée par Saint-Yves, est l'adhérence des deux
bords palpébraux entre eux, par l'intermédiaire d'un pont membraneux
placé derrière la rangée des cils. On sait que cette soudure est normale chez le fœtus et qu'elle se fait vers le troisième mois, au moyen
d'un stratum épithélial qui, d'après Ewetsky et Königstein [1] concourt à

1. Ewetsky, *Arch. f. Opht.*, 1884, XXX, p. 135.

la formation des follicules ciliaires et des glandes de Meibomius. Il suffit de fendre la mince cloison au bistouri et à la sonde cannelée ou avec des ciseaux droits à bouts obtus, pour que tout rentre dans l'ordre.

XI

SYMBLÉPHARON

Le *symblépharon* est l'adhérence anormale des paupières au globe. A l'état physiologique, ces parties jouissent d'une indépendance et d'une mobilité parfaites, grâce à la conjonctive qui se replie pour former les culs-de-sac. Que la muqueuse vienne à être détruite par ulcération, brûlure ou autrement, et la face postérieure de la paupière finira par adhérer à l'œil.

Le symblépharon se divise en *partiel* et en *total*. Le premier peut se réduire à une seule bride, alors que le second envahit au besoin les deux paupières et même les quatre. Entre les deux types on rencontre tous les degrés.

Les caustiques, l'acide sulfurique en tête, provoquent les *symblépharons* les plus graves, outre qu'ils s'accompagnent de la destruction du globe.

Le traitement est à la fois *préservatif* et *curatif*.

En présence d'une surface bourgeonnante du cul-de-sac, il faut s'opposer à la cicatrisation des deux feuillets conjonctivaux entre eux. Dans ce but, on conseille de rompre les adhérences avec la sonde à mesure qu'elles se forment, ou d'interposer une plaque isolante, particulièrement la coque de verre. Tous ces moyens mécaniques échouent, et il vaut mieux gratter les bourgeons charnus et y appliquer de la muqueuse empruntée à la face interne de la joue, au vagin ou à la conjonctive du chien, du cobaye et du lapin. On la maintient en place par des points de suture, en ajoutant au besoin l'anse de Snellen.

S'agit-il d'une simple bride reliant la paupière inférieure au globe, on la sectionne, ce qui suffit tant que le cul-de-sac reste indemne. Dans les cas contraires on l'excise, et l'on fait une autoplastie par glissement. La boucle en fil de plomb proposée par Himly pour fistuliser à la longue la base du symblépharon ne mérite aucune confiance.

Lorsque la bride est plus large et qu'elle avance jusqu'à la cornée, on la sectionne d'abord en ce point et l'on pratique une incision de chaque côté pour la libérer dans sa plus grande étendue, sauf au niveau de ses insertions au tarse. Mettant alors à profit le conseil de Mackenzie, Laugier et Arlt, on passe au sommet du lambeau cicatriciel une anse de fil, dont les deux bouts ressortent à la joue un peu au-dessous du sillon orbito-palpébral inférieur, où on les noue sur un rouleau de peau ou de diachylon. De la sorte, le globe se trouve libéré, le cul-de-sac rétabli et le lambeau a moins de tendance à remonter. Pour assurer ce résultat, il est bon de suturer les bords de la muqueuse du globe, et si l'affrontement sans tiraillements devient impossible, on ajoute deux incisions parallèles à la circonférence de la cornée (Teale, Knapp) permettant de disséquer de chaque côté deux lambeaux triangulaires conjonctivaux.

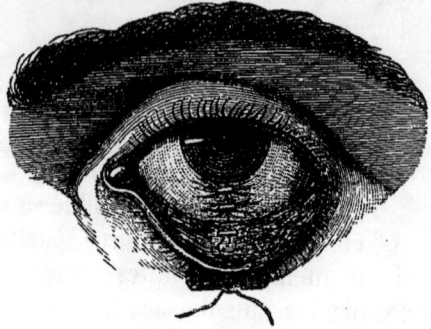

Maintes fois nous avons opéré

Fig. 231. — Opération du symblépharon (Arlt).

de cette façon et souvent sans réussir. L'insuccès tient à la section de la muqueuse par les fils, malgré toutes les précautions prises, et surtout à la production ultérieure d'une nappe de tissu inodulaire profond qui repousse le pont muqueux et le fait remonter, d'où nouvel effacement du cul-de-sac conjonctival. L'interposition d'une coque de verre ne sert à rien; le malade la supporte mal et l'on est obligé de la remplacer par une autre de plus en plus petite, jusqu'à expulsion définitive par contraction de l'orbiculaire.

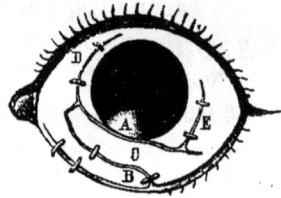

Fig. 232. — Opération de Teale.

Pour empêcher l'ascension du lambeau muqueux, nous avons essayé d'en attirer le sommet au dehors à travers une boutonnière pratiquée horizontalement à la base de la paupière et de le suturer à la peau. Même en procédant ainsi, le succès reste incertain.

Dans ces cas, comme lors de symblépharon total, nous avons souvent recours à la greffe avec de la conjonctive de chien ou de lapin, et même avec de la peau humaine prise dans la région épitrochléenne. Avec une antisepsie rigoureuse et des points de suture suffisamment nombreux, la reprise a été la règle. Malheureusement le résultat n'est pas définitif, pour les raisons indiquées plus haut. Le cul-de-sac nouveau tend en effet à se combler, et au bout de cinq à six mois il n'en reste plus assez pour servir de support à la coque prothétique et encore moins pour assurer la mobilité du globe. Disons toutefois que Taylor[1] a réussi en empruntant de la peau à la paupière supérieure

---

1. Taylor, *Arch. d'opht.*, 1890, p. 185.

du côté opposé, et que Wolff[1] se déclare satisfait de la conjonctive du lapin, alors que nous avons échoué même avec celle du chien, qui est plus résistante.

Dans l'espoir de mieux faire, nous avons taillé à la tempe et à la joue des lambeaux cutanés à pédicule qu'on insinue à travers une boutonnière pratiquée dans le sillon orbito-palpébral, et qu'on fixe par des sutures contre la face tarsienne de la paupière préalablement détachée du globe. De la sorte on peut espérer que les deux peaux adossées n'ont plus de tendance à s'accoler au globe. Une fois la prise du lambeau assurée, on sectionne son pédicule et l'on suture les lèvres de la boutonnière qui lui a livré passage.

Dans un cas où les deux paupières supérieure et inférieure adhéraient à la totalité de la cornée, un lambeau en forme de raquette, pris sur la tempe et ayant son pédicule près de l'orbite, nous a suffi pour doubler la face postérieure des deux paupières disséquées. Au bout de trois mois le lambeau d'emprunt fut partagé horizontalement en deux moitiés et nous eûmes la satisfaction de constater qu'il adhérait à toute la face interne des paupières. Seulement les culs-de-sac bicutanés n'avaient pas la profondeur suffisante pour contenir un œil de verre artificiel, bien que le globe fût antérieurement réduit à l'état de moignon sous l'action de l'acide sulfurique lancé au visage dans un but de vengeance.

Le procédé que nous venons de décrire avait été tenté déjà sans plus de succès par Lipincott, Kuhnt et Snellen.

Samelsohn[2] lui reproche à tort de ne convenir que pour de petits symblépharons, vu qu'en donnant au lambeau la forme en raquette, on parvient à le faire passer à travers la boutonnière palpébrale, alors même qu'il serait large. L'opération citée plus haut en est la preuve.

Dans un cas grave de symblépharon total, où tous les procédés autoplastiques et hétéroplastiques avaient échoué, Samelsohn a réussi en empruntant successivement à chaque paupière un lambeau quadrilatère adhérant au bord libre, qu'il fixe à la face postérieure de la paupière opposée. Une fois la reprise effectuée, l'auteur sectionne à sa base le lambeau qui remplace désormais la conjonctive absente.

XII

ANOMALIES DE DÉVELOPPEMENT DES PAUPIÈRES

L'embryologie nous enseigne que les paupières, partie intégrante du tégument externe, se continuent avec la cornée, dont le feuillet

---

1. WOLFF, *Arch. d'opht.*, 1890, p. 185.
2. SAMELSOHN, Congrès de Heidelberg, 1892, p. 149.

épithélial et peut-être la couche de Bowman sont une dépendance.

D'après Manz [1], l'ourlet cutané des paupières apparaît au voisinage de la cornée et non au niveau du rebord orbitaire. A mesure qu'il se prononce, vers le troisième mois, sa partie réfléchie s'enfonce de plus en plus en arrière du globe pour constituer la conjonctive.

Au début, le repli cutané palpébral est à peu près circulaire, et au niveau de ce qui sera plus tard la commissure externe il est mince et transparent. Du côté nasal, il apparaît plus surbaissé et forme une sorte d'encoche, future commissure interne, qui semble se continuer avec une rainure, correspondant au canal lacrymo-nasal.

Du troisième au quatrième mois, les bords palpébraux se rapprochent, puis se touchent, et la fente palpébrale se trouve comblée par un septum mince situé en arrière des cils. C'est à ce moment qu'apparaîtrait aussi une plicature en dedans qui représente l'origine du repli semi-lunaire chez l'homme.

Le fait fondamental sur lequel nous devons insister, c'est qu'à aucun moment de la vie embryonnaire les paupières n'offrent d'encoche verticale, comme pour les lèvres. Dès lors toute défectuosité analogue à celle du bec de lièvre ne saurait s'expliquer par l'arrêt de développement.

Suivant Kölliker et Manz, la conjonctive proviendrait de la différenciation de l'épiblaste. Ewetsky [2] se déclare opposé à cette manière de voir, attendu que le fornix, dès les premiers stades de la vie embryonnaire, est situé en arrière de l'équateur et qu'il se rapproche de la cornée au moment où les paupières se soudent. Alors seulement, par un mouvement inverse, il tapisse la face postérieure de ces dernières.

Vers le cinquième mois de la vie intra-utérine, entre la sclérotique et le cordon représentant le muscle de Müller, on observe un groupe de cellules rondes ou fusiformes au milieu d'une substance fondamentale claire légèrement fasciculée d'où se formera la conjonctive.

Le fornix dans son mouvement rétrograde traverse ces cellules, en repousse une partie vers la sclérotique et refoule les autres contre la face interne des paupières. Dès cette époque, la muqueuse commence à se distinguer des tissus voisins et se compose de 4 à 5 couches entre lesquelles s'interposent des cellules rondes.

Au sixième mois, elle devient villeuse, mais les papilles ne se forment que peu de temps avant la séparation des paupières. Le stratum conjonctival s'applique tout d'abord directement sur la sclérotique et ce

1. Manz, *Græfe und Sæmisch Handb.*, II, p. 52.
2. Ewetsky, *Arch. de Knapp*, 1879.

n'est que vers la fin du sixième mois que se dessine une couche de tissu cellulaire sous-muqueux lâche, en même temps que se dessine le limbe cornéen. A ce niveau la conjonctive s'élève légèrement, encadre la cornée et se charge de glandes tubuleuses. Les cellules superficielles se groupent en papille vers les culs-de-sac, et quelques-unes prennent l'aspect caliciforme. Du côté des commissures, la conjonctive semble dépendre des couches superficielles de la sclérotique.

La portion palpébrale se dessine comme une couche fortement colorable par le carmin. Un peu plus tard, on y distingue des cellules rondes contenues dans un réseau très fin, séparé du reste des paupières par un stratum plus lâche. Enfin, des papilles très nettes occupent la membrane clignotante.

Ces données embryologiques une fois posées nous passerons en revue les principaux vices de conformation des paupières.

A. — ABLÉPHARIE. — CRYPTOPHTALMIE

Par *ablépharie*, il faut entendre l'absence totale ou mieux l'arrêt de développement des paupières. Le globe de l'œil privé de ses voiles protecteurs fait une forte saillie en avant. Les exemples de cette anomalie sont rares, outre que presque toujours il s'y joint d'autres abnormités congénitales, ainsi que cela résulte des observations de Friderici, Seiler[1] et Cornaz[2].

La *cryptophtalmie* est bien autrement fréquente. A la place des paupières, la peau se continue sans ligne de démarcation du front à la joue.

Chez une fillette de neuf mois qui mourut de choléra infantile, Zehender[3] trouva le derme très mince et doublé d'un muscle orbiculaire bien développé. Une simple rigole horizontale imperforée rappelait la fente palpébrale.

Les mêmes dispositions anatomiques existaient dans un cas relaté par van Duyse[4]. Hocquard[5], chez une femme de trente ans, a pu disséquer un cryptophtalmos bilatéral. Au niveau des paupières absentes on voyait un petit trou central présentant des plis radiés et, sous la peau doublée de graisse, de rares fibres de l'orbiculaire. Les cils, les glandes et les tarses manquaient; les globes étaient très réduits et les nerfs optiques grêles.

En somme, sur un ensemble de sept examens, les globes existaient

1. SEILER, *Beob. Bildungsfehler des Auges*, 1833.
2. CORNAZ, *Anomalies congénitales*, Lausanne, 1848, p. 3.
3. ZEHENDER, *Klin. M. B.*, 1872, p. 225.
4. VAN DUYSE, *Ann. d'ocul.*, t. CI, p. 69, 1889.
5. HOCQUARD, *Arch. d'opht.*, t. I, p. 289.

dans les cas de Miram[1], Zehender[2], Hocquard, van Duyse et Bartscher[3]; tandis qu'ils faisaient défaut dans ceux de Laforgue[4] et de Sissa[5].

B. — COLOBOME PALPÉBRAL

Le colobome des paupières, appelé également *schizoblépharie*, ou bec-de-lièvre palpébral, consiste en une fissure verticale en V à branches plus ou moins écartées et à base tournée du côté du bord libre; seul Horner cite un cas où le colobome représentait un W renversé. Les bords en sont arrondis ou irréguliers et comme dentelés, garnis ou non de poils rappelant des cils rudimentaires.

C'est presque toujours à la paupière supérieure que cette anomalie s'observe. Elle siège en général vers la partie médiane et présente une direction quelque peu oblique en haut et en dedans.

Lorsqu'une seule paupière est divisée, le colobome est dit *simple*; *double* quand les deux paupières du même œil sont intéressées. Le terme de *bilatéral* exprime la division des deux paupières supérieures à la fois.

La fissure peut s'accompagner de brides, qui, parties du pourtour de l'orbite et placées à cheval dans l'angle du colobome, aboutissent à la cornée et à la sclérotique, où elles s'insèrent solidement. En l'absence de ces cordages, on en rencontre souvent des traces sur le globe sous la forme de tumeurs dermoïdes. De même, on observe presque constamment une adhérence cutanée du sommet du colobome avec la partie supéro-interne de la cornée. Souvent les cils et les glandes de Meibomius font défaut en partie ou en totalité sur les bords du colobome. Signalons enfin la coexistence possible du bec de lièvre simple ou compliqué, de colobomes de l'iris et de la choroïde, de microphtalmie et de ptosis du côté opposé.

L'étude du colobome des paupières est de date relativement récente. Le travail le plus ancien remonte à Banister, chirurgien anglais du XVIIIe siècle, cité par Wilde[6]. Puis viennent ceux de Mayor[7], Beer[8], Heyfelder[9] et d'autres. Manz[10] a le premier signalé le colobome simultané des deux paupières supérieures. A cette observation sont venues

1. MIRAM, *v. Ammon Monatschrift*, III et IV.
2. ZEHENDER, *Cong. d'opht.*, 4e section; Londres, 1872, p. 93.
3. BARTSCHER, *Journ. f. Kinderkrank*, XXVI, p. 78.
4. LAFORGUE, *Mém. de l'Acad. des Sciences de Toulouse*, VII, p. 389, 1876.
5. SISSA, *Gaz. méd. italienne*, 1850.
6. WILDE, *Essay on the malform. of the org. of sight.*, London, 1802.
7. MAYOR, *Thèse de Montpellier*, 1808.
8. BEER, *Das Auge*, etc., 1831.
9. HEYFELDER, *Ammon's Zeit. f. Opht.*, t. I, p. 480.
10. MANZ, *Arch. f. Opht.*, XVI, p. 145.

s'ajouter celles de Wilkinson[1], Nuel[2], Osio[3], Schiess[4], Nicolin-Dor[5], Streatfield[6] et Gilette[7]. Lannelongue[8] en a observé sur les quatre paupières à la fois. Ici une bande fibreuse s'insinuait dans la fente colobomateuse, se fixait à la cornée et à la conjonctive pour se continuer ensuite avec la peau de la joue.

Avant d'aborder la question importante de la pathogénie, il nous faut exposer succinctement les idées émises sur la *fente embryonnaire oblique* de la face par Morian[9].

L'auteur admet trois sortes de fentes faciales obliques.

La première, qui se rattache au bec-de-lièvre ordinaire, s'étend de la lèvre supérieure au nez, pour en contourner l'aile et se prolonger jusqu'à la commissure interne, le front, la commissure externe et l'os malaire. L'auteur en compte dix-neuf observations.

Dans la seconde variété, qui ne comprend que douze cas, la fente suit le même trajet oblique externe jusqu'à l'os jugal et le front, mais pour atteindre directement la partie interne de l'orbite sans intéresser les fosses nasales. Ici encore la paupière inférieure est divisée près du grand angle, rarement plus en dehors. A. Broca[10] en a relaté une observation très nette prise dans notre service.

Dans la troisième forme, dont il n'existe que trois exemples, la fente oblique se borne aux parties molles de la commissure des lèvres, et se porte obliquement vers le côté externe de la paupière inférieure. Au point de vue du squelette, cette fissure prend naissance au bord alvéolaire, en dehors de la canine, et se dirige vers le rebord en passant à travers le corps même du maxillaire supérieur, aux environs du canal sous-orbitaire. Elle se distingue de la seconde variété en ce sens que, prenant son origine à la commissure buccale, elle aboutit à l'os malaire sans passer par l'orbite.

Au point de vue embryogénique, nous dirons que la première forme suppose la séparation des deux os intermaxillaires interne et externe, tandis que le bec-de-lièvre bucco-orbitaire s'établit entre ce dernier et le corps du maxillaire. Dans notre cas, l'apophyse montante de cet os faisait partie de la lèvre interne de la fissure. La fente oblique de la face dépend du retard apporté à la soudure des deux portions du

1. WILKINSON, *Trans. of the path. Soc.*, 1872, p. 214.
2. NUEL, *Arch. d'opht.*, II, 1882, p. 437.
3. OSIO, *Hirschberg Centralb.*, 1885, p. 370.
4. SCHIESS, *Klin. Mbl.*, 1887.
5. NICOLIN, Thèse de Lyon, 1888.
6. STREATFIELD, *Opht. H. R.*, VII, p. 451, 1875.
7. GILETTE, *Ann. de Médecine*, 1873.
8. LANNELONGUE, *Bull. Soc. chir.*, 1881, p. 485.
9. MORIAN, *Arch. f. Klin. Chir. Langenbeck's*, XXXV, 1887.
10. A. BROCA, *Arch. d'opht.*, t. X, p. 20.

maxillaire, soudure qui se fait suivant une ligne passant par le canal sous-orbitaire.

La clinique chirurgicale nous enseigne à son tour que dans les becs-de-lièvre *bucco-nasaux* et *bucco-orbitaires*, la paupière supérieure n'y participe qu'exceptionnellement, tandis que l'inférieure devient presque toujours colobomateuse. Comme le colobome palpébral siège presque exclusivement en haut, au milieu de la paupière, on ne saurait a priori rattacher ce trouble évolutif à l'extension des fentes fœtales.

Toutes les fois que cette prolongation se fait, elle occupe la commissure externe sous forme de fente oblique externe, ou de dermoïde de la queue du sourcil.

D'ailleurs la doctrine de l'arrêt de développement est incapable d'expliquer la présence des brides fronto-oculaires, ni les îlots dermiques implantés sur la cornée et se continuant avec le fond de l'encoche colobomateuse.

On ne saurait d'après cela envisager le colobome de la paupière supérieure comme l'analogue du bec-de-lièvre. Ici ce sont les deux bourgeons maxillaires qui ne parviennent pas à se resouder avec le bourgeon frontal; aux paupières il s'agit d'un anneau cutané complet, analogue à l'iris, qu'un obstacle venu d'ailleurs empêche d'évoluer normalement.

Une explication plus satisfaisante est celle qui repose sur les adhérences amniotiques. Geoffroy Saint-Hilaire[1] en fit le premier ressortir l'importance. Braun[2], Hecker[3], Ahlfeld[4], Salzer, Polaillon, van Duyse[5], Guéniot et surtout Dareste, par les nombreuses observations qu'ils ont fournies, ont rendu cette théorie inattaquable.

A tout prendre, nous pensons que, pour les colobomes de la paupière supérieure et tous ceux de l'inférieure qui ne s'accompagnent pas de bec-de-lièvre simple ou compliqué, ce sont des brides amniotiques adhérentes au globe qui sont en cause.

Pour Fricke[6], la théorie de l'arrêt de développement est applicable aux seuls colobomes doubles symétriques, et pour Salzer[7] les dermoïdes et les lipomes sous-conjonctivaux, si fréquents dans les colobomes palpébraux, doivent être envisagés comme des restes des adhérences amniotiques.

Le traitement du colobome congénital se rattache à la blépharoplastie et ne saurait réussir que si la division est de peu d'étendue et

1. Geoffroy Saint-Hilaire, *Traité de tératologie*, 1852.
2. Braun, *Bandern. Med. Jahrbucher*, Wien, 1862.
3. Hecker, *Klin. der Geburtkunde*, II, p. 227, 1863.
4. Ahlfeld, *Die Missbildung des Mensch.*, Leipzig, 1882.
5. van Duyse, *Ann. d'ocul.*, sept.-oct., 1882.
6. Fricke, *Klin. M. B.*, 1890, p. 58.
7. Salzer, *Langenbeck's Arch. f. Chir.*, 1885, t. XXXIII, 151.

non accompagnée d'intransparence totale de la cornée. Le succès de Creutz[1] concerne précisément un cas de cette dernière catégorie.

C. — KYSTES DERMOIDES DES PAUPIÈRES ET DU SOURCIL

Ces kystes, ainsi dénommés par Lebert[2], sont d'origine congénitale et ne doivent pas être confondus avec ceux *athéromateux*, beaucoup plus rares, qui proviennent de l'occlusion de l'orifice d'un follicule pileux purement distendu par des amas d'épithélium et de matière grasse. Leur siège de prédilection est la partie supéro-externe

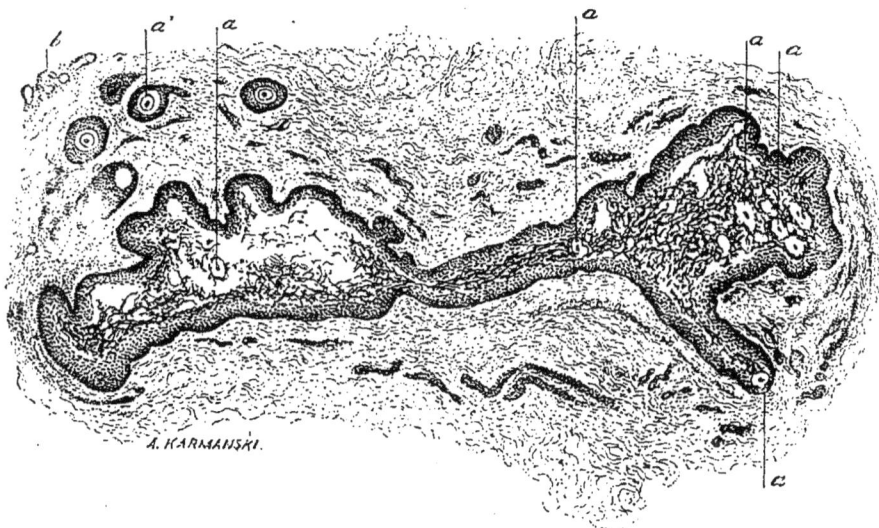

Fig. 255.

Dermoïde de la paupière supérieure indépendant du sourcil, du volume d'un haricot. Autour de lui et dans son intérieur en *a*, coupes de nombreux follicules pileux; la paroi est constituée par une couche dermique, puis de l'épithélium, et tout à fait au centre par du tissu conjonctif aréolaire sans éléments graisseux. Autour du dermoïde, tissu conjonctif en partie graisseux sur le bord supérieur qui correspondait à l'orbite. Des vaisseaux existent sur plusieurs points, et en *b* de tout petits lobules excisés de la glande lacrymale palpébrale.

de la paupière, principalement la queue du sourcil. La raison en est dans la présence de la fente branchiale oblique de la face, qui, nous le savons, aboutit en ce point. Cette origine par inclusion d'une portion de l'épiblaste a été invoquée par Richet[3] et admise par Verneuil[4], lors de sa communication sur trois kystes huileux prélacrymaux.

1. Creutz, *Beitr. aus der Wiesbadener Augenh. f. Arme*, 1888.
2. Lebert, *Mém. Soc. biol.*, 1852.
3. Richet, *Recueil d'opht.*, 1874.
4. Verneuil, *Bull. et Mém. de la Soc. chir.*, 1877, p. 1.

Nous avons rencontré un de ces derniers au niveau de la queue du sourcil, ce qui est exceptionnel.

Le volume des kystes palpébro-sourciliers varie entre celui d'un pois, d'une noisette et d'une noix. La peau qui les recouvre, sauf s'il y a inflammation, est absolument normale et glisse librement sur la tumeur. Nulle part on ne rencontre à la surface de point noirâtre ombiliqué avec adhérence correspondante de la peau, ce qui les différencie des kystes athéromateux.

Il est incontestable que le début remonte à la naissance. Seulement, comme ils restent petits et n'évoluent rapidement que vers la puberté, époque à laquelle tout le système tégumentaire prend son entier développement, on méconnaît souvent l'origine embryonnaire.

Une particularité est leur implantation sur les os, où ils se creusent même une cupule. En outre, ils peuvent s'insinuer profondément dans l'orbite, en repoussant latéralement le globe, d'où parfois strabisme mécanique, exophtalmie et diplopie consécutive. Spencer-Watson[1] a le premier signalé ce mode de pénétration, dont nous avons observé un exemple chez un enfant de neuf ans. Le kyste situé à la partie supéro-interne de la cavité orbitaire refoulait l'œil en bas et en dehors, et se prolongeait très en arrière. L'extirpation amena la guérison, et le globe recouvra sa place et son fonctionnement intégral.

Habituellement tendus et lisses, les dermoïdes peuvent en imposer pour des tumeurs solides ; mais, étant donné leur siège précis et les autres caractères indiqués plus haut, on ne saurait s'y méprendre ; certains d'entre eux, comme ceux huileux et orbitaires, sont fluctuants et pourraient dès lors être pris pour des kystes séreux ou des angiomes veineux profonds.

Les dermoïdes circumorbitaires possèdent une paroi propre offrant tous les attributs de la peau : tissu connectif, fibres élastiques, plus rarement fibres musculaires lisses, bulbes pileux et glandes sébacées. Les glandes sudoripares se rencontrent également, bien que souvent réduites à des fragments disséminés dans la masse.

On n'a pas suffisamment insisté sur la différence de structure entre la partie de la paroi qui correspond au tégument externe et celle en connexion avec l'os sous-jacent. Cette dernière est épaisse, adhérente au périoste, et possède tous les caractères de la peau, tandis que la portion sous-cutanée, de beaucoup la plus étendue, revêt macroscopiquement les caractères d'une muqueuse, dépourvue en grande partie de revêtement épithélial. Ce fait ressort nettement de l'étude histologique de notre kyste huileux faite par Vassaux et Broca[2], et du

1. SPENCER-WATSON, Lancet, 1872, p. 118.
2. BROCA et VASSAUX, Arch. d'opht., 1885, p. 518.

travail de Mitwalsky[1], fondé sur 14 examens anatomiques dont 13 relatifs à des kystes du pourtour de l'orbite et un intra-orbitaire. Pour cet auteur, il s'agirait d'altérations de la paroi dermique, d'où naît une couche granuloïde qui repousse et détache l'épithélium. Plus tard, il s'y ajoute de nombreux éléments embryonnaires qui se transforment en cellules géantes.

Contrairement à Mitwalsky, Vassaux et Broca expliquent la diffé-

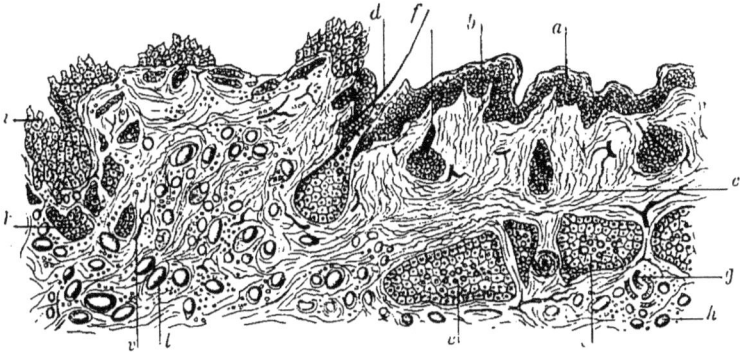

Fig. 234. — Kyste huileux examiné histologiquement dans notre laboratoire par Vassaux et Broca. Coupe intéressant la paroi du kyste; on trouve de dedans en dehors :

a, épiderme composé d'une couche muqueuse et cornée. — *b*, papilles vasculaires. — *c*, chorion formé de faisceaux fibreux et parcouru par de nombreuses fibres élastiques. — *d*, follicule sébacé avec un poil lanugineux. — *ee*, lobule de glande sébacée avec la coupe d'un poil entre les deux. — *f*, section d'un poil. — *g*, glande sudoripare. — *h*, pannicule adipeux. — *i*, cellules géantes dans la cavité du kyste. — *k*, amas de ces mêmes cellules dans le tissu cellulo-adipeux. — *l*, vésicules adipeuses entourés de nombreux noyaux. — *v*, vaisseaux.

rence de structure des deux parties du kyste, en admettant l'invagination d'un simple fragment d'ectoderme dont le sécrétum (poils, épithélium, matières grasses) s'entoure, comme tout corps étranger, d'une capsule fibro-conjonctive dépourvue d'épiderme. Une autre interprétation serait celle de la rupture du kyste primitif, dont le contenu, venant à se répandre dans le tissu cellulaire ambiant, s'y incapsule. Avant Mitwalsky, ces auteurs insistent sur la couche granuloïde riche en cellules qu'ils attribuent à la transformation de corps embryoplastiques, peut-être même à un travail d'organisation des cellules graisseuses du voisinage.

Les kystes huileux sont les moins fréquents, Vassaux et Broca en relèvent quatorze pour l'angle interne, dont un de Weiss[2] à contenu incolore rappelant la glycérine, un de Bourow[3] renfermant des cris-

1. MITWALSKY, *Arch. f. Augenh.*, XXIII, 1891.
2. WEISS, *Prag. Viertelj.*, 1871.
3. BOUROW, *Klin. Königsberg*, 1879.

taux de margarine ; deux autres rapportés par Albert[1], et un dernier volumineux disséqué par Berger[2]. Quatre siégeaient à l'angle externe, les deux de Dupuytren, le nôtre et celui de Demons[3]. Dans trois de Paget[4], on ne précise pas l'emplacement, tandis que Cunier[5] en a vu

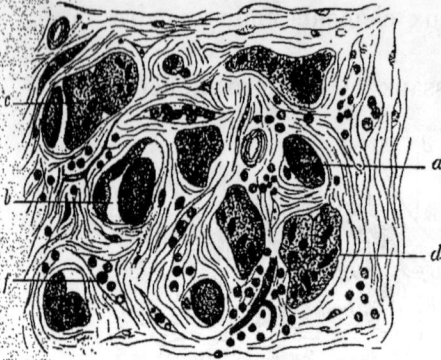

Fig. 255.

Détails de la partie représentée en *l* dans la figure précédente. — *a*, vésicule adipeuse normale avec son noyau rejeté à la périphérie. — *b*, vésicule adipeuse dont le noyau s'est dédoublé avec hypertrophie commençante du corps cellulaire. — *c*, Les plaques multi-nucléées sont formées, le globule graisseux tend à disparaître. — *d*, la cavité occupée primitivement par la vésicule adipeuse est remplie en totalité par les cellules géantes. — *f*, globules graisseux, libres dans les interstices du tissu conjonctif.

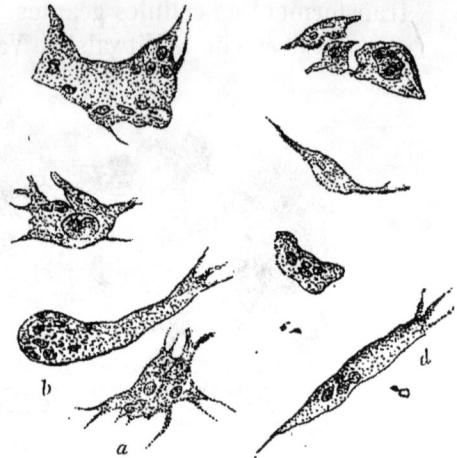

Fig. 256.

Éléments multi-nucléés à prolongements ramifiés (*a*), en forme de massue (*b*), semblables à des myéloplaxes (*c*) ou à des cellules embryo et fibroplastiques hypertrophiées (*d*) (Vassaux et Broca).

un à la paupière inférieure, nous à la supérieure et Fieuzal[6] dans la fosse temporale droite.

Le contenu peut être comparé à de l'huile d'olive ou à de la glycérine ; dans les deux cas il se fige une fois extrait, vu que le point de fusion oscille entre 27 et 32 degrés. Le premier est soluble dans l'éther et le chloroforme ; le second, dans l'eau.

En fait de métamorphoses possibles, signalons la production de cartilage hyalin, d'os, de cellules gangliformes, de follicules lymphoïdes et la sclérose des vaisseaux par endartérite proliférante.

L'adhérence intime du kyste avec le périoste est habituelle, d'où la difficulté de l'extirpation complète en ce point. C'est également par là que pénètrent les vaisseaux nourriciers, ainsi qu'en témoigne l'écoulement sanguin abondant lors de la section du pédicule.

1. ALBERT, *Lehrb. d. Chir.*, 1.
2. BERGER, *Soc. de Chir.*, 1880.
3. DEMONS, *Bull. Soc. Chir.*, 1880, p. 54.
4. PAGET, *Lect. on tumors*, 1854, p. 51.
5. CUNIER, *Bull. Mém. Soc. chir.*, 1881, p. 560.
6. FIEUZAL, *Bull. des Quinze-Vingts*, 1887, p. 157

Le seul traitement véritablement efficace est l'ablation totale de la tumeur, moyennant une incision horizontale ou légèrement courbe à concavité parallèle à son grand axe. De la sorte, on évite de créer un cloaque où le sang et la sérosité, venant à s'accumuler, s'opposeraient à la réunion immédiate de la plaie.

En disséquant les parois du kyste, on doit se garder de les entamer, sans quoi le contenu s'échappe et l'on n'est jamais sûr de faire une extirpation complète. Dans ce but, Pozzi a proposé de vider le kyste par ponction et d'injecter ensuite dans la poche du blanc de baleine fondu, qui, une fois refroidi, permet la dissection comme pour une tumeur solide. Toujours est-il que si la poche vient à se perforer, il faut en saisir solidement les parois avec des pinces de Museux et continuer l'extirpation au moyen de ciseaux courbes sur le plat, à pointe mousse. On détache finalement le pédicule du périoste avec une rugine, et l'hémostase s'obtient à l'aide de boulettes de coton, trempées dans une solution antiseptique, ou par la forcipressure; puis on applique un ou deux points de suture au catgut, après avoir placé un petit drain pour empêcher l'accumulation des liquides dans la cavité. Le bandage modérément serré est tenu en place trois à quatre jours au plus, époque à laquelle la cicatrisation immédiate est presque achevée. La cicatrice qui en résulte est à peine apparente, surtout si l'on a eu soin de faire l'incision au-dessous du sourcil dans le sillon orbito-palpébral supérieur. Pour les kystes médians, situés au voisinage de la glabelle et de la racine du nez, l'incision sera verticale, dans la direction des plis cutanés de cette région.

D. — PAUPIÈRES SUPPLÉMENTAIRES

Sous le nom de paupières supplémentaires on a décrit des dispositions congénitales très diverses. C'est ainsi que Blasius et Fleichmann, cités par Cornaz[1], parlent d'ectopie du tarse compris dans un repli de la conjonctive, derrière un pli cutané palpébral. Dubois[2], Fano[3], Ammon[4] et Fronmüller[5] décrivent derrière la commissure externe un repli conjonctival en croissant analogue au pli semi-lunaire du grand angle.

Le fait relaté par Larcher[6] rentre dans les dermoïdes. Il s'agissait d'une diplicature épaisse, rougeâtre, bordée de poils fins. L'examen

1. Cornaz, *Abnormités congénitales des yeux et de leurs annexes*, Lausanne, 1848.
2. Dubois, *Ann. d'ocul.*, t. XXXIV, p. 268, 1855.
3. Fano, *Ann. d'ocul.*, t. XLIX, p. 24.
4. Ammon, *Klin. des Auges*.
5. Fronmüller, *Ann. d'ocul.*, t. XXVI, p, 40.
6. Larcher, Thèse de Paris, 1889.

histologique démontra la présence de glandes sébacées autour des follicules pileux, de travées conjonctives avec filets nerveux et de nombreux vaisseaux sanguins; plus profondément, de la graisse et des cristaux de margarine.

E. — PTOSIS CONGÉNITAL

Sans contredit, le ptosis congénital constitue la forme la plus commune des anomalies de la paupière. Il tient au manque de développement du releveur ou à sa paralysie. On ajoute une troisième forme éléphantiasique où le poids de la paupière en entraîne la chute.

Dans le ptosis unilatéral par défaut de développement du releveur, la paupière n'est pas plus longue que l'autre, si l'on en juge par le fait que dans le regard binoculaire en bas, les deux fentes palpébrales se mettent de niveau.

On ne doit pas toujours rattacher le ptosis congénital double à l'absence du releveur, et seuls les cas où l'on a eu l'occasion de disséquer le muscle ou de le mettre à découvert pendant une opération sont valables. Il existe en effet une autre variété congénitale ne différant de celle acquise que par son apparition chez les enfants en bas âge. Certains auteurs vont même jusqu'à nier le ptosis d'origine musculaire, ce qui nous paraît manquer de preuves suffisantes, d'autant plus que la bilatéralité habituelle du ptosis en question et l'absence de paralysie des autres muscles et des branches de l'oculo-moteur plaident en faveur du défaut du muscle. Une paralysie totale de la troisième paire chez le nouveau-né survenue après un accouchement laborieux au forceps se rattache au contraire à la compression de cette branche nerveuse, alors surtout que, d'après Bernhardt[1], W. Uhthoff[2] et Helfreich[3], il s'ajoute le soulèvement réflexe des paupières paralytiques pendant la mastication et les mouvements de latéralité de la mâchoire inférieure.

Le traitement chirurgical du ptosis congénital définitif est le même que celui acquis. Toujours est-il qu'il ne faut pas se presser dans l'espoir que le développement ultérieur peut améliorer la difformité. En attendant, on essaye le massage et les courants électriques faibles, qui ne seront utiles que lors de ptosis paralytique.

F. — EPICANTHUS

Bien des enfants présentent à la naissance au niveau du grand angle de l'œil un repli cutané semi-lunaire à concavité externe qui disparaît

1. BERNHARDT, Centralb. f. Nervenheilk., XI, nº 15, 1888.
2. UHTHOFF, Berlin Klin. Woch.. nº 56, 1888.
3. HELFREICH, Soc. de Heidelberg, 1887.

par la suite. Lorsque cette disposition persiste et s'accentue, elle se lie à l'aplatissement du dos du nez et à l'élargissement de l'espace intersourcilier. C'est là ce que v. Ammon[1] a décrit le premier sous le nom d'*épicanthus*.

Déjà Schœn avait appelé l'attention sur cette anomalie, mais il a eu le tort d'y voir une paupière supplémentaire.

L'extrémité inférieure du repli cutané aboutit à la joue, tandis que la supérieure se confond avec la base de la paupière correspondante.

Les difformités qui accompagnent parfois l'épicanthus sont : la microphtalmie, le ptosis, le strabisme et la dacryocystite. De Græfe a

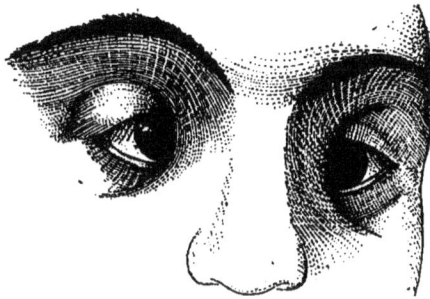

Fig. 237. — Epicanthus (Ammon)

insisté sur la limitation de certains mouvements du globe, principalement de l'élévation.

L'épicanthus est habituellement bilatéral et inégalement réparti à droite et à gauche ; dans le seul fait de v. Ammon[1] l'anomalie n'existait que d'un côté. Sichel et Chevillon[2] parlent aussi d'épicanthus de la commissure externe, mais les observations qu'ils citent paraissent se rapporter plutôt à l'ankyloblépharon congénital ou à des brides amniotiques. Il faut se garder, en effet, de confondre le véritable épicanthus, susceptible de s'amender et de disparaître par le développement ultérieur de la face, avec des anomalies ou des cicatrices par brûlures, lupus, gommes s'accompagnant de l'effondrement des os propres du nez et de la cloison.

Dans l'épicanthus congénital devenu gênant pour la vision de près, on a conseillé le port de pince-nez spéciaux. C'est là un moyen purement palliatif, et si l'on tient à agir d'une façon plus efficace, on doit, à l'exemple de v. Ammon, pratiquer la *rhinorrhaphie*, qui consiste à exciser sur le dos du nez un pli cutané suffisant, puis à le suturer avec des épingles et un fil entortillé.

1. AMMON, *Darstellungen, etc.*, III, f. 6, 1841.
2. CHEVILLON, *Ann. d'ocul.*, XXX, p. 211 ; et XXXIX, p. 285.

Lors d'épicanthus étendu et bilatéral, Knapp conseille d'exciser un lambeau rhomboïdal sur le dos du nez, de mobiliser les lèvres latérales de la perte de substance et d'appliquer la suture entrecoupée. Peut-être les fils métalliques seraient préférables, et pour alléger la traction on pourrait étaler par-dessus une couche de collodion élastique.

Arlt ne craint pas d'exciser les deux replis en demi-lune et la peau du dos du nez. La perte de substance suturée représente un X à grand axe horizontal.

En terminant ce qui a trait aux anomalies des paupières, nous mentionnerons le trichiasis, l'entropion et l'ectropion d'origine congénitale, justiciables des moyens de traitement longuement exposés plus haut.

CHAPITRE V

MALADIES DE LA CONJONCTIVE

Par leur grande fréquence, les maladies de la conjonctive constituent un chapitre important de l'ophtalmologie. Les unes sont propres à cette membrane, les autres proviennent d'affections ayant pour point de départ les paupières, l'appareil lacrymal et surtout le globe.

Jusqu'au commencement du siècle, les inflammations oculaires étaient englobées sous le nom générique d'*ophtalmies*, subdivisées en *externes* et *internes* ou profondes, suivant que les paupières et la conjonctive étaient seules en cause, ou que le globe lui-même y prenait part.

Grâce aux progrès de l'anatomie pathologique et de la clinique, on est parvenu à topographier depuis chaque processus morbide et à en préciser la nature.

I

HYPERHÉMIE DE LA CONJONCTIVE

L'hyperhémie ou congestion conjonctivale se distingue en *passive*, d'ordre neuro-paralytique, et en *active* autrement dit inflammatoire.

La première, qui peut être produite expérimentalement par section ou arrachement du ganglion cervical supérieur du sympathique, ou en traumatisant la moelle au niveau du centre cilio-spinal, succède à des fractures et à des luxations de la colonne cervicale comme aussi à des tumeurs profondes du cou comprimant le grand sympathique. Elle se caractérise par une forte hyperhémie de la conjonctive sans douleur ni sécrétion anormale. A cela s'ajoutent l'injection de l'oreille et de la moitié correspondante de la face, le rétrécissement de la fente palpébrale et le myosis. Après une durée variable, la congestion disparaît tandis que le resserrement de la pupille subsiste.

Une variété d'hyperhémie passive est celle liée aux troubles respiratoires ou cardiaques, comme dans la cyanose par inocclusion du trou de Botal, les tumeurs orbitaires et intraoculaires, le goitre exophtalmique, la thrombose de la veine ophtalmique ou des sinus et certaines formes de glaucome.

L'hyperhémie *active* dérive d'excitations directes par des corps étrangers, des substances irritantes, les variations brusques de température, la fatigue de la convergence et de l'accommodation, les veilles prolongées et le larmoiement abondant; chez certains sujets prédisposés l'ingestion d'iodure de potassium, de chloral, d'arsenic, peuvent en être la cause.

L'hyperhémie active se distingue en *totale* et en *partielle*. Cette dernière occupe la face tarsienne des paupières, les commissures ou la conjonctive épibulbaire, principalement au voisinage de la cornée, ce qui conduit au diagnostic de telle ou telle lésion spontanée ou traumatique de l'œil et de ses annexes.

Tant que l'hyperhémie ne dégénère pas en inflammation, la muqueuse sécrète à peine, et tout au plus observe-t-on une faible exagération des larmes mêlées de mucus, de cellules épithéliales exfoliées et de globules de graisse, dont la dessiccation produit une sorte d'écume et de chassie au niveau des commissures. C'est ce qui s'observe fréquemment chez les gens de cabinet astreints à un travail nocturne prolongé, état qui porte le nom impropre de *catarrhe sec* et qui s'accompagne d'une légère sensation de cuisson ou de graviers dans l'œil. Chez les névropathes, il s'ajoute de la lourdeur, comme si les paupières étaient de plomb ou collées au globe.

Le traitement vise avant tout la suppression des causes. Outre celles signalées plus haut, il faut encore s'assurer de l'écoulement normal des larmes par les canalicules, de l'intégrité du fonctionnement de l'œil, du genre d'occupation du sujet et du milieu surchauffé ou mal aéré où il vit, de son tempérament et de ses habitudes au point de vue de l'alcool et du tabac ou de l'éclairage dont il se sert.

La médication locale doit se borner aux lavages et aux douches chaudes, simples, aromatiques ou boriquées.

Dans les cas de forte hyperhémie on ajoutera 4 à 5 gouttes d'extrait de Saturne par grande tasse d'eau chaude; la solution au borax à 6 grammes pour 500 et celle au naphtol β au millième nous ont souvent réussi. On réserve le sulfate de zinc à $\frac{1}{500}$, et le nitrate d'argent à 0,10 pour 30, dans les formes sécrétantes à marche chronique.

En général les corps gras, le calomel et le bioxyde de mercure sont mal supportés.

Une dernière recommandation est de prescrire au malade des verres protecteurs fumés que l'on pourra remplacer chez les dames par des voiles de gaze.

II

INFLAMMATIONS DE LA CONJONCTIVE

Ce qui distingue nettement l'hyperhémie pure de l'inflammation de la conjonctive, c'est la sécrétion de muco-pus en quantité variable et, dans certains cas, l'apparition de fausses membranes couenneuses. La muqueuse, de lisse devient rugueuse, parsemée qu'elle est d'aspérités papilloïdes, de follicules ou de phlyctènes.

D'après l'altération qui domine et la nature du sécrétum, on distingue les conjonctivites en catarrhales, purulentes, pseudo-membraneuses ou croupales, diphtéritiques, phlycténulaires, folliculaires, granuleuses ou trachomateuses.

Avant de les décrire, il sera bon d'insister sur certaines considérations générales applicables à l'ensemble.

L'inflammation de la conjonctive, comme celle de toutes les muqueuses, s'annonce par l'hyperhémie, autrement dit la dilatation des vaisseaux, particulièrement des capillaires. La portion bulbaire de la conjonctive appliquée sur la surface blanche de la sclérotique trahit mieux que toute autre partie le trouble circulatoire, à la condition de ne pas confondre l'hyperhémie de la conjonctive avec celle plus profonde de l'épisclère. Pour cela, on tiendra compte des particularités suivantes :

Les vaisseaux conjonctivaux sont plus superficiels, fortement tortueux, et forment un treillis à larges mailles qu'on déplace avec la conjonctive lorsqu'on y promène le doigt ou un stylet mousse. Par contre, ceux de l'épisclère apparaissent fins, rectilignes et de couleur carminée, situés qu'ils sont sur un plan profond. Pour les voir il faut commencer par dégager ceux appartenant à la conjonctive à l'aide d'une pression douce à travers la paupière. Grâce à ce mode d'exploration, on parvient à distinguer l'inflammation primitive de la conjonctive de celle symptomatique de lésions du globe.

A l'état normal, la conjonctive apparaît lisse, mais, pour peu qu'elle s'enflamme, l'aspect devient tout autre : au niveau des tarses et des culs-de-sac on aperçoit des saillies papilloïdes qu'il faut se garder de confondre avec des granulations. Si nous insistons sur cette particularité, c'est que journellement on l'oublie, ce qui expose à des erreurs sérieuses de diagnostic.

La sensibilité tactile et thermique s'exagère, ce qui explique les sensations pénibles de cuisson, de prurit et parfois les douleurs éprouvées par le malade. Dans certaines formes chroniques, la sensibilité décroît, et l'on peut toucher la conjonctive sans provoquer des réflexes comme à l'état normal.

Une particularité digne d'être notée et sur laquelle nous avons insisté, c'est que l'inflammation annihile l'action anesthésique de la cocaïne. De là cette déduction qu'il ne faut plus compter sur cette substance dans le cas d'une intervention opératoire.

L'exagération des réflexes entraîne forcément un larmoiement abondant et le spasme palpébral, rarement de la photophobie, à moins que la cornée ne soit prise. Lors d'un certain degré d'acuité de la phlegmasie, il s'ajoute l'infiltration séreuse ou plastique du tissu cellulaire sous-conjonctival, bien connue sous le nom de *chémosis*.

A. — CONJONCTIVITE CATARRHALE

La conjonctivite *catarrhale* consiste dans une inflammation plus ou moins vive avec sécrétion abondante de mucus, dont une partie se concrète et forme, principalement à la région du fornix, des flocons blanchâtres qui y adhèrent ou flottent librement dans le liquide lacrymal.

D'après l'intensité et la marche on distingue deux variétés : l'une *aiguë*, l'autre *chronique* d'emblée ou succédant à la première.

La sécrétion muqueuse provient de cellules épithéliales ayant subi la métamorphose colloïde, à quoi s'ajoutent des plaques desquamées, quelques globules graisseux fournis par les glandes sébacées des paupières, et dans les cas suraigus du fibrinogène avec du pus.

Exposée à l'air, cette sécrétion devient gluante et donne aux cils l'aspect de mèches de fouet. Par évaporation et dessiccation, elle constitue des croûtes qui collent les paupières entre elles ou pour le moins rendent les yeux fortement chassieux du côté des commissures.

La conjonctive fortement hyperhémiée devient rouge, tomenteuse, et présente parfois des plaques ecchymotiques disséminées. Plus l'inflammation est vive, plus la sécrétion se charge de plasma, sans aller nécessairement jusqu'à la formation de dépôts diphtéroïdes. Peu riche au début en globules de pus, le liquide apparaît par la suite franchement purulent, ce qui fait qu'on ne peut dire dans les premiers stades à quelle variété on a affaire.

On se guide jusqu'à un certain point sur le gonflement œdémateux des paupières, l'aspect du chémosis conjonctival, séreux ou charnu, la nature de la sécrétion, muqueuse dans les cas bénins, jaune citron rappelant la couleur visqueuse des ampoules dans ceux graves, et la recherche des micro-organismes corroborée par des ensemencements et des inoculations sur la cornée de lapins et de cobayes.

Nous n'insisterons pas sur les sensations pénibles éprouvées par les malades; elles ne sont que l'exagération de celles mentionnées à propos de l'hyperhémie. Dans les deux états, la présence de flocons fins à la surface de l'œil donne lieu au phénomène des mouches volantes, et l'excès des larmes à celui de l'irisation des objets lumineux sur les bords, qu'il ne faudrait pas confondre avec ce qui se passe dans certaines choroïdites et dans le glaucome prodromique.

Parmi les complications possibles, nous mentionnerons : la blépharite glandulo-ciliaire, les érosions du bord libre des paupières, l'eczéma et l'impétigo surtout chez les enfants, l'éversion des points lacrymaux chez les vieillards, due au gonflement de la conjonctive et au relâchement de l'orbiculaire. Chez les scrofuleux rien n'est commun comme la kératite phlycténulaire, et chez les sujets âgés l'ulcère infectieux avec hypopyon s'observe fréquemment.

Lors de blépharospasme intense, on doit explorer la commissure externe, qui souvent s'excorie et même provoque un entropion avec inversion des cils.

L'étiologie de la conjonctivite catarrhale est très variable.

Il en est d'épidémiques et de saisonnières, de légères et de graves, qui toutes peuvent dans certaines conditions devenir contagieuses.

Une irritation mécanique ou chimique, l'implantation de dards d'insectes y compris les poils de chenilles[1], peuvent la provoquer. De même les professions de vidangeur, de ramoneur, de plâtrier, etc., y exposent beaucoup, et l'on peut en dire autant de diverses pyrexies, rougeole, scarlatine, variole, méningite cérébro-spinale épidémique, influenza, plus rarement le typhus. Dans l'érysipèle de la face et le zona naso-frontal, on est en présence de l'extension du processus phlegmasique jusqu'à la muqueuse.

L'inocclusion des paupières, quelle qu'en soit l'origine, l'entropion et le trichiasis s'accompagnent très souvent de conjonctivite chronique et parfois aiguë.

D'après Manhard[2] et d'autres, dans les contrées marécageuses on observerait une conjonctivite catarrhale à répétition qui cède à l'administration des antipyrétiques, du sulfate de quinine en particulier.

Le contact des liquides leucorrhéiques est une cause fréquente; le transport se fait indirectement par les doigts, le linge, ou d'une façon directe, comme lors de l'expulsion du fœtus. Chez les petites filles atteintes de vulvite, l'affection s'observe également et peut revêtir la forme grave, suivant le terrain et la nature des microbes.

Tous ceux qui, comme nous, se sont occupés de recherches bactériologiques spéciales, ont nettement reconnu la présence à peu près

---

1. Bassemir et Baas, *Klin. M. B.*, 1888, p. 63.
2. Manhard, *Klin. M. B.*, 1864, p. 18.

constante du staphylocoque, du streptocoque, sans parler des microbes de la diphtérie. Weecks[1], dans le « Pinck Eye », a rencontré des bactéries très fines qui, inoculées sur la conjonctive du lapin, ont reproduit la conjonctivite catarrhale en question. Nous avons constaté la présence de ces micro-organismes dans le pus d'une conjonctivite purulente de nouveau-né qui s'est terminée par la guérison sous l'action combinée du bleu d'éthyle et d'attouchements de nitrate d'argent au 30°; tandis que chez un autre sujet atteint de conjonctivite en apparence identique, mais à gonocoques, il s'est produit des ulcérations de la cornée suivies de cicatrices opaques.

En dehors de la nature des microbes, dont la virulence varie, on doit tenir compte du terrain. A cet égard, le processus nous a paru moins destructif chez les enfants que chez les adultes et surtout les individus âgés où cachectiques. L'alcoolisme, le diabète et l'albuminurie exercent une influence particulièrement funeste.

Des considérations qui précèdent, il découle pour le *traitement* une double indication :

1° Modifier l'état général; 2° agir localement sur la conjonctive enflammée. Au médecin incombe la première tâche; à l'ophtalmologiste, la seconde; de là la nécessité pour ce dernier de ne pas ignorer le côté médical.

Dans les conjonctivites saisonnières et à répétition, comme aussi dans celles professionnelles, l'hygiène générale et locale joue un grand rôle. Lors d'arthritisme, de lymphatisme, de diabète ou d'albuminurie, on agira en conséquence. Dans les pyrexies, les soins de propreté des yeux et l'usage de lotions ou d'injections antiseptiques faibles poussées jusque dans les culs-de-sac contribueront à prévenir ou à atténuer l'inflammation.

Pour les conjonctivites supposées de nature infectieuse, il faut au plus tôt instituer un traitement abortif sous peine d'assister à la destruction de la cornée. Ces cas sont heureusement l'exception; mais comme au début il n'est pas facile de différencier la conjonctivite catarrhale aiguë de celle purulente, mieux vaut pêcher par excès de soins, l'expérience ayant démontré que l'œil tolère parfaitement les caustiques à la condition de ne pas les employer trop concentrés.

Le nitrate d'argent en solution aqueuse de 0,50 à 3 pour 100 constitue un des meilleurs topiques. On l'applique, après renversement des paupières, au moyen du pinceau ou du compte-gouttes, et en ayant soin de le neutraliser avec la solution de sel marin. Une injection d'eau stérilisée froide sert à balayer le dépôt de chlorure d'argent.

1. Weecks, Congrès internat. de Berlin, 1890.

Pour calmer la douleur, on applique sur l'œil fermé des compresses trempées dans une solution froide d'acide borique à 4 pour 100. Avec de Græfe, Ruète et d'autres, nous pensons que le froid humide contribue à apaiser le travail phlegmasique et à modérer la purulence. Les applications chaudes préconisées par Arlt ne conviennent que lorsqu'on se propose d'activer la phagocytose, ou qu'il s'y ajoute des complications cornéennes.

A mesure que l'inflammation décroît on se sert de solutions caustiques de plus en plus faibles, et une fois la sécrétion devenue muqueuse on substitue au nitrate d'argent les collyres au sulfate de zinc, au borax ou à l'alun. Ceux d'acétate de plomb ne doivent être employés qu'avec ménagement, vu qu'ils ont l'inconvénient de laisser un dépôt qui s'incruste dans les tissus et ne tarde pas à prendre la couleur de la plombagine.

Un autre topique qui nous a rendu de réels services est le bleu d'éthyle, bien préférable à l'iodoforme.

Comme lavage, l'acide borique, le naphtol β à $\frac{1}{1000}$ ou à $\frac{1}{2000}$, le permanganate à $\frac{1}{2000}$ ou $\frac{1}{5000}$ sont mieux tolérés que les solutions mercuriques, sauf celle faible de biiodure à 1 sur 20 mille.

Rarément, et seulement dans les cas suraigus, on est conduit à appliquer des sangsues à la tempe ou à pratiquer des scarifications sur la conjonctive turgescente et œdématiée.

Contre la conjonctivite catarrhale chronique, le sulfate de zinc et le nitrate d'argent à très faible concentration ($0^{gr},03$ pour 5 d'eau distillée) réussissent.

La formule tant vantée de Horst se compose de :

Eau.	100 grammes
Sulfate de zinc	2 grammes
Chlorhydrate d'ammoniaque.	$0^{gr},75$
Camphre.	$0^{gr},45$
Safran.	10 grammes

qu'on fait macérer à 35 ou 40 degrés jusqu'à parfaite dissolution. Deux ou trois fois par jour on l'applique au pinceau, soit pure, soit coupée avec moitié d'eau.

Lors de blépharite marginale avec excoriations et croûtes, un traitement additionnel devient nécessaire.

On enlève les croûtes avec une pince qui sert en même temps à avulser les cils malades ou déviés ; on lave les paupières antiseptiquement, et l'on applique pendant une demi-heure matin et soir des compresses trempées dans les mêmes liquides modificateurs. Contre les excoriations tenaces on pratique de temps à autre de légers attouchements avec une solution au nitrate d'argent à $\frac{1}{10}$; si les paupières sont fortement collées au réveil, le malade étale le soir en se couchant une petite quantité de pommade à la vaseline seule ou à parties égales de lanoline et contenant soit du bioxyde d'hydrargyre, soit du calomel, dans la proportion de $\frac{1}{100}$.

On devra s'assurer par le cathétérisme si les canalicules lacrymaux fonctionnent bien et si leur direction est normale, se rappelant que bien des catarrhes chroniques sont entretenus par l'imperméabilité de ces voies d'excrétion.

B. — CONJONCTIVITE PURULENTE

Ce qui caractérise surtout la *conjonctivite purulente*, c'est la tendance de la phlegmasie à s'attaquer de bonne heure à la cornée, qui s'ulcère et se perfore au grand détriment du globe. De là l'importance d'en établir le diagnostic au plus tôt, afin d'instituer un traitement abortif. Pour y parvenir, on tiendra compte des circonstances qui lui ont donné naissance et de l'existence fréquente de la blennorrhagie uréthrale.

A ce dernier point de vue un examen négatif n'est pas absolument concluant, attendu qu'en dehors de la contagion directe la contamination s'établit par les doigts ou autrement. Nous citerons comme exemple celui d'un ménage où l'homme exempt de blennorrhagie perdit l'œil, pendant que sa femme atteinte d'ophtalmie présentait une vaginite infectieuse des plus nettes. On sait du reste combien dans les familles pauvres il y a promiscuité au point de vue du linge et des divers ustensiles, pour que la contagion indirecte n'ait rien qui nous étonne. En supposant les recherches infructueuses, on tiendra compte du *début brusque* de la purulence, de l'*intensité* de la phlogose, de sa *marche rapidement envahissante*, enfin du siège habituel sur un seul œil, le plus souvent le droit. Cette fréquence à droite tient à l'usage que nous faisons de la main correspondante supposée contaminée par le virus; aussi le contraire s'observe-t-il chez les gauchers, dont l'œil gauche est en effet le plus ordinairement atteint. L'examen bactériologique venant à démontrer la présence de gonocoques contribue puissamment à confirmer le diagnostic.

Ce qui est vrai pour l'adulte ne l'est pas moins pour les nouveau-nés. Lors de l'accouchement, les yeux mis en contact avec les sécrétions vaginales ne tardent pas à s'infecter. Maintes fois en examinant les organes génitaux de la mère, même longtemps après la parturition, nous avons découvert des vagino-uréthrites avec ou sans ulcérations fongueuses du col utérin.

En dehors de la blennorrhagie, la conjonctivite purulente reconnaît d'autres causes, particulièrement la diphtérie et la variole, d'où autant de variétés qui méritent une étude à part.

1. — CONJONCTIVITE OU OPHTALMIE BLENNORRHAGIQUE

On a beaucoup disserté sur l'origine *métastatique* de la blennorrhagie oculaire. Cette vieille doctrine fut combattue par Ricord, et si nous en parlons, c'est parce qu'elle tend à s'affirmer à nouveau. Les observations cliniques citées à l'appui sont pour le moins discutables, et quant aux manifestations rhumatismales qu'on a assimilées avec ce qui se passe du côté de l'œil dans la blennorrhagie, elles sont d'un ordre tout différent. Seuls les sujets personnellement ou héréditairement arthritiques y sont exposés; les synoviales et non les muqueuses sont intéressées toujours sous forme d'hydarthroses ou d'arthrites *plastiques*, rarement suppuratives. Cela est également vrai pour les séreuses sous-cutanées, tendineuses et viscérales. Lorsque l'œil y participe, c'est encore sous forme d'iritis séreuse. Pour ce qui est de la conjonctivite franchement purulente produite en dehors de tout contage, admise par Maurice Perrin[1], Poncet[2], Fragne[3] et Darier[4], nous avouons ne l'avoir jamais rencontrée. D'accord en cela avec Fournier[5], Haltenhoff[6] et d'autres, nous nions absolument qu'une conjonctivite blennorrhagique suppurative, aboutissant à une destruction de la cornée, existe en dehors de l'inoculation directe du pus blennorrhagique. L'ophtalmie dite *métastatique* et qui, d'après Fournier et White[7], est 14 fois plus commune que celle purulente par contage, constitue une affection bénigne, bien qu'au début le chémosis séreux dont elle s'accompagne puisse inspirer des craintes. Les caractères suivants permettront de la reconnaître.

Presque toujours, 8 fois sur 10, elle s'attaque aux deux yeux, contrairement à celle transmise par contact qui n'affecte qu'un seul, au moins au début.

En sa qualité de maladie miasmatique, elle est mobile, migratrice et souvent récidivante, sans compter que d'ordinaire elle se lie à d'autres manifestations rhumatismales qui peuvent la suivre ou la précéder; la guérison est constante, alors même que l'on n'intervient pas.

Il résulte de là que les deux ordres d'ophtalmies ne sauraient être

1. PERRIN, *Bull. Acad. Méd.*, 1883, p. 514.
2. PONCET, *Ann. d'ocul.*, 1880, p. 140.
3. FRAGNE, Th. Paris, 1888.
4. DARIER, *Arch. d'oph.*, 1889, p. 176.
5. FOURNIER, *Nouv. Dict. de méd. et de chir.*, t. V, 1866, p. 239.
6. HALTENHOFF, *Arch. f. Aug.*, t. XIII, p. 103.
7. WHITE, *Encycl. intern. de chir.*, 1883, p. 566.

envisagés comme identiques, ni comme deux types de contagion d'intensité variable. Ceux qui croient à une conjonctivite purulente destructive, en faisant valoir des observations d'individus exempts d'écoulement uréthral, oublient que la contagion peut s'opérer par voie extragénitale comme pour la syphilis, sans qu'on puisse suivre la filière.

Dans la conjonctivite blennorrhagique par contage, on croirait tout d'abord à du catarrhe, mais au bout de deux à trois jours au plus la scène change. Les paupières énormément tuméfiées, de couleur lie de vin, se ferment, au point qu'il devient difficile de les ouvrir sans le secours des écarteurs, et toujours en provoquant du blépharospasme. Il s'écoule continuellement du pus mêlé de sérosité citrine; les culs-de-sac en sont remplis, et le liquide en se desséchant forme le long de la joue des croûtes jaunâtres.

La conjonctive présente des plis profonds et des sortes de franges qu'il ne faudrait pas confondre avec les vraies granulations. Sa portion bulbaire, fortement chémotique et d'aspect lardacé, constitue un bourrelet qui cache le contour de la cornée. Celle-ci reste transparente, ce qui contribue à inspirer une sécurité fallacieuse; mais bientôt elle s'ulcère sur les bords, outre qu'elle se nécrose et s'exfolie au centre, d'où perforation et perte de l'œil. Seule la membrane de Descemet et son endothélium persistent et peuvent servir dans quelques cas de barrière à l'infection du globe.

Les ulcérations dont il vient d'être question sont transparentes et tranchent peu sur le reste de la cornée; aussi passent-elles souvent inaperçues si l'on néglige l'examen à l'éclairage oblique, on a alors la fâcheuse surprise de constater du jour au lendemain un staphylome de l'iris.

Pour expliquer l'envahissement et la perte rapide de la cornée, on a invoqué sans preuves l'étranglement de sa base par le bourrelet chémotique.

Une explication plus plausible est celle de la macération de l'épithélium par le pus et la pénétration dans le parenchyme des gonocoques ou des toxines. Le petit nombre de phagocytes immigrés fait que le tissu cornéen tout en gardant sa transparence se nécrose.

Au point de vue des douleurs, il existe des variétés individuelles. Fortes au début, elles cessent brusquement lors de la perforation de l'œil, ce qui contribue à tromper le malade sur son état.

Lorsque le mal suit un cours favorable, la cornée échappe à la destruction, le gonflement des paupières et le chémosis s'amendent, le pus diminue, devient blanc, bien lié, et finalement fait place à une sécrétion de mucus transparent. La conjonctive se dévascularise et tout rentre dans l'ordre, sauf une légère hyperhémie qui subsiste assez longtemps.

En dehors des taies et des staphylomes cornéens, il est rare de rencontrer de l'entropion et de l'ectropion persistants. Lorsqu'il en est ainsi, il faut accuser un mauvais traitement ou des complications granuleuses et diphtéritiques.

Une particularité consolante au milieu des désastres, c'est de voir les restes de la cornée recouvrer leur transparence au point qu'une iridectomie optique devient possible. Bien des fois nous avons été témoin de cette terminaison relativement heureuse, surtout chez les enfants en bas âge.

Un des grands dangers de l'affection consiste dans son transport sur le second œil ou sur les personnes qui soignent le malade. Comme la transmission se fait toujours par le contact et non par l'air, il faut avoir les mains exemptes de toute souillure et ne jamais employer de linges et d'objets de pansement ayant servi au malade. Les mêmes recommandations s'appliquent à ce dernier, et pour plus de sûreté on recouvre l'œil infecté et au besoin celui sain avec de larges rondelles d'ouate hydrophyle qu'on badigeonne autour et en surface avec la pâte de Unna formée d'oxyde de zinc 10 grammes, eau et glycérine de chaque 30 grammes, le tout préparé à chaud. Certains préfèrent placer sur l'œil sain un verre de montre fixé autour par du collodion, afin de permettre au malade de se conduire, mais la pâte de Unna, dépourvue de toute action irritante et facile à décoller, est préférable comme adhésif au collodion.

L'emploi du nitrate d'argent contre l'ophtalmie purulente en général et celle blennorrhagique en particulier est encore le topique de choix, bien qu'il ne convienne pas à tous les cas. Déjà de Græfe[1] avait insisté sur certaines règles auxquelles il est bon de se conformer.

On commence par enlever de la surface muqueuse la nappe de pus au moyen d'une douche froide ou tiède renfermant du sublimé à $\frac{1}{5000}$, du naphtol β à $\frac{1}{1000}$, ou du permanganate de potasse à $\frac{1}{2000}$ ou $\frac{1}{5000}$. Cela fait, on touche la conjonctive tarsienne et des culs-de-sac, soit avec le crayon mitigé contenant une partie de sel argentique pour 3 ou 5 de nitrate de potasse fondu, soit avec la solution concentrée à 2 ou 3 pour 100 de nitrate d'argent. Pour prévenir l'action du caustique sur la cornée on instille de suite une solution de sel marin, en ayant soin de laver la surface aussitôt avec de l'eau distillée stérilisée, dans le but d'empêcher que le précipité de chlorure d'argent n'adhère à la conjonctive et surtout aux ulcères cornéens, s'il en existe déjà.

Il est des cas où, par suite du gonflement excessif, on n'arrive pas à dérouler suffisamment les paupières. Comme il importe que l'action

---

1. v. Græfe, *Arch. f. Opht.*, I, p. 1.

du médicament porte sur tous les points de la conjonctive, on n'hésitera pas à débrider la commissure externe.

Rarement une seule cautérisation suffit; au début on est obligé de les répéter toutes les vingt-quatre heures, exceptionnellement toutes les douze heures. A mesure que la suppuration se tarit et que le gonflement décroît, on se contente de les faire tous les deux ou trois jours, surtout lorsque le revêtement du métal déposé sur l'épithélium ne se détache qu'avec lenteur. Une précaution importante consiste à continuer les applications du collyre de nitrate d'argent, en atténuant la concentration, aussi longtemps que la muqueuse et les paupières n'ont pas repris leur aspect normal et que la sécrétion muco-purulente continue; faute d'y prendre garde, on s'expose à des retours offensifs. Ce n'est qu'à la fin, alors qu'il subsiste un léger catarrhe, qu'on peut se contenter de collyres au sulfate de zinc, au plomb ou au borax.

L'efficacité du nitrate d'argent s'explique par son action germicide sur les gonocoques et les ptomaïnes phlogogènes, peut-être aussi par la propriété dont il jouit, d'après Prosoroff[1], d'activer la diapédèse et partant la phagocytose.

D'autres substances, la pyoctanine, l'iodoforme et le sublimé, que Conradi, Buzzi, Scarpa, Reich, Iwanoff, Below, Wickerkiewicz, Guaita et Staderini vantent beaucoup, ne nous semblent pas supérieures au nitrate d'argent.

Le sublimé s'emploie généralement en solution de 1 à 4 pour 500 d'eau, qu'on applique directement et en pulvérisations.

L'action du froid humide a l'avantage d'apaiser les douleurs, de modérer la réaction inflammatoire et de hâter le dégonflement des tissus, à la condition de se servir de compresses évaporantes plutôt que de sacs de glace, qui exposent à une trop forte réaction s'ils ne sont pas surveillés. Sitôt que le malade cesse d'éprouver du bien-être, on les remplace par des compresses d'eau conformément au conseil de v. Græfe.

Les scarifications sur les parties chémotiques de la conjonctive sont d'un usage courant, et pourtant rien n'est moins démontré que leur utilité. On est parti de l'idée erronée que l'ulcération et la nécrose de la cornée étaient le résultat mécanique du chémosis, alors qu'elles sont dues en réalité à l'infiltration de son tissu par des microbes et des ptomaïnes après chute de l'épithélium. On se sert pour les pratiquer du scarificateur Desmarres, ou mieux de ciseaux fins qui permettent de multiplier les mouchetures sur les points les plus œdématiés. Leur principal avantage consiste dans la déplétion des vaisseaux,

---

1. PROSONOFF, *Arch. f. Opht.*, XI, 1, p. 142.

que l'on facilite en appliquant sur l'œil une éponge ou de l'ouate trempée dans l'eau chaude.

Autant que possible, on évitera d'exciser des lambeaux de conjonctive, de peur de provoquer par la suite de l'entropion par cicatrice ; c'est dire que nous ne partageons pas l'avis de Vossius[1], qui prétend s'être bien trouvé de cette méthode.

Une autre précaution consiste à ne procéder aux scarifications et aux mouchetures qu'après la cautérisation au nitrate d'argent. Faites avant, on risque de voir le sel se diffuser dans la profondeur ou être entraîné au dehors par le flot sanguin. La présence d'ulcérations cornéennes ne contre-indique pas nécessairement l'emploi du nitrate, mais commande des précautions, et avant tout le renversement total des paupières.

Sans insister sur le traitement spécial que comportent les ulcères symptomatiques de la cornée, nous indiquerons les moyens pouvant s'opposer à une destruction souvent irréparable du globe.

Rien n'est commun comme les kératocèles transparentes du volume d'une perle, dues à la hernie de la membrane de Descemet. Abandonnées à elles-mêmes, elles gagnent en étendue et aboutissent à la rupture brusque de la cornée et au staphylome dit *tête de mouche*. Le mieux est de perforer la petite hernie cornéenne au moyen d'une aiguille lancéolée et de laisser filtrer l'humeur aqueuse ; la fistule temporaire fait baisser le tonus et procure une cicatrice plate. Un moyen qui nous a mieux réussi est la perforation du sommet de la kératocèle au cautère filiforme ; il a l'avantage de mettre les lèvres de la fistule à l'abri d'une nouvelle infection et de rendre la cicatrice plus ferme. Cette méthode est également très utile dans le traitement des ulcères térébrants, avec ou sans hypopyon, auquel cas les myotiques, salicylate d'ésérine et nitrate de pilocarpine, constituent des adjuvants précieux. La cocaïne en collyre, à cause de son action destructive sur l'épithélium cornéen, doit être au contraire proscrite.

Les larges ulcères avec staphylomes seront saupoudrés d'iodoforme dans la crainte de voir l'infection se propager au vitré et provoquer la panophtalmie. Le bleu d'éthyle, en crayon ou en collyre, doué d'une propriété de diffusion remarquable, convient encore mieux.

En présence d'une hernie irréductible de l'iris, on l'excise ; de même on extrait le cristallin s'il apparaît entre les lèvres de la perforation.

L'ensemble du traitement local exposé plus haut, bon dans l'ophtalmie blennorrhagique *franchement purulente*, cesse de l'être et devient même dangereux lorsque l'affection revêt le type diphtéroïde.

---

1. Vossius, *Soc. Opht. de Heidelberg*, 1885.

Cette forme particulièrement destructive, signalée par v. Græfe et également décrite par de Wecker[1], se caractérise par l'énorme gonflement des paupières, devenues livides et pendantes, l'aspect lardacé grisâtre de la conjonctive qui sécrète de la sérosité *citrine* spontanément coagulable et le chémosis charnu, comme exsangue, encadrant la cornée. Celle-ci s'exfolie et se nécrose en totalité dans l'espace de 24 à 48 heures, alors même qu'elle garde sa transparence. Des plaques gangreneuses surviennent également du côté de la conjonctive, et après la chute des escharres on voit survenir des cicatrices entropionnantes avec effacement des culs-de-sac et oblitération possible des points lacrymaux. Il s'ensuit, même après la guérison de l'ophtalmie, un danger permanent pour l'œil et la nécessité d'intervenir tôt ou tard par des opérations sur les paupières déformées.

Ce type de conjonctivite blennorrhagique est non seulement fréquent, mais c'est à lui qu'on doit attribuer la plupart des désastres. On a expliqué sa gravité par l'étranglement des tissus rendus exsangues; sans nier cette action purement *mécanique*, nous pensons que la part prépondérante revient à l'adjonction du microbe de la diphtérie qui provoque l'exsudation fibrineuse interstitielle et tue les éléments organisés ne pouvant se défendre par suite du manque de diapédèse suffisante des globules blancs et partant de phagocytose.

Ce qui est vrai pour la conjonctive et la cornée l'est également pour l'organisme entier, qui s'infecte à son tour; aussi n'est-il pas rare de voir survenir de la fièvre avec prostration, des troubles gastro-intestinaux et urinaires, des épanchements articulaires séreux ou plastiques et des pseudomembranes croupales dans le naso-pharynx.

Partant de ces données cliniques confirmées par l'expérimentation sur les animaux, on voit de suite que l'indication principale réside dans la vascularisation des tissus, afin que la diapédèse et la phagocytose puissent entrer en jeu. Pour cela, il faut recourir aux applications chaudes sous toutes les formes, compresses, fomentations, douches de vapeur contenant une faible proportion d'acide phénique (1 sur 1000) ou de sublimé à 1 sur 5000. L'eau froide, la glace et les cautérisations au nitrate d'argent doivent être proscrites, de même que les scarifications et les sangsues. Non seulement ces moyens vont à l'encontre du but, mais ils ont l'inconvénient d'ouvrir de nouvelles voies d'absorption aux microbes et aux toxines.

En fait de topiques, ceux employés dans le traitement de l'angine couenneuse peuvent convenir ici, tels sont : les solutions faibles d'acide phénique, salicylique, citrique, tartrique; le perchlorure de fer, le sublimé à $\frac{1}{500}$, et la créosote incorporée à la glycérine à $\frac{1}{10}$.

1. Wecker, Thèse de Paris, 1861.

A l'intérieur, le cubèbe à doses élevées, le chlorate de potasse, le mercure et les injections hypodermiques de pilocarpine comptent des partisans. Vu le déclin rapide des forces, un régime réparateur devient nécessaire.

Une fois la vascularité obtenue et la suppuration franchement établie, on applique les cautérisations au nitrate d'argent et les autres moyens exposés à propos de la forme purulente.

Malgré tout, le pronostic n'en demeure pas moins grave. Même chez les malades qui échappent aux dangers immédiats, les leucomes cornéens avec adhérence de l'iris pouvant aboutir au glaucome et l'entropion leur réservent un triste avenir.

On conçoit d'après cela combien il importe de différencier dès le début les deux types d'ophtalmie blennorrhagique. Malheureusement cela n'est pas toujours facile, attendu qu'en dehors des microbes, il reste l'influence du terrain, ainsi que le prouve la fréquence de la forme diphtéritique chez les sujets affaiblis, les vieillards et les enfants scrofuleux. Il en est de même des diabétiques, des albuminuriques et des intoxiqués par l'alcool ou tout autre agent délétère ; le surmenage, une alimentation insuffisante, l'action du froid humide y contribuent également.

2. — CONJONCTIVITE CROUPALE

Cette variété de conjonctivite, caractérisée par un *dépôt de fausses membranes sur l'épithélium conjonctival*, s'attaque principalement aux enfants et sévit plus dans certains pays que dans d'autres. Elle se lie parfois au croup de la gorge, de la trachée et des bronches, ainsi que Masson[1] en fait la remarque.

Elle apparaît surtout chez les enfants à l'époque de la première dentition, rarement chez les nouveau-nés, comme dans les faits de Huling[2] et Chassaignac.

Diverses pyrexies, particulièrement la rougeole et la vulvite pseudomembraneuse, y prédisposent. Certains caustiques, tels que l'ammoniaque, l'acide nitrique et des mélanges fulminants projetés dans l'œil déterminent des exsudations diphtéroïdes avec ou sans escharres.

Les membranes croupales, de couleur grisâtre, siègent presque toujours sur la conjonctive palpébrale et celle des culs-de-sac. Leur étendue, leur épaisseur et leur adhérence varient, mais sans jamais dépasser la couche épithéliale. Au-dessous, la conjonctive est excoriée, rouge et saignante, preuve que son stroma et le tissu cellulaire sousconjonctival conservent leur vitalité.

---

1. Masson, *Opht. H. R.*, 1871, p. 64.
2. Huling, *Med. Times and Gaz.*, 1863.

Le plus ordinairement les deux yeux sont envahis dès le début ou consécutivement. Pour préserver le second œil, les précautions indiquées à propos de l'ophtalmie blennorrhagique sont bonnes, bien qu'il faille moins y compter lorsque l'organisme est infecté et que l'affection revêt les caractères de celle franchement diphtéritique.

Les caustiques doivent être proscrits, et seuls les topiques employés dans l'ophtalmie blennorrhagique diphtéroïde conviennent; Sœmisch vante le sulfate de quinine en poudre appliqué localement.

Au début et jusqu'au détachement du stratum croupal, nous donnons la préférence aux compresses et aux vaporisations antiseptiques chaudes. Une fois la muqueuse détergée et la purulence devenue abondante, les cautérisations au nitrate d'argent, faites avec ménagement, accélèrent la guérison. Exceptionnellement la cornée se détruit, et dans les formes simples la conjonctive reprend sa souplesse, et les paupières leur aspect physiologique.

5. — CONJONCTIVITE DIPHTÉRITIQUE

Déjà, à propos de la conjonctivite blennorrhagique et de celle croupale, nous avons insisté sur la gravité de la diphtérie oculaire. Si nous y revenons, c'est pour bien faire saisir les caractères de la forme spontanée telle qu'on l'observe épidémiquement dans certains pays, particulièrement dans l'Allemagne du Nord, où de Græfe[1] l'a étudiée d'une façon magistrale. Après lui sont venus Jacobson[2], Hirschberg[3] et d'autres encore.

Au même titre que la diphtérie des autres muqueuses, celle de la conjonctive s'attaque de préférence aux enfants entre deux et huit ans: chez l'adulte, elle n'apparaît que comme complication de l'ophtalmie blennorrhagique par contage.

Un caractère qui la distingue de suite de la croupale réside dans l'infection de l'organisme entier pouvant se terminer par la mort, comme dans les cas cités par Gibert[4], de Græfe, Hirschberg et Sœmisch. La perforation rapide et la nécrose de la cornée sont également communes, désastre d'autant plus grand que l'affection est à peu près toujours bilatérale.

Notre interne, G. Sourdille[5], s'est livré tout récemment à des études bactériologiques à propos de 6 cas de conjonctivite pseudo-membraneuse. Dans les deux formes cliniques, *croupale* et *diphtéritique*, il a

1. v. Græfe, *Arch. f. Opht.*, I, p. 1, 1854.
2. Jacobson, *Ibid.*, IV, p. 2.
3. Hirschberg, *v. Græf's Klin. Vorträge*, 1871, p. 112.
4. Gibert, *Arch. Gén. de Méd.*, 1857.
5. G. Sourdille, *Arch. d'opht.*, XIII, p. 762, 1893.

toujours rencontré le bacille de Löffler associé avec le staphylocoque et le streptocoque. Cette association existait également dans un examen de Frænkel concernant une conjonctivite croupale bénigne observée par W. Uthhoff[1] sur une fillette de cinq ans dans le cours de la rougeole. Sourdille pense que les lésions suppuratives et gangreneuses ainsi que le retentissement ganglionnaire dérivent, non du bacille de Löffler, mais des staphylocoques et surtout des streptocoques surajoutés.

Sur 48 malades dont 40 enfants et 8 adultes, de Græfe a noté 9 pertes complètes de l'œil chez les premiers et 3 chez les seconds. Hirschberg sur 94 cas en relève 34 où il y eut perte totale de l'œil et 6 terminés par leucome adhérent. Jacobson est arrivé à un chiffre analogue, 5 pertes complètes et 4 leucomes sur 22 malades.

Toutes choses égales, la destruction du globe est plus à craindre chez les adultes que chez les enfants, et la misère physiologique aggrave notablement le pronostic.

Une vaste infiltration fibrineuse des tissus est d'un mauvais augure, surtout lorsque la cornée reste indifférente; c'est qu'alors la diapédèse et la phagocytose sont en défaut. Il en est de même de l'état exsangue de la conjonctive devenue lardacée.

Entre les deux formes, la parenchymateuse grave et la croupale, on rencontre tous les intermédiaires; outre que dans les divers stades, l'affection passe de l'une à l'autre. La rougeole et la scarlatine les provoquent indifféremment, et il en est ainsi des caustiques d'après leur concentration et la durée du contact.

La première période ou de l'infiltration *plastique* est d'un septénaire; puis arrive la seconde dans laquelle les tissus commencent à se *vasculariser* et à sécréter du pus en plus ou moins grande abondance, d'après l'état des forces du malade et l'étendue de la nécrose. Mêmes variantes lors de la cicatrisation, qui constitue la période finale.

C'est alors qu'on assiste à la production de brides entropionnantes qui effacent les culs-de-sac, principalement l'inférieur. Barette, à côté de la chute définitive d'une partie des cils, signale le ptosis, qu'il envisage comme étant de même origine que la paralysie du muscle accommodateur dans l'angine couenneuse; de notre côté nous avons noté celle du droit externe.

Le traitement, dans la période du début, vise la vascularisation des tissus et l'accélération du travail suppuratif; de là l'indication très nette des applications antiseptiques chaudes et des douches de vapeur. L'eau chlorée préconisée par de Græfe, celle oxygénée ou légèrement phéniquée à 1 pour 100, le jus de citron, la glycérine phéniquée, con-

1. Uhthoff, *Berl. Klin. Woch.*, p. 251, 1893.

stituent les meilleurs topiques, auxquels nous ajouterons la liqueur de Labarraque à 5 pour 100. Le mercure administré par la bouche, en frictions, ou par voie hypodermique, contribue à la résorption de l'exsudat fibrineux. Certains auteurs professent que, pour obtenir de bons résultats, il faut aller jusqu'à la salivation mercurielle, ce qui nous paraît pour le moins discutable.

Barette se loue de la pilocarpine en injections hypodermiques, à la dose de 1 à 4 centigrammes chez les enfants. Sur six cas graves il compte une perte totale des deux yeux, deux guérisons avec taie centrale de la cornée et trois succès complets.

Comme dans la variété blennorrhagique, nous comptons peu sur l'action des sangsues et encore moins sur celle des scarifications de la conjonctive, qui nous paraissent même contre-indiquées.

Une fois la purulence établie et le tissu diphtéroïde résorbé ou éliminé, le traitement revient à celui de la conjonctivite suppurative, sauf qu'ici il faut s'abstenir des caustiques forts, de peur de ramener l'infiltration plastique. Alors aussi on substitue progressivement aux compresses chaudes celles froides, sans aller jusqu'aux applications glacées.

Dans la période de réparation on s'oppose autant que possible à l'entropion et à l'adhérence des paupières avec le globe, ce qui malheureusement n'est que trop fréquent. Les ulcérations cornéennes et le pannus subsistent longtemps et méritent qu'on s'en occupe.

Nous ne saurions trop nous élever contre la diète sévère imposée dans le cours de la maladie. La plupart des sujets étant affaiblis et sous le coup d'une infection générale, il faut les tonifier et leur administrer de la quinine ou du quinquina sous forme de potion de Todd.

L'isolement des malades dans des lieux bien aérés est nécessaire si l'on veut éviter la contagion. Cela s'impose surtout lorsqu'il s'agit de la forme épidémique avec infection générale.

4. — CONJONCTIVITE DES NOUVEAU-NÉS

Chez les nouveau-nés, la conjonctivite revêt presque toujours la forme purulente, plus rarement celle croupale ou diphtéritique. C'est dire qu'elle est de gravité variable, bien qu'il faille l'envisager comme éminemment menaçante pour la vue, si elle est abandonnée à elle-même ou mal traitée.

Les premiers symptômes apparaissent vers le troisième ou le quatrième jour après la naissance. Ils consistent en boursouflement des paupières avec rougeur et adhérence de leurs bords. En essayant de les ouvrir, il s'échappe des mucosités légèrement lactescentes, mêlées dans les cas graves d'une sérosité citrine qui se dessèche et forme des croûtes. Peu après, la purulence ainsi que la rougeur et le gonflement s'accentuent, et le pus coule abondamment sur la joue, où il produit des excoriations.

En même temps, la conjonctive au niveau du tarse et du fornix devient turgescente et s'ectropionne au moindre effort de renversement. Cette sorte de paraphymosis s'accompagne d'un léger écoulement sanguin dû à la rupture des vaisseaux de la muqueuse enflammée, ou à une sorte de rhagade au niveau de la commissure externe provoquée par le blépharospasme. Pour ouvrir les paupières, on est le plus souvent forcé de se servir des écarteurs ou de recourir à l'anesthésie chloroformique lorsqu'on soupçonne des ulcérations cornéennes prêtes à éclater.

La présence de légères membranes croupales sur la conjonctive ne suffit pas pour envisager l'affection comme de la diphtérie, qui à tout âge se caractérise par la pâleur anémique, l'état lardacé de la muqueuse avec exsudation citrine et des néomembranes épaisses.

Dans les formes purulentes graves, les complications cornéennes ne sont pas moins fréquentes. Cela est surtout vrai chez les nouveau-nés chétifs venus avant terme, dont les tissus, particulièrement la cornée, s'ulcèrent et se nécrosent avec la plus grande facilité sous l'action des microbes et des toxines.

Les ulcères cornéens débutent ordinairement par la périphérie, où ils creusent un sillon qui gagne en étendue et en profondeur. Lorsqu'ils font le tour, le reste de cette membrane s'exfolie et il en résulte un staphylome total et parfois l'expulsion du cristallin au dehors. Avec des ulcères plus limités, mais non moins trérébrants, on assiste à autant de staphylomes partiels et à l'établissement de fistules ayant pour conséquence une cataracte capsulo-lenticulaire du pôle antérieur.

L'ophtalmie des nouveau-nés, plus que celle blennorrhagique des adultes, permet à la cornée de se reconstituer en partie et nous autorise à espérer une conservation partielle de la vue. C'est pourquoi il faut s'abstenir de toute intervention, tant qu'on juge le travail de cicatrisation non achevé.

Les divers degrés de gravité de cette conjonctivite s'expliquent par la nature des agents phlogogènes et l'influence du terrain. A égalité de virulence, les complications cornéennes sont d'autant plus à craindre que le sujet est scrofuleux ou débilité. Dans les conditions favorables la maladie cède à n'importe quelle médication locale mise en usage, alors que dans les cas graves on est impuissant à sauver l'œil et à prévenir la cécité, au moins d'une façon complète.

Rien au début ne révèle sûrement ces différences, pas même l'examen bactériologique du pus. Le mieux serait de procéder à des inoculations sur des cornées d'animaux ; mais, pour le gonocoque, ces dernières sont restées jusqu'ici entièrement négatives. Sur le singe, où nous les avons tentées, l'insuccès a été la règle, soit qu'on pique les tissus, soit qu'on les excorie ou qu'on fasse une injection sous la conjonctive. Une pareille immunité, *relative* il est vrai, semble également exister chez l'homme, si l'on en juge par le petit nombre d'ophtalmies de cet ordre comparé au chiffre des uréthrites et vaginites chez la mère.

Diverses conditions interviennent pour aggraver l'ophtalmie des nouveau-nés, telles sont : l'état chétif de l'enfant, le froid humide, ainsi que Arlt et d'autres en ont fait la remarque, et avant tout le défaut de nettoyage antiseptique des yeux, sitôt après l'expulsion.

Deutschmann[1] cite deux observations d'ophtalmie compliquée d'arthrite, où il a rencontré le gonocoque dans le pus de la conjonctive et dans le liquide articulaire. Il en conclut à l'identité avec celle blennorrhagique de l'adulte, ce qui nous paraît par trop absolu, vu la diversité d'allures de la conjonctivite purulente des nouveau-nés. Hocquard et Coppez[2] rapportent deux cas d'auto-inoculation vaccinale sur la conjonctive ayant donné lieu à une ophtalmie croupale ; c'est encore là une rareté.

La contamination résulte du passage de la tête fœtale à travers les organes sexuels de la mère atteinte de leucorrhée abondante ou de blennorrhagie. De là le précepte de toujours administrer avant l'accouchement des injections vaginales d'acide phénique, et mieux encore de sublimé à $\frac{1}{5000}$.

Pour l'enfant, avec des boulettes de coton hydrophyle trempé dans de l'eau chaude stérilisée ou dans une solution d'acide borique à 4 pour 100, de naphtol β à $\frac{1}{2000}$, de sublimé à $\frac{1}{10000}$, ou de biiodure de mercure à $\frac{1}{20000}$, on nettoie soigneusement les paupières et la conjonctive. Cela fait, on instille quelques gouttes d'un collyre au nitrate d'argent à 2 pour 100, en ayant soin de neutraliser de suite l'excès au moyen de la solution de chlorure de sodium ; une seule application suffit. Cette méthode, dite de Credé, a fait ses preuves, et grâce à elle la proportion des ophtalmies purulentes, qui dans les maternités était auparavant de 9 pour 100, s'est trouvée réduite à 1 pour 100.

Depuis 1888 Pinard a employé le jus de citron, qu'il exprime directement dans les yeux de tout nouveau-né sitôt après la naissance. Les résultats sont très encourageants, ainsi qu'en témoigne la statistique de la clinique Baudelocque en 1891. Sur 1615 accouchements,

---

1. Deutschmann, *Arch. f. Opht.*, XXXVI, 1.
2. Hocquard et Coppez, *Journ. méd. de Bruxelles*, 1883, p. 441.

on n'a enregistré que 13 contaminations, dont 7 guérirent complètement par le traitement classique au nitrate d'argent et 6 d'une façon incomplète. Depuis, Pinard a substitué la solution aqueuse d'acide citrique, dont il s'applaudit également.

Une fois l'affection déclarée et tant qu'elle reste franchement purulente, le nitrate d'argent en solution de 0,50 à 1 pour 100 constitue toujours le meilleur traitement. On y combine les compresses froides évaporantes, qu'on renouvelle.

A mesure que la résolution s'accentue, la sécrétion décroît et tend à devenir muqueuse; le moment est arrivé de substituer au nitrate le collyre de sulfate de zinc ou tout autre jusqu'à cessation de l'écoulement.

En cas de complication diphtéritique, on ne recourra au nitrate d'argent qu'après que le processus inflammatoire aura cédé aux applications chaudes antiseptiques. Fieuzal[1], Coppez[2], Abadie[3] dans les formes croupales et même diphtéritiques, préconisent les badigeonnages au jus de citron répétés toutes les 6 heures, jusqu'à disparition des pseudo-membranes. Pour notre compte, nous préférons ceux à la glycérine phéniquée à $\frac{1}{10}$, dont on fait une ou deux applications dans les 24 heures, en même temps que des pulvérisations avec une solution chaude de sublimé à $\frac{1}{500}$.

Contre les ulcérations de la cornée, les myotiques, l'iodoforme, et, en cas de menace de perforation, la paracentèse du fond de l'ulcère, contribuent à prévenir la production de staphylomes. Les taies consécutives comportent l'emploi des topiques éclaircissants et au besoin l'iridectomie optique. Étant donnée l'influence du mauvais état général, on s'adressera à l'hygiène et aux toniques.

Grâce à l'ensemble des moyens précédemment indiqués, employés à temps et avec persévérance, on parvient à se débarrasser du fléau, qui fournit encore le tiers des aveugles qui peuplent les hospices.

C. — CONJONCTIVITE PHLYCTÉNULAIRE OU PUSTULEUSE. — HERPÈS DE LA CONJONCTIVITE

Sous ces dénominations diverses, on décrit une affection de la conjonctive caractérisée au début par l'apparition de *vésicules* à contenu liquide. Elle siège sur la portion bulbaire, au proche voisinage de la cornée, qu'elle envahit souvent.

Au point de vue clinique on reconnaît trois formes : la *solitaire* ou par groupe, la *péricornéenne miliaire* et celle *pustulo-ulcéreuse*.

1. Fieuzal, *Soc. fr. d'opht.*, 1886.
2. Coppez, *Ibid.*, 1887.
3. Abadie, *Ibid.*, 1888.

La *première* consiste en une, deux ou trois vésicules au plus, à base légèrement surélevée et de couleur grisâtre. Le contenu en est d'abord transparent, puis opalescent ou d'un blanc opaque. D'abord petite, au point de passer inaperçue, chaque vésicule gagne en étendue et en hauteur pour acquérir le volume d'un grain de millet, rarement plus.

De la périphérie on voit partir une injection en triangle dont le sommet correspond au groupe phlycténulaire, et la base évasée se perd vers le cul-de-sac. Les vaisseaux superficiels et tortueux, faciles à déplacer par pression, appartiennent nettement à la conjonctive; vers les confins de la cornée, il en existe de plus profonds, rectilignes et carminés, propres à l'épisclère.

Dans les cas légers, au bout d'une ou deux semaines l'injection décroit de la périphérie au centre et tout rentre dans l'ordre; alors que dans une autre forme les vésicules s'excavent et s'infiltrent sur les bords, avec halo grisâtre de la partie attenante de la cornée pour celles marginales. On a alors la *kerato-conjonctivite phlycténulaire*, qui laisse subsister sur la cornée des taies en fusée caractéristiques.

La *seconde* forme s'attaque de prime abord au limbe péricornéen, où l'on aperçoit un grand nombre de toutes petites vésicules psydriacées, occupant un secteur, plus rarement la totalité. Transparentes au début, ces vésicules ne tardent pas à blanchir et à s'exfolier sans laisser de traces apparentes. La vascularité est diffuse, si bien que lorsque l'éruption fait le tour de la cornée, toute la conjonctive bulbaire est d'un rouge uniforme, mais ne s'accompagne pas de chémosis ni de purulence; tandis que le larmoiement, la photophobie et le blépharospasme sont accentués à cause de la richesse de la région en papilles nerveuses. La durée de l'affection se borne à 2 ou 3 septénaires, à moins de récidives, qui sont fréquentes.

Dans la *troisième* forme, il s'agit de véritables *pustules* linéaires qui empiètent plus ou moins sur la cornée; rarement on en rencontre dans la partie sclérale. En nombre variable, de 2 à 5, ces pustules se groupent de préférence dans la direction du méridien horizontal, vis-à-vis la fente palpébrale. Leur volume mesure 1 à 2 millimètres.

Au bout de peu de temps, l'éruption pustuleuse accompagnée d'injection partielle mais vive du globe, de larmoiement et de sécrétion de muco-pus, fait place à un ulcère à fond grisâtre et à bords déchiquetés. La partie attenante du limbe cornéen s'opacifie et peut devenir le siège d'une perforation avec hernie de l'iris, d'où petit staphylome appelé *tête de mouche*. N'étaient la présence d'une taie en ce point et le siège *horizontal* de la déformation en raquette de la pupille, on pourrait croire à un colobome atypique de l'iris.

Il ne faut pas moins de cinq à six semaines pour que l'élimination et la cicatrisation de l'ulcère s'achèvent, et comme de nouvelles poussées ne sont pas rares, on comprend que l'affection puisse se prolonger indéfiniment.

Parfois il s'ajoute une sécrétion abondante avec rougeur des autres parties de la conjonctive. Si l'on n'y prenait garde, on croirait à une ophtalmie purulente nécessitant l'intervention vigoureuse par les caustiques, au plus grand détriment du malade. En pareils cas, il s'agit presque toujours d'enfants ou d'adolescents strumeux atteints conjointement d'éruptions impétigineuses de la face, ce qui avec les adénopathies contribue à mettre sur la voie.

La conjonctivite phlycténulaire, quel qu'en soit le type, avec ou sans participation de la cornée, est une affection commune. Sous la forme herpétique pure, discrète ou confluente, on la rencontre à tout âge chez les arthritiques. Pour celle de l'enfance, Herz[1], accuse les *pediculi capitis* d'en être une cause adjuvante commune jointe au lymphatisme, à la scrofule et à la misère physiologique.

Les poussées phlycténulaires du limbe ont lieu de préférence au printemps et en automne, d'où le nom de *catarrhe printanier* donné à l'affection. Burnett[2] insiste sur le chémosis séreux, et Schöll[3] sur l'hypertrophie de la conjonctive avec production de nombreux vaisseaux néoformés, ce qui le conduit à proposer la dénomination de *kérato-conjonctivite printanière hyperplasique.*

Ssoukatcheff[4] dit avoir rencontré au commencement du printemps chez des paludiques des éruptions pustuleuses fines à contour sombre situées autour de la cornée qui cédèrent au sulfate de quinine.

La contagion de la conjonctivite phlycténulaire n'existe pas, sauf lorsqu'elle s'accompagne de forte purulence. Le fait qu'elle évolue fréquemment sur divers membres d'une même famille s'explique par la communauté du tempérament et des mauvaises conditions hygiéniques.

Toute irritation préexistante de la conjonctive par granulations, catarrhe du sac lacrymal, présence de corps étrangers, suffit pour provoquer l'éruption chez les individus prédisposés. Il en résulte des états complexes que le clinicien doit savoir démêler.

Le *pronostic* varie d'après la forme que revêt l'affection. Une conjonctivite phlycténulaire sans participation de la cornée guérit sans laisser de traces. Par contre, celle à siège précornéen, qui aboutit à des ulcères perforants et au staphylome de l'iris, s'accompagne de taies indélébiles et de strabisme symptomatique.

La fréquence des récidives mérite d'être mise en ligne de compte,

1. Herz, *Klin. Mbl.*, 1886, p. 418.
2. Burnett, *Arch. f. Aug.*, XXI, p. 391, 1891.
3. Schöll, *Centralb. f. prak. Augenh.*, avril, 1890.
4. Ssoukatcheff, *Wiestnick Opht.*, mai-juin, 1890.

d'autant plus que les poussées subséquentes peuvent être plus graves que celles qui les ont précédées.

La variété dite *printanière* « fruhjahrskatarrh » des Allemands, décrite comme une entité à part par Brakhaus[1] et surtout Sœmisch[2], n'offre de spécial que sa périodicité saisonnière. Elle revêt habituellement la forme de grosses pustules à base indurée, au niveau du limbe. Comme il ne se fait presque pas de sécrétion et que la cornée reste indemne, le pronostic n'est pas sérieux, d'autant plus qu'elle s'attaque à des enfants et à des adolescents de trois à dix-sept ans, dont la santé laisse peu à désirer.

Le traitement de la conjonctivite phlycténulaire varie suivant les formes.

Dans celles vésiculeuse ou pustuleuse sans participation de la cornée on se trouvera bien des insufflations de poudre de calomel impalpable et très sèche. On les pratique de deux à trois fois par semaine au plus, au moyen d'un petit pinceau en blaireau qu'on charge légèrement et qu'on secoue, les paupières étant tenues ouvertes entre le pouce et l'index de la main gauche. La sensation désagréable éprouvée par le malade ne tarde pas à disparaître, et le mieux se manifeste par la disparition des vésicules, la cicatrisation rapide des ulcères superficiels et l'éclaircissement progressif des taies de la cornée.

Lors d'ulcérations profondes du limbe, cette médication abortive est nettement contre-indiquée ; nous donnons alors la préférence à la pommade d'iodoforme, aux compresses chaudes, aux collyres de salicylate d'ésérine ou de nitrate de pilocarpine et au bleu d'éthyle à 1 ou 2 pour 1000. Ultérieurement la pommade au calomel puis celle au bioxyde jaune d'hydrargyre contribueront à la cicatrisation et à l'éclaircissement de la cornée : on réserve la poudre de calomel pour le moment où l'irritation s'amende.

La variété printanière récidivante comporte en général les lotions et les collyres à l'acide borique, au borax, au sulfate de zinc ou au sous-acétate de plomb à la dose faible de $\frac{1}{300}$ au plus ; s'il y a un catarrhe prononcé, ce qui est exceptionnel, Sœmisch conseille de légers attouchements avec une solution de nitrate d'argent à $\frac{1}{60}$. Pour obvier à la photophobie, le port de verres fumés est nécessaire.

La forme miliaire ayant pour siège le limbe conjonctival constitue une éruption qui se rapproche de l'eczéma cutané. Les topiques pulvérulents et les pommades sont mal tolérés, et l'on se trouve généralement mieux des lotions chaudes et des collyres au borax, au biborate de soude, ou au sulfate de zinc à faible concentration $\frac{1}{200}$. Tout à fait à

1. Brakhaus, *Inaug. Dissert*, Bonn, in-8, 1872.
2. Sœmisch, *Græfe und Sœmisch Handb.*, IV, p. 25

la fin, la pommade à la vaseline et au dermatol contenant de l'oxyde de zinc et une petite proportion de cocaïne, contribue à la guérison.

Fukala[1] pense que dans la majorité des cas la conjonctivite phlycténulaire succède à la blépharite marginale; aussi attache-t-il une importance capitale au traitement de cette dernière. En vue d'en obtenir la guérison, il conseille les cautérisations au nitrate d'argent, et dans les formes rebelles l'excision de la lèvre antérieure du bord libre des paupières, qu'il suture au catgut fin.

Quel que soit le traitement local, on ne saurait obtenir une guérison parfaite et prévenir les rechutes qu'en s'attachant à modifier le mauvais état de la nutrition et surtout le lymphatisme. Pour cela, l'hygiène bien entendue, la vie au grand air, principalement au bord de la mer, les bains chlorurés sodiques, le massage, rendent d'incontestables services. Une nourriture azotée dans laquelle entrent pour une grande part des corps gras, lard, beurre, crème, procure chez les enfants chétifs des guérisons qu'on aurait demandées en vain au traitement topique le mieux dirigé.

Chez les individus bien constitués atteints de conjonctivite herpétique, ou saisonnière, les alcalins, l'arsenic, les purgatifs salins et un régime doux sont indiqués.

Avant d'instituer le traitement, il faut s'assurer s'il n'existe pas un état morbide antérieur de l'œil capable d'entretenir la maladie.

A cet égard la blépharite ciliaire chronique, le trichiasis, les granulations de la conjonctive tarsienne, la sténose ou l'éversion des canalicules lacrymaux et le catarrhe du sac méritent une attention toute particulière.

Lors de blépharospasme symptomatique violent, la canthoplastie combinée au besoin à la section verticale du ligament orbito-tarsal au ras du bord orbitaire externe, suivant le conseil d'Agnew[2], rend des services.

D. — CONJONCTIVITE FOLLICULAIRE

La conjonctivite folliculaire, appelée encore *catarrhe infectant*, est une affection commune que bien des auteurs confondent avec les granulations ou *trachome*. Au point de vue clinique, Preuss, Sœmisch et de Wecker pensent, et nous sommes de leur avis, qu'une distinction est nécessaire.

Remarquable par sa ténacité et sa tendance aux récidives, elle prédispose à des lésions cornéennes, principalement chez les dyscrasiés et les sujets lymphatiques. Non seulement l'homme, mais aussi divers

---

1. Fukala, *Arch. fur Augenh.*, 1891, p. 351; et 1892, p. 229.
2. Agnew, *Ann. d'ocul.*, LXXIV, p. 184.

animaux, tels que le chat, le chien, le lapin, le porc et le cobaye, en sont souvent atteints.

Cette conjonctivite, dite *folliculaire* à cause de la présence de petites saillies arrondies rappelant les conglomérats lymphatiques du pharynx et de l'intestin, occupe de préférence le cul-de-sac conjonctival inférieur au voisinage des commissures.

Au début et à l'état chronique, lorsqu'il n'existe pas d'hyperhémie et de sécrétion abondante, on aperçoit de légères élevures gris rougeâtres, parfois translucides et lisses à la surface. Leur étendue dépasse rarement 1 millimètre et décroît à mesure qu'on se rapproche du tarse. Le cul-de-sac supérieur en offre également, mais toujours moins abondantes, peu développées et aplaties par la pression du globe.

L'étude histologique a été faite par plusieurs auteurs. La figure

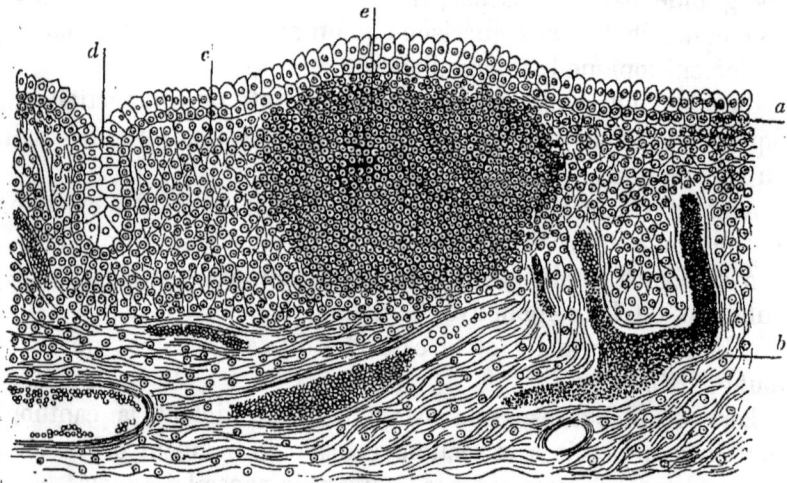

Fig. 238. — Coupe histologique de la conjonctive folliculaire (d'après Sœmisch).
a, épithélium. — *b*, stroma conjonctival. — *c*, accumulation de cellules. — *e*, mêmes cellules réunies en foyer. — *d*, replis de la membrane.

qu'en donne Sœmisch[1] reproduit très exactement leur structure.

Ainsi que nous avons pu le vérifier, il s'agit toujours d'un amas de cellules rondes, identiques à celles du stroma lymphoïde normal de la conjonctive. Comme il n'y a point de capsule engainante, il en résulte que l'amas cellulaire ne se distingue des parties voisines que par le grand nombre et le tassement des éléments juxtaposés. La partie correspondante de l'épithélium est nécessairement soulevée mais sans prolifération manifeste, preuve qu'il y reste étranger.

Sous les follicules ainsi constitués on trouve le mince stroma de la

1. Sœmisch, *Græfe-Sœmisch*, t. IV, p. 7.

muqueuse et au-dessous une couche de tissu conjonctif normal; seuls les vaisseaux sont souvent dilatés et gorgés de sang.

Sous quelle influence survient cette altération du stratum lymphoïde, c'est ce qu'il nous reste à examiner.

Dans la forme aiguë avec sécrétion catarrhale abondante, l'affection est nettement contagieuse, ainsi que le prouve sa propagation fréquente dans les écoles, les casernes, les prisons ou les ateliers.

Lorsque au contraire elle procède à froid et reste cantonnée aux culs-de-sac, elle passe inaperçue. C'est à peine si l'individu se plaint d'une sensation de picotements et de sécrétion muqueuse surtout apparente le matin au réveil au niveau des commissures. Dans ces conditions, la contagion n'est guère à craindre.

Partant de là, on est en droit de conclure qu'un agent infectieux surajouté aggrave l'affection d'ordre primitivement irritatif, ainsi qu'en témoigne sa production par certaines substances, ésérine et sulfate d'atropine en collyre. Il est vrai que cette conjonctivite toxique diffère par la participation de la peau des paupières, qui deviennent rouges, chémotiques, souvent eczémateuses, et par le nombre restreint des follicules.

D'après Glorieux[1], l'action de l'atropine tiendrait non à l'impureté de la préparation, ni à la présence de microbes, mais à la paralysie des vaso-moteurs, d'où hyperhémie. Il s'en est assuré en injectant l'alcaloïde sur l'oreille du lapin et la patte de la grenouille; quant aux prédispositions individuelles, il les attribue à la faiblesse de la tunique musculaire des vaisseaux. Venneman est arrivé à des conclusion analogues.

L'usage prolongé des pommades à base de mercure et du collyre au nitrate d'argent, ainsi que l'administration simultanée d'iodure de potassium par la bouche et de préparations hydrargyriques, sont aptes à provoquer des conjonctivites similaires. Chez un individu dont on saupoudrait l'œil de calomel et qui prenait de l'iodure de potassium à l'intérieur, Meurer[2] observa une forte inflammation de la conjonctive qu'il attribua à la combinaison sur place de l'iodure contenu dans les larmes avec le mercure.

Dans la forme aiguë de la conjonctivite folliculaire, les cautérisations au nitrate d'argent risquent d'aggraver le mal; aussi doit-on se borner tant que dure la purulence à des lotions et à des compresses froides à l'acide borique ou à l'extrait de saturne mitigé.

Pour celle subaiguë et chronique, les solutions faibles de nitrate d'argent, la pommade au calomel ou au précipité jaune, rendront des

1. GLORIEUX, Ann. d'ocul., t. XCIV, p. 201.
2. MEURER, Arch. f. Augenh.. XXII, p. 1, 1891.

services, mais à la condition expresse de soustraire le malade aux influences mauvaises qui ont provoqué l'affection. L'hygiène et l'isolement tiennent à cet égard le premier rang, tant dans l'intérêt du malade que de ceux qui l'entourent.

E. — CONJONCTIVITE GRANULEUSE. — TRACHOME

Nous abordons un sujet qui, par son importance en pathologie oculaire, a préoccupé les chirurgiens de tous les temps, depuis Hippocrate jusqu'à nos jours. Ce genre d'ophtalmie est en effet d'une fréquence extrême et d'une guérison difficile. Dans certains pays mal partagés et lors de mauvaises conditions d'habitat et de misère physiologique, l'affection devient endémique et entraîne souvent une cécité complète.

La conjonctivite *granuleuse*, appelée encore *trachomateuse*, rentre dans la classe des processus suppuratifs. C'est ce qui a surtout frappé les premiers observateurs, Celse entre autres. Ce n'est pas que les saillies anormales dont la surface de la muqueuse est hérissée leur aient échappé, mais ils les envisageaient comme la conséquence plutôt que l'origine de la maladie. C'est ainsi que Celse distinguait deux formes d'*aspritudo*, les unes *primitives* subaiguës qui sous l'influence de causes parfois minimes déterminent le tourment continu des malades, les autres *consécutives* à des phlegmasies préexistantes des paupières. Prenant pour base le mode d'évolution des aspérités conjonctivales, il les subdivisait en sclérophtalmie ou *tarsite*, en *trachome* et en *sycosis*, qui correspond à la période cicatricielle.

Le premier partisan de la nature spécifique est Severus, et il faut arriver jusqu'à l'expédition française en Égypte pour voir son avis définitivement adopté.

Des nombreux travaux parus à cette époque, le mieux conçu est celui du Danois Beng. Pour cet auteur, il y a lieu de distinguer deux formes d'ophtalmie, l'une *catarrhale* bénigne, l'autre *purulente* grave ; les granulations, auxquelles il réserve exclusivement le nom de *trachome*, jouent le rôle des *plaques de Peyer* dans la dothiénentérie. Cette dernière forme est envisagée par lui comme *spécifique*, alors qu'il considère le reste comme une simple inflammation papillaire.

C'est Vetch qui le premier en Angleterre s'est servi du terme *granulations*, à la place de ceux de *trachome* ou *trachitis* (Sylvaticus) et d'*aspritudo* usités auparavant. Fallot[1] les regarde déjà comme des productions malignes analogues au tubercule; Himly[2]

1. FALLOT, *Nouv. recherches, etc.*, Bruxelles, 1858, p. 27.
2. HIMLY, *Die Krank. u. Misbild des Mensch. Auges*, Berlin, 1843.

est du même avis, sauf qu'il y voit autant d'agglomérats sarcomateux.

Une conception plus généralement adoptée fut celle de Decondé[1] : d'après lui, les granulations ne seraient que des follicules hypertrophiés de la conjonctive. Bens, Jacobson et la plupart des auteurs modernes, particulièrement Iwanoff, ont admis cette origine, bien qu'avec des variantes. Pour les uns, il s'agit de glandes pathologiquement développées de toutes pièces, alors que, pour d'autres, on a affaire à l'hyperplasie des follicules normaux.

Les travaux les plus complets sur cette question sont ceux de Sœmisch[2], Ræhlmann[3] et Moauro[4]. Ces auteurs placent le siège du trachome et de la conjonctivite folliculaire dans le stratum sous-muqueux, formé comme on sait à l'état normal d'une couche de tissu adénoïde, c'est-à-dire de cellules lymphatiques et d'un stroma à mailles fines, tout comme les ganglions.

Nous avons vu à propos de la conjonctivite folliculaire que chaque follicule pathologique se compose d'un agrégat de cellules lymphoïdes, tassées les unes contre les autres et raréfiées à la périphérie, mais sans couche limitante. Pour Ræhlmann, Frey, Wolfring et Moauro il y aurait, autour, des espaces lymphatiques communiquant entre eux. Lorsque ces lacunes se distendent, elles constituent des grains perlés envisagés à tort par Helling, Ganzee, Decondé et Wolfring comme le premier stade des granulations. La preuve du contraire nous est fournie par l'apparition de vésicules identiques sur la conjonctive presque saine, aussi bien chez l'homme que chez les animaux. Il se pourrait toutefois, comme le veut Sœmisch, qu'au moins en partie l'altération de l'épithélium ne soit pas étrangère à cette altération. Toujours est-il que les grains perlés en question siègent de préférence au cul-de-sac inférieur, souvent dans le supérieur et aussi, d'après Ræhlmann, en plein pannus cornéen. Les sujets scrofuleux y sont plus enclins, et sur les tarses nous les avons vus revêtir l'aspect blanc jaunâtre de tubercules caséeux interstitiels.

Au début, follicules lymphoïdes et granulations forment des amas pleins qu'il n'est pas possible d'énucléer; à une phase ultérieure, les éléments cellulaires se ramollissent et le contenu peut être exprimé à l'instar des comédons. Une autre métamorphose consiste dans la sclérose du stroma, qui étouffe les cellules de la périphérie vers le centre. Ce travail s'étend du reste au tissu conjonctif du tarse et aux parois des vaisseaux, qu'on trouve en pleine dégénérescence hyaline.

A mesure que le processus granuleux évolue, les follicules arrivent

1. DECONDÉ, Ann. de la Soc. de Méd. de Gand, 1840, p. 122.
2. SŒMISCH, Handb. f. Gesammt Augenheilk., IV, p. 42.
3. RAELHMANN, Græfe's Arch. f. Opht., XXIX, 2. p. 73.
4. MOAURO, Anat. path. de la conj. follicul. et du trachome, Naples 1891.

à se toucher et à se confondre, pendant que le stratum épithélial et la membrane basale éprouvent l'altération myxomateuse. Les follicules en dégénérescence graisseuse font saillie à la surface comme autant de bourgeons charnus, s'éliminent et laissent subsister à leur place des ulcérations visibles à la loupe, dont la cicatrisation se fait par du tissu fibreux sous forme de brides entropionnantes.

Dans les formes chroniques, la conjonctive s'infiltre en totalité, et son épithélium subit une forte dégénérescence myxomateuse, ainsi que cela a été bien établi par Burkard. Schweigger appelle cette variété trachome *mou* ou *succulent* (*sulzig*).

Partant des données anatomiques qui précèdent, Raehlmann conçoit le *trachome* comme une *inflammation folliculaire ulcérative* aboutissant à la destruction des éléments adénoïdes et à leur substitution par du tissu cicatriciel. Celui-ci représente des brides rayonnées que du pigment hématique colore parfois en jaune. Plus la marche du travail ulcératif se prolonge, plus la cicatrice est étendue; le tarse, envahi à son tour, se recroqueville et les glandes de Meibomius se détruisent partiellement. Au point de vue de son extension, le travail cicatriciel intéresse une partie ou la totalité de la muqueuse.

Jusqu'ici, nous n'avons pas parlé de glandes néoformées qui, d'après Berlin et Iwanoff, constituent l'essence même des granulations. D'accord avec Vicentiis, Ciaccio, Reich, Baumgarten, Stieda, Sattler[1] et Raehlmann, nous pensons qu'il s'agit là d'une erreur d'interprétation. Tandis que chez le nouveau-né la conjonctive est lisse et dépourvue de couche adénoïde, aussi bien chez l'homme que chez les animaux, elle en possède plus tard. Brucke[2], qui l'a découverte chez le bœuf, l'a vue se développer graduellement jusqu'à un âge avancé. Les sillons envisagés à tort par Henle et d'autres comme des glandes mucipares tubuleuses dérivent de là. Dans l'ophtalmie granuleuse, ces glandes, bien décrites par Stieda, sont séparées par des saillies papilloïdes et des dilatations ampullaires remplies de mucus.

Autour de ces productions pseudo-kystiques, surtout abondantes dans le trachome mou, il se fait une accumulation de cellules lymphatiques qui, pas plus que les amas épithéliaux que l'on rencontre dans les mailles du tissu cicatriciel, n'ont la signification de glandes nouvellement formées.

D'après Raehlmann, l'hypertrophie avec sclérose du tissu conjonctif sous-muqueux explique le recroquevillement constant du tarse, sans même que ce dernier participe à la lésion. Sur 7 dissections, il dit l'avoir trouvé 3 fois intact, et quant à sa dégénérescence graisseuse,

---

1. SATTLER, *Arch. f. Opht.*, XXIII, 4, p. 1.
2. BRUCKE, *Zeitschr. f. Wissenschaft Zool.*, IV, p. 294, 1853.

elle serait secondaire. La sclérose des acini glandulaires de Meibomius, l'altération hyaline de l'épithélium sécréteur et la dilatation des canalicules excréteurs, constituent au contraire des lésions communes.

La conjonctive rétractée et sclérosique provoque du symblépharon partiel ou total, fait sur lequel Arlt[1] a le premier fixé l'attention.

G. Moauro, par des études histologiques comparatives entre la *conjonctivite folliculaire* et le *trachome*, est parvenu à se convaincre que l'opinion de Raehlmann sur l'identité des deux affections n'est pas exacte.

D'après lui, la première s'attaque au stratum lymphoïde sous-muqueux, alors que le vrai trachome consiste en un tissu né sous l'action d'un agent infectieux, à l'instar du follicule tuberculeux expérimental. Comme ce dernier, le follicule trachomateux se compose d'éléments épithélioïdes, de cellules géantes multinucléées ou non et de leucocytes immigrés. Cette prolifération de cellules préformées s'étendrait jusqu'au stratum épithélial et aux glandes de Meibomius et de Krause. Parvenus à leur développement complet, les nodules trachomateux pauvres en vaisseaux se détruisent par nécrobiose; il en résulte des ulcérations qui envahissent le stroma conjonctif dont les cellules fixes prolifèrent et constituent le tissu cicatriciel. Vennemann[2] dit y avoir rencontré des boules hyalines analogues à celles décrites pour la première fois par Cornil et Alvarez dans le rhino-sclérome; ces corps sont colorables par la fuchsine et le carmin.

Pour compléter l'étude anatomo-pathologique, il nous reste à parler d'une complication fréquente, à savoir du *pannus trachomateux*. D'après Raehlmann[3], il s'observe surtout chez les scrofuleux et débute par des plaques ou des infiltrations sous-épithéliales, qui ne tardent pas à se vasculariser de la périphérie au centre, sans que l'épithélium cornéen se soulève comme dans la conjonctivite phlycténulaire. A une seconde et à une troisième phase, la surface s'exfolie et se recouvre de bourgeons charnus, d'où il résulte des cicatrices ou des staphylomes de la cornée.

Pour cet auteur, la lésion fondamentale consiste en follicules trachomateux analogues à ceux de la conjonctive, sauf qu'ils sont aplatis. D'après lui, les irritations mécaniques par blépharospasme, trichiasis, entropion, n'auraient d'autre effet que d'exulcérer les plaques lymphoïdes en question, alors que pour nous la sténose des paupières aurait sur la production du pannus un rôle des plus manifestes. Nous en dirons autant de l'action corrosive du pus sur l'épithélium cornéen pour les

---

1. Arlt. *Die Krank. des Auges*, Prague, 1860.
2. Vennemann, *Soc. fr. d'opht.*, 1892, p. 364.
3. Raehlmann, *v. Graefe's Arch.*, XXXIII, 2, p. 113.

formes épidémiques et suraiguës de l'ophtalmie. Déjà Bénédict[1] avait bien fait ressortir ce point à propos de l'ophtalmie d'Égypte où, dit-il avec raison, les granulations et le pannus apparaissent souvent après une première période de purulence.

Depuis les nouvelles découvertes bactériologiques, bien des travaux ont paru concernant la nature microbienne du trachome.

Horner[2] soutient que la conjonctivite folliculaire et le trachome dérivent d'une infection. Sattler[3], puis Leber et Haab, ont rencontré dans les granulations et le tissu conjonctif des microcoques analogues à ceux de la blennorrhagie, contenus pour la plupart dans les cellules, non par deux, mais par trois ou quatre; des inoculations faites sur la conjonctive de l'homme auraient donné deux fois des résultats positifs.

Mandelstamm[4] nie que le microcoque soit l'élément pathogène du trachome, puisqu'on le retrouve non seulement dans la blennorrhée de la conjonctive, mais dans n'importe quel processus inflammatoire chronique de cette membrane.

Koch[5], ayant étudié sur place l'ophtalmie d'Égypte, a trouvé deux sortes de microbes : un diplocoque en apparence identique à celui de Neisser, plus un fin bacille dont la présence au milieu des corpuscules du pus serait constante.

Pour Gifford[6], dans la conjonctivite eczémateuse et folliculaire, la flore microbienne serait plus riche, puisqu'il ne signale pas moins de 7 espèces de microbes, dont 3 pathogènes.

Kucharsky[7] considère celui qu'il a trouvé comme l'analogue du staphylococcus albus et d'autres micro-organismes de l'air. Les inoculations faites avec les cultures ont toujours été négatives, alors qu'il dit avoir réussi en se servant directement du tissu trachomateux.

Pour Michel[8], l'élément spécifique appartient à la classe des *diplocoques*, avec ces particularités, qu'il est très ténu, facilement colorable par les réactifs et qu'il tend à former des groupes ressemblant à ceux de la sarcine. Goldschmidt[9], en se servant de très forts grossissements, est arrivé à la même conclusion, sauf que, d'après lui, les follicules granuleux en contiendraient et non les liquides sécrétés. Il dit avoir provoqué le trachome par des inoculations chez l'homme.

1. Bénédict, *Handb. der prak. Augenh.*, Leipzig, 1822.
2. Horner, *Gerhardt's Handb. der Kinderkrankh.*, II, p. 310.
3. Sattler, *Soc. opht. de Heidelberg*, 1881, p. 18.
4. Mendelstamm, *Arch. f. Opht.*, XXVIII, p. 52, 1884.
5. Koch, *Union méd.*, 1884, p. 117.
6. Gifford, *Arch. f. Augenh.*, XVI, p. 197, 1886.
7. Kucharsky, *Centralb. f. prakt. Augenh.*, 1886, p. 225.
8. Michel, *Klin. M. B.*, 1886, p. 212, et *Arch. f. Augenh.*, XVI, II, p. 348, 1887.
9. Goldschmidt, *Centralb. f. klin. Med.*, n° 18, 1887.

Kocherski[1] a obtenu les mêmes résultats que Michel. Des inoculations avec la sécrétion conjonctivale et des cultures sur le singe, le chien et les pigeons lui ont réussi, alors qu'après chauffage à 45 ou 50 degrés et avec de vieilles cultures de dix jours, il a constamment échoué.

Staderini[2] admet également le diplocoque comme l'agent principal des granulations. Il insiste sur le fait que des cultures portées dans le sac conjonctival du lapin échouent si l'animal est bien portant, alors qu'elles réussissent s'il est mal nourri ou tenu dans un espace confiné.

Weecks[3], à propos d'une variété de conjonctivite commune aux États-Unis où elle est décrite sous le nom d' « œil rose » (pink eye), et qui se caractérise par une forte injection de la conjonctive et des plaques hémorrhagiques disséminées, sans chémosis ni sécrétion abondante, dit avoir rencontré dans plus de 100 cas des bactéries très ténues que nous avons retrouvées dans le pus provenant d'une ophtalmie bénigne des nouveau-né. Kartulis d'Alexandrie, comme l'avait fait Koch, a signalé la présence de cette bactérie dans l'ophtalmie d'Égypte.

Widmark[4], étendant ses recherches à d'autres affections que le trachome, a étudié 25 cas de blépharo-adénites suppurées. Tantôt il a rencontré le staphylocoque pyogène, tantôt la bactérie signalée par Bokhardt dans l'impétigo et le sycosis. Le staphylocoque porté dans le cul-de-sac conjonctival reste stérile, même après que l'on a traumatisé la muqueuse; par contre il se développe si on l'injecte sous la conjonctive.

Dans un travail sur les micro-organismes de l'ophtalmie blennorrhagique et de celle des nouveau-nés, il a toujours constaté dans la première le gonocoque de Neisser qui au début s'attaque aux cellules épithéliales avant d'envahir les leucocytes, fait observé par Willander dans l'uréthrite blennorrhagique. Sur 18 cas d'ophtalmie des nouveau-nés, 12 fois le pus contenait des gonocoques provenant des organes génitaux de la mère, dans les 6 autres il n'existait aucun microbe; tous guérirent par le traitement médical. Chez l'adulte, au contraire, l'auteur a toujours vu survenir des complications; il explique cette différence par l'absence chez le nouveau-né d'un stroma lymphoïde qui, comme on sait, se développe bien plus tard et constitue un terrain de culture excellent.

L'exposé qui précède montre le peu d'accord qui existe à propos des microbes du trachome, ce qui est encore le cas pour d'autres affections

1. KOCHERSKI, Rec. méd. de la Soc. du Caucase, 1877.
2. STADERINI, Ann. di Ottal., 1888.
3. WEECKS, Congrès intern. de Berlin, 1890.
4. WIDMARK, Revue scandinave d'ophtalm., 1888, et Aftryek ur Hygie, 1884.

oculaires, à l'exception de l'ophtalmie blennorrhagique, où Dinkler[1] a trouvé le gonocoque dans les cellules de l'épithélium et le stroma de la cornée, ainsi que dans l'iris, chez deux malades atteints d'ulcères perforants symptomatiques.

Poncet[2], étudiant le chalazion, est parvenu à colorer de nombreux microcoques adhérents à l'épithélium glandulaire desquamé. Bien qu'il ne les ait pas cultivés, il les envisage comme l'agent de prolifération du tissu granulomateux qui compose la petite tumeur du tarse. Dans le même travail, il décrit les micro-organismes du trachome, qui ne diffèrent de ceux de la gonorrhée que par leur volume plus petit. Des examens faits par Vassaux et nous, nous ont convaincu du peu de signification de ces résultats.

Boucheron[3], procédant à des cultures du contenu du chalazion humain dans du bouillon de veau stérilisé, constata la prédominance des diplocoques. Des inoculations dans le tarse des lapins sont restées négatives chez ceux bien portants, alors qu'elles ont réussi sur des animaux auxquels il avait fracturé la cuisse.

Ch. Leroux[4], dans une publication récente, s'est occupé de l'impétigo de la face, qui, comme nous le savons, envahit fréquemment les paupières et présente des rapports intimes avec la conjonctivite phlycténulaire. Sur 750 cas il en a noté 220 où l'impétigo s'est nettement transmis par contagion. Des inoculations sur l'homme avec du liquide des pustules ont donné des résultats positifs, 63,8 pour 100. Les cultures sur gélatine, agar, bouillon, ne lui ont fourni que des streptocoques; le bouillon de ces cultures reproduit la maladie, aussi l'auteur considère-t-il le streptocoque comme le microbe spécifique de l'impétigo. Les staphylocoques, albus, aureus, citrius, ne sont ici que des éléments surajoutés auxquels on doit seulement attribuer la suppuration des tissus.

Nous ne saurions terminer ce court exposé sans rappeler l'opinion émise à nouveau par Sattler[5] au congrès de Heidelberg. Au sujet du trachome, cet auteur reconnaît que l'état constitutionnel est une cause importante, tandis que le véritable microbe pathogène des granulations et des follicules reste encore à découvrir; il en serait de même de celui de la conjonctivite diphtéritique. Pour celle catarrhale aiguë, il pense que les bacilles de Weecks et les staphylocoques en sont les facteurs principaux. Quant aux différents microbes trouvés dans les culs-de-sac, à part le staphylococcus albus et le bacille du xérosis, les

1. DINKLER, Arch. f. Opht., XXXIV, 3, p. 21, 1888.
2. PONCET, Bull. et Mém. de la Soc. fr. d'opht., 1886, p. 88.
3. BOUCHERON, Ibid.
4. CH. LEROUX, Bull. de l'Acad. de Méd. de Paris, 25 oct. 1892.
5. SATTLER, Congrès de Heidelberg, août 1888.

autres ne sont pas pathogènes. De plus il admet que les toxines, d'origine bacillaire ou non, n'exigent pas pour agir une solution de continuité de la muqueuse, ces substances s'attaquant à l'épithélium, puis aux couches superficielles, qu'elles détruisent. Cette particularité contraste avec ce que nous savons au sujet du virus syphilitique et tuberculeux ; ici une éraillure préalable est nécessaire.

A propos des infections profondes du globe, il pense qu'elles sont dues à l'apport de microbes par la voie des vaisseaux sanguins ou des espaces lymphatiques. Pour l'ophtalmie sympathique en particulier les microbes de la suppuration ne sont pas en cause, mais un agent spécial, comme le prouve l'exsudation de la chambre antérieure, qui est toujours fibrineuse et jamais purulente, ainsi que cela est la règle dans l'hypopyon vulgaire. A l'appui de cette dernière assertion, Mazza de Gênes rappelle que, dans les expériences qu'il a faites avec le staphylocoque aureus, il n'a jamais constaté le passage de ce microbe d'un œil à l'autre.

Schmidt-Rimpler s'élève contre l'opinion de Sattler et prétend que, dans le trachome, l'ophtalmie blennorrhagique des adultes et celle des nouveau-nés, l'agent spécifique est constitué par des diplocoques soudés entre eux comme des grains de café. Le degré d'intensité variable de ces affections dépend du terrain ; c'est ce qui fait qu'une conjonctivite atténuée chez l'enfant peut donner lieu à une ophtalmie grave chez l'adulte et réciproquement.

On voit par l'historique qui précède combien la question des microbes est peu avancée. Aussi devons-nous nous borner à envisager la pathogénie du trachome au point de vue de la clinique pure.

Un premier fait indubitable est la *contagiosité* de l'ophtalmie granuleuse, surtout dans sa période d'acuité. Le mode de contamination peut être direct ou indirect et varier à l'infini ; mais c'est toujours par contage que la transmission se fait. Nous savons que certains auteurs admettent une action *miasmatique* par l'air ambiant, mais les preuves nous paraissent peu concluantes.

Parmi les individus vivant dans les mêmes conditions, ce sont les scrofuleux et les débilités qui sont surtout frappés.

Les formes endémo-épidémiques s'observent de préférence au moment des grandes chaleurs, des pluies et des vents des tropiques, ainsi que pendant le débordement de certains fleuves, le Nil en particulier. On n'a pas manqué d'incriminer également les poussières et même les insectes qui serviraient de porte-virus.

On conçoit que les villes et principalement les grands centres industriels, où les ouvriers s'entassent, deviennent des lieux de contamination par excellence.

L'altitude semble constituer une condition de premier ordre pour faire perdre au trachome sa gravité et même le rendre inconnu dans les régions élevées. On sait que la Suisse présente ces avantages et que de Græfe conseillait aux granuleux le séjour de Heiden à Saint-Gall.

Chibret[1] a fait la même remarque pour le plateau central de la France, où le trachome cesse d'être contagieux à partir d'une altitude de 230 mètres. En Algérie, à cause sans doute de la chaleur plus forte, il faut monter plus haut pour rencontrer l'immunité tracho-mateuse. Sad s'est assuré qu'il en est ainsi au Brésil à 800 mètres d'altitude, et Seggel a observé le même fait pour le haut plateau de la Bavière.

Les races, à moins qu'elles ne rendent les sujets lymphatiques ou scrofuleux, ont une influence contestable. Chibret[2] cependant est arrivé à conclure à l'immunité de la race celte.

Deneffe[3], après une enquête en Belgique, rappelle la fréquence et la ténacité du trachome dans le pays habité par deux races, la Wallone d'origine celtique et la Flamande de source germaine. Il fait observer que le Hainaut, bien que comprenant des Celtes pour la plupart, compte malgré cela de nombreux granuleux. Si l'on excepte le littoral, où l'affection est relativement rare, c'est dans les deux Flandres, le Limbourg, le Brabant et Anvers que le trachome fait le plus de ravages. Dans les hospices d'aveugles de Gand, 41 pour 100 des pensionnaires sont d'anciens granuleux. L'auteur ajoute qu'il ne faut pas moins de trois à cinq ans pour guérir cette ophtalmie; encore si elle se complique de lésions cornéennes, ce qui est fré-quent, on doit compter sept et huit ans avant que l'individu puisse travailler. En supposant que des soins continus fassent défaut, la durée en est illimitée; on voit alors survenir à chaque instant des poussées inflammatoires qui provoquent des sécrétions conta-gieuses au plus haut degré; souvent un œil se perd et quelquefois les deux.

G. Reissenger[4] s'étant occupé du même sujet en Bohême, a dressé un plan géographique, mais sans s'attacher à distinguer le trachome de la conjonctivite folliculaire. Il en conclut que l'influence de l'alti-tude ne doit pas être généralisée et qu'en dehors de ce facteur, d'autres causes interviennent, principalement la misère, certaines pro-fessions, celle de verrier entre autres, et jusqu'à la malaria qui sévit dans les régions palustres. Parmi les saisons, le printemps et l'été fournissent le plus de granuleux.

1. Chibret, Congrès de Copenhague, 1884.
2. Chibret, Congrès de Berlin, 1890.
3. Deneffe, Bull. de l'Acad. Royale de Méd., 1890.
4. Reissenger, Arch. f. Opht., XXXVI, I, p. 167, 1890.

Farravelli et Gazzaniga[1], dans leur enquête à Palcrme, ont obtenu les mêmes résultats que Reissenger.

Au point de vue de la race, Burnett[2] prétend qu'aux États-Unis, parmi 6000 ophtalmiques nègres, il n'aurait jamais rencontré de granuleux, alors qu'il en est tout autrement en Amérique pour la race blanche. On sait d'autre part qu'en Europe on a accusé les Juifs d'y être particulièrement prédisposés, ce qui tient peut-être, surtout en Russie et en Pologne, à la misère et au manque de soins hygiéniques, sans compter que le lymphatisme est très commun chez ces malheureux.

D'une façon générale, la première enfance, si sujette à la conjonctivite catarrhale et phlycténulaire, l'est beaucoup moins au trachome; cela s'explique par la pauvreté du stratum lymphoïde de la conjonctive. D'après Sæmisch, de un à dix ans, la proportion ne dépasserait pas 6 à 7 pour 100, avec prédominance de la variété folliculaire. De vingt à trente ans, on en compte sur le parcours du Rhin non moins de 40 pour 100, proportion qui décroît jusqu'à 10 pour 100 pour le reste de la vie, par suite sans doute de la diminution de la population âgée.

Le siège de prédilection du trachome est la paupière supérieure, au voisinage du fornix; puis viennent la paupière inférieure, le pourtour de la cornée, le repli semi-lunaire et le sac lacrymal. Lorsque la cornée y participe, c'est toujours sous la forme de petits infiltrats arrondis sous-épithéliaux qui aboutissent tôt ou tard à des ulcérations avec pannus, dit *crassus* ou encore *trachomateux*.

D'une façon générale, les granulations ont l'aspect de bourgeons charnus, variables en volume; disséminées ou confluentes, elles occupent la totalité ou une partie de la conjonctive tarsienne. A l'état subaigu, l'affection reste latente et ne donne lieu qu'à une faible sécrétion muqueuse; mais si les granulations s'irritent sous une influence quelconque, particulièrement celle des micro-organismes de la suppuration, staphylocoque, streptocoque, pneumocoques, bacillus coli et de Friedlander ou le gonocoque, il survient subitement une suppuration abondante, avec tuméfaction de la conjonctive et des paupières. Non seulement le trachome se diffuse au point de constituer une nappe continue de tissu sarcomateux, mais la muqueuse se hérisse de saillies papillaires et de franges qu'il faut se garder de confondre avec les vraies granulations interstitielles. Si l'on ajoute la sécrétion abondante de pus crémeux et parfois l'apparition de membranes croupales, on conçoit que la confusion avec l'ophtalmie blennorrhagique devienne alors possible; cela d'autant plus, que l'exa-

1. Farravelli et Gazzaniga, *Annali di Ottal.*, t. XVII, I, p. 32.
2. Burnett, Congrès intern. de Berlin, 1890.

men bactériologique peut dévoiler des micro-organismes de la suppuration et même des gonocoques. Ce n'est qu'en se fondant sur les antécédents, sur l'influence de la contrée habitée par le malade et la non-contagion par uréthrite spécifique, que l'on peut s'assurer du diagnostic.

Sans doute bien des cas d'ophtalmie épidémique en Égypte se comportent ainsi; mais, de l'avis compétent de confrères que nous avons consultés lors de notre passage à Alexandrie et au Caire en 1890, l'ophtalmie endémique de cette contrée débute également par la suppuration, chez des individus exempts de granulations larvées. Telle était d'ailleurs l'opinion de Larrey et des chirurgiens français qui avaient eu l'occasion d'étudier cette affection sur les bords du Nil.

La terminaison à peu près fatale du trachome réside dans la transformation de la conjonctive et du stratum sous-jacent en un tissu de cicatrice irrégulier et gaufré. De là résulte l'inversion de la paupière par courbure mécanique des tarses, le trichiasis et l'atrophie conjonctivale qui efface les culs-de-sac et va parfois jusqu'au symblépharon et au xérosis. En supposant que la cornée reste exempte de lésions ulcéreuses, elle ne finit pas moins par devenir opaque et comme dermoïdale, au grand détriment de la vision.

Rien n'est plus commun que la terminaison par staphylomes, dont ceux *primitifs* tiennent à la perforation de la cornée, alors que les *consécutifs*, tant cornéens que scléroticaux, sont le résultat de l'état glaucomateux de l'œil. C'est ce qui s'observe couramment en Égypte, où de pareils aveugles abondent.

Une forme rare de granulations chroniques est celle où, à côté de saillies à la surface de la muqueuse, s'ajoutent des grains interstitiels caséeux et la sclérose de l'épithélium. Cette variété est d'autant plus tenace que la muqueuse devient moins vasculaire et que la sécrétion muco-purulente se trouve réduite.

Le travail de rétraction cicatricielle commence toujours par la partie moyenne du tarse, qui se coude et forme un angle rentrant en arrière. De là, on voit partir des brides formant des mailles irrégulières qui contiennent des nids de granulations non encore éliminées. La surface du tarse devenue râpeuse et comme granitée justifie la dénomination de *figues*, σῦκα, donnée par Paul d'Égine.

La résolution spontanée du trachome est rare et seulement lorsqu'un travail suppuratif éventuel se surajoute. Alors aussi, on voit le pannus se résorber et la cornée s'éclaircir, à la condition bien entendu que son parenchyme ne soit pas le siège de lésions graves.

Le traitement de l'ophtalmie granuleuse a été le sujet de nombreuses tentatives, depuis l'antiquité jusqu'à nos jours.

Déjà Hippocrate préconisait le raclage des granulations avec un éche-

veau de laine brute, jusqu'à dénudation du tarse. Cela fait, il cauté-
risait la surface saignante au fer rouge et y appliquait un onguent à
base de cuivre.

L'École d'Alexandrie procédait autrement. Dans les formes légères,
lippitudo arida, seuls les topiques astringents étaient mis en usage.
Dans celles aiguës et très sécrétantes, on se bornait aux topiques
émollients, cataplasmes et préparations d'opium. Enfin, contre les aspérités ou trachome, on faisait le raclage avec le revers d'une feuille de
figuier, ou mieux encore au moyen de la lime ou du scalpel.

Paul d'Égine, partisan exclusif du traitement mécanique, se servait
d'un instrument de son invention, appelé *blépharoxystron*. Sévérus
l'accuse d'aggraver le trachome et y substitue le *massage* fait avec le
doigt préalablement enduit d'une pommade au cuivre ; à cet auteur
revient le mérite d'avoir envisagé l'affection comme *spécifique*.

Les Arabes reviennent aux procédés ectrotiques, et pour agir plus
efficacement, Isaac Judeus puis Rhazès recommandent l'usage de la
curette tranchante.

Depuis et jusqu'à la fin du xviiie siècle, le traitement chirurgical des
granulations fit place à des topiques, puisque Woolhouse s'attribua la
découverte du raclage, qu'il pratiquait avec une brosse de barbes
d'épis de blé ; son exemple a été du reste peu suivi, et à partir de
Richter, seuls les agents médicamenteux furent employés.

Au moment de la grande épidémie survenue à la suite des guerres
de l'Empire, les moyens chirurgicaux ont été repris, bien que timi-
dement, pour les grosses granulations végétantes que Luteus, Preuss
et Stellwag excisaient aux ciseaux. Piltz, allant plus loin, pratiquait
couramment des scarifications profondes et touchait la surface avec
le sulfate de cuivre. En 1859, Borelli revint au brossage, tandis que
Desmarres abrasait le trachome parvenu à la période de rétraction ;
Cuignet était partisan de l'*expression forcée*.

L'excision d'un lambeau de la conjonctive des culs-de-sac fut pratiquée successivement par Benedict[1], Himly et Andreæ, qui eurent
pour imitateurs Galezowski[2], Sneller[3], Eversbuch et Schwab.

Heisroth et son élève Richter[4], lors d'incurvation du tarse, le résè-
quent en respectant le bord libre, qu'ils ont soin de suturer avec la
conjonctive du cul-de-sac. Richter ne manque pas de citer des succès
ainsi obtenus.

H. Pagenstecher et Costomyris prônent à nouveau le massage, qui
ne diffère de celui de Séverus que par la pommade au bioxyde jaune

1. Bénédict, *Handb. der prack. Augenh.*, Leipzig, t. I, p. 83, 1822.
2. Galezowski, *Rec. d'opht.*, 1874, p. 132.
3. Sneller, *Arch. f. Opht.*, XXX, 4, p. 133, et XXXIII, p. 113, 1885.
4. Richter, *v. Græfe's Arch.*, XXXI, 4, p. 73, 1885.

de mercure dont on se graisse le doigt (Pagenstecher), ou la poudre fine d'acide borique, que préfère Costomyris.

Reich[1], partisan de l'unité de la conjonctivite folliculaire et trachomateuse, touche les follicules des culs-de-sac, après cocaïnisation, au moyen d'un fin galvanocautère. Au besoin il pratique l'expression, le raclage, et fait des applications de solutions de nitrate d'argent, de sublimé ou d'autres agents. Le thermocautère, l'électrocautère et l'électrolyse comptent pas mal de partisans; pour nous, ces moyens nous ont peu réussi.

Below[2], Staderini, Guaita et d'autres ont appelé l'attention sur les propriétés prétendues spécifiques du sublimé en solution à 1 pour 100 et à 1 pour 500. D'après Guaita[3], des badigeonnages avec la solution forte et des pulvérisations avec la solution faible, combinés aux attouchements de nitrate d'argent et à l'application de poudre d'iodoforme, sont aptes à faire avorter la conjonctivite purulente des nouveaunés. Dans la conjonctivite diphtéritique, le sublimé seul en attouchements et en pulvérisations lui a réussi mieux que tout autre agent. Dans celle granuleuse, il empêcherait la formation de nouveaux follicules; employé au début, il procure ordinairement une guérison rapide sans trace de cicatrices apparentes.

Dransart[4], pour les granulations confluentes des culs-de-sac, propose les injections sous-conjonctivales de sublimé à 1 pour 1000, soit seules, soit combinées aux scarifications et au brossage. Malgré le gonflement considérable des paupières qui en résulte, il n'aurait jamais observé des complications du côté de la cornée.

Sattler de Prague est revenu franchement aux moyens chirurgicaux, qu'il exécute comme il suit :

Après anesthésie locale par la cocaïne ou générale au chloroforme, suivant la sensibilité des individus, il retourne *complètement* les paupières, surtout la supérieure, à l'aide d'une pince spéciale; puis il scarifie la conjonctive plus ou moins profondément et enlève avec une curette tranchante tout le tissu trachomateux en une seule séance, si la chose est possible.

Dans les cas de trachome succulent (*sulzig*), il préfère commencer par éteindre le processus inflammatoire au moyen d'attouchements alternatifs de sublimé et de nitrate d'argent. De même, après les scarifications et le curettage, il conseille de continuer pendant quelque temps le sublimé d'abord, puis le sulfate de cuivre et le tannin. Par ce traitement, l'auteur dit avoir obtenu des guérisons rapides sans

1. Reich, *Klin. M. B.*, 1888, p. 56.
2. Below, *Journ. de méd. russe*, 1885.
3. Guaita, *Annali di Ottal.*, 1886.
4. Dransart, *Soc. fr. d'opht.*, 1892, p. 124.

cicatrices. En ayant soin de surveiller les malades et de retrancher les quelques granulations qui ont pu échapper, les récidives sont rares. Cette méthode lui semble applicable aux cas légers comme aux plus graves, et seul un fort degré d'hyperhémie du trachome la contre-indique.

Darier[1], qui a eu l'occasion de voir opérer Sattler, commence, lors de blépharospasme prononcé, par débrider la commissure externe, ce qui lui permet de mettre plus complètement à découvert les culs-de-sac. En supposant que la conjonctive bulbaire et la caroncule soient le siège de granulations et la cornée atteinte de pannus, il applique le blépharostat à ressort, tend la conjonctive bulbaire avec la pince, gratte et brosse la surface, ainsi que le pannus, sur lequel il agit avec beaucoup de précautions pour ne pas entamer le tissu sain de la cornée. Si la caroncule est trop infiltrée, au lieu de la scarifier et de la gratter, il l'excise.

Le second temps de l'opération consiste dans le *brossage prépara-toire*. Pour ne pas être gêné par l'écoulement sanguin, il commence par la paupière inférieure. La brosse doit être en crins durs et courts; on l'antiseptise soigneusement en la trempant dans l'alcool absolu, puis dans une solution chaude de sublimé ou de cyanure de mercure à 1 pour 100. A mesure qu'elle s'imprègne de sang, on la nettoie dans la solution mercurique à $\frac{1}{500}$. La surface granuleuse ainsi anti-septisée, on pratique des scarifications en série plus ou moins pro-fondes, suivant les cas. A mesure que le tissu pulpeux est mis à décou-vert, on l'enlève avec une petite cuiller à bords tranchants.

Le troisième temps est le brossage final. On l'exécute comme au début, en usant toutefois de plus de force, mais sans déchirer les ponts de conjonctive qui séparent les incisions les unes des autres. Une autre précaution est de s'attaquer d'abord au fornix et de ne pas négliger en dernier lieu la partie du bord libre saisie avec la pince ectropionnante.

Une fois les deux paupières scarifiées, grattées et brossées, on pro-cède au nettoyage minutieux, au sublimé faible, de toute la surface de la conjonctive. Les jours suivants, on fait des lavages antiseptiques, et, pour diminuer l'irritation, on pratique quelques attouchements avec le glycérolé de plomb ou toute autre substance cathérétique.

Au début d'une conjonctivite granuleuse, alors que le diagnostic est incertain, Darier n'emploie pas ce traitement. De même dans le trachome suraigu succulent, il commence par des déplétions san-guines à la tempe, des scarifications conjonctivales répétées et des cautérisations au nitrate d'argent, ou au sulfate de cuivre et au sublimé. Il agit de même dans le trachome chronique compliqué de

---

1. DARIER, Th. inaug. de Fourrey, 1892.

poussées inflammatoires. Si ces interventions préliminaires sont insuffisantes, il n'hésite pas à recourir aux scarifications et au brossage. Il ne nie pas les rechutes; mais ce sont là, dit-il, des exceptions qui tiennent à la négligence de l'opérateur ou à un état lymphatique du sujet.

On évitera le symblépharon post-opératoire en lavant les paupières retournées tous les jours ou tous les deux jours avec une solution de sublimé à $\frac{1}{500}$ et en déchirant au besoin à la sonde les adhérences qui tendent à s'établir.

L'entropion est également à craindre, et sur 130 malades opérés, Darier l'a observé 15 fois, au point qu'il a été obligé d'intervenir.

Une complication fréquente dans les jours qui suivent le grattage réside dans une exsudation fibrineuse, faisant adhérer les paupières au globe par une production diphtéroïde, pouvant s'accompagner d'ulcérations cornéennes, qui du reste guérissent sans laisser de taies persistantes.

Knapp[1] s'applaudit de l'expression du tissu trachomateux au moyen d'une pince dont les branches, en forme d'étrier à leur extrémité, portent un rouleau à cannelures. Il commence par éverser les paupières, puis il pratique des scarifications en série sur la conjonctive avec le bistouri à trois lames de Johnson. Saisissant alors avec sa pince la conjonctive, il exprime le plus possible le tissu mou des granulations. Si le tarse en est infiltré, ce qui est fréquent, il applique la pince à cheval sur la paupière, l'une des branches du côté de la peau, l'autre sur la conjonctive, et agit comme précédemment. Il termine par un lavage antiseptique avec une solution d'acide borique à 4 pour 100 ou de sublimé à $\frac{1}{5000}$, et les jours suivants il répète les mêmes lavages. Dans un nombre restreint de cas il a dû associer l'emploi du crayon de sulfate de cuivre et celui de nitrate d'argent.

Sur 114 sujets trachomateux opérés de mars en décembre 1891, il a obtenu les résultats suivants :

15 guérisons complètes sur 16 cas de catarrhe folliculaire.

54 succès sur 64 trachomes folliculaires sans complications cornéennes.

Sur 22 trachomes diffus, 17 guérisons, 1 rechute; les quatre autres malades n'ont pas été suivis.

Sur 10 trachomes cicatriciels avec complications cornéennes, 7 succès, 1 récidive avec nouvelle intervention favorable sur un œil et ayant déterminé une infiltration hyaline sur l'autre. Enfin, dans deux cas de conjonctivite folliculaire saisonnière, deux guérisons, l'une rapide, l'autre au bout d'un an.

1. Knapp, *Arch. f. Augenheilk.*, XXV, p. 177, 1892.

Le traitement par le jéquirity, qui à un moment donné a eu de nombreux partisans, a perdu à l'heure actuelle beaucoup de sa vogue. On sait que la graine de l'*abrus precatorius* a servi en macération, en glycérolé et même en poudre portée directement sur la conjonctive. D'un usage populaire au Brésil, cette substance agit non pas, comme on l'avait supposé, par des microbes spéciaux, mais grâce à un principe chimique bien connu aujourd'hui, la *jéquiritine*.

Si l'on parcourt les travaux parus sur l'action de cet agent, on arrive à conclure que, sauf dans des cas bien spécifiés, il constitue un médicament infidèle, parfois dangereux et bon seulement contre le pannus sarcomateux dérivant du trachome. Pour s'en convaincre, il suffit de citer l'avis de Sattler[1] : « Il m'arrive encore, dit-il, de me servir utilement du jéquirity deux à trois fois l'an ; c'est contre le pannus cornéen qui accompagne les vieux trachomes que je l'emploie. Dans ces cas, on n'a vraiment pas à craindre les complications imputables au jéquirity. Je n'en use jamais dans le pannus scrofuleux, donnant la préférence à l'application de pommade au bioxyde de mercure, à laquelle je joins un traitement général par les eaux thermales chlorurées sodiques. »

H. Pagenstecher[2] reconnaît également l'inefficacité du jéquirity sur le trachome, et quant à son action sur le pannus symptomatique, il l'admet, mais en faisant observer que les récidives sont plus fréquentes qu'avec l'emploi du bioxyde d'hydrargyre en pommade, et qu'on s'expose, lors d'ulcérations, à provoquer la perforation de la cornée. Peu actif dans certains cas, il détermine dans d'autres une infiltration diphtéritique avec gonflement effrayant des paupières.

Gunning[3] est du même avis, et, se fondant sur une longue expérience, dans une contrée où les granulations sont endémiques, il arrive à conclure que l'on ne peut se fier à cette substance que dans le pannus total de la cornée et de la conjonctive. Appliquée alors que ces membranes sont peu altérées, elle enflamme outre mesure la première et détruit la seconde.

Certains de nos confrères belges, Coppez[4] en particulier, ont été plus heureux ; mais, de l'avis du plus grand nombre, l'usage du jéquirity ne mérite d'être conservé que pour certains cas bien définis ; le pannus crassus non compliqué d'ulcères profonds et marginaux, d'après de Wecker[5] et son élève Menaco, en sont fâcheusement influencés.

Pour terminer avec les topiques préconisés dans les formes graves

---

1. SATTLER, *Klin. M. B.*, p. 102, 1889.
2. PAGENSTECHER, *Klin. Monatsbl.*, p. 102, 1889.
3. GUNNING, *Ibid.*
4. COPPEZ, *Comptes rendus de la Soc. fr. d'opht.*, t. IV, p. 155, 1884.
5. DE WECKER, *Ibid.*

du trachome, il nous reste à mentionner l'inoculation blennorrhagique.

Henry Walker[1] la tenta le premier avec succès en 1811. Cette méthode n'eut toutefois du retentissement qu'un an plus tard, alors que Fr. Jæger de Vienne se livra à plusieurs inoculations avec du pus de conjonctivite grave des nouveau-nés. Hamilton[2], qui en fut témoin, exposa en détail la façon de procéder.

Warlomont[3], dans une note ajoutée au traité de Mackenzie, se déclare partisan de l'inoculation blennorrhagique, mais à la condition expresse que la cornée soit recouverte de pannus total, servant de rempart protecteur contre l'action du virus. Il en relate trente cas sans un seul insuccès, ce qui est peut-être excessif.

En 1846, van Roosbrœch pratiqua 26 inoculations et avoue n'avoir jamais observé d'accidents graves. Piringer[4] et Bader[5] contribuèrent beaucoup à la vulgarisation de cette méthode, d'autant plus que le dernier n'a pas fait moins de 177 inoculations. Desmarres en pratiqua 10, avec 6 guérisons; Sichel fils, sur 3 inoculations compte un succès complet, et son élève Brière[6], du Havre, 10 résultats favorables.

En 1878, nous avons présenté à la société de chirurgie deux malades, un homme et une femme, atteints de trachome avec pannus grave. Tous deux ont recouvré la vision sans garder de traces cicatricielles apparentes sur la conjonctive.

Terrier, dans la *Revue de chirurgie* de 1883, a pu réunir 52 observations françaises la plupart favorables à la méthode. Sur ce nombre, il compte les deux succès d'Abadie (thèse de son élève Cambolin) et deux autres de Poncet[7]. Dans la seconde observation de ce dernier auteur, l'inoculation de la conjonctive fut suivie d'arthrite sèche du genou, ce qui, à moins de complication fortuite de rhumatisme, porte à penser à une métastase. Toujours est-il qu'au point de vue de l'ophtalmie granuleuse, la guérison a été complète.

D'après ce qui précède on aurait tort, croyons-nous, de repousser sans retour la méthode de l'inoculation blennorrhagique. Sans doute on ne doit y recourir qu'après avoir épuisé tous les autres moyens thérapeutiques et seulement alors que la cornée est enfouie dans le pannus granulomateux et que ni le jéquirity, ni la tonsure sanglante ou ignée ne sont parvenus à procurer la guérison.

Des nombreux traitements proposés jusqu'ici contre les granu-

1. H. WALKER, *Edinb. Med. and Surg. journ.*, p. 1, 1811.
2. HAMILTON, *London Edinb. journ. of med. sciences*, 1845.
3. WARLOMONT. *Traité de Mackenzie*, t. I, et *Ann. d'ocul.*, t. 58.
4. PIRINGER, *Die Blennorrhæ am. Menschenauge*, Prague, 1851, LVIII.
5. BADER, *Ann. d'ocul.*, t. XXIII.
6. BRIÈRE, *Bulletin de Thérapeutique*, Paris, 1873.
7. PONCET, *Arch. d'opht.*, t. I, p. 213, 1881.

lations il ressort ce fait capital, qu'on ne saurait suivre toujours la même ligne de conduite et qu'à chaque forme correspondent des indications spéciales. Le processus, dans son évolution si désespérément longue, peut changer de physionomie sous l'influence de causes qui souvent nous échappent. Celles-ci tiennent à la constitution du sujet, au milieu dans lequel il vit, à la présence de divers micro-organismes pathogènes qui viennent s'implanter et déterminent des poussées suppuratives graves, exceptionnellement curatives du trachome et du pannus.

Dans les formes légères qui rentrent dans la conjonctivite folliculaire, les modificateurs peu irritants, tels que l'iodoforme, la solution de nitrate d'argent au centième, les pommades au calomel ou au bioxyde d'hydrargyre et le massage atteindront généralement le but. S'agit-il de vraies granulations à marche subaiguë et respectant la laxité de la conjonctive, le sulfate de cuivre en crayon ou en solution, les lotions et les pulvérisations de sublimé au 100ᵉ ou au 500ᵉ auront un effet réel. Le nitrate d'argent en solution à 1 pour 50 doit être réservé pour les cas de forte purulence.

En face du trachome surenflammé et succulent avec gonflement des paupières et sécrétion surabondante de pus, des cautérisations plus énergiques avec le nitrate d'argent, en y combinant au besoin des scarifications de la conjonctive et la canthotomie, comme dans l'ophtalmie blennorrhagique, sont on ne peut plus indiquées.

Si, malgré tout, les granulations passent à l'état chronique et tendent à envahir la cornée, l'intervention chirurgicale directe, à savoir les scarifications profondes, le brossage, le curettage et l'expression seront mis en œuvre, sans négliger les topiques modificateurs.

Dans les trachomes avancés avec tendance à l'ectropion et au pannus total, on use des mêmes moyens chirurgicaux, combinés à la péritomie, à la canthoplastie et, en cas d'insuccès, au jéquirity, à la tonsure et même à l'inoculation blennorrhagique.

Le procédé mixte proposé par Lindsay-Johnson[1], et qui consiste en incisions sériées, en électrolyse des sillons et en lavages antiseptiques, ne nous est connu que par la description de son auteur.

En ce qui concerne le traitement du trichiasis, de l'entropion, du xérosis et du symblépharon symptomatiques, nous renvoyons aux paragraphes qui s'y rapportent. Nous dirons seulement que l'ablation totale du tarse, proposée par Heisroth et son assistant Richter, ne mérite pas qu'on s'y arrête, d'autant plus qu'il est en notre pouvoir de redresser le tarse sans rien sacrifier. De même à une période plus précoce de la maladie, nous sommes opposé à tout procédé qui retranche des lam-

---

1. Lɪɴᴅsᴀʏ-Jᴏʜɴsᴏɴ, *Arch. f. Augenh.*, XXII, p. 80, 1891.

beaux de conjonctive, vu qu'on favorise par là la sténose des culs-de-sac qui n'ont que trop de tendance à se rétracter.

F. — CONJONCTIVITE ÉLECTRIQUE ET PAR AGENTS CHIMIQUES

La conjonctivite ou ophtalmie électrique a été signalée pour la première fois par le physicien Foucault en 1843. Charcot[1] en 1858 en observa deux cas chez des chimistes qui se livraient à des expériences de fusion et de vitrification de certaines substances à l'aide d'une pile de Bunsen de 120 éléments. Cet auteur accuse les rayons chimiques d'en être la cause et conseille de se servir de verres d'urane pour s'en garantir. Depuis lors, Sous[2] de Bordeaux, Ch. Nodier[3], Rochard[4], Rocklif[5], A. Emrys-Jones[6], David Little[7], Defontaine[8], Terrier[9] et d'autres en ont rapporté des exemples.

De ces faits réunis on peut tirer la conclusion que l'ophtalmie tantôt légère, tantôt intense, se borne à l'œil, ou se lie au coup de soleil électrique de la face et des parties découvertes du corps. L'hyperhémie plus ou moins forte de la conjonctive, le larmoiement et le gonflement des paupières sont constants. A cela s'ajoutent la sensation de gravier, des douleurs parfois violentes, de la photophobie, des photopsies, le rétrécissement de la pupille et l'apparition de mouches volantes.

Tous ces symptômes en apparence effrayants cèdent en général après 48 heures, par l'application de pommade à la cocaïne et de compresses froides.

Comme moyens prophylactiques, on a conseillé aux individus exposés à ces accidents de porter des verres rouges ou jaunes superposés.

Nous ne nous étendrons pas sur les conjonctivites chimiques, vu qu'il en a été longuement question à propos des brûlures des paupières. Seule la conjonctivite crysophanique et les dépôts métalliques qui dépendent d'applications prolongées des collyres d'argent et de fer méritent de nous arrêter.

Sous le nom de conjonctivite crysophanique, Trousseau[10] décrit une inflammation survenant parfois chez des psoriasiques qu'on

1. Charcot, Soc. de Biol., 1858, p. 63.
2. Sous, Journ. de Méd. de Bordeaux, 1887, p. 52.
3. Ch. Nodier, Thèse de Paris, 1881.
4. Rochard, Th. de Nodier, 1881.
5. Rocklif, The Opht. Review, 1882, t. I, p. 308.
6. Emrys-Jones, Ibid., t. II, 1883, p. 106.
7. D. Little, Ibid., p. 196.
8. Defontaine, Soc. de Chir., 1887.
9. Terrier, Arch. d'opht., Paris, 1888, p. 1.
10. Trousseau, Ann. de derm. et de syph., mai 1886.

traite localement par des badigeonnages faits avec le mélange suivant :

> Acide crysophanique. . . . . 10 grammes.
> Gutta-percha . . . . 10 grammes.
> Chloroforme . . . . 80 grammes.

L'affection débute 12 à 24 heures après l'application du topique;
presque toujours elle est bilatérale et s'accompagne d'un fort gonflement des paupières et de blépharospasme sans réaction notable. Au
bout de 8 à 10 jours elle disparaît, en général sans entraîner de complications du côté de la cornée.

Contrairement à Stocquard[1], qui y voit une irritation produite par
contact, Trousseau admet l'absorption du médicament et s'appuie sur
ce que l'acide crysophanique porté directement sur l'œil des lapins y
provoque une conjonctivite muco-purulente, alors que celle rencontrée
chez ses malades est *sèche*; on ne peut non plus incriminer les vapeurs
de chloroforme. D'un autre côté, les sujets soumis à ce traitement,
avertis du danger qu'ils encourent, en ont été exempts toutes les fois
qu'ils se sont gardés de toucher à leurs yeux. Il ajoute que l'affection
s'est toujours montrée bilatérale, ce qui exclut l'idée d'un transport
par les mains, outre que les badigeonnages faits à la face n'y exposent
guère plus que ceux du tronc.

Des applications prolongées de nitrate d'argent en collyre finissent
par donner à la conjonctive une teinte bistre indélébile, état désignée
sous le nom d'*argyrose*.

A priori, on pourrait penser qu'il s'agit de l'incorporation des mol-
lécules d'oxyde d'argent avec le stratum épithélial de la muqueuse.
Grossmann[2], par des examens microscopiques, a pu se convaincre que
l'argent se fixe définitivement sur les fibres élastiques; ce qui explique
la persistance de la coloration.

Reich[3], chez les individus dont les paupières avaient été longtemps
touchées avec le cristal de sulfate de fer, a noté des taches rouges
brunes indélébiles de la conjonctive. Par l'examen microscopique et
les réactions chimiques, il s'est assuré que des molécules d'oxyde de
fer s'y étaient déposées, ce qui constitue pour lui la *sidérose conjonctivale*.

1. Stocquard, *Mém. de Méd. et de Chir.*, 1886, n° 3.
2. Grossmann, *Opht. Rev.*, juin, 1888.
3. Reich, *Centralb. f. pract. Augenh.*, 1881, V, p. 133.

III

XEROSIS CONJONCTIVAL OU XÉROPHTALMIE

Sous ces dénominations, on a décrit des lésions qui n'ont de commun que la sécheresse de la muqueuse, accompagnée ou non d'altérations de la cornée et parfois d'héméralopie.

Mackenzie[1], Travers, Jæger, v. Ammon, ne se sont occupés que d'une seule variété, celle où la conjonctive chroniquement enflammée se transforme en tissu de cicatrice, jusqu'à provoquer le symblépharon. Travers[2], qui désigne cet état sous le nom de *cutisation conjonctivale*, n'hésite pas à l'attribuer, ainsi que Schmidt[3], à une oblitération des canaux excréteurs de la glande lacrymale.

La conjonctive, tantôt hyperhémiée, tantôt pâle, sécrète à peine. La caroncule y participe et fait moins saillie que de coutume, bien que parfois elle paraisse hypertrophiée. A mesure que la rétraction s'opère, les culs-de-sac s'effacent, attirent les bords libres en arrière, d'où trichiasis partiel ou total. Dans les cas avancés, il arrive que les paupières collées contre le globe déterminent du symblépharon total.

La cornée recouverte de pannus au début s'opacifie et se cutise, au point que la vision se réduit à la simple perception lumineuse.

La sécrétion lacrymale se tarit à la fin, et le sebum s'amalgame avec une petite quantité de mucus et de cellules épithéliales exfoliées pour former une émulsion écumeuse caractéristique. La sensibilité tactile s'émousse notablement, et l'on ne saurait, en excitant la muqueuse, provoquer le réflexe sécrétoire. Ce qui démontre du reste le défaut d'excrétion des larmes, c'est qu'en titillant la pituitaire, les choses restent dans le même état.

En procédant au renversement des paupières, on constate l'effacement des culs-de-sac par des brides rayonnées étendues de la conjonctive à la cornée, où elles empiètent plus ou moins.

L'examen histologique de l'écume crémeuse démontre qu'elle est formée d'épithélium desquamé, de mucus emprisonnant des bulles d'air et de globules graisseux abondants, les uns libres, les autres contenus dans les cellules épithéliales en voie de dégénérescence régressive.

Leber[4], s'occupant du xérosis en général, insiste sur la présence

1. MACKENZIE, *Traité des Mal. des yeux*, t. II, p. 173, 1857.
2. TRAVERS, *Synopsis of the Diseas. of the Eye*, p. 120, 1820.
3. SCHMIDT, *Ueber d. Krankh. des Thranenorgans*, p. 55, 1803.
4. LEBER, *Arch. f. O.*, XXIX, 3, p. 225.

fréquente de micro-organismes venus du dehors; ce sont surtout des
bacilles et des microcoques fortement colorables par les réactifs; mais
rien ne prouve jusqu'ici qu'ils soient les agents du xérosis. De même
il n'est pas démontré qu'il faille accuser exclusivement le manque de
clignotement physiologique des paupières d'être la cause du desséchement, étant donné, comme le fait observer Leber, que l'occlusion prolongée de l'œil sous un bandage ne modifie pas sensiblement l'état
aride de la conjonctive.

Les points lacrymaux sont rétrécis, exceptionnellement élargis
ainsi que le sac lacrymal, auquel cas on y trouve du muco-pus.

La xérophtalmie par rétraction est le résultat d'une irritation chronique de la muqueuse et de la couche connective sous-jacente, analogue à celle qui provoque les brides cicatricielles de la paume de la
main chez les manouvriers. Les affections qui y exposent le plus sont :
le trachome invétéré, la diphtérie conjonctivale, le pemphigus et,
suivant Tixier[1], le psoriasis de la conjonctive. Mackenzie accuse par-
dessus tout la kérato-conjonctivite scrofulo-catarrhale négligée ou
traitée d'une façon irrationnelle par le nitrate d'argent et les pommades irritantes au bioxyde de mercure. Toujours est-il que les prédispositions individuelles jouent un certain rôle, comme cela a été
reconnu pour les bridures de la main et des doigts, où l'on invoque
l'influence de l'arthritisme.

Wardrop signale l'observation d'une jeune fille de quatorze ans
atteinte de xérophtalmie avec symblépharon congénital. Ce qui justifie l'origine intra-utérine, c'est que les globes oculaires de volume
normal offraient des oscillations nystagmiques.

Le traitement se réduit le plus souvent aux palliatifs. Déjà v. Ammon
prescrivait dans ce but des lotions chaudes, combinées à des applications de lait, d'axonge fraîche ou tout autre corps gras neutre.

En vue de s'opposer au desséchement progressif et à l'opacification
de la cornée, nous avons pratiqué la tarsorrhaphie médiane. Un pont
de 3 millimètres de large, lorsque l'œil n'est pas trop compromis,
permet à la vision de s'exercer et fait disparaître les douleurs. Malheureusement, lorsque, après un an et même plus tard, on vient à désunir
les paupières, le xérosis redevient presque aussi prononcé qu'avant.

En fait d'opération plastique, on ne saurait y songer que lors de
symblépharon partiel.

Une autre variété de xérosis consiste dans le desséchement partiel
de la couche épithéliale de la conjonctive bulbaire, sans rétraction
de son tissu. Cette sorte de cutisation occupe principalement le voisinage des commissures, sous forme de triangles *gris jaunâtres* ayant

1. Tixier, Th. de Paris, 1875.

leur base tournée vers la périphérie de la cornée où ils empiètent souvent. Leber y voit une *xérophtalmie secondaire*, succédant à de la kérato-conjonctivite chronique, que Warlomont[1], Hocquart[2] et surtout Kolloch[3] ont rencontrée chez des jeunes nègres scrofuleux indemnes de trachome.

Au point de vue histologique, Leber a constaté les mêmes altérations graisseuses de l'épithélium et les mêmes bacilles et microcoques que dans la variété précédente.

Schleich[4] les a retrouvées dans un cas de conjonctivite sèche sans xérosis prononcé, et Fraenkel[5] chez cinq individus, dont deux atteints de conjonctivite simple, autant de kératite scrofuleuse et un de pannus. Les éléments graisseux ne faisaient pas défaut, ce qui conduisit l'auteur à penser que les bacilles jouissent de propriétés stéatogènes, tout en attribuant une partie de la matière grasse aux glandes de Meibomius.

La forme épithéliale du xérosis se rencontre également dans l'*héméralopie épidémique*, envisagée par divers auteurs comme dérivant d'un microbe spécial appelé *xéro-bacillus*.

Reymond de Turin et Coloniati[6] y ont les premiers signalé la présence de microbes; Kuschberd, Neisser[7] et Leber[8] confirmèrent ce résultat dans la kératomalacie, où les bacilles envahissent le fond des ulcères cornéens, le rein et d'autres organes.

Sattler, Michel[9], Denk[10], Schulz[11] et Fraenkel[12] n'ont pas manqué d'étudier le prétendu xéro-bacille. Ce dernier auteur ayant fait des cultures, puis des inoculations dans la conjonctive et la chambre antérieure d'animaux, plus des injections intra-veineuses dans l'oreille du lapin, a constamment échoué, d'où il conclut au peu d'action de ce microbe sur l'évolution du xérosis.

Gallenga[13] a constaté à son tour que l'inoculation du xéro-bacillus pur ne produit aucune lésion sur l'œil du lapin; le contraire n'arrive que s'il s'y ajoute des staphylocoques pyogènes. Il fait remarquer que le raclage, le sublimé et l'ésérine n'ont donné aucun résultat favo-

1. Warlomont, *Ann. d'ocul.*, 1860.
2. Hocquart, *Arch. d'opht.*, I, p. 482, 1881.
3. Kolloch, *The Opht. Review*, 1890.
4. Schleich, *Mittheilung u. d. Tubing. Augenheilk.*, II, 1, p. 145, 1884.
5. Fraenkel, *Arch. f. Augenh.*, XVII, p. 176, 1888.
6. Reymond et Coloniati, Congrès intern. d'opht. de Milan, 1880.
7. Neisser, *Verhandb. d. Med. sect. etc.*, Breslau, 1883.
8. Leber, *Arch. f. Opht.*, XXIX, 1, p. 328.
9. Michel, *Opht. Gesellsch. z. Heidelberg*, 1885.
10. Denk, *Mykot, Erkrank.*, Munchen, 1884.
11. Schulz, *Arch. f. Opht.*, XXX, 3, p. 123.
12. Fraenkel, *l. c.*
13. Gallenga, *Ann. di Ottal.*, fasc. 5-6, 1888.

rable, et pour lui l'essentiel est de modifier l'état général, qui ordinairement est mauvais.

Cirincione[1], s'appuyant sur une autopsie de xérosis héméralopique dans laquelle il a rencontré des lésions du ganglion de Gasser et de l'ophtalmique, admet une origine nerveuse, opinion déjà émise par Vidal de Cassis. Comme beaucoup d'autres, il a constaté que les inoculations, les injections dans les séreuses péritonéales et pleurales avec le bacille en question, restaient toujours négatives. Seule la transplantation de la conjonctive xérotique sur les animaux a provoqué une fois la nécrose de la cornée et une autre fois une opacité circonscrite.

Uhthoff[2] est également opposé à la théorie microbienne, et comme preuve il dit avoir rencontré les mêmes micro-organismes sur les ulcères variqueux, le chancre mou, etc. Il n'admet pas davantage comme cause l'affaiblissement organique, puisque le xérosis et l'héméralopie font en somme défaut dans la plupart des maladies chroniques, en exceptant l'ictère, les affections du foie, le mal de Bright, l'anémie, l'impaludisme, certaines grossesses et le nystagmus acquis. Pour l'auteur, l'alcoolisme agirait, dans un certain nombre de cas, d'une façon directe. Sur 500 aliénés alcooliques qu'il a examinés, 7 étaient atteints d'héméralopie avec xérosis, 14 de xérosis sans héméralopie et 3 d'héméralopie seule, ce qui donne la proportion de 5 pour 100 de xérosis.

Dans un cas de fonte cornéenne infantile, Weecks[3] n'a pas rencontré moins de quatre espèces de microbes : le staphylocoque, le streptocoque, le bacille Leber-Neisser et un autre semblable au bacillus gracilis. Les cellules épithéliales étaient chargées de graisse, et çà et là il existait des cristaux.

Ce qui précède suffit, croyons-nous, pour prouver que l'origine microbienne du xérosis est loin d'être démontrée. C'est également l'opinion récemment émise par F. Schanz[4], qui, s'étant livré à des examens bactériologiques à propos de deux cas de xérosis infantile avec kératomalacie et un de xérophtalmie chez un adulte de trente-sept ans, conclut à l'absence du xéro-bacille.

Au point de vue du traitement, on doit surtout essayer d'améliorer l'état général, d'autant plus que les moyens locaux sont inefficaces. Combattre les granulations, opérer le trichiasis et l'entropion, faire cesser tout catarrhe chronique, constituent les meilleurs moyens préventifs.

1. Cirincione, Giorn. di Neuropath., fasc. 4-5, 1890.
2. Uhthoff, Berlin Klin. Woch., 1890.
3. Weecks, Arch. f. Augenheilk., XVII, 1, p. 176.
4. Schanz, Ibid., XXV, p. 110, 1892.

Comme les microbes pyogènes de l'air interviennent toujours pour aggraver l'affection, on ne saurait trop insister sur l'emploi des antiseptiques. Pour la même raison il faut veiller à ce que l'occlusion des paupières soit parfaite, et grâce à tous ces moyens réunis on pourra arrêter les progrès du mal, sans trop se flatter de le maîtriser entièrement.

IV

PEMPHIGUS DE LA CONJONCTIVE

Sous cette dénomination ou encore celle d'atrophie essentielle, Alibert, White Cooper, de Græfe[1], Hardy[2], de Wecker et d'autres ont décrit une affection de la conjonctive accompagnée ou non de bulles pemphigoïdes sur le reste du corps, et dont le terme habituel est l'oblitération du sac conjonctival avec ankyloblépharon et symblépharon, finalement perte de la vue par des altérations ulcéro-purulentes de la cornée.

Dans l'observation de Cooper, relative à une jeune femme de vingt-quatre ans atteinte de pemphigus chronique des extrémités, on vit survenir des bulles analogues au bas des deux conjonctives, qui provoquèrent un symblépharon cicatriciel.

Chez la malade de Hardy, âgée de soixante et onze ans, il y eut des poussées de pemphigus généralisé. Par suite de bulles survenues sur les conjonctives, il s'établit du symblépharon avec rétrécissement des fentes palpébrales; la cornée gauche devint terne et dépolie avec soulèvement vésiculaire de sa partie inférieure.

De Wecker relate l'histoire d'un malade de soixante-huit ans présentant depuis douze ans du pemphigus exclusivement facio-buccal. Un an après le début, il y eut conjonctivite double, puis rechute avec apparition d'une bride commissurale interne qui s'est terminée par un symblépharon complet et du xérosis total de la cornée droite. Les lésions, bien que bilatérales, étaient moins prononcées à gauche où la cornée avait conservé sa transparence. A chaque nouvelle poussée, la rétraction conjonctivale s'accentuait.

Une observation analogue a été rapportée dans la thèse de son élève Savy[3]. Elle ne diffère de la précédente que par le siège exclusivement buccal et auriculaire du pemphigus qui précéda l'ankylose bilatérale des paupières.

Sattler[4] a observé cette affection chez un phtisique de trente-huit

1. v. Græfe, *Arch. f. O.*, XIV.
2. Hardy, Thèse de Hassan, 1868.
3. Savy, Thèse de Paris, 1876.
4. Sattler, *Soc. opht. de Heidelberg*, 1879, p. 227.

ans; Borrisiekieviecz[1], chez un homme de soixante-seize ans présentant non pas des bulles, mais des ulcères d'aspect croupal. Steffan[2] signale un cas typique et en relate un autre discutable de Schöler[3]. Lang[4] cite une femme scrofuleuse de cinquante-deux ans atteinte de conjonctivite probablement phlycténulaire depuis son enfance, et une fille de vingt-quatre ans chez laquelle les orteils, les doigts, les mains et le cou se recouvraient de phlyctènes en même temps que la muqueuse des lèvres, de la bouche et de la langue, était altérée. Dans les deux cas il y eut atrophie et xérosis.

Baumler[5], s'occupant de la même affection décrite par de Græfe sous le nom d'*atrophie essentielle* et par Stellwag sous celui de *syndesmite dégénérative*, rapporte trois cas nouveaux. Dans les deux premiers il n'existait pas de pemphigus sur le corps, tandis que dans e troisième, fille de neuf ans, on a noté une éruption bulleuse généralisée. Les trois se terminèrent par du symblépharon et la cécité.

Cohn de Breslau[6] relate un pemphigus généralisé survenu chez un enfant de quatre ans. La muqueuse de l'œil droit légèrement rétractée était recouverte d'une pellicule bleuâtre, transparente, d'aspect filamenteux. Du côté gauche le sac conjonctival oblitéré, principalement en bas et en dehors, rétrécissait la fente palpébrale. En tirant sur les paupières, on apercevait un fort syncanthus vers la commissure externe. Des vésicules ne se montrèrent que plus tard sur le bord inféro-interne de la cornée.

Schmidt-Rimpler[7], chez une femme de quarante-trois ans, a rencontré un pemphigus total avec lésions des conjonctives suivies d'atrophie et de symblépharon. De son côté, Tilley[8] de Chicago a constaté la cécité après un pemphigus de la conjonctive et du reste du corps. Fuchs[9] a présenté à la Société médicale de Vienne un malade atteint depuis dix ans de pemphigus de la conjonctive. La première éruption pemphigoïde aurait débuté cinq ans auparavant sur les gencives et a eu pour résultat un rétrécissement énorme de l'orifice buccal; même altération de la conjonctive devenue sèche et rude. L'affection, qui a empiété déjà sur la cornée, présage que peu à peu il surviendra une occlusion complète des paupières.

En admettant même que toutes ces observations ne se rapportent

1. Borrisiekieviecz, *Klin. M. B.*, 1879, p. 326.
2. Steffan, *Klin. M. B.*, 1885, p. 271.
3. Schöler. *Berl. Gesellsch.*, juin 1884.
4. Lang, *Brit. Med. Journ.*, nov. 1884.
5. Baumler. *Klin. M. B.*, XXIII, p. 329, 1885.
6. Cohn, *Med. Zeitschr.*, 1885, n° 10.
7. Schmidt-Rimpler, *Klin. M. B.*, 1887, p. 375.
8. Tilley, *Congres Amer. Med. Assoc.*, 1888.
9. Fuchs, *Club Med. de Vienne*, 7 déc. 1892.

pas au pemphygus, car souvent les bulles caractéristiques de la conjonctive font défaut, il n'en ressort pas moins que dans certaines dermatoses, la muqueuse occulaire auparavant saine et exempte de granulations s'irrite, se rétracte et conduit finalement à la cécité par des lésions de la cornée.

En dehors du *psoriasis*, Arlt[1] et Bergmeister[2] ont appelé l'attention sur les altérations conjonctivales dues à l'*herpes iris*. Dans le cas de Bergmeister, en même temps qu'une éruption de ce genre aux mains et aux avant-bras remontant à trois ans, il survint de la rougeur des conjonctives avec dépôts diphtéroïdes sur les tarses et le fornix.

Le pityriasis conjonctival étudié par Blazy[3], pas plus que l'eczéma aigu, ne provoquent l'atrophie de la muqueuse oculaire que très exceptionnellement; aussi n'y insisterons-nous pas.

Le pronostic de la syndesmite dégénérative, comme l'appelle Stellwag, est grave, et le traitement d'une inefficacité reconnue. Aucun des moyens locaux proposés n'est parvenu à modifier favorablement l'affection, sans doute parce qu'elle est sous la dépendance d'un trouble organique général.

En supposant que chez les enfants en bas âge la syphilis héréditaire fût pour quelque chose, on ne manquera pas d'instituer le traitement spécifique.

V

DÉGÉNÉRESCENCE HYALINE ET AMYLOIDE DE LA CONJONCTIVE

L'étude de la dégénérescence hyaline et amyloïde de la conjonctive a été faite pour la première fois en 1871 par Œttingen[4] et Kyber[5]. Le plus ordinairement cette dystrophie se borne d'un seul côté, et même sur l'une des paupières, tantôt la supérieure, tantôt l'inférieure. Son siège de prédilection est la partie reculée des tarses et le fornix, riches en tissu lymphoïde. Seul Reymond[6] de Turin dit avoir rencontré une masse du volume d'une amande implantée sur la conjonctive épibulbaire de l'œil gauche.

Cliniquement l'affection se caractérise par un engorgement dur du tarse et de la muqueuse, dont la surface se hérisse de saillies granulomateuses, la peau restant normale ou à peu près. La couleur en est

1. ARLT, *Klin. M. B.*, 1877, p 333.
2. BERGMEISTER, *Anzeiger, d. Geselsch. d. Arzte z. Wien*, 1885, n° 29.
3. BLAZY, *Arch. gén. de méd.*, mars 1874.
4. ŒTTINGEN, *Dorpat Med. Zeitschr.*, II, p. 51.
5. KYBER, *Inaug. dissert*, Dorpat, 1871.
6. REYMOND, *Ann. di Ottal.*, IV, p. 540, 1875.

jaunâtre et exceptionnellement, comme dans le cas cité par Hippel[1],
il s'ajoute des amas blancs crayeux avec une légère sécrétion anormale.

Rumschewitsch[2], sur 43 observations dont 15 lui appartiennent, a
trouvé 25 cas sans trachome préexistant, 3 attribuables à un traumatisme antérieur et autant où seul le refroidissement paraissait en
cause.

La marche de cette dégénérescence est lente, bien que progressive.
Lorsqu'elle débute sans être précédée d'ophtalmie granuleuse, on assiste
à des poussées congestives répétées de la conjonctive, qui précèdent
de très près l'apparition, vers l'angle de l'une ou de l'autre paupière,
d'une induration profonde gagnant rapidement en étendue. Sæmisch[3]
et son élève Vogel[4], frappés par la dureté de la masse, envisagèrent
l'affection comme une *périchondrite* des tarses, alors que Th. Leber[5]
la rattache aux dégénérescences *amyloïdes*. Les grains, de volumes et de
formes variables, offrent des couches concentriques et à la périphérie
une bordure souvent incomplète de grandes cellules endothéliales multinucléées destinées à produire l'amyloïde. Six ans plus tard, Leber[6],
procédant à de nouvelles recherches histologiques, arrive aux résultats
suivants : Sur des coupes comprenant la conjonctive et le tarse, seule
la muqueuse apparaît épaissie au point de mesurer 2 millimètres et
davantage. La surface épithéliale, restée intacte et lisse, ne diffère de
l'état normal que par l'absence du stratum des cellules cylindriques.
Au-dessous, dans une couche abondante de tissu adénoïde, on aperçoit
les grains d'amidon de $0^{mm},06$ jusqu'à 1 millimètre de diamètre;
ceux-ci existent également le long des vaisseaux, en même temps que
de nombreux extravasa sanguins. Le tarse, dont l'épaisseur ne
dépassait guère 3/4 de millimètre, était sain. Mandelstam et Ro-
gowitsch[7] ont confirmé ces faits, en insistant davantage sur l'oblitération totale ou partielle des vaisseaux, entourés de nombreux grains
amyloïdes.

Raymond, de Turin, partage également cette opinion, alors que
Becker nie l'existence de grains d'amidon, et envisage la lésion comme
une variété de trachome hypertrophique.

Vossius[8], à propos d'une altération analogue survenue chez un
homme de vingt-quatre ans, à la suite d'un corps étranger implanté

---

1. Hippel, *Arch. f. Opht.*, XXV, 2, 1879.
2. Rumschewitsch, *Arch. f. Augenh.*, t. XXV, p. 363, 1892.
3. Sæmisch, *Sitzungsber. d. Niederrhein Gesellsch. f. Nat. u. Heilk.*, 1873.
4. Vogel, *Dissert. inaug.*, Bonn, 1873.
5. Leber. *Arch. f. Opht.*, XIX, 1, p. 163, 1873.
6. Leber, *Ibid.*, XXV, 1, p. 257, 1879.
7. Mandelstam, *Ibid.*, 1, p. 248.
8. Vossius, *Klin. M. B.*, 1887, p. 197.

dans la conjonctive, trouva à l'examen histologique, à côté d'une forte prolifération de la couche adénoïde, la dégénérescence hyaline, et nulle part de cellules géantes ni d'amyloïde. D'accord avec Kamocki, il fait rentrer l'altération décrite par Leber dans la dégénérescence hyaline de la conjonctive.

Ræhlmann[1], dans trois cas, n'a point trouvé d'amyloïde, mais des amas jaunes composés exclusivement d'éléments se colorant difficilement par le carmin, et qui, sous forme de traînées, s'enfonçaient vers le tarse; peu de vaisseaux et pour la plupart à parois sclérosées.

Kubli[2], sur 30 cas d'altération type, en compte 14 qui ont évolué indépendamment de tout trachome. Pour lui, la lésion traversait quatre phases : multiplication adénoïde, dégénérescence hyaline, production d'amyloïde véritable, enfin calcification et ossification.

Kamocki[3], sous le nom d'*altération hyaline* de la conjonctive, donne l'analyse histologique qu'il fit chez une femme de vingt-six ans, dont les paupières épaissies et dures ne pouvaient être retournées. Le diagnostic fut celui de dégénérescence amyloïde; mais l'examen démontra qu'il s'agissait seulement de lésions vitreuses analogues à celles décrites par Ræhlmann.

Dans les quatre faits examinés par Rumschewitsch[4], celui-ci a constaté : 1° une prolifération modérée du tissu adénoïde; 2° la dégénérescence hyaline de son stroma; 3° l'altération tant hyaline qu'amyloïde des artérioles et des capillaires; 4° des cellules géantes; 5° des concrétions calcaires assez volumineuses. Les cellules ne prenaient aucune part à la dégénérescence hyaline et amyloïde.

Pour lui l'altération hyaline précéderait celle amyloïde, et quant aux productions osseuses et calcaires, il les envisage comme la dernière période de la dystrophie, d'accord en cela avec Ræhlmann et Kubli. Il s'inscrit en faux contre le rôle amylogène et hyalogène des cellules, et, comme Vossius, pense que l'altération des vaisseaux domine; quant aux causes intimes, elles lui sont inconnues. En tant que lésions surajoutées, sur 38 cas, 15 fois la cornée était exfoliée, ulcérée ou panneuse, une seule fois il y avait du ptérygion.

Le ptosis et la dyskinésie des paupières sont d'ordre purement mécanique et dépendent du gonflement et de l'épaississement des tissus; nous en dirons autant de l'éversion des points lacrymaux.

Ainsi que le fait remarquer Leber, l'altération marche de pair avec l'apport de cellules migratrices qui aboutissent à la formation du tissu scléreux, pendant que celles endothéliales fixes se chargent de

---

1. Ræhlmann, *Arch. f. Augenh.*, X, p. 129, 1880, et XI, p. 402.
2. Kubli, *Ibid.*, 4, p. 430.
3. Kamocki, *Centralb. f. prakt. Augenh.*, p. 68, 1888.
4. Rumschewitsch, *Arch. f. Augenh.*, t. XXV, p. 363, 1892.

grains amylacés. Même processus se passe dans les viscères, avec cette différence qu'au lieu d'influences purement locales, il faut voir ici l'expression d'états généraux graves.

La disposition en couches concentriques stratifiées rappelle celle des saillies verruqueuses hyalines de la choroïde et du nerf optique, constituées également par des cellules endothéliales emboîtées.

En tant qu'affection locale, la dégénérescence amyloïde de la conjonctive n'offre d'autre gravité que la gêne apportée au jeu des paupières et la fréquence des complications cornéennes qu'elle entraîne, sans omettre sa tendance aux récidives.

Jusqu'ici c'est aux interventions chirurgicales qu'on a recours : excision de la conjonctive dégénérée, ou enlèvement du tarse. Il reste à savoir si les scarifications profondes de la conjonctive, suivies d'expression et du grattage, ne donneraient de meilleurs résultats.

VI

TUBERCULOSE CONJONCTIVALE

La première observation clinique a été relatée par Kœster[1] en 1873, sous le titre de *granulome tuberculeux* de la conjonctive sans généralisation. Sattler[2], dans un second cas, ayant pratiqué l'examen histologique, découvrit des follicules caractéristiques formés d'un amas de cellules géantes au centre et de noyaux de prolifération autour ; les vaisseaux sanguins y étaient rares. Sæmich et Walb[3] découvrirent à leur tour à la paupière inférieure une ulcération conjonctivale suspecte à fond gris jaunâtre et entourée de granulations. Deux cas analogues sont ceux de Hock[4] et Herter[5] ; il s'agissait encore d'ulcération à fond grisâtre du volume d'une fève, flanquée de deux noyaux tuberculeux jaunes, sur la face interne de la paupière inférieure. Sattler[6] en 1877 décrit une tuberculose miliaire qui, ayant envahi la conjonctive bulbaire, l'épisclère, la sclérotique, la cornée adjacente, se termina par ulcération.

En 1867, Langhans[7] fit sur la conjonctive du lapin 16 inoculations de tubercule, avec des résultats variables. Les unes furent entièrement négatives; dans d'autres il vit apparaître au point piqué une saillie translucide formée de nodules gris jaunâtre aboutissant à une ulcé-

1. Kœster, *Centralbl. f. med. Wissensch.*, 1873, n° 58.
2. Sattler, *Irish Hosp. Gaz.*, 1874.
3. Sæmisch et Walb, *Klin. M. B.*, XIII, p. 257.
4. Hock, *Ibid.*, p. 309.
5. Herter, *Charité Ann.*, 1877, p. 523.
6. Sattler, *Opht. Gesellsch.*, Heidelberg, 1877.
7. Langhans, *Habilitationschrift*, Marburg, 1867.

ration à bords plats et à fond pultacé; enfin, dans une troisième série, après 21 à 34 jours d'incubation il survint des granulations jaunâtres avec rougeur vive de la muqueuse, mais sans tendance à l'ulcération. Plusieurs des animaux en expérience devinrent tuberculeux; fait à opposer aux résultats de Conheim [1], qui, en inoculant du tubercule dans la chambre antérieure du lapin et du cobaye, dit n'avoir jamais vu de généralisation.

A partir de cette époque, les expériences et les observations cliniques se multiplièrent. Hænsell [2] injecta sous le sac conjonctival du pus provenant d'une tumeur blanche, et après une incubation de 15 à 18 jours, il constata l'apparition de granulations tuberculeuses qui s'ulcérèrent tardivement et furent suivies d'exfoliation qui se cicatrisait au bout de quatre mois seulement. L'extirpation des nodules avant la période d'ucération n'empêcha pas de nouvelles poussées. Par l'examen histologique il put se convaincre que la structure des follicules était celle indiquée par Sattler.

P. Baumgarten [3] conteste la spécificité du follicule tuberculeux, vu que même chose s'observe dans le lupus, les gommes syphilitiques et autres lésions encore; pour lui, seule la tendance du tubercule à se caséifier peut être considérée comme valable.

Stölting [4] et Rhein [5], se livrant à des inoculations sous-conjonctivales en séries et à la recherche des bacilles de Koch, ont pu se convaincre de la nature tuberculeuse des lésions; le résultat fut le même dans deux examens histologiques d'Amiet [6]. Pour Rhein [7], les follicules du trachome et ceux du tubercule auraient une structure analogue, et seule la présence des bacilles de Koch les différencie. Rampoldi [8] affirme que dans bien des cas les bacilles manquent; pour ce qui est des inoculations, Virchow et après lui Valude [9] font remarquer que celles sous-conjonctivales seules réussissaient, tandis que la muqueuse, fût-elle préalablement excoriée. sembla réfractaire. Swan-Burnett [10] pense au contraire qu'une simple érosion et une ulcération phlycténulaire suffisent pour permettre au tubercule de s'implanter.

Grâce aux nombreux faits cliniques aujourd'hui connus, on ne saurait plus mettre en doute l'affection qui nous occupe. Celui de

---

1. CONHEIM. Gesellsch. f. Vaterl Cultur, 13 juillet 1877.
2. HAENSELL, Arch. f. O., XXV, 4, p. 51, 1879.
3. BAUMGARTEN, Arch. f. O., XXIV, 3 p. 185, 1878.
4. STOLTING, Ibid., XXXII, 3, p. 225, 1886.
5. RHEIN, Muncher. Med. Wochenschr., 1886.
6. AMIET, Inaug. Dissert., Zurich, 1887.
7. RHEIN, Arch. f. Opht., XXXIV, 3. p. 65, 1888.
8. RAMPOLDI, Ann. di Ottal., 1884.
9. VALUDE, Soc. opht. de Heidelberg, 1890.
10. BURNETT, Arch. of Opht., XIX et XXIII, 1890, et Arch. f. Augenh., XXIII, p. 536, 1891.

Gayet[1] est des plus nets, à cause de l'engorgement symptomatique des ganglions du voisinage, de la présence des bacilles et du retour offensif du processus après un premier et un second raclage du tissu morbide.

La description magistrale de Haab[2], fondée sur 13 observations, dont 6 personnelles, ne laisse rien à désirer. Pour lui, l'affection dépasse les limites de la conjonctive, ainsi que le prouve l'engorgement à peu près constant des ganglions préauriculaires et sous-maxillaires. Les paupières, malgré leur gonflement énorme, restent molles et pâteuses, bien que légèrement rouges; la muqueuse, fortement injectée et granuleuse, offre des plis saillants autour du foyer tuberculeux qui s'ulcère, devient jaunâtre, comme lardacé, et s'entoure à la périphérie de granulations grises en nombre variable.

Le reste de la conjonctive, bien que ne participant pas à l'infiltration tuberculeuse, s'enflamme, offre une surface irrégulièrement veloutée et sécrète du pus, ce qui contraste avec l'indolence habituelle de l'affection. Tant que la lésion est limitée aux culs-de-sac, la cornée reste indemne, mais ne tarde pas à se vasculariser sitôt que la conjonctive palpébrale et celle du limbe sont intéressées. Haab insiste sur le manque de proportion entre le tissu granuleux et les éléments du tubercule. Au début et tant qu'on s'abstient de caustiques, nitrate d'argent ou sulfate de cuivre, les granulations sont relativement discrètes et permettent d'apercevoir les follicules tuberculeux, le plus souvent en dégénérescence caséeuse au centre.

Rarement la lésion commence par la conjonctive bulbaire; seuls les deux faits de Sattler et celui de Vagenmann[3] font exception. Gérin-Rose[4], Gayet[5], Parinaud[6], Fontan[7], Dufour et Verrey ont confirmé la description de Haab, et l'on peut dire que le diagnostic de l'affection est ordinairement facile. Le tubercule ne saurait être confondu qu'avec certaines formes luxuriantes de trachome chronique et le lupus. Pour l'en différencier, on tiendra compte des caractères de l'ulcération, de l'aspect lardacé de la muqueuse et de la présence de noyaux tuberculeux périphériques. De plus, l'engorgement des ganglions préauriculaires, sous-maxillaires et même digastriques contribuera à lever toute incertitude. Dans le doute on incise un lambeau de la conjonctive et l'on procède à l'examen au microscope sans négliger les inoculations sous-conjonctivales chez les animaux.

1. GAYET, Arch. d'opht., 1885, p. 177.
2. HAAB, Arch. f. Opht., XXV, 4, p. 265, 1879.
3. VAGENMANN, Arch. f. O., XXXIV, 4, p. 145.
4. GÉRIN-ROSE, Thèse de Luc, 1882.
5. GAYET, l. c.
6. PARINAUD, Gaz. hebd., 1844.
7. FONTAN, Recueil d'opht., 1887.

Le lupus primitif de la conjonctive, outre qu'il est rare, donne lieu à une réaction moins étendue et siège d'ordinaire au voisinage du bord libre.

Le léprome, histologiquement voisin du tubercule sinon identique par les amas de cellules endothéliales et les bacilles, en diffère grâce à son siège limité au limbe scléro-cornéen et à la coexistence d'autres signes de la lèpre, du côté du tégument externe et des nerfs sensitifs.

Sous le nom de pseudo-tubercules de la conjonctive, H. Pagenstecher[1], Weiss[2] et Wagenmann[3] ont décrit la folliculite conjonctivale provoquée par la présence au centre de chaque follicule d'un fin poil de certaines chenilles.

Goldzieher[4] insiste, d'autre part, sur les nodules miliaires de la conjonctive bulbaire, qui consistent en amas de cellules lymphoïdes. L'auteur les rapproche des *lymphadénomes tuberculoïdes* de Wagner et leur trouve une certaine analogie avec l'altération décrite par Uhthoff[5] dans l'épiscléritis.

La tuberculose conjonctivale, dont on possède aujourd'hui 45 à 50 exemples environ, s'attaque ordinairement à des sujets de dix à trente ans. Le sexe féminin y est plus exposé; ajoutons que 7 fois seulement sur le nombre total des cas, les deux côtés étaient envahis.

Le pronostic, bien qu'ordinairement favorable, comporte des réserves, surtout chez les individus débiles et entachés d'antécédents héréditaires de tuberculose.

Comme traitement, presque tous les auteurs, depuis Horner jusqu'à nos jours, insistent sur la nécessité d'extirper la partie malade de la conjonctive et de cautériser au besoin le siège de la lésion. Si le sac lacrymal est pris, on l'ouvre par la peau, pour le cureter et le cautériser à fond. Comme pansement, Knapp[6], Gordon Norrie[7] préfèrent l'iodoforme et nous partageons leur avis. D'après Walther Albran[8], Schöler aurait obtenu de bons effets par les injections de tuberculine de Koch.

Le symblépharon et l'entropion sont moins à craindre qu'ailleurs, ainsi que cela ressort des travaux de Haab et Amici.

Le traitement général s'adresse au tempérament strumeux. Ici, comme pour les autres manifestations tuberculeuses, nous recommandons l'iodoforme administré par la bouche à la dose de 0,20 à 0,30 centigrammes par jour.

1. Pagenstacher, *Soc. de Heidelberg*, 1883, p. 176.
2. Weiss, *Arch. f. Augenheil.*, XX. p. 341, 1889.
3. Wagenmann, *Arch. f. O.*, XXXVI, 1, p. 126.
4. Goldzieher, *Centralb. f. prakt. Augen.*, 1884.
5. Uhthoff, *Arch. f. O.*, XXIV, 5.
6. Knapp, *Arch. of Opht.*, janv. 1890.
7. Gordon Norrie, *Nordisk Opht. Tidsskr.*, III, 1, 1891.
8. Albran, *Klin. Mb.*, p. 168, 1891.

VII

PINGUÉCULA

La pinguécula réside dans une altération *nutritive* de la conjonctive et du tissu lamineux sous-jacent. Son siège presque exclusif est la partie de la muqueuse habituellement exposée à l'air, autrement dit le long de la fente palpébrale, principalement du côté nasal, bien que Sœvius affirme la prédominance du côté externe. Des pinguéculas de part et d'autre sur un seul œil ou sur les deux ne sont pas rares. Très exceptionnellement, comme chez une dame de trente ans, il nous a été donné d'observer aux deux méridiens principaux près des tendons des muscles droits des plaques jaunâtres légèrement saillantes et à bords diffus d'un aspect fort disgracieux, et qui tenaient le milieu entre le lipome et la pinguécula.

Très souvent cette dernière empiète sur la cornée, qu'elle encadre parfois; d'où il résulte une sorte de rigole où les poussières et les microbes séjournent et provoquent à la longue par irritation du ptérygion.

Du volume d'un petit pois au plus, de forme aplatie et de couleur jaunâtre, la pinguécula a été envisagée jusqu'à Weller[1] comme une accumulation de graisse sous la conjonctive. Celui-ci, et plus tard Desmares[2], reconnurent l'absence totale d'éléments graisseux; pour Robin, la lésion réside uniquement dans l'hyperplasie de l'épithélium.

Récemment Fuchs[3], s'étant livré à de nombreux examens histologiques, put s'assurer qu'il s'agit d'une *dégénérescence hyaline sénile*, non seulement de la conjonctive, mais aussi du tissu sous-muqueux et des couches superficielles de la sclérotique, l'épithélum n'y prenant qu'une part secondaire. Examinée à la loupe, la surface de la pinguécula apparaît très irrégulièrement colorée en jaune, et sur des dissociations on reconnaît que les îlots placés en plein stroma muqueux et au-dessous, sont constitués par des fibres conjonctives et élastiques *devenues hyalines* qui s'enroulent pour former des concrétions. Ces corps de couleur jaune verdâtre ne se laissent dissoudre ni par les acides, ni par les alcalis, pas plus que par l'éther ou le chloroforme. Le carmin et la plupart des autres réactifs connus, à l'exception du violet de méthyle, les colorent vivement, et l'iode leur donne une teinte brun acajou. Grâce à ces caractères, on parvient à différencier cette substance vitreuse de l'amyloïde et du glycogène.

1. WELLER, *Die Krankh. des Menschl. Auges*, Berlin, 1822.
2. DESMARRES, *Traité des maladies des yeux*, t. II, p. 253.
3. FUCHS, *Arch. f. O.*, XXXVII, 3, p. 143, 1891.

L'altération hyaline, surtout prononcée dans le tissu lamineux sous-conjonctival, débute par l'augmentation de volume et l'allongement des fibres *conjonctives* enroulées sur elles-mêmes. En même temps, elles subissent par places la dégénérescence vitreuse, et se changent en concrétions enfouies dans une masse hyaline jaunâtre amorphe. Les parois des fins vaisseaux dégénèrent également, d'où le peu de vascularité du produit pathologique.

Les fibres *élastiques*, aussi bien celles du stroma muqueux que du tissu sous-muqueux et de la sclérotique, s'hypertrophient, se contournent sur elles-mêmes et présentent la même dégénérescence que les fibres conjonctives.

La couche épithéliale, loin de s'hyperplasier comme le voulaient Robin et d'autres, reste normale ou plutôt s'amincit. Contrairement à Gallenga[1] et à Wedl-Bock[2], Fuchs envisage l'altération cornée et la présence de pigment dans les cellules comme exceptionnelles. De même il pense que l'altération colloïde signalée par Vicentiis[3] et la formation d'une poche centrale (Gallenga) sont des dispositions rares.

A titre d'exception, il signale deux cas de pinguécula où les cellules épithéliales contenaient des psorospermes à reflets verdâtres, non colorables par la plupart des réactifs. Pour lui, ces éléments qu'il a retrouvés dans le ptérygion n'auraient aucune signification particulière.

Immédiatement sous la couche épithéliale, on trouve le derme conjonctival aminci et homogène, se continuant avec les lames de la cornée et décrivant partout des sinuosités dues à l'accumulation des masses hyalines.

Sgrosso[4] distingue deux sortes de pinguécula : la première, dont il a observé 14 cas, proviendrait d'une prolifération de l'épithélium ; la seconde, comprenant seulement deux faits, aurait son point de départ à l'épisclère.

Partant des données qui précèdent, la pinguécula, propre aux individus âgés, mérite d'être rangée à côté de l'arc sénile et des productions verruqueuses de la choroïde, tout en invoquant une prédisposition plus grande chez les arthritiques et le rôle incontestable de toute cause d'irritation locale par poussières de l'air, larmoiement persistant et inflammations chroniques de la conjonctive.

Tant que la pinguécula ne provoque pas de gêne notable, le mieux est de ne pas intervenir. La simple abrasion aux ciseaux et des points de suture au catgut ou à la soie fine constituent le meilleur traitement.

---

1. Gallenga, *Giorn. della R. Acad. di Med.*, Torino, 1888, n° 4.
2. Wedl-Bock, *Lehrbuch d. Augenh.*, 1890, p. 196.
3. Vicentiis, *Estrato della Med. Chir.*, p. 18, Napoli, 1873.
4. Sgrosso, *Associoz. Oltal Italiana*, Pisa. sept. 1890.

VIII

PTÉRYGION

Le ptérygion, *unguis* de Celse, réside dans la transformation de la conjonctive bulbaire en une bande triangulaire d'aspect fibreux, située principalement au niveau du grand angle, et toujours dans les parties de la muqueuse exposées à l'air. Les prétendus ptérygions supérieurs ou inférieurs résultent de blessures, de brûlures ou d'ulcérations de la conjonctive, et méritent le nom de faux ptérygions ou *ptérygoïdes* qui leur a été donné.

Macroscopiquement le ptérygion rappelle le tissu de cicatrice étendu de la commissure à la cornée sous la forme d'un éventail à base périphérique et à sommet effilé central. Lorsque deux ptérygions coexistent, l'externe ou temporal est moins prononcé que celui nasal.

Des ptérygions géminés, disposés côte à côte, sont exceptionnels et doivent être envisagés comme un large ptérygion, mince au milieu et épais sur les bords. Souvent l'affection se reflète sur les deux yeux d'une façon symétrique.

La partie la plus saillante et la mieux délimitée du ptérygion est le sommet ou *tête*. De couleur mate-nacrée, celle-ci adhère intimement au limbe et s'insère profondément à la cornée, à l'instar des tendons. Lorsqu'on la dissèque et qu'on l'enlève en totalité, il en résulte un creux assez profond, mais n'atteignant jamais la membrane de Descemet.

A la tête succède une portion rétrécie appelée *col*, puis vient le *corps*, qui s'élargit et se continue sans ligne de démarcation bien nette avec la conjonctive du repli semi-lunaire.

L'étendue du ptérygion est généralement en rapport avec la durée de l'altération. Dans celui invétéré, la tête arrive jusqu'au centre de la cornée et gène la vision; le corps gagne en largeur, suivant la direction oblique de la fente palpébrale et plus en haut qu'en bas. Une seule fois nous avons vu la base franchement au-dessous du diamètre horizontal.

Le tissu pathologique finit par déplisser et attirer à lui tout le repli semi-lunaire, auquel cas le globe est comme bridé et ses mouvements d'abduction notablement restreints.

L'épaisseur en est variable; mince et comme foliacée au début, à tel point que l'on aperçoit nettement la sclérotique à travers, le ptérygion s'épaissit par la suite et apparaît *charnu*. La vascularité anormale ne dépasse pas du reste la simple hyperhémie; l'état variqueux et l'exagération de la sécrétion conjonctivale sont rares.

Les anciens envisageaient le ptérygion comme un néoplasme justi-
ciable de l'ablation totale. Scarpa[1] combattit le premier cette doctrine,
ne voyant là que le résultat d'une conjonctivite chronique qu'il appelle
variqueuse.

Rogneta[2] professe la même opinion, sauf qu'il met le point de départ
dans l'épisclère. C'était également l'avis de Midlemoore[3] et de Pétréquin[4].

Les théories qui prévalurent depuis se rattachent à cette double origine, mais sans preuves anatomo-pathologiques. Seul Manhard[5] distingue deux formes d'*épiscléritis*, l'une aiguë, l'autre chronique, ce
qui est contraire aux données de la clinique.

Au point de vue de l'anatomie, seule la tête du ptérygion offre
quelque chose de spécial; le reste se réduit à la simple attraction de
la conjonctive qui s'hypertrophie, s'hyperhémie et se plisse en long
sans changer de structure. C'est par l'envahissement du tissu cornéen
de la périphérie au centre que la bride conjonctivale s'accentue à
mesure.

D'après cette manière de voir, qui est celle de Horner, Arlt, Sæmisch, Alt et Goldzier, le ptérygion cesserait d'être une maladie de
la conjonctive pour rentrer dans le cadre de celles de la cornée.

Alt[6], sur des coupes d'ensemble comprenant le ptérygion et l'œil,
indique nettement les altérations de la cornée, qu'il rattache à un
ulcère cornéen marginal, bien qu'il ne l'ait pas retrouvé sur ses préparations. La membrane de Bowmann rompue et enroulée était comme
enfouie dans une masse épithéliale en voie de régression, située entre
le chorion conjonctival et les couches profondes de la cornée restées
saines.

Goldzieher[7], ayant eu à examiner un ptérygion pris sur l'œil d'une
vieille femme morte d'affection organique du cœur, a constaté un
épaississement considérable de l'épithélium au niveau de la *tête*; au-
dessous, la membrane de Bowmann était détachée et comme brisée;
plus profondément, il existait une couche néoformée aux dépens du
stroma cornéen, dont elle se distinguait *par l'épaisseur de ses fibres,
l'abondance des noyaux et sa coloration différente par le carmin.*
Près des bords, cette masse se perdait dans la conjonctive et l'épisclère épaissis. L'auteur y signale de petites *cavités* tapissées d'épithélium en voie de dégénérescence muqueuse et des verrucosités dues à

1. SCARPA, *Traité des mal. des yeux*, I, p. 201, 1821.
2. ROGNETA, *Cours d'opht.*, p. 162, Paris, 1850.
3. MIDLEMOORE, *Treatise of the diseases of the eye*, I, p. 379, 1855.
4. PÉTRÉQUIN, *Ann. d'ocul.*, I, p. 467.
5. MANHARD, *Arch. f. O*, XIV, p. 26, 1868.
6. ALT, *Compend. des norm. u. path. Anat. des Auges*, p. 32, 1880.
7. GOLDZIEHER, *Centralb. f. prakt. Augenh.*, 1878.

des amas cellulaires, rappelant les follicules du cancroïde. Comme Alt, il admet hypothétiquement que le ptérygion provient d'une ulcération de la cornée.

Horner[1] voit dans la pinguécula et le ptérygion les deux stades d'un même processus pathologique.

Poncet[2], chez un jeune soldat de vingt-quatre ans mort d'affection osseuse, rencontra un ptérygion de l'angle interne de l'œil droit mesurant 1 centimètre à la base et qui s'avançait jusqu'au milieu de la cornée. Pendant son long séjour à l'hôpital, le malade n'avait offert ni injection de la conjonctive, ni kératite.

Le globe oculaire droit, préservé de toute altération cadavérique par des lavages et des instillations répétées d'alcool dans les culs-de-sac, fut énuclée et plongé dans une solution chromique phéniquée.

Sur des coupes longitudinales comprenant le ptérygion et la cornée, l'épithélium et la membrane de Bowman furent trouvés intacts, et au niveau de la *tête* il n'existait aucune ulcération cornéenne. A la périphérie de la partie opaque, et dans l'étendue de 9 à 12 dixièmes de millimètres, la membrane de Bowmann était comme érodée, et les vaisseaux du limbe irrégulièrement contournés, mais sans traces de *prolifération inflammatoire*. Les faisceaux du stroma fortement ondulés, plus gros et plus irréguliers qu'à l'état normal, contenaient une masse granuleuse teintée en jaune par l'acide picrique. Plus bas, là où cette matière interposée devenait rare, les faisceaux cornéens se continuaient directement avec ceux du ptérygion et prenaient un aspect homogène. Contrairement à Goldzieher, l'auteur y voit, non du tissu néoformé, mais les éléments d'une cicatrice; conclusion d'autant moins admissible que Poncet insiste sur l'absence de tout travail inflammatoire et ulcératif à ce niveau. Sur plusieurs préparations, ce dernier auteur a rencontré des vibrions et des sporules auxquels il attribue le travail souterrain en vertu duquel le tissu de la cornée, effondré sous forme de cratère, serait le point de départ de l'affection.

Le mémoire récent de Fuchs[3] nous paraît avoir éclairé la nature vraie du ptérygion.

Se fondant sur l'examen à la loupe de plusieurs centaines de fragments pris sur le vivant, et sur l'étude de soixante-quinze ptérygions complets provenant d'autopsies, il affirme n'avoir jamais rencontré *la moindre ulcération cornéenne*. Pour lui, tout ptérygion *typique* en tant que *forme* et *siège* dérive de la pinguécula. Des ptérygions verticaux ou multiples lui paraissent constituer autant de faux ptérygions

1. Horner, *Corresp. f. Schweitzer Aerzte*, p. 534, 1875.
2. Poncet, *Arch. d'opht.*, I, p. 31, Paris, 1881.
3. Fuchs, *Arch. f. Opht.*, XXVIII, 2, p. 1, 1892.

accidentels. Jamais il n'a observé des vibrions comme Poncet, ni d'autres micro-organismes.

Au point de vue macroscopique, Fuchs insiste avec raison sur les dispositions variables du sommet du ptérygion, arrondi dans certains cas, déchiqueté dans d'autres; de plus, il signale le liséré cornéen opaque qui l'encadre et le précède. Dans les parties de la cornée restées transparentes, il a vu parfois de petites marbrures gris perle qu'il envisage comme des foyers initiaux. Exceptionnellement, il a rencontré des taches jaunâtres rappelant celles de la pinguécula, constituées par des agrégats hyalins analogues. Six fois il y avait de petites cavités kystiques remplies d'un liquide clair.

Les faux ptérygions se distinguent des vrais, non seulement par leur siège anormal, mais par leur nombre insolite et la disposition franchement tronquée du sommet. Toujours ils dérivent de cicatrices, ou succèdent à des kératites *marginales*, tant *superficielles* que *profondes*.

La couche épithéliale des vrais ptérygions diffère dans les deux parties cornéenne et conjonctivale. Les autres altérations consistent dans la présence, rare il est vrai, de cellules *stellaires* analogues à celles signalées par Langenhans[1], et qui d'après S. Mayer[2] ne sont ni nerveuses, ni migratrices, mais de nature épithéliale en voie de métamorphose régressive. Dans quatre cas, il a

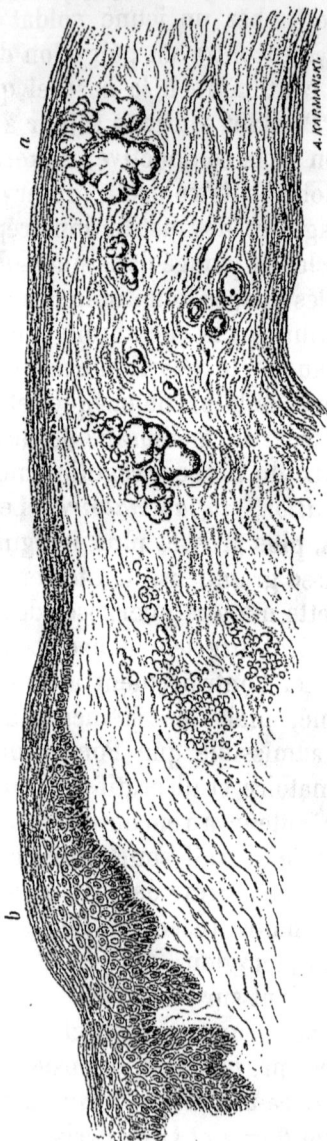

Fig. 259. — Préparation du ptérygion faite dans notre laboratoire. En *b* on voit la couche épithéliale de la conjonctive qui fournit des prolongements profonds pénétrant dans le stroma cornéen dissocié. En *a*, amas de substance vitreuse dont il existe sur la pièce plusieurs autres groupes analogues dont les deux supérieurs apparaissent granulés.

---

1. Langenhans, *Arch. f. microscop. Anat.*, XX, p. 645.
2. Mayer, *Lotos, neue Auflage*, XII, Prague, 1892.

rencontré les verrucosités hyalines caractéristiques de la pinguécula. Parfois il existe des invaginations épithéliales, les *unes* tapissées d'un double stroma de cellules rappelant la disposition des glandes sudoripares, les *autres* utriculaires avec des cellules en voie de dégénérescence muqueuse. Les kystes n'en sont qu'une métamorphose, à moins d'admettre, comme dans le fait de double ptérygoïde kystique rapporté par Sachs [1], une dilatation de lymphatiques.

Le *stroma* du ptérygion n'est autre que celui de la conjonctive, à cette différence près qu'il est plus fibrillaire et plus riche en cellules migratrices. Au niveau de son adhérence à la cornée, il est dense, très adhérent et comme tendineux. Toujours la membrane de Bowman est plus ou moins altérée.

Près du point de jonction, les lamelles cornéennes semblent se dissocier et s'incurver un grand nombre de fois, comme si elles avaient éprouvé une sorte de ramollissement. Cette métamorphose dépend, suivant l'auteur, de troubles nutritifs dus à la présence des éléments sclérosiques dont se compose la pinguécula et qui finissent eux-mêmes par disparaître, pour faire place à ceux purement conjonctifs du ptérygion.

Sans doute ce sont là des hypothèses, mais ce qui ressort nettement de cette étude, c'est que le ptérygion rentre dans la catégorie des troubles *involutifs*, au lieu d'être, comme on l'a prétendu jusqu'ici, le produit mécanique d'une ulcération marginale de la cornée passée inaperçue.

Nous admettons comme Fuchs que la lésion primitive siège dans le limbe conjonctivo-cornéen, qu'elle est d'ordre trophique, à l'instar de la pinguécula, du gérontoxon et des altérations verruqueuses séniles des membranes vitreuses et du nerf optique.

Cette pathogénie concorde avec l'absence, à moins de complications, de tout travail inflammatoire, et le fait à peu près général que le ptérygion rentre en somme dans le cadre des affections propres aux individus ayant dépassé la quarantaine. Sans doute on peut l'observer plus tôt d'une façon endémique dans certains pays intertropicaux, mais cela prouve qu'il existe là comme ailleurs des prédispositions individuelles. C'est ainsi que l'épuisement résultant de l'habitation dans un climat torride, de diverses dyscrasies, l'arthritisme et l'alcoolisme en tête, contribuent à son développement précoce. Sans doute, nous ne refusons point d'admettre l'action des irritants locaux, l'air chargé de poussière, le larmoiement persistant, etc.; mais ce sont là des causes secondaires. Une inflammation chronique de la conjonctive peut hypertrophier la caroncule, le repli semi-lunaire et la partie voi-

---

1. Sachs, *Inaug. Dissert*, Königsberg, 1889.

sine de la muqueuse, sans déterminer pour cela du ptérygion, tant que la cornée et le limbe ne subissent pas les altérations scléreuses indiquées plus haut.

La théorie de l'ulcère cornéen n'est fondée ni sur l'observation clinique ni sur l'examen histologique. Rien n'est plus commun que les conjonctivites phlycténulaires graves chez les enfants et les ulcères en coup d'ongle chez les vieillards : ni chez les premiers ni chez les seconds on ne voit survenir des ptérygions vrais à marche envahissante. Les brûlures, les plaies, les ulcérations, les perforations de la cornée déterminent des ptérygoïdes qui, une fois organisés, restent indéfiniment stationnaires. Ce n'est pas à dire qu'il ne faille considérer que la dystrophie de la cornée; de son côté, la conjonctive secondairement attirée et plissée s'hyperhémie, s'hypertrophie et se rétracte. De là cette déduction que dans le traitement il faut tenir compte de la lésion cornéenne et des modifications survenues dans la muqueuse correspondante. Comme les causes d'irritation contribuent à aggraver le mal, des soins prophylactiques sont nécessaires.

Les caustiques, sulfates de zinc, de cuivre, nitrate d'argent, acétate de plomb, doivent être rejetés, à cause de l'irritation qu'ils provoquent. Les lavages antiseptiques conviennent seuls lorsque le ptérygion progresse avec lenteur. Darier[1], dans un cas de ptérygion charnu qui avait résisté à diverses interventions opératoires, dit avoir obtenu la guérison par le massage avec la lanoline hydrargyrique. Ce résultat mérite d'être consigné, attendu qu'il plaide en faveur du point de départ cornéen de l'affection.

De tout temps on a eu recours à divers procédés chirurgicaux. Celse, à l'aide d'un crochet pointu, saisissait le ptérygion, et pour le mobiliser le traversait avec une anse de fil. Tenant celle-ci d'une main, il réséquait le repli muqueux dans sa longueur, en ayant soin de respecter la caroncule, dont l'ablation aurait, d'après lui, l'épiphora pour conséquence.

Aetius et Paul d'Égine étaient également partisans de l'ablation, mais au lieu de se servir comme Celse du fin couteau, ils employaient un crin de cheval qu'ils faisaient agir à la façon d'une scie. Acrel[2] fut le premier à circonscrire la tête du ptérygion avec le bistouri et à l'extirper en entier. Richter[3] et Scarpa[4] se contentaient de faire l'ablation de l'extrémité seule.

D'après Ruet[5], l'idée de suturer entre elles les lèvres de la perte de substance conjonctivale revient à Coccius.

1. Darier, Soc. d'opht. de Paris, 7 oct. 1890.
2. Acrel, Chir. Richter, Gött., 1771, p. 92.
3. Richter, Ibid., p. 147.
4. Scarpa, Traité des mal. des yeux, p. 376.
5. Ruet, Lehrbuch d. Augenheilk., 1854, II, p. 191.

Szokalski[1] proposa la ligature du ptérygion à sa base au moyen de trois anses de fil.

Partant de ce fait que le ptérygion n'est en somme que de la muqueuse peu ou pas altérée, Desmarres père eut l'idée de s'en servir comme d'un lambeau qu'il fixait par des sutures dans le cul-de-sac inférieur préalablement mis à vif.

Knapp[2] modifia ce procédé en divisant longitudinalement le ptérygion, et en greffant chaque moitié en haut et en bas dans une direction parallèle à la circonférence de la cornée.

Toujours dans le même but, Arlt et Pagenstecher, après détachement jusqu'à la base et suture de la conjonctive, conseillent de laisser le ptérygion en place et de le refouler simplement du côté du nez. Si plus tard il survient du gonflement déterminant de la gêne, il pratique l'excision par un simple coup de ciseaux.

Galezowski procède de même, sauf qu'il enroule le ptérygion dans le sens de sa surface cruente et le fixe au moyen d'un point de suture.

Martin de Bordeaux[3] pratique l'ablation et cautérise ensuite à plusieurs reprises le point d'implantation cornéen avec un crochet à strabisme rougi à la flamme d'une lampe à alcool.

L'opération que nous avons définitivement adoptée vise avant tout l'arrêt du processus sclérosique de la cornée. D'autre part, étant donnée la difformité réelle qui résulte du plissement et de l'hypertrophie de la conjonctive, nous excisons le corps du ptérygion. L'enroulement ou l'abandon sur place après détachement jusqu'à la base ne nous ont jamais procuré de résultats satisfaisants, et tôt ou tard on est obligé d'en venir à l'ablation. Enfin, lorsque le ptérygion est très large, nous l'utilisons, à la façon de Desmarres, en le transplantant dans le cul-de-sac inférieur, puis nous suturons la conjonctive, en y ajoutant s'il le faut des incisions libératrices.

Ces indications posées, voici comment on procède :

A l'aide du blépharostat on fixe les paupières, puis on lave antiseptiquement les culs-de-sac. Saisissant le ptérygion avec une pince dans sa seule portion charnue et vasculaire, on le détache en commençant par la tête, formée de *tissu scléreux* qu'il faut circonscrire et évider avec le bistouri demi-courbe aussi profondément qu'il est nécessaire. Une fois cette partie libérée, quelques coups de ciseaux donnés sur les bords suffisent pour détacher le reste jusqu'à la base. Le ptérygion est excisé à son tour ou laissé en place. suivant que l'on se propose ou non d'utiliser par greffe le tissu ptérygoïdal. Avec un petit

1. Szokalski, *Arch. f. Physiol. und Heilk.*, 1845, IV, p. 285.
2. Knapp, *Arch. f. Opht.*, XIV, I, p. 267
3. Martin, *Ann. d'ocul.*, 1881, p. 144.

thermo-cautère olivaire, on touche assez vigoureusement le fond et les bords légèrement opalescents de la cupule cornéenne. Si quelques vaisseaux fournissent du sang, on les cautérise. En supposant que le ptérygion ne soit pas large, la réunion des deux bords de la conjonctive par deux ou trois points de suture est facile. Lorsque au contraire la perte de substance est étendue, on pratique deux incisions conjonctivales libératrices parallèlement à la cornée, et, s'il le faut, deux autres plus périphériques vers la base du ptérygion; il en résulte deux lambeaux quadrilatères qui, réunis entre eux, recouvrent la brèche. Chibret[1] agit de la même façon, sauf qu'il enroule le ptérygion jusqu'à sa base et y fixe les lambeaux par un point de suture. Si l'on emploie le procédé de Desmarres, il suffit de mobiliser la partie inférieure de la conjonctive interposée entre la cornée et le bord du ptérygion, pour recouvrir une portion notable de la surface mise à nu.

Comme pansement, on saupoudre la plaie avec de l'iodoforme fin précipité par l'éther, puis on ferme les paupières pendant deux ou trois jours au plus, au moyen d'un bandage sec composé d'une rondelle de gaze salolée ou iodoformée, d'ouate hydrophile et de quelques tours de bande. La réunion par première intention est la règle; on retire les fils, à moins qu'ils ne soient en catgut, et l'on recommande au malade de laver l'œil avec une solution boriquée jusqu'à la disparition de toute hyperhémie. Les résultats obtenus sont satisfaisants en ce sens que la marche envahissante du ptérygion se trouve définitivement arrêtée. Pour ce qui est de la difformité du grand angle, elle se réduit à une plaque blanchâtre qui tranche sur le reste de la conjonctive. De même à la périphérie de la cornée il subsiste une lunule d'aspect porcelanique généralement plus petite que la place occupée antérieurement par la tête du ptérygion, ce qui tient à l'éclaircissement progressif des bords de la cupule. Là se borne le résultat que l'on peut espérer.

Pour ce qui concerne le traitement des ptérygoïdes, nous n'avons rien à ajouter à ce qui a été dit à propos du symblépharon.

IX

ECCHYMOSES SOUS-CONJONCTIVALES

L'épanchement sanguin dans le tissu sous-conjonctival n'est pas rare et tient à bien des causes. C'est ainsi que des traumatismes de tout ordre, aussi bien des parties molles que des os de l'orbite, l'inflammation catarrhale aiguë de la conjonctive, l'hémophylie, le

---

1. Chibret, *Arch. d'ophtalmologie*, 1891.

scorbut et divers états dyscrasiques, particulièrement l'artério-sclérose sénile, peuvent le provoquer. Il en est de même des efforts
musculaires généraux pendant l'accouchement, la toux convulsive,
l'orthopnée. C'est surtout chez les cardiaques et les vieillards qu'on
observe les ecchymoses spontanées comme symptôme précurseur d'hémorrhagies plus graves du côté de la rétine et du cerveau.

La couleur rouge sombre uniforme de la plaque ecchymotique ne
disparaît pas par la pression digitale exercée à travers la paupière, ce
qui la distingue nettement de l'hyperhémie simple ou inflammatoire
de la conjonctive bulbaire. D'ailleurs elle ne provoque ni gêne, ni
sécrétion anormale. Presque jamais elle n'occupe la région tarsienne
et le voisinage du limbe ; son siège habituel est la partie déclive de la
conjonctive, à moins qu'elle ne soit consécutive à un traumatisme
direct. Son étendue est très variable ; parfois elle fait le tour de la
cornée, mais en restant séparée par un anneau grisâtre appartenant au
limbe.

Lors d'un vaste épanchement chez des individus blonds, il n'est pas
impossible de voir l'iris apparaître verdâtre, sans qu'il y ait aucun
signe d'iritis. On s'explique ce phénomène en admettant que les
espaces lymphatiques de la cornée se laissent pénétrer par des globules rouges, ce qui donne le reflet fluorescent.

En elle-même l'ecchymose sous-conjonctivale n'a pas grande importance, et il suffit de prescrire des lotions à l'extrait de Saturne, au
chlorhydrate d'ammoniaque ou à l'arnica pour la voir disparaître
après quelques jours. Mais, comme elle constitue un symptôme qui se
rattache à divers états morbides, il faut, suivant chaque cas, instituer
un traitement général approprié.

X

ŒDÈME SOUS-CONJONCTIVAL. — EMPHYSÈME

De même que les ecchymoses, l'œdème sous-conjonctival, appelé
encore *chémosis*, est presque toujours symptomatique.

D'après les lésions qui le provoquent, on le distingue en inflammatoire ou *actif* et en non-inflammatoire ou *passif*.

Le premier, de couleur rouge-ocre et de consistance charnue à
cause de l'exsudation fibrinogène accompagnée de nombreux globules
blancs, diminue lentement et ne s'affaisse pas d'une façon notable
par les scarifications.

Le chémosis *passif* est au contraire transparent, légèrement jaunâtre et parfois tremblotant comme de la gelée. Lorsqu'on l'incise, il
se vide, donnant lieu à un écoulement séreux abondant. Dans l'albu-

minuric, l'œdème est transitoire, ce qui constitue un signe presque pathognomonique dont l'importance est grande pour l'accoucheur en quête d'une éclampsie future.

Sous le nom d'œdème par *filtration*, on désigne une variété particulière qui dérive d'une plaie accidentelle ou chirurgicale du limbe sclérocornéen ou de la sclérotique restée fistuleuse et permettant à l'humeur aqueuse de filtrer dans le tissu cellulaire sous-conjonctival. Au lieu d'un œdème diffus, on observe souvent une sorte de poche kystique transparente appelée cicatrice cystoïde, bien qu'en réalité il s'agisse d'un défaut de réunion.

Sur des conjonctives irritées et même en apparence normales, on

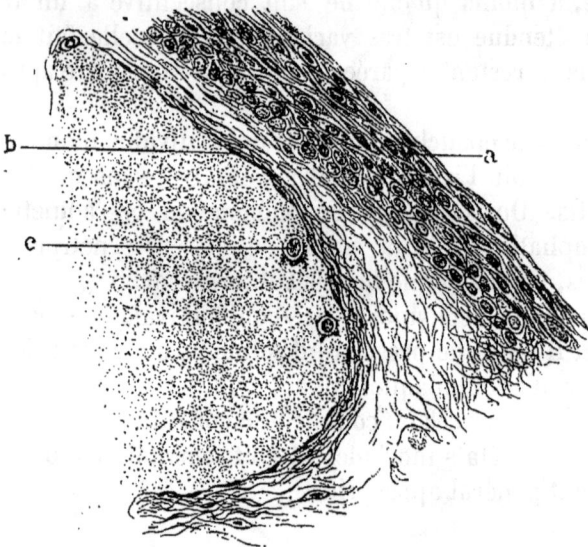

Fig. 240. — Kystes lymphatiques de la conjonctive.

a, épithélium muqueux. — *b*, stroma conjonctif. — *c*, cellules lymphatiques dans un liquide coagulable grenu.

peut rencontrer de petits kystes hydatiformes disposés en chapelet et que l'on fait mouvoir avec la plus grande facilité. Ils ont été envisagés comme des *lymphectasies*, bien qu'il subsiste encore des doutes sur leur signification précise.

Stendeneer, il y a une vingtaine d'années, publia dans les *Archives d'anatomie pathologique* de Virchow un travail sur le lymphangiome caverneux de la conjonctive. En 1876, Irme[1] communiqua « un cas d'ectasie des lymphatiques de la conjonctive bulbaire ». Des observations analogues furent données par Laskiewicz[2].

1. Irme, *Wiener medicin. Wochenschr.*, 1876.
2. Laskiewicz, *Jahresb. f. Opht.*, 1877.

Un de nos élèves, C. Delecœuillerie[1], s'est attaché à son tour à l'étude de ces productions, dont il ne donne pas moins de 9 observations personnelles, et une qui lui a été fournie par notre chef de clinique Rochon-Duvignaud.

De ce travail il résulte que les cavités kystiques peuvent être circonscrites ou anastomosées entre elles, que leur siège est sous-conjonctival et qu'elles contiennent pour la plupart un liquide coagulable devenant granuleux sous l'action des réactifs. Les cellules lymphatiques existent, mais elles sont rares. Quant aux parois, elles sont constituées par du tissu lamineux condensé recouvert d'une couche endothéliale qui n'est pas partout continue.

L'auteur fait ressortir que sur les 9 observations par lui rapportées, 5 s'accompagnaient d'inflammation chronique de la conjonctive. L'âge paraît être sans influence.

Devons-nous, grâce à ces données, admettre la nature lymphatique de ces productions, ou bien faut-il y voir plutôt une sorte d'œdème localisé devenant kystique? c'est ce qu'il n'est pas permis d'établir quant à présent.

Nous mentionnerons simplement l'*emphysème sous-conjonctival* qui se lie toujours à celui des paupières et quelquefois à celui de l'orbite. Dans les cas de fractures ou de fistules du voisinage, la conjonctive soulevée ne subit aucune altération, et sitôt que la communication cesse, l'air se résorbe sans entraîner la moindre complication; seule l'expectation est donc à conseiller.

XI

NÉOPLASMES BÉNINS DE LA CONJONCTIVE

Si l'on excepte la pinguécula, que nous avons étudiée déjà, les néoplasmes bénins de la conjonctive comprennent divers types qui, au point de vue anatomo-pathologique, sont loin d'être nettement définis. Cela est surtout vrai pour les polypes et autres productions analogues dont nous allons nous occuper.

A. — POLYPES DE LA CONJONCTIVE. — GRANULOMES. — PAPILLOMES

Les polypes exclusivement formés aux dépens de la conjonctive sont rares, et Elschnig[2] va même jusqu'à nier leur existence. Mais si sous cette dénomination on entend des productions *molles polypoïdes*

---

1. DELECŒUILLERIE, Thèse de Paris, 1892.
2. ELSCHNIG, *Arch. f. Augenh.*, XIX, p. 64, 1889.

n'ayant aucune tendance à envahir et à dégénérer, il est permis de se livrer à une étude clinique intéressante.

Comme les notions que nous possédons sur la structure des différentes espèces sont très imparfaites, nous avons pensé qu'il était préférable de réunir dans un même chapitre les *polypes*, les *granulomes* et les *papillomes*.

Les *polypes* conjonctivaux doivent être envisagés pour la plupart comme autant de productions *fibro-conjonctives* ayant pour point de départ le tissu lamineux sous-jacent. De couleur rouge et de consistance généralement molle, ils sont presque invariablement aplatis, pressés qu'ils sont par la paupière en avant et la sclérotique en arrière. Ceux du grand angle, implantés sur la caroncule ou à la base du repli semi-lunaire, peuvent seuls revêtir une forme arrondie. Leur siège de prédilection est la portion palpébrale de la conjonctive au niveau du fornix, tant inférieur que supérieur. Blasius et Junken en ont observé toutefois à la commissure externe; Arlt, de Wecker et Desmarres, près du grand angle, auquel cas il en résulte du larmoiement par obstruction du canalicule lacrymal correspondant.

Leur volume habituel est celui d'un pois ou d'une noisette, bien qu'on en ait signalé de gros comme une mûre (Rampoldi[1]), une châtaigne (Junken[2]), une petite poire (Desmarres[3]). Ils ont pour caractères d'évoluer rapidement et de saigner avec abondance, ainsi qu'il ressort des observations de Mackenzie[4], Stellwag[5], Seitz[6], Elschnig[7] et Rampoldi[8]. Sauf dans les cas rapportés par ce dernier auteur, où il s'agissait de tumeurs angiomateuses, le sang est fourni par les capillaires nouveaux, surtout nombreux vers le pédicule. On sait du reste que les polypes muqueux des fosses nasales présentent une vascularité analogue.

Au microscope, on trouve toujours beaucoup de tissu connectif, riche en cellules embryoplastiques et en vaisseaux ectasiés. Lors d'inflammation intercurrente, il s'y ajoute des globules de pus et parfois des extravasa sanguins interstitiels.

Le pronostic est favorable, et il suffit de pratiquer l'ablation pour obtenir la guérison définitive. Les récidives signalées çà et là et la nécessité dans laquelle on s'est trouvé de pratiquer des cautérisations au nitrate d'argent ont tenu, croyons-nous, à ce qu'on n'a pas excisé

1. Rampoldi, *Ann. di Ottalm.*, 1884, XIII, p. 74.
2. Junken, *Die Lehre v. d. Augenkrankh.*, 1842, II, p. 445.
3. Desmarres, *Traité des mal. des yeux*, II, p. 188.
4. Mackenzie, *Traité des mal. des yeux*, t. I, p. 371.
5. Stellwag, *Ophtalmologie*, 1853, p. 377.
6. Seitz, *Handb. d. gesam. Augenheilk.*, 1864, p. 90.
7. Elschnig, *l. c.*, p. 65.
8. Rampoldi, *l. c.*, p. 74.

le pédicule aussi loin qu'il le fallait. L'écoulement sanguin post-opératoire parfois abondant s'arrête aussitôt qu'on touche la surface saignante avec la pointe du thermocautère, ou qu'on applique pour peu
de temps la pince à forcipressure. De même il sera bon d'exercer pendant vingt-quatre heures une compression modérée au moyen d'un
bandage occlusif.

A côté des polypes mous, il en est de résistants ayant la consistance
du tissu fibreux, parfois du cartilage. Arrondis et du volume d'un haricot
ou d'une noisette, ils provoquent de la gêne ou du larmoiement et rien
de plus. Leur point d'implantation habituel est la conjonctive palpébrale ou la caroncule. Leur structure ne diffère en rien du tissu
fibreux ordinaire, bien que Stellwag[1] disc avoir trouvé des fibres élastiques, de Græfe[2] des cellules fusiformes, et de Wecker des cavités
kystiques. L'ablation suffit pour en obtenir la guérison, le tout sans
récidives.

Les *granulomes* se rapprochent des bourgeons charnus pédiculés et
à surface lisse. On les observe à la suite de la ténotomie ou de l'énucléation du globe, toutes les fois qu'on se passe de la suture conjonctivale, comme aussi après l'ouverture de certains chalazions;
même apparition autour des corps étrangers implantés dans la
muqueuse.

Histologiquement les granulomes sont constitués exclusivement
d'éléments conjonctifs jeunes et de vaisseaux néoformés. Abandonnés
à eux-mêmes, ils se pédiculisent de plus en plus, et au moment où la
boutonnière qui leur livre passage se resserre, ils tombent. Comme ce
travail d'élimination est assez long, il est préférable de détacher le
pédicule au ras de son insertion, sitôt que la petite plaie conjonctivale
tend à se cicatriser, ou que l'on a extrait le corps étranger.

Les *papillomes*, par leur couleur, leur consistance et leur mode
d'implantation, ressemblent à des polypes, sauf qu'ils affectent la
forme de végétations en chou-fleur. Comme les condylomes des organes
génitaux, ils sont parfois multiples, témoin le fait rapporté par
Hirschberg[3] où, chez un enfant de quatre ans, cet auteur en a trouvé
un du volume d'une framboise au niveau de la caroncule, deux près
du bord libre de la paupière inférieure et un dernier plus lisse sur la
conjonctive bulbaire. Les surfaces tarsiennes supérieure et inférieure
en présentaient d'autres plus petits, et il en existait encore dans le
cul-de-sac inférieur. Malgré ce chiffre respectable, l'œil n'était nullement irrité.

Les papillomes occupent d'ordinaire la portion palpébrale de la

---

1. STELLWAG. *l. c.*, p. 990.
2. v. GRÆFE, *Arch. f. Opht.*, I, p. 280.
3. HIRSCHBERG. *Centralb. f. prakt. Augenheilk.*, 1884.

conjonctive, depuis le bord libre jusqu'au fornix; on en rencontre sur la caroncule et le repli semi-lunaire. Comme fait exceptionnel, nous rappellerons les deux observations de H. Sims où les productions papillomateuses empiétaient sur la cornée.

Chaque faisceau papillaire se compose de tissu connectif, de vaisseaux et d'épithélium stratifié à la surface. Nous savons qu'à l'état normal les papilles de la conjonctive sont à peine ébauchées et seulement au niveau du bord libre et du fornix. On ne saurait donc concevoir la formation des papillomes que par la forte hyperplasie de la couche épithéliale, et c'est en effet ce qui a lieu. Cette tendance à l'accroissement est telle, que si l'on ne procède à une ablation, on s'expose sûrement à des récidives.

Les examens histologiques sont encore en petit nombre et méritent d'être relatés.

Magnus[1], analysant un papillome de 7 millimètres de long sur 2 de large situé à la partie externe du limbe chez un enfant strumeux, constata une production épithéliale à la surface et connective à la base. Le stroma renfermait de nombreux leucocytes et des cellules en voie de karyokinèse.

Kanka[2] parle de tissu conjonctif jeune et de nombreux vaisseaux; de Wecker[3], de papilles hypertrophiées composées d'épithélium à plusieurs couches et de tissu conjonctif à larges mailles contenant des cellules lymphoïdes, tandis que Hirschberg[4] envisage la production comme une simple hyperplasie du stroma conjonctif, avec prolifération papilloïde de l'épithélium.

Fontan[5], dans un cas d'adéno-papillome provenant du repli semi-lunaire, trouva la surface hérissée de papilles recouvertes d'épithélium stratifié et le stroma conjonctif parsemé de glandes acineuses.

Dans deux observations récentes de S. Fuchs[6] le stroma était fibreux, et le recouvrement épithélial des papilles en voie de multiplication, excepté à la périphérie où les cellules devenaient aplaties et kératinisées pour la plupart. Chez l'un des malades, homme de cinquante-trois ans, à papillomes conjonctivaux multiples, il en existait d'autres sur le reste du corps. De son côté, Parisotti[7] signale un condylome de la caroncule dont la structure rappelait celle des végétations génitales.

Nous devons mentionner en passant les verrucosités dont la conjonctive est le siège chez les individus porteurs d'un œil artificiel. La sup-

1. Magnus, *Klin. Mbl.*, XXV, p. 384, 1887.
2. Kanka, *Prag. Vierteljahrschrift*, IV, 1853.
3. Wecker, *Traité*, I, p. 414.
4. Hirschberg, *l. c.*
5. Fontan, *Recueil d'opht.*, déc. 1881.
6. Fuchs, *Klin. M. B.*, XX, p. 425, 1880.
7. Parisotti, *Rec. d'opht.*, oct. 1884

pression de la coque suffit, comme dans l'observation de Cowell[1], pour les faire disparaître.

Gallenga, sous le titre de *Tumeurs congénitales multiples de la conjonctive*, rapporte l'histoire d'un enfant de sept ans dont les conjonctives tuméfiées semblaient trachomateuses. A l'examen microscopique la structure variait d'une production à l'autre; quelques-unes contenaient même des fibres musculaires lisses et un appareil glandulo-acineux compliqué.

Au point de vue du diagnostic, les productions bénignes précédemment décrites doivent être distinguées des épithéliomas et des sarcomes végétants dont Talko[2] a relaté des exemples. L'âge avancé des malades, l'induration de la base de la tumeur, la marche rapide, l'envahissement des ganglions du voisinage, constituent autant de caractères propres aux productions malignes.

Le meilleur traitement est l'excision totale, et, pour plus de sécurité, la cautérisation ignée du pédicule.

B. — ANGIOMES ET VARICES DE LA CONJONCTIVE

Les angiomes de la conjonctive sont presque toujours liés à des nævi qui avoisinent la caroncule et ne sont que l'extension de ceux de la face et des paupières. Exceptionnellement on en rencontre de circonscrits; Virchow[3], Roosbrœck[4], v. Ammon[5] et Blessig en citent des exemples. Dans l'observation de ce dernier auteur, il s'agissait d'un jeune homme de vingt-quatre ans qui présentait une tumeur vasculaire noirâtre, mollasse et irrégulièrement lobulée; elle occupait la moitié inférieure du globe et recouvrait la cornée. Le début remontait à la première enfance, et depuis lors l'accroissement avait été progressif et lent, sans jamais provoquer d'altération du côté de l'œil et de ses annexes. La masse contenait deux petites concrétions simulant des grains de plomb, et la conjonctive offrait tout autour de légères saillies angiomateuses disséminées. La guérison fut obtenue après trois injections d'une goutte de perchlorure de fer à 12 pour 100. Chaque fois il se produisit une inflammation vive de la conjonctive avec douleurs ciliaires intenses et vomissements.

Cette méthode nous paraît dangereuse à cause de la possibilité de provoquer des thrombus jusque dans la veine ophtalmique et le sinus caverneux. Il vaut mieux en pareil cas s'adresser à la ligature,

1. Cowell, *Opht. H. R.*, VI, p. 251, 1872.
2. Talko, *Kl. M. B.*, 1873, p. 326.
3. Virchow, *Krankhaft Geschw.*, t. III, p. 403.
4. Roosbrœck, *Cours d'opht.*, I, p. 335.
5. Ammon, *Klin. Darstellungen*, II, pl. ix, f. 10.

à l'extirpation, ou recourir à la cautérisation ignée et à l'électrolyse.

La distension variqueuse des vaisseaux veineux, comme celle des lymphatiques qui rampent sous la conjonctive bulbaire, n'est pas absolument rare, surtout chez les individus couperosés, ou alcooliques. Son siège à peu près exclusif est le canthus interne et parfois l'externe. Elle ne provoque aucune gêne, et seule la légère difformité porte les malades à demander qu'on les en débarrasse.

L'intervention la plus simple consiste en scarifications répétées: l'excision entraine une perte de substance et ne donne guère de résultats meilleurs. En cas d'insuccès, on pratique des pointes de feu à l'aide du fin thermocautère.

Comme rareté, nous relaterons les faits suivants de Leber[1].

1° Homme de trente-cinq ans, bien portant, originaire de San Francisco. Sans cause connue, dilatation progressive et permanente de tout le système des veines ciliaires antérieures avec diminution considérable de l'acuité visuelle. A l'ophtalmoscope, légère opalescence des couches postérieures du cristallin et fin trouble du vitré. Papilles optiques normales, sauf une certaine distension des vaisseaux, principalement des veines rétiniennes.

2° Jeune étudiant américain présentant une dilatation des veines épisclérales du côté externe qui s'étendait du bord de la cornée au muscle droit inférieur.

3° Jeune femme de vingt-cinq ans offrant au niveau de l'angle interne droit une varice sous-conjonctivale du volume d'une noisette. Au dire de la malade, à l'âge de huit ans la masse était grosse comme une tête d'épingle et ressemblait à une goutte d'eau, lorsque vers quinze ans elle devint rouge et atteignit la grosseur d'un pois. Au moment de l'examen, la tumeur, de couleur rouge bleuâtre, a pour siège la partie inférieure de la sclérotique, sur laquelle elle est mobile. Étendue du bord de la cornée au fornix et sous le pli semi-lunaire, elle est recouverte par la conjonctive qui glisse librement. Par la pression on la vide complètement, et même chose arrive lorsque le globe se porte fortement du côté du nez. L'œil est normal, et l'ophtalmoscope ne décèle rien de particulier.

Comme traitement Leber essaya la ligature, mais sans résultat; il fit alors l'ablation profonde, ce qui occasionna la section du tendon du droit interne. Portée sous le microscope, la pièce consistait en une poche remplie de sang coagulé et offrant à la périphérie de nombreuses lacunes qui communiquaient avec des vaisseaux veineux dont quelques-uns provenaient de la sclérotique. L'opération n'ayant exigé aucune ligature, on sutura la plaie après avoir pratiqué l'avancement

---

1. LEBER, *Arch. f. Opht.*, 1880, XXVI, 3, p. 191-201.

du tendon. Deux mois plus tard, la guérison était complète, bien
qu'il subsistât un certain degré de strabisme externe.

4° Sous le titre de *lymphangiectasie ménorrhagique* de la conjonctive, l'auteur rapporte l'observation d'une femme de vingt-huit ans
qui, depuis l'âge de neuf ans, voyait son œil droit, plus rarement le
gauche, rougir périodiquement toutes les deux ou trois semaines. À
l'examen, on voyait un réseau variqueux situé à la partie inféro-
externe de la sclérotique ressemblant à une varice lymphatique à
contenu gélatineux rosé et recouverte par la conjonctive saine. Après
excision on put s'assurer qu'il s'agissait d'un canal tortueux rempli
d'un liquide mélangé de sang et de lymphe.

C. — LIPOMES SOUS-CONJONCTIVAUX

Les lipomes en question sont exceptionnels et presque toujours congénitaux. Les rares faits d'individus ayant dépassé la trentaine, comme
en cite un cas Querenghi[1], sont plus que douteux. Leur siège habituel
est la partie externe du cul-de-sac conjonctival supérieur ; une seule
fois, chez une fillette d'un an, il nous a été donné d'en observer à la
partie externe du fornix inférieur. En général on les trouve solitaires
et présentant le volume d'un pois ou d'une petite amande, bien qu'il
puisse en exister deux ou plus sur un œil ou sur les deux, comme
dans le fait relaté par Bögel[2]. Le sujet en question présentait en même
temps sur la tête, la face et la partie correspondante du cou un nævus
mélanique rappelant l'affection connue en dermatologie sous le nom
d'*ichtyose hystrix*, et qui, d'après Bœck, s'accompagne un certain
nombre de fois de cataractes incipientes, d'anémie du fond de l'œil,
de rétrécissement des artères rétiniennes et de rétinite pigmentaire
congénitale. Suivant Bögel, la structure et le siège temporal des lipomes
sous-conjonctivaux les rapprochent des *dermoïdes*, dont ils ne diffèrent
que par une quantité plus abondante de graisse. Certains d'entre eux
contiennent en effet des poils rudimentaires (Arlt, O. Becker), des
nerfs nombreux et hyperplasiés (Hirschberg et Birnbacher), des fibres
musculaires lisses ou striées, et des glandes acino-tubulaires rappelant
celles de Krause (Bögel). Suivant que l'un ou l'autre de ces éléments
domine, on a affaire à des *dermoïdes presque purs* analogues à ceux
du limbe scléro-cornéen, ou bien à des lipomes rarement formés de
graisse pure ; la plupart étant des *dermo-lipomes*.

Habituellement cachée sous la paupière, cette production passe souvent inaperçue au moment de la naissance, et ce n'est que plus tard,

1. QUERENGHI, *Arch. d'opht.*, Paris, 1890, p. 15.
2. BÖGEL, *Arch. f. Opht.*, XXII, p. 137.

surtout aux approches de la puberté. qui en exagère le volume, que l'attention est éveillée. Tous les observateurs sont d'accord sur la plus grande fréquence de ces lipomes dans le sexe féminin; parfois ils coexistent avec d'autres anomalies, principalement l'ectopie de la pupille et un colobome de la paupière.

Le diagnostic en est généralement facile. La paupière étant éversée, on aperçoit une masse mollasse, arrondie ou oblongue, de couleur gris jaunâtre et ordinairement lobulée. La conjonctive glisse dessus, exceptionnellement elle contracte des adhérences solides, et dans les deux cas la tumeur reste mobile sur le globe et se perd insensiblement vers la profondeur de l'orbite.

Comme il n'en résulte aucune gêne sensible, l'expectation est la règle, sauf si le malade désire s'en débarrasser à cause du refoulement de la paupière en avant.

L'extirpation ne présente aucune difficulté, et il faut seulement se garder de toucher au tissu cellulo-graisseux de l'orbite, qui se continue souvent avec celui de la tumeur. Après l'ablation, on suture la conjonctive au catgut ou à la soie fine.

Ci-joint des lipomes sous-conjonctivaux d'origine congénitale que nous avons extirpés chez deux filles de sept et huit ans. L'une des tumeurs mesu-

Fig. 241.

rait 2 centimètres de long sur 1 et demi de large. Bien que constituée exclusivement de tissu cellulo-graisseux, la masse était contiguë à la glande lacrymale palpébrale, rapport dont il faut tenir compte pendant l'opération.

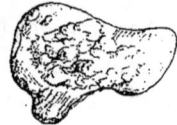

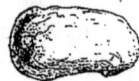

D. — DERMOÏDES

L'histoire des dermoïdes de la conjonctive est de date relativement récente. Ryba[1] en 1853 comprit la signification exacte de ces productions qu'il envisageait comme un fragment de peau : d'où le nom de dermoïde proposé par lui, et adopté depuis. Les observations se sont multipliées par la suite, grâce aux publications de v. Græfe[2], Virchow[3], Lew[4], Pagenstecher et Gent[5], Wecker[6], Visconti[7]. Evemert[8],

1. Ryba, Prague Vierteljahr., III, p. 1, 1853.
2. v. Græfe, Arch. f. Opht., II, 2, p. 289, VII, 2, p. 3.
3. Virchow. Arch. f. path. Anat. und Phys., VI, 555.
4. Lew, Arch. f. Opht., XXIII.
5. Pagenstecher, Atlas d'anat. path., 1874.
6. Wecker, Traité d'opht., p. 419.
7. Visconti, Ann. d'ocul., LVII, p. 262.
8. Evemert, Corresp. f. Sweiz Aerzte, 1875.

Strawbiger[1], Weber[2], Hirschberg[3], Fuchs[4], Œller[5], Vassaux[6], van Duyse[7], Labouret[8], Leplat[9], Welhenberg[10], Mitvalsky[11], Weigenemann[12], Gonella et Vicentiis[13]. Si l'on ajoute à cette liste certains cas de tératome, on arrive au total de quatre-vingts environ.

Le siège de prédilection des dermoïdes est le limbe, où ils adhèrent en partie à la cornée et à la sclérotique. Exceptionnellement on en rencontre au voisinage des culs-de-sac, de la caroncule ou du repli semi-lunaire. Cinq fois seulement l'implantation était exclusivement cornéenne, auquel cas le tissu dermoïdal s'est substitué en grande partie à la cornée, avec adjonction d'autres malformations oculaires dont il sera question plus loin.

Le volume de la masse dermoïdale varie d'une lentille à une noisette; la couleur, d'un gris rosé, devient jaunâtre, lorsqu'il s'agit du fornix, par adjonction d'éléments lipomateux.

La plupart des dermoïdes occupent la *demi-circonférence externe* du globe, soit en haut, soit en bas ou de côté; exceptionnellement on en trouve en dedans. Presque toujours la surface est surmontée de poils fins et lanugineux, plus rarement drus comme les cils.

La consistance est fibreuse ou fibro-cartilagineuse pour ceux épibulbaires; elle se rapproche de celle du lipome à mesure que le siège se rapproche du fornix. De là une sorte de gamme entre les dermoïdes purs et ceux dermo-lipomateux.

La structure histologique ne diffère pas de celle de la peau et du tissu cellulo-graisseux sous-cutané. Plus la tumeur est dure, plus on la trouve riche en fibres élastiques, tandis que dans les dermoïdes mous le tissu cellulo-graisseux prédomine. Les éléments embryo et fibro-plastiques font absolument défaut, sauf s'il y a eu inflammation intercurrente de la conjonctive. La présence de poils, de glandes sébacées nombreuses, parfois de glandes sudoripares bien constituées, est loin d'être rare. Un fait non moins important est la coexistence de colobomes palpébraux, avec ou sans brides amniotiques implantées sur le globe. Les appendices auriculaires avec macrostome, comme

1. STRAWBIGER, *Amer. Journ. of med. Sc.*, 1873.
2. WEBER, *Inaug. Diss.*, Bonn, 1876.
3. HIRSCHBERG, *Arch. f. Aug. u. Ohr.*, V, p. 1.
4. FUCHS, *Klin. Mbl.*, 1880.
5. OELLER, *Arch. f. Aug.*, 1881.
6. VASSAUX, *Arch. d'opht.*, Paris, 1883, p. 16.
7. V. DUYSE, *Ann. Soc. Med.*, Gand, 1882.
8. LABOURET, Th. de Paris, 1885.
9. LEPLAT, *Ann. Soc. Med. Chir.*, Liège, 1885.
10. WELHENBERG, *Inaug. Diss.*, Königsberg, 1889.
11. MITVALSKY, *Arch. f. Augenh.*, XXIII, p. 109.
12. WEIGENEMANN, *Arch. f. O.*, XXXV, 3.
13. GONELLA et VICENTIIS, Congrès de Naples, 1888.

dans les observations de Ryba, Virchow, Van Duyse, Lannelongue[1] et Vagenemann, méritent également d'être signalés. Un fait curieux est celui d'une femme qui vint au monde accolée à sa sœur jumelle par une bride cutanée de la joue. L'examen, fait à l'âge de vingt-six ans, nous mit en présence d'un dermoïde de la conjonctive, d'acrochordons auriculaires, de macrostomie avec raphé le long de la fente oblique de la face et d'aplatissement des arcades dentaires.

Petits à la naissance, les dermoïdes oculaires s'accroissent par la suite, surtout à l'âge de la puberté. Cela nous explique pourquoi ceux sous-palpébraux peuvent ne se révéler qu'au moment de leur croissance, soit par le soulèvement anormal de la paupière, soit par des signes de conjonctivite due à la poussée des poils implantés.

Ceux du limbe scléro-cornéen ne gênent que lorsqu'ils deviennent volumineux, ou qu'ils empiètent sur la cornée. Au contraire, ceux occupant exclusivement cette dernière l'envahissent au point qu'ils s'y substituent presque entièrement. Vagenemann en a réuni quelques cas qui, vu leur rareté, méritent d'être signalés :

Dans un premier fait concernant un jeune homme de dix-huit ans, l'auteur a noté sur l'œil gauche trois dermoïdes, dont un limbal externe et deux conjonctivaux correspondant, le premier au côté externe du fornix supérieur, le second à un colobome de la paupière situé à la jonction du tiers interne avec les deux tiers externes de celle-ci.

De son côté, Schmidt-Rimpler[2] a trouvé la totalité de la cornée envahie par un dermoïde qui formait une poche contenant le cristallin.

Swanzy[3] rapporte le cas d'un enfant de huit mois dont la cornée entière était dermoïdale et présentait des poils nombreux; l'excision fut suivie d'une perte abondante du vitré. A l'examen microscopique, il rencontra des glandes sébacées et sudoripares, l'iris adhérent à la cornée et le cristallin absent.

Bernheimer[4] a observé une petite fille de six mois présentant sur la cornée deux masses dermoïdales du volume d'un gros pois. L'enfant portait du même côté un dermoïde à la racine de l'aile du nez. Après énucléation, il constata que la cornée devenue staphylomateuse était réduite à la membrane de Descemet, traversée en différents points par le dermoïde; l'iris adhérait complètement, et, à l'exception d'une atrophie du nerf optique, le reste de l'œil était normal.

Dans un cas relaté par Manfredi[5], il s'agissait d'une fillette de six

---

1. LANNELONGUE, *Bull. et Mém. Soc. Chir.*, Paris, VIII, p. 485.
2. SCHMIDT-RIMPLER, *Arch. f. Opht.*, XXIII, p. 172.
3. SWANZY, *Dubl. quart. journ. of med. Sc.*, 1871.
4. BERNHEIMER, *Arch. f. Augenh.*, 1888, p. 171.
5. MANFREDI, *Riv. clin.*, V, p. 129, 1865.

ans chez laquelle le globe avait l'apparence charnue et était incapsulé dans une poche de couleur blanchâtre d'où émergeaient des poils.

Veigenemann, à la dissection d'un nouveau-né, trouva dans l'orbite une petite excroissance arrondie, pédiculée, mesurant $0^m,04$ de long sur $0^m,05$ de large. A l'examen, il constata à la surface une couche externe pourvue de poils, de glandes sébacées et sudoripares ; au centre du tissu graisseux, des grains d'os, et tout à fait en arrière, à l'origine du pédicule, une cavité kystique représentant l'œil rudimentaire. Celui-ci consistait simplement en cellules vésiculeuses éparses appartenant au cristallin désorganisé et en éléments rétiniens en partie pigmentaires. Autour du pédicule exclusivement fibreux, il y avait des fibres musculaires striées, réliquats des muscles moteurs du globe.

La présence d'éléments osseux ne doit pas nous étonner, puisqu'il en est ainsi pour les dermoïdes de l'ovaire et du testicule. Nous en dirons autant du cartilage seul ou combiné, comme dans les cas de *lipo-chondro-adénome* rapportés par Rieke[1] et Talko[2].

. Le traitement des dermoïdes conjonctivaux circonscrits comporte l'ablation, combinée s'il le faut à l'ignipuncture. Quant à ceux qui rentrent dans les tératomes et entraînent l'atrophie du globe, il n'y a rien à tenter, sauf l'énucléation.

E. — KYSTES DE LA CONJONCTIVE

D'après leur siège, les kystes à contenu *séreux* doivent être distingués en *conjonctivaux* généralement petits, et en *sous-conjonctivaux* qui pour la plupart rentrent dans la classe des cysticerques.

1. — CYSTICERQUES DE LA CONJONCTIVE ET DES PAUPIÈRES

Nous réunissons à dessein les cysticerques sous-conjonctivaux et ceux des paupières, vu que ces derniers sont rares et qu'il n'est nullement prouvé que leur point de départ soit véritablement palpébral.

Les faits de *cysticerques sous-conjonctivaux* sont ceux de J. Sichel[3], Edwin Canton[4], Streatfield[5], Hirschberg[6], de Wecker[7], A. Sichel[8] et

1. Rieke, *Arch. f. Augenh.*, XXII, 1891, p. 239.
2. Talko, *Klin. Mbl.*, 1888, p. 20.
3. J. Sichel, *Rev. médico-chir. de Malgaigne*, 1847, p. 221.
4. Canton, *Chir. med. Path. obs.*, 1858, et *Ann. d'ocul.*, XXXVI, p. 276.
5. Streatfield, *H., R.*, VI, 4° part.
6. Hirschberg, *Berl. Klin. Wochenschr.*, 1870, p. 542.
7. De Wecker, *Traité d'opht.*, t. I, p. 108, 1878.
8. A. Sichel, *Gaz. hôp.*, 16 oct. 1874.

Denti[1]. Dans tous, la tumeur avait pour siège la base des paupières, correspondant à la fois aux culs-de-sac et au tissu cellulo-graisseux de l'orbite. Il résulte de là que leur apparition ne coïncide pas nécessairement avec l'époque où ils soulèvent la paupière. Streatfield cite à cet égard l'observation d'une fille de sept ans, atteinte en apparence de ptosis. La masse, du volume d'une noix et située à la partie supéro-interne du fornix, s'enfonçait par pression profondément dans l'orbite pour reprendre sa place sitôt qu'on l'abandonnait à elle-même. La conjonctive chroniquement enflammée étant incisée, on vit s'écouler un liquide séreux puriforme dans lequel flottait une vésicule de la grosseur d'un pois. Elle n'était autre que le cysticerque, probablement mort par le fait de la suppuration.

Presque toujours les kystes de cet ordre sont pris pour des athéromes, l'erreur n'étant reconnue qu'après ouverture. Les signes propres sont : le siège profond de la poche, sa mobilité et surtout sa *rénitence* due au peu de compressibilité du contenu. Le volume rarement supérieur à celui d'une fève, l'intégrité de la conjonctive et de la peau qui glissent facilement sur la tumeur, serviront également au diagnostic.

Une incision parallèle au rebord orbitaire et la dissection de la poche qu'on extirpe en totalité, ont toujours procuré la guérison définitive.

Les cysticerques *sous-conjonctivaux* sont plus communs. La première observation revient à Baum[2]; puis viennent celles de Hering[3], Sichel[4], de Græfe[5], Arlt[6], O. Weber[7], Rhode[8], Viollet[9] et Hock[10]. Dans les faits de Hock et A. Sichel[11] le cysticerque occupait la commissure interne et avait le volume d'une amande, avec adhérence profonde au tendon du droit interne; la surface était lisse et offrait une tache jaune au centre. Même siège interne près du repli semi-lunaire dans l'observation de Wordsworth[12], où le kyste, gros comme une noisette, avait suppuré.

J. Talko[13], chez une jeune femme, vit la tumeur pourvue de la tache

1. Denti, *Bollet della poliambulanza*, 1889.
2. Baum, *Zeitschr. u. Med. Vereins in Preussen*, 1836, n° 16.
3. Hering, *V. Ammon's Monatschr.*, 1859, 5.
4. Sichel, *Iconographie*, 1852-59, fig. 1-2, pl. 72.
5. De Græfe, *Arch. f. Opht.*, XII, 2, p. 174.
6. Arlt, *Opht.*, t. I, p. 170.
7. Weber, *Med. Vereins in Wien*, 1874, III, n° 6.
8. Rohde, *Verhandl. d. Natur. Vereins*, Bonn, 1863, XX, 1, p. 42.
9. Viollet, *Berl. Klin. Wochenschr.*, n° 13, 1865.
10. Hock, *Bericht. d. k. k. Rudolfssliplung*, 1867.
11. Sichel, *Gaz. des Hôp.*, 19 et 29 juillet 1873.
12. Wordsworth, *Opht. H. R.*, VI, 4.
13. Talko. *Klin. Mbl*, 1875, p. 257.

jaunâtre caractéristique au centre adhérer à la sclérotique; la poche, outre le cysticerque, contenait du liquide filant parsemé de nombreux noyaux jaunes.

En 1876, au congrès de New-York, C. Kipp[1] citait un kyste de la grosseur d'un pois et de couleur rouge jaunâtre, placé à égale distance de la caroncule et de la cornée.

Dans un travail complet, Jani[2] ajoute l'observation de Fuchs, les deux de Fieuzal[3], autant Przybysky[4] et trois qui lui sont personnelles, dont deux chez des garçons de quatre ans et un chez une fillette de trois. A l'examen anatomique, la poche enveloppante se composait de fibres conjonctives allongées entremêlées de tractus élastiques et d'un double réseau capillaire externe et interne; autour, on voyait de nombreuses cellules migratrices qui, après avoir traversé la paroi de la poche, se transformaient en cellules épithélioïdes anastomosées.

Duci[5], Denti[6] et Blessig[7] rapportent des observations nouvelles où le kyste occupait deux fois l'angle interne et une le repli semi-lunaire.

Des faits qui précèdent il ressort deux points : 1° que les kystes sous-conjonctivaux sont aussi fréquents dans les pays où le cysticerque intra-oculaire est rare que dans ceux où il devient relativement commun ; 2° que leur siège de prédilection est l'angle interne des paupières.

La tumeur en rapport avec le globe le suit dans ses excursions, preuve qu'elle adhère à la sclérotique. A moins de complications inflammatoires, elle évolue lentement. Pour le diagnostic, la confusion n'est possible qu'avec certains kystes séreux ou dermoïdes des culs-de-sac. On l'évite en tenant compte du siège nettement épibulbaire ou para-bulbaire du cysticerque, placé sous la conjonctive, et du hile jaune ou laiteux sur lequel J. Sichel a le premier insisté. Heureusement une méprise ne serait pas grave, puisque tous les kystes de cette région comportent le même traitement, l'extirpation. La cicatrisation de la petite plaie est prompte et régulière. Suivant les cas, on fera ou non la suture de la conjonctive avec du catgut fin en vue de prévenir la formation de bourgeons polypoïdes. A l'aide d'un bandage ouaté sec modérément serré, on assure l'immobilité du globe et l'on arrête tout écoulement sanguin.

Pour clore le chapitre des entozoaires, nous mentionnerons la présence de la *filaire de Médine*, qui évolue d'emblée dans le tissu cellu-

1. Kipp, Congr. intern. de New-York, 1876.
2. Jani, Klin. Mbl., XXI, 1883, p. 329.
3. Fieuzal, Gaz. hebd., 1880, p. 583.
4. Przybysky, Gaz. lekarska, 1880, 25.
5. Duci, Gaz. degli Ospitali, n° 45, 1885.
6. Denti, loc. cit.
7. Blessig, Wiestnik Ophtalm., 1891.

laire sous-conjonctival, ou après avoir séjourné dans la graisse de l'orbite. Cette affection propre aux pays chauds s'accompagne d'une inflammation vive de la région envahie, pouvant donner lieu à des désordres locaux prononcés. L'ouverture de la poche purulente laisse sortir un ver filiforme blanc et long de 25 à 30 millimètres, ce qui suffit à caractériser l'affection.

2. — KYSTES SÉREUX SIMPLES

Les kystes purement séreux de la conjonctive sont de plusieurs ordres, et leur pathogénie est encore mal connue. Il en est d'absolument transparents avec reflet jaunâtre qui siègent sous la conjonctive bulbaire, et dont le volume dépasse rarement celui d'un haricot. Les observations qui s'y rapportent sont peu nombreuses et appartiennent à Sichel[1], Wharton-Jones[2], Scitz[3], de Wecker[4] et Uhthoff[5].

Il se peut que la petite vésicule d'un cysticerque échappe et passe inaperçue lors de l'ouverture, ou bien encore qu'elle disparaisse par suppuration du kyste, comme dans le fait de Mackenzie signalé par Wharton-Jones.

D'autres erreurs sont encore possibles. Müller[6] relate le cas d'un jeune homme porteur d'une tumeur ulcérée siégeant à la partie inféro-externe de la sclérotique; la conjonctive enflammée présentait des nodules. Au début, la lésion avait toutes les apparences d'un kyste et simulait un cysticerque; l'examen de la masse fit voir qu'il s'agissait d'un foyer de tuberculose.

Dans un fait rapporté par Lopez[7], un coup de corne de vache remontant à douze ans avait déchiré la conjonctive près du bord libre et produit une sorte de symblépharon avec poche distendue par les larmes, ayant tous les caractères d'un kyste séreux.

Une seconde variété de kystes conjonctivaux d'origine souvent congénitale s'observe au niveau du limbe scléro-cornéen. J. Sichel, Schœn[8] et Sæmisch[9] en ont rapporté des exemples. Il y a lieu de se demander si l'on n'a pas pris pour tels des dermoïdes kystiques, d'autant plus que les parois en étaient épaisses et offraient des adhérences intimes avec la conjonctive et l'épisclère. Arlt, Zander et Geissler en signalent de traumatiques.

1. Sichel, Journ. de Chir. de Malgaigne, 1843.
2. Wharton-Jones, Traité de Mackenzie, I, p. 462.
3. Seitz, Handb. Augenheilk., 1869, p. 90.
4. De Wecker, Traité, t. I, p. 424.
5. Uhthoff, Berl. Klin. Wochenschr., 1879, p. 49.
6. Müller, Semaine méd., 19 mars 1890.
7. Lopez, Arch. of Opht., XXI. 2, 1892,
8. Schœn, Path. Anat. des Auges, Hambourg, 1828, p. 166.
9. Sæmisch, Handb. d. Gesammte, IV, p. 188.

Pour les kystes séreux spontanés des autres parties de la conjonctive, nous avons les deux observations de Rampoldi [1]. La première se
rapporte à un enfant d'un an et demi présentant dans le fornix supérieur de la paupière gauche une tumeur qui repoussait le globe en
bas et en dehors. Il s'agissait d'un kyste uniloculaire rempli d'un
liquide séreux avec des cellules épithéliales libres; les parois de la
poche étaient constituées par du tissu fibreux. La seconde observation
est identique à la précédente et concerne une fillette de seize mois
qui offrait dans le cul-de-sac inférieur de l'œil gauche une sorte de
grenouillette. L'examen histologique pratiqué par Favarelli démontra
qu'il n'y avait point de cysticerque et que le contenu, absolument
séreux, renfermait des cellules épithéliales.

Bull [2] signale cinq nouveaux cas; deux à l'angle interne de la paupière supérieure, un au niveau du sac lacrymal et deux sur la caroncule. — Uhthoff [3] en relate également trois, dont deux nettement traumatiques, le troisième dû à une piqûre de moucheron. Le premier
avait succédé à la strabotomie, le second à une blessure pénétrante
de la paupière supérieure; la poche, du volume d'une fève, contenait
un liquide séreux et en plus trois poils. L'importance d'un traumatisme antérieur a été également admise par Laqueur dans son mémoire (*Klin. Mbl.*, 1877).

Baudry (*Bull. Méd. du Nord*, 1882) invoque la brûlure de la conjonctive par un fragment de soufre enflammé. Celui déjà cité de Sichel
aurait été consécutif à une contusion de l'œil; enfin Priestley-Smith [4],
Hache et de Wecker [5] rapportent chacun un cas de kyste spontané au
niveau du limbe. Dans l'observation de ce dernier auteur la production, d'origine probablement congénitale et du volume d'une fève, avait
un contenu séreux et ne présentait point d'épithélium à sa face
interne. Une moitié seulement étant libre put être enlevée, l'autre
adhérant intimement au tissu épiscléral et à la cornée.

Le traitement de tous ces kystes comporte l'excision, qui n'a jamais
été suivie de récidive.

F. — OSTÉOMES SOUS-CONJONCTIVAUX

On ne possède qu'un très petit nombre d'exemples de productions
osseuses dans la conjonctive. L'observation la plus ancienne est celle
de v. Græfe [6]. Il s'agissait d'une jeune fille qui depuis longtemps

1. RAMPOLDI, *Clinica ocul. di Pavia*, 1880.
2. BULL, *Amer. Journ. of Med. Sc.*, janvier 1878.
3. UHTHOFF, *Berl. Klin. Wochenschr.*, n° 49, 1879.
4. PRIESTLEY-SMITH, *Rec. d'opht.*, 1881, p. 205.
5. DE WECKER, *Traité*, t. I, p. 425.
6. v. GRÆFE, *Klin. Mbl.*, 1863, p. 25.

accusait un léger gonflement de la paupière supérieure. En renversant cette dernière, on apercevait une tumeur du volume d'une petite noisette, faisant saillie près de la commissure externe et se prolongeant en arrière par une sorte de col. Après extirpation, on y vit une sorte d'incisive de 5 millimètres de long constituée par du tissu conjonctif dense, parsemé de noyaux osseux caractéristiques.

Un second cas d'ostéome a été relaté par Sæmisch. Il concerne un jeune homme qui depuis longtemps se plaignait d'un gonflement de la paupière supérieure droite. A l'examen clinique, il y avait entre les deux muscles droits, supérieur et externe, une saillie du volume d'une fève qui se prolongeait vers le cul-de-sac de la conjonctive. De consistance très dure, celle-ci, une fois extraite, mesurait 9 millimètres de long, 5 de large et 5 d'épaisseur. Presque exclusivement osseuse au centre, la masse était enveloppée d'une capsule conjonctive.

L'observation de Wecker [1] est à peu près identique à la précédente en tant que siège; l'ostéome occupait la partie supéro-externe du fornix, avait le volume d'un haricot et adhérait à la conjonctive du cul-de-sac, mais non au globe. L'évolution en fut lente, sans douleurs ni irritation. A l'examen histologique, tissu conjonctif dense et noyau osseux au centre.

Critchett [2], chez une jeune fille de dix-huit ans, vit une tumeur grosse comme un pois, qui semblait remonter à la naissance. Cette production, peu mobile, dure, était située entre la cornée et le canthus externe et adhérait au tissu sous-conjonctival, mais non à la sclérotique. Stationnaire au début, elle s'était surtout développée depuis cinq ans. Comme dans les faits précédents, la structure était fibro-osseuse. Deux autres productions semblables ont été relatées, l'une par Loring [3], chez un enfant de huit mois, l'autre par Vignes [4], chez une petite fille de trois ans.

Si l'on tient compte de l'âge des malades, enfants ou jeunes gens, et du siège constant de ces ostéo-fibromes vers la commissure externe, on est en droit de conclure qu'il s'agit de tératomes analogues aux dermoïdes. Comme tels, ils seraient congénitaux, s'accroîtraient avec la puberté, ce qui explique qu'ils passent inaperçus pendant les premières années. Le manque de toute réaction concorde avec cette origine.

En terminant ce qui a trait aux productions bénignes de la conjonctive, signalons une observation de Horner [5], relative à une tumeur

1. WECKER, Traité, 1878, t. I, p. 427.
2. CRITCHETT, Opht. Soc. of the Unit. Kingdom, 11 mai 1882.
3. LORING, Trans. of the Amer. Opht. Soc., 26 juillet 1882.
4. VIGNES, Comptes rendus de la Soc. fr. d'opht., 1889.
5. HORNER, Klin. Mbl., 1871, p. 8.

d'aspect framboisé, située près du limbe et prise pour un *fibrome*. Étant donné qu'il y eut récidive et que le malade, âgé de soixante-deux ans, mourut d'un cancer du cerveau, nous pensons qu'il s'agissait d'un cancroïde.

XII

TUMEURS CONJONCTIVALES ÉPIBULBAIRES MALIGNES

Dès le xviiie siècle, on avait remarqué que certaines tumeurs nées à la superficie du globe pouvaient se comporter comme de vrais *cancers*. Seulement, comme cette dernière expression ainsi que les termes d'*excroissances* ou de '*chairs malignes*, dont se servaient Maître-Jean[1], Duvernay, Saint-Yves et d'autres, désignaient des productions de nature mal définie, nous ne saurions être renseignés d'une façon certaine sur leur signification véritable.

Bien que toutes les parties de la conjonctive bulbaire puissent être le siège de néoplasmes, il n'en est pas moins établi que la plupart ont pour origine la région du limbe scléro-cornéen où ils s'implantent, pour de là recouvrir la cornée en avant et la sclérotique en arrière; il en est même qui finissent par coiffer tout l'hémisphère antérieur du globe.

Au point de vue des caractères physiques, on observe bien des variétés, non seulement d'un cas à un autre, mais aussi dans les différentes zones de la tumeur. C'est ainsi qu'il en est d'incolores, de noires, de rouges, de gris jaunâtres et de mixtes.

Petites au début, ces tumeurs peuvent acquérir à la longue le volume d'un œuf de poule ou d'une pomme. La surface est tantôt lisse et unie, tantôt bosselée ou franchement végétante. Cette dernière variété se rapproche des cancroïdes.

La consistance est également différente. Molle pour les unes, dure et comme fibreuse pour d'autres, elle est toujours plus accentuée vers la base d'implantation qu'à la surface.

L'ulcération est très rare et s'observe seulement dans les cancroïdes purs. Nous ne saurions en citer que six cas, ceux de Parisotti[2], Lagrange[3], Caspar[4] Remak, Basevi et Heyder. La masse épithéliomateuse envahit alors la chambre antérieure, l'iris et le corps ciliaire. Cette particularité porte à croire qu'il s'agit de néoplasmes cavitaires ayant envahi le limbe après coup.

1. Maître-Jean, *Traité des maladies de l'œil.*
2. Parisotti, *Bull. et Mém. de la Soc. fr. d'opht.*, 1891, p. 290.
3. Lagrange, *Ibid.*, 1892, p. 71.
4. Caspar, *Arch. f. Augenh.*, XXXIV, p. 181, 1892.

Même si l'on admet un petit nombre d'exceptions, il reste établi que les tumeurs épibulbaires nées de la conjonctive, comme les cancers du tégument externe, particulièrement ceux de la face, demeurent localisées.

La durée en est ordinairement longue, à moins d'interventions opératoires incomplètes, d'un traumatisme accidentel ou d'une inflammation conjonctivale intercurrente. Le début remonte parfois à l'enfance sous forme de nævus limbaire noir, rougeâtre ou gris qui reste stationnaire pendant des années.

Comme pour les néoplasmes malins en général, on n'a pas manqué d'incriminer le traumatisme; mais une cause bien autrement importante est l'influence de l'âge. Ces tumeurs sont en effet l'apanage de l'âge mûr, et il est rare de les voir apparaître avant quarante ans. Très souvent elles contiennent des éléments mélaniques. Sur 170 cas environ où la coloration est nettement indiquée, on en trouve 60 contre 110 dépourvues de pigment.

Leur *structure* a donné lieu à bien des controverses, d'où les dénominations d'*épithéliomes* et d'*épithélio-sarcomes* qui servent à les désigner tour à tour.

Nos études personnelles, corroborées par la connaissance des faits publiés, nous conduisent à cette conclusion que dans la majorité des cas la néoplasie est *épithéliomateuse*, avec adjonction d'éléments sarcomateux surtout abondants dans les tumeurs épibulbaires à marche rapide et volumineuses. La disposition des éléments épithéliaux sous forme de boudins contournés ou de follicules indique nettement qu'il s'agit de vrais cancers, ce que confirme d'autre part le retentissement dans les ganglions auriculaires, sous-maxillaires et parotidiens, outre que fréquemment ces tumeurs récidivent après une et plusieurs ablations et que les métastases dans l'orbite et les viscères, bien que rares, n'en ont pas moins été signalées.

Comme dans le langage courant on parle toujours de mélano et de leuco-sarcomes du limbe que l'on s'attache à distinguer du cancroïde de la même région, nous nous sommes astreint à compulser les nombreuses observations anatomo-pathologiques rapportées jusqu'ici, et avec notre ancien chef de laboratoire Vassaux nous les avons confrontées avec nos propres examens histologiques.

Malgré notre désir d'être bref, nous croyons devoir rappeler ce qui a été écrit sur la structure intime de ces tumeurs.

De Græfe[1] en relate deux cas qui furent considérés par Virchow comme des *cancroïdes purs*.

Uhthoff[2]. — Tumeur s'identifiant avec les couches superficielles

1. v. GRÆFE, *Arch. f. Opht.*, VII, 2, p. 9.
2. UHTHOFF, *Arch. f. Opht.*, VIII.

de la cornée. Histologiquement, *nids de cellules épithéliales poly-morphes* enfouies dans un stroma conjonctif dense.

Hedœus[1]. — Mélanome quadrilobé, nombreuses cellules *poly-morphes*, les unes pigmentées, les autres incolores.

Demm[2]. — Cancroïde de la partie inféro-externe de la conjonctive bulbaire pris tout d'abord pour un dermoïde.

Van Münster[3]. — Tumeur primitivement blanche, devenue méla-nique par pénétration d'un corps étranger dans la masse; nombreuses *cellules épithélioïdes*, rares tractus conjonctifs. Cet auteur insiste le premier sur le rôle étiologique des taches pigmentées du limbe.

Steffan[4]. — Carcinome du limbe pigmenté par places, exclusi-vement composé d'amas cellulaires avec très peu de stroma con-jonctif à mailles fines.

Keyser[5]. — Tumeur rouge polypoïde de nature cancroïdale chez un jeune homme de dix-neuf ans.

Hirschberg[6]. — Mélano-carcinome précornéen, plus trois noyaux isolés sur la conjonctive. Énucléation du globe, qui était sain. A l'examen histologique, cellules irrégulières, aplaties, polymorphes.

Manfredi[7]. — Tumeur ayant récidivé, exclusivement formée de cellules épithéliales cylindriques; conjonctive voisine saine.

Falko[8]. — Tumeur volumineuse, rougeâtre; structure épithélio-mateuse.

Rosmini. — Cancer mélanotique. Trois ans après opération, pas de récidive. Diagnostic confirmé par examen microscopique. Le néo-plasme s'était développé rapidement d'abord dans le cul-de-sac infé-rieur sous forme d'une tumeur pédiculée. L'excision réussit pleine-ment; mais, après trois mois, une tumeur analogue apparaissait dans le cul-de-sac supérieur. Ablation; depuis, l'œil est resté intact.

J. Chisolm[9]. — Carcinome ayant plusieurs fois récidivé; infiltration partielle de la cornée.

Noyes[10]. — Deux cancers mélanotiques composés de globes épi-théliaux.

Goldziehr[11]. — Épithéliome tubulé coiffant la cornée: membrane de Bowman intacte.

---

1. Hedœus, *Arch. f. Opht.*, VIII, 1, p. 314.
2. Demm, *Schw. Zeitschr. f. Heilk.*, 1864.
3. V. Münster, *Inaug. Diss.* Halle, 1868.
4. Steffan, *Kl. Mbl.*, 1864, p. 81.
5. Keyser, *Ibid.*, 1869.
6. Hirschberg, *Virch. Arch.*, 1870, p. 515.
7. Manfredi, *Rivista clin.*, 1870, p. 35.
8. Falko, *Klin. Mbl.*, 1873 et Rosmini, *Ann. di Ott.*, 1873, f. 4.
9. Chisolm, *The Lancet*, 1872, 13 juillet.
10. Noyes, *loc. cit.*
11. Goldziehr, *Pest. Medicochir. Press*, 1875, p. 658.

Lebrun[1]. — Tumeur bilobée; un seul lobe était mélanique. Guérison après extirpation. Structure : septa conjonctifs en éventail renfermant des amas épithéliaux ainsi que des grains pigmentaires.

Knies[2]. — Prolifération considérable de la couche épithéliale avec nombreux prolongements profonds.

Schiess[3]. — Tumeur du limbe constituée par des cloisons conjonctives en palissade et des masses de grosses cellules épithélioïdes; l'auteur en fait un *épithélio-sarcome*.

De Wecker[4]. — Une première pièce provenant de la clinique de Sichel père, *cancroïde pur*; une seconde examinée par Robin était également *cancroïdale*.

Holmes, de Chicago[5]. — Deux cancers épithéliaux; le premier, ayant récidivé, nécessita l'énucléation; cavité de l'œil normale; cornée infiltrée, mais non la conjonctive.

Meyer[6]. — Tumeur non pigmentée composée de cônes *épithéliaux* contenus dans du tissu conjonctif.

Adamük[7]. — Deux tumeurs épibulbaires. La première, mélanique, coiffait tout le globe et s'accompagnait d'engorgement du ganglion præauriculaire; malgré cela, pas de prolongement intra-oculaire. L'auteur croit à un sarcome, bien qu'il décrive de grandes cellules pigmentées et à gros noyau. La seconde tumeur, également mélanique, occupait la partie inférieure du limbe et présentait une structure analogue.

Remak[8]. — Deux tumeurs rouge chair recouvrant la cornée. La première, du volume d'une petite pomme, n'avait nullement envahi la cavité oculaire; la seconde, au contraire, avait déterminé une perforation au bas du limbe. Il s'en était suivi une exsudation fibrineuse et pigmentaire due à une irido-cyclite localisée en ce point. A l'examen histologique, il trouva que dans le premier cas il s'agissait d'une production exclusivement sarcomateuse, alors que dans le second on avait affaire à de nombreuses *franges épithéliales* dont quelques-unes à cellules kératinisées se prolongeaient jusque dans le canal de Schlemm et le corps ciliaire.

Berthold[9]. — Deux tumeurs non pigmentées, molles, friables, d'aspect polypoïde, siégeant sur le limbe; structure du vrai cancer.

1. Lebrun. *Ann. d'ocul.*, t. XLIV, p. 152.
2. Knies. *Klin. Mbl.*, XVIII, p. 178.
3. Schiess, *Jahresb.*, 12, p 29.
4. De Wecker, *Traité d'opht.*, t. I, p. 429.
5. Holmes, *Arch. f. Augenh. u. Ohrenh.*, 1878, 2, p. 501.
6. Meyer, *Ann. d'ocul.*, 1881, p. 185.
7. Adamük, *Arch. f. Augenh.*, XI, p. 19. 1882.
8. Remak, *Arch. f. Augenh.*, XVI, p. 276, 1886.
9. Berthold, *Arch. f. Opht.*, XIV, 5, p. 149.

Manz[1]. — Tumeur mélanotique présentant, outre de nombreuses travées fibro-plastiques, des globes constitués par des cellules épithélioïdes polymorphes, les unes pigmentées, les autres dépourvues de pigment.

Smied[2] relate quatre noyaux mélanotiques possédant tous des cellules épithéliales polymorphes.

Schneider[3], après un traumatisme, vit apparaître une tumeur brunâtre au niveau du limbe. Extirpation, guérison; structure *cancroïdale*.

H. Knapp et J. Chopmann[4] ont également rencontré à plusieurs reprises du carcinome.

P. Silex[5] rapporte cinq observations de tumeurs épibulbaires. Quatre étaient mélanotiques et furent envisagées comme des sarcomes, bien que l'une d'elles présentât des cellules polymorphes. La cinquième, rouge et champignonneuse, avait tous les caractères d'un *carcinome adénoïde à grosses cellules*. L'auteur insiste sur la transformation tardive des taches noires limbales en tumeurs malignes, la rareté des métastases et la propagation dans l'orbite. De là il déduit qu'il faut agir par l'extirpation, le grattage et au besoin la cautérisation ignée, avant de se décider à pratiquer l'énucléation.

Lagrange[6] a fait sur ce sujet deux communications.

Dans la première, il est question de deux tumeurs mélaniques du limbe, l'une de la grosseur d'un œuf, l'autre ayant le volume d'une cerise. L'auteur ne parle que de cellules rondes et fusiformes du sarcome et insiste d'une façon particulière sur le point de départ exclusivement conjonctival, la cornée et la sclérotique étant restées indemnes.

Dans son second travail, il dit avoir trouvé la structure typique des cancroïdes non mélaniques. Une des tumeurs s'était ulcérée et envoyait un prolongement dans l'œil à travers une perforation du limbe. Parisotti[7] rapporte un cas analogue.

A. Blodyett[8] décrit une tumeur rougeâtre contenant des grains ressemblant à du tapioca; histologiquement, elle était composée d'alvéoles remplis de cellules épithéliales.

Horner[9] envisage la structure comme toujours *mixte*, et dans le cas qui lui est propre il a trouvé de nombreuses cellules épithéliales polymorphes.

1. Manz, *Arch. f. Opht.*, XVII, 2, p. 204.
2. Smied, *Arch. f. Opht.*, XVIII, 2, p. 120.
3. Schneider, *Ibid.*, XXII, 3, p. 209.
4. Knapp, *Arch. f. Augenh. u. Ohren*, IV, 2.
5. Silex, *Arch. f. Augenh.*, XX, p. 59.
6. Lagrange, *Arch. d'opht.*, 1884, p. 336, et *Bull. et Mém. de la Soc. fr. d'opht.*, 1890.
7. Parisotti, *loc. cit.*
8. Blodyett, *Arch. f. Opht.*, XXIV, 3, 253.
9. Horner, *Klin. Mbl.*, 1871, p. 6.

Wiegand[1] rapporte deux observations. Dans la première, il s'agissait d'une masse alvéolaire contenant des nids de cellules polymorphes aplaties et à gros noyaux; dans la seconde, mêmes cellules non disposées en alvéoles.

Rieke[2]. — Tumeur blanc jaunâtre située sur le limbe et formée de nids épithéliaux compris dans de fines travées conjonctives.

Basevi[3]. — Deux cancroïdes épibulbaires occupant le côté interne. Dans le premier la chambre antérieure était envahie; dans le second, il y eut récidive sur place et généralisation suivie de mort.

Caspar[4]. — Gros carcinome épibulbaire s'étant propagé au corps ciliaire à travers le limbe. Généralisation ultérieure. Structure : grosses cellules épithéliales à noyaux volumineux; plusieurs étaient cornifiées.

Robineau[5]. — Cancroïde rouge violacé de la forme d'un quartier d'orange. Les ganglions furent pris et la mort survint par généralisation.

Heyder. — Deux énormes tumeurs épibulbaires aplatissant le globe; dans un cas, la cornée était traversée en un point. L'examen démontra qu'il s'agissait d'épithélioma folliculaire, avec des travées conjonctives en éventail partant de la base.

Dujardin[6]. — Petite tumeur constituée par de nombreux globes épidermiques.

P. Sgrosso[7]. — 16 tumeurs malignes du limbe. D'après la description anatomique qu'il en donne, il trouve 3 sarcomes, 1 mélanome et 12 épithéliomes. Si l'on analyse les trois observations de sarcome, on ne tarde pas à se convaincre qu'à côté des éléments sarcomateux, il existait de nombreux prolongements épithéliaux. Le mélanome fut observé chez une fillette de quatre ans qui, à l'âge de onze mois, offrait à la partie inféro-externe du limbe une tache noire de la grosseur d'une tête d'épingle. Au moment de l'extirpation, la tumeur, du volume d'un grain de blé, se composait de cellules épithéliales pigmentées, surtout dans le noyau, détail qui contraste avec le mode de pigmentation des cellules fixes de la choroïde au moment de leur évolution, où, d'après Rieke[8] le pigment s'accumule dans le protoplasma, le noyau restant incolore.

Ce qui ressort de ce travail, c'est que sur 16 tumeurs limbales prises au hasard, il n'y en avait pas moins de 12 ayant la structure du vrai

---

1. Wiegand, *Arch. f. Opht.*, XXIX, 4, p. 1.
2. Rieke, *Arch. f. Augenh.*, XXII, p. 245, 1891.
3. Basevi, *Ann. di Ottal.*, XVIII, f. 5, 1888.
4. Caspar, *Arch. f. Augenh.*, XXIV, p. 181, 1892.
5. Robineau, Thèse de Paris, 1882.
6. Dujardin, *Journ. des Sc. méd. de Lille*, 1891.
7. Sgrosso, *Acad. de Méd. et Chir. de Naples*, 1892.
8. Rieke (*loc. cit.*).

cancer. Toutes avaient débuté par la prolifération de l'épithélium conjonctival. Le fait que les cellules composant l'épithélioma se présentent souvent sous la forme arrondie et qu'elles possèdent des affinités chromatiques analogues à celles du sarcome, s'explique par la rapidité de leur genèse et les conditions anormales dans lesquelles elles évoluent. Quant à l'agent qui pousse les éléments épithéliaux à proliférer de la sorte, il est inconnu, et seul l'avenir pourra nous apprendre si les *coccidies* qu'on a signalées jouent un rôle quelconque.

En terminant cette revue anatomo-pathologique, nous mentionnerons encore ce que Parinaud[1] a décrit sous le nom de *dermo-épithéliome* de l'œil. Il s'agit de tumeurs ayant pour point de départ exclusif le limbe péricornéen, et dont il rapporte cinq observations. Les plus petites étaient lisses, tandis que les plus volumineuses offraient un aspect granuloïde et parfois lobulé; de couleur rouge jaunâtre, la masse apparaissait souvent comme translucide. L'examen histologique fait par Sabourin démontra que la couche épithéliale était hypertrophiée et envoyait dans le tissu conjonctif sous-jacent des sortes de boyaux, les uns pleins, les autres creux, simulant des glandes tubuleuses.

Se fondant sur ces caractères, l'auteur en fait une classe à part tenant le milieu entre les dermoïdes et les épithéliomes. Nous pensons qu'il n'est point démontré que de pareilles tumeurs bénignes à leur début ne puissent plus tard devenir malignes. Ce qui le ferait supposer, c'est une observation d'épithéliome de cette nature prise dans notre service par Kalt[2].

Les faits recueillis par nous nous ont confirmé dans l'idée que les prétendus sarcomes mélaniques du limbe sont exceptionnels et que le type dominant réside dans l'épithéliome, ou cancroïde. Sans doute il s'y ajoute des éléments fibro-plastiques ainsi que des grains de pigment et des vaisseaux nombreux, mais cela n'enlève rien à la signification des follicules cancéreux qu'on y trouve. La marche très chronique de l'affection, l'âge avancé des sujets, la tendance extrême aux récidives sur place et la rareté des métastases plaident en faveur de cette nature. Si, dans le tiers des cas environ, la tumeur présente du pigment, cela tient à la constitution anatomique du limbe qui en contient normalement, surtout chez les bruns, outre qu'une partie peut être de provenance hématique.

Nous relaterons brièvement nos cas, en y ajoutant des figures histologiques à l'appui, faites d'après nature par notre ancien chef de laboratoire Vassaux.

Observation I. — Notre première observation exposée dans notre atlas

1. Parinaud, Arch. d'opht., 1884, p. 349.
2. Kalt, Arch. d'opht., 1889, p. 158.

d'anatomie pathologique[1]. concerne un vieillard de soixante-dix-neuf ans qui depuis un an présentait une tumeur mélanique du limbe, coiffant toute la cornée, mais dont il était facile de la séparer. L'énu-

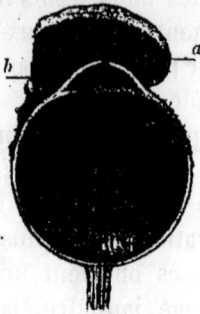

Fig. 242. — Coupe antéro-postérieure de l'œil gauche suivant le méridien horizontal. En *a b* masse néoplasique adhérente à la partie externe de la cornée et à la conjonctive adjacente.

cléation démontra l'intégrité absolue du reste de l'œil.

A l'âge de seize ans, le malade avait reçu un coup sur la partie correspondante du limbe, et depuis lors il avait subsisté en ce point une plaque de couleur ardoisée.

La structure fut jugée celle d'un *épithélio-sarcome* mélanique ayant pour caractères la présence de *follicules* remplis de cellules épithélioïdes, avec travées conjonctives et fibro-plastiques autour; certaines de ces cellules étaient géantes et fortement chargées de pigment.

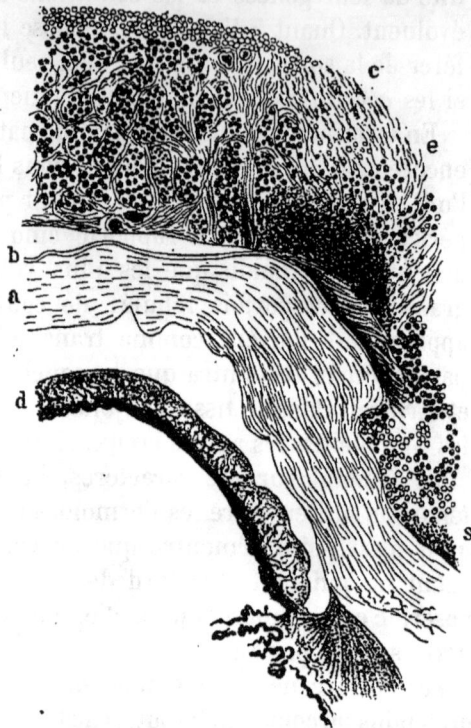

Fig. 243. — Coupe horizontale passant par le pédicule de la tumeur et la moitié correspondante de la cornée.

Le néoplasme est confondu avec la conjonctive, l'épisclère, la terminaison de la sclérotique et la portion périphérique de la cornée *a b*. — *b*, membrane de Bowman. — *c*, face antérieure de la tumeur dépourvue d'épithélium. — *e*, masse formée presque exclusivement d'éléments fusiformes et mélaniques disséminés par places et accumulés sur d'autres points. — *d*, coupe ellipsoïde du muscle constricteur de la pupille. — *s*, point de départ de la tumeur avec globules sanguins représentés par un pointillé noir.

OBSERVATION II. — Homme de quarante et un ans, porteur depuis sept ans d'une tumeur du limbe. De couleur violacée avec des taches noires, elle s'est surtout accrue dans le cours de la dernière année, époque à laquelle elle fut cautérisée en ville tous les deux jours avec le crayon de nitrate d'argent. Indolente au début, elle n'a provoqué des douleurs que quelques jours avant notre examen. Elle mesure 1 centimètre de long sur 5 à 7 millimètres de large. Son adhérence avec la moitié externe de la cornée semble être intime. De nombreux vaisseaux conjonctivaux dilatés et flexueux s'y rendent. En mai 1883, nous procédons à l'énucléation, et le malade est guéri sept jours après. Cette guérison subsistait en janvier 1885, de sorte qu'elle peut être envisagée comme définitive.

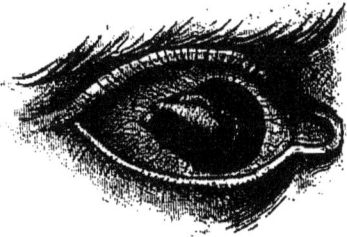

Fig. 244.
Épithélioma mélanique du limbe.

Examen macroscopique (fig. 245). — La coupe *a,b,c,d* montre la tumeur adhérente à la sclérotique et à la moitié externe de la cornée. Ces deux membranes sont saines, ainsi que le reste de l'œil, particulièrement l'iris et le corps ciliaire, preuve qu'il s'agit d'un néoplasme

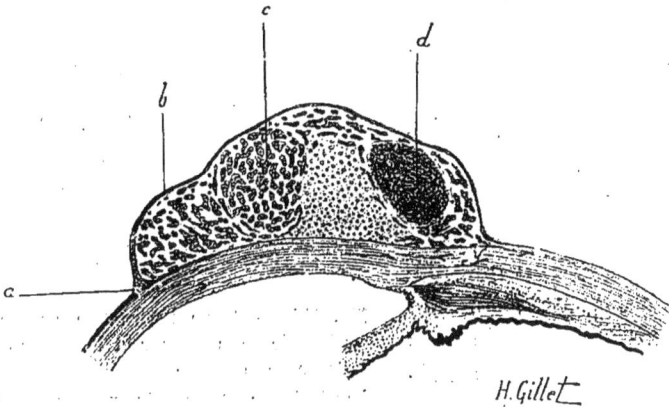

Fig. 245.
Coupe horizontale méridienne du segment antérieur de l'œil et de la tumeur représentée figure 244.

exclusivement épibulbaire. En *d*, on constate un noyau mélanique; bien qu'ondulée, la surface de la tumeur est partout lisse.

Examen microscopique. — Une mince couche d'épithélium pavimenteux s'étend sans discontinuité de la cornée à la conjonctive en passant par la tumeur. De plus, au niveau de l'angle de réunion de celle-ci avec la cornée en *a* un coin épithélial s'interpose dans une certaine étendue. La membrane de Bowman y est respectée, alors que plus loin elle manque, mais sans qu'aucun élément de la tumeur se soit infiltré entre les lames cornéennes.

La sclérotique, bien que saine, est parcourue par de nombreux vaisseaux gorgés de sang qu'on peut suivre jusqu'à l'équateur. Quelques-

uns de ceux épiscléraux se trouvent entourés de noyaux embryoplastiques. Tout le reste de l'œil est normal, sauf certaines cellules étoilées
pigmentées qu'on retrouve dans les espaces de Fontana et dans la
trame du muscle ciliaire. Elles ne diffèrent en rien de celles de la
lamina fusca et n'ont aucun rapport de continuité avec les produits
mélaniques de la tumeur. A un faible grossissement, celle-ci se montre
formée de trois lobes, l'antérieur *b* d'aspect granité, le moyen plus
homogène et l'externe ou postérieur contenant des ilots noirs. Bien
qu'en apparence dissemblables, ces trois parties ont la même constitution : on y trouve des *cylindres épithéliaux* séparés par un stroma
connectif avec vaisseaux et ne différant que par la disposition des
deux parties constituantes. C'est ainsi que dans le premier lobule
les cylindres épithéliaux sont espacés les uns des autres, tandis que
dans le second ils sont très rapprochés; dans le troisième, les travées connectives sont gorgées de pigment mélanique qui s'infiltre
même au sein des éléments épithéliaux.

A un plus fort grossissement (fig. 246) la tumeur apparaît constituée

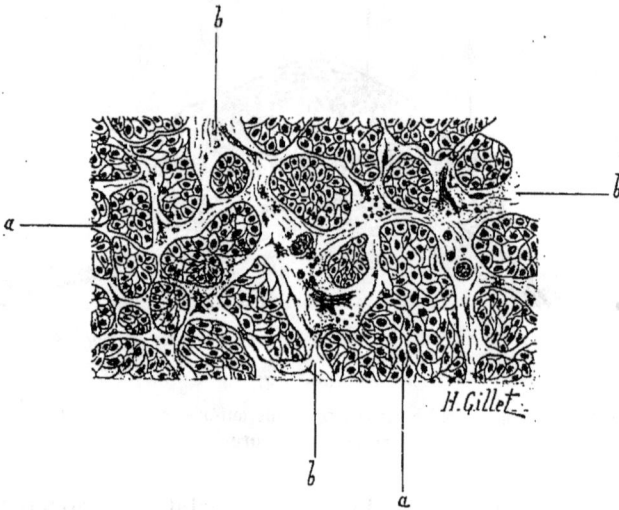

Fig. 246. — Coupe passant par le lobule antérieur.

par de petites masses dont la forme et le volume varient et qui sont
exclusivement composées de cellules épithéliales *a*. Les travées conjonctives *b* ont une organisation diverse : chargées ici d'éléments
embryoplastiques, elles sont remplacées là par de la matière amorphe
et envahies plus loin par du pigment. Nulle part on ne trouve de
membrane hyaline servant de démarcation entre les cylindres épithéliaux et le tissu connectif environnant.

Les cellules épithéliales revêtent un aspect des plus variables (fig. 247);

les unes sont en raquette; d'autres offrent deux et trois prolongements rappelant des corps fibro-plastiques. Le noyau arrondi ou ovoïde
est toujours volumineux; il en existe quelquefois deux ou un plus
grand nombre avec nucléoles multiples et des grains de pigment. Le
corps cellulaire est généralement
aplati; parfois il apparaît à peine
et nécessite, pour être vu, les plus
forts grossissements.

Au niveau du lobe pigmenté, les
éléments épithéliaux deviennent
moins nets en raison des granulations mélaniques qui les infiltrent.
Ces dernières sont insolubles dans
l'acide sulfurique concentré, ce qui
démontre leur origine *non hématique*.

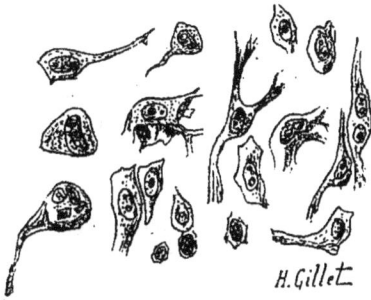

F.g 247. — Cellules épithéliales diverses.

La continuité des boyaux épithéliaux avec l'épithélium de revêtement ne s'observe qu'au niveau de l'éperon *a* (fig. 245) qui s'insinue
entre la base de la tumeur et la membrane de Bowmann.

OBSERVATION III. — Homme de cinquante et un ans. Aucune tache
pigmentaire n'a précédé le développement de la tumeur qui, au dire
du malade, remonte à trois mois. Elle a
l'aspect représenté figure 248. Comme la
précédente, elle siégeait au côté externe
du limbe, à cheval sur la sclérotique et
la cornée, dont elle recouvrait le quart
supéro-externe. De couleur rouge chair
et faiblement translucide, elle offrait une
teinte noirâtre au niveau de son sommet
cornéen. De nombreux vaisseaux conver-
geaient vers sa base dirigée en dehors.

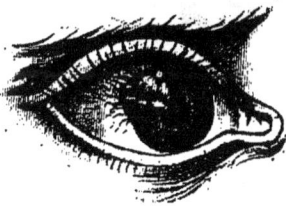

Fig. 248.
Épithélioma mélanique du limbe.

Son adhérence aux parties sous-jacentes était telle qu'elle semblait
identifiée à la cornée.

L'acuité visuelle était réduite d'un tiers.

Le 12 mai 1884, nous procédons à l'ablation avec le bistouri et les
ciseaux pointus courbes sur le plat. La cornée est saine et transparente. La véritable implantation a lieu au niveau du limbe scléro-
cornéen dans une étendue de 10 millimètres. Ici le tissu est mélanique et vasculaire, et nous devons y appliquer profondément la pointe
du thermo-cautère.

Pas de réaction, pas de douleur. Le 22 mai le malade quitte la
clinique entièrement guéri, ne gardant qu'un petit liséré cicatriciel
blanchâtre au lieu d'implantation. Revu deux ans plus tard, il ne

présentait aucune trace de récidive et l'acuité visuelle était égale à 1.

Examen anatomique. — Il ne différait en rien de celui décrit précédemment, sauf qu'ici les cylindres épithéliaux étaient plus serrés et à peine séparés les uns des autres par des travées conjonctives. Seul le bec cornéen de la tumeur et son angle d'insertion contenaient des grains pigmentaires également insolubles dans l'acide sulfurique concentré.

Observation IV. — Garçon de treize ans et demi qui, à l'âge d'un an, portait une petite tache noire de la grosseur d'une tête d'épingle à l'extrémité externe du diamètre horizontal de la cornée gauche.

A partir de cinq ans, cette tache a augmenté progressivement de volume au point de présenter au moment de notre examen celui d'une lentille (fig. 249). Incorporée à la conjonctive du limbe, elle est mobile sur les parties sous-jacentes.

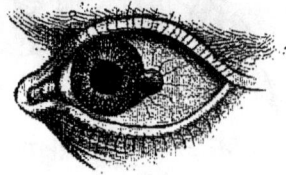

Fig. 240.
Épithélioma mélanique du limbe.

Examen microscopique. — Ce qui attire immédiatement l'attention, c'est la présence, dans la masse, de volumineux globes ovoïdes ou ramifiés chargés de pigment. A un gros-

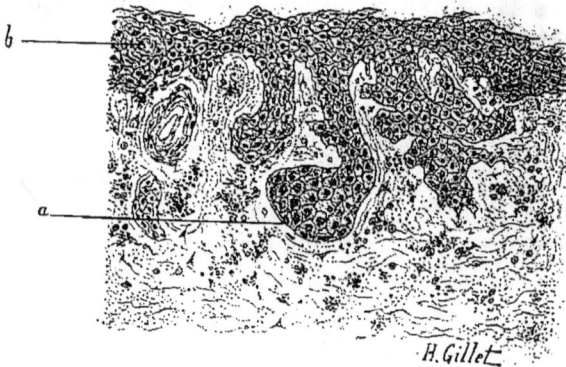

Fig. 250.

sissement de 80 diamètres (fig. 250), on constate qu'il s'agit de boyaux *a* formés d'amas de *cellules épithélioïdes* avec grains pigmentaires. Les cellules de revêtement sont irrégulièrement superposées et en certains points *b* se disposent en globes épidermiques. Les boyaux épithéliaux (fig. 251) qui s'en détachent affectent les formes les plus variées. Sur l'un d'eux, on se rend bien compte de l'arrangement des cellules épithéliales. Les plus profondes *a* sont cubiques avec de gros noyaux se colorant vivement par le carmin. A mesure que l'on se rapproche du centre du lobule, elles s'aplatissent et se chargent de pigment. Semblables aux cellules cornées de l'épiderme, elles ont un noyau petit et ne se colorent que faiblement. Tout à fait au centre en *c*, elles prennent une disposition vorticineuse, se soudent et constituent une masse sans structure, remplie de grains pigmentaires volumineux, qui sont autant de globes épidermiques devenus mélanotiques. Du tissu conjonctif entoure et sépare ces prolongements.

Quant au pigment, il prolifère et se diffuse, en même temps qu'il s'accumule des éléments migrateurs qui viennent compliquer la structure du néoplasme. Toujours le pigment reste insoluble sous l'action de l'acide sulfurique anhydre.

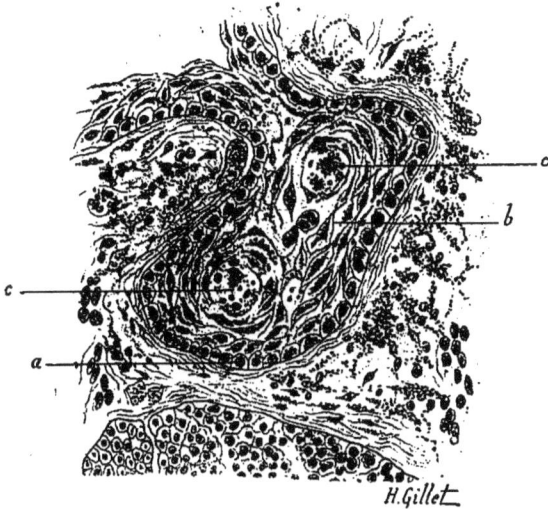

Fig. 251. — Coupe passant par un des lobules secondaires

OBSERVATION V. — Enfant de douze-ans, porteur depuis le bas âge, à la partie supéro-externe du limbe, d'un petit ourlet gris jaunâtre qui dans les quatre dernières années a fini par occuper en longueur le tiers du limbe et empiéter légèrement sur la cornée. Dans son ensemble, cette production représentait une sorte de têtard à tête dirigée en dedans; la partie céphalique était seule pigmentée. Faiblement lobulée, la néoplasie adhérait au limbe scléro-cornéen et n'offrait pas de vascularité anormale. Du côté des ascendants, nous n'avons relevé aucune diathèse.

Vu la tendance envahissante de cette production, nous pratiquâmes l'éradication, et la surface fut touchée vigoureusement au thermo-cautère. La guérison a été rapide et s'est maintenue depuis cinq ans.

Examen histologique (fig. 252). — A la surface l'épithélium est partout continu, formé de 2 à 4 couches de cellules. Au-dessous, stratum conjonctif appartenant au chorion. Plus profondément, la peau est envahie par deux ordres de productions, à savoir : des cavités kystiques et des amas épithéliaux sous forme de follicules. Sous le derme, tissu cellulaire contenant des vaisseaux et des noyaux embryoplastiques, preuve qu'il y avait prolifération. Cette couche séparait complètement le néoplasme de la sclérotique sous-jacente.

La disposition des kystes et des groupes épithéliaux placés autour ressort nettement sur la figure 255 qui représente une coupe vue à un grossissement de 180 diamètres. Au centre, on aperçoit une grande cavité kystique dont le diamètre réel ne dépasse pas 1 millimètre; cette cavité est circonscrite par une première couche interne, où les

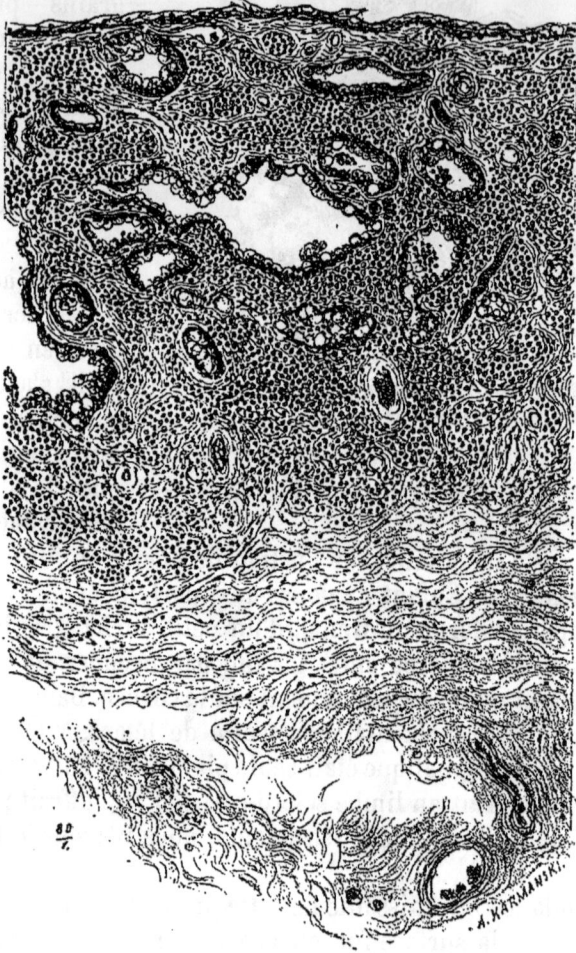

Fig. 252. — Nævus congénital du limbe en voie de transformation maligne. On y aperçoit des cavités kystiques de différentes grandeurs, avec le revêtement épithélial en voie de dégénérescence. Autour d'elles, riche infiltration de cellules lymphoïdes.

cellules épithéliales ont subi en partie ou en totalité la métamorphose muqueuse. Plus en dehors, cellules épithéliales conservées, elles-mêmes entourées par une mince couche de tissu conjonctif; nulle part de membrane basale propre. Sur d'autres points de la prépara-tion, masses analogues, les unes pleines, les autres en voie de méta-morphose kystique. Les intervalles laissés par ces kystes offrent par-

tout des groupes de cellules épithéliales entourées de minces cloisons
conjonctives. Ce qui assigne nettement à ces follicules le caractère de
groupes épithéliaux, c'est d'abord leur disposition folliculaire et
l'absence de vaisseaux dans leur intérieur. Leur transformation par
places en éléments muqueux achève la démonstration.

En définitive, nous avions eu affaire ici à un épithéliome kystique
du limbe, à marche envahissante.

Étant donnée l'importance que nous attachons aux petits nævi pig-

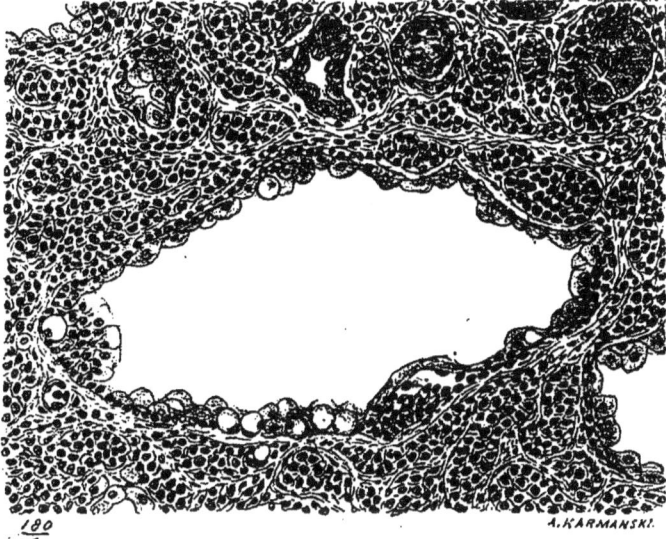

Fig. 253. — Cavité kystique, infiltration lymphoïde et stroma conjonctif interposé
vus à un fort grossissement.

mentaires, nous fîmes, chez un enfant d'un an, l'extirpation d'une
masse mélanique trilobée du volume d'une tête d'épingle, ayant pour
siège la partie externe du limbe et n'empiétant pas encore sur la
cornée.

La figure 254 rend compte de la structure. En *a*, couche épithéliale
de la conjonctive qui est normale; au-dessous en *c*, couche hyaline
du chorion; plus profondément en *b*, amas de grains pigmentaires
insolubles dans l'acide sulfurique concentré; les uns libres, les autres
contenus dans des cellules; en *d*, cellules à gros noyaux, pauvres en
protoplasma et faiblement colorables, caractères rappelant ceux des
éléments épithélioïdes; en *c*, couche de tissu connectif avec des corps
embryoplastiques qui se colorent vivement par le picro-carmin.

Des faits personnels que nous venons de relater, il ressort nettement
que les tumeurs du limbe conjonctival, pigmentées ou non, sont en
réalité des types de carcinome.

Au moment où nous écrivons ces lignes, notre ancien collaborateur aux *Archives d'ophtalmologie*, Poncet, nous fait parvenir des figures histologiques concernant quatre tumeurs du limbe dont une mélanique. Or, sur les quatre, il y a trois épithéliomes vrais. La dernière, considérée par lui comme un sarcome mélanique, contient en réalité beaucoup de groupes cellulaires, disposés, ainsi que le fait remarquer l'auteur, comme dans un *épithélioma tubulé* type qu'il a décrit.

Ce qui semble avoir trompé beaucoup d'histologistes sur la consti-

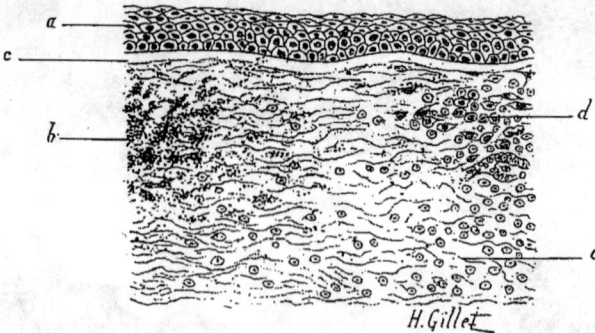

Fig. 254. — Nævus pigmentaire de la conjonctive du limbe.

tution véritablement carcinomateuse des tumeurs du limbe et les a portés à en faire des sarcomes, c'est la coexistence d'éléments sarcomateux provenant de l'irritation des nids épithéliaux au sein du derme muqueux et jusque dans l'épisclère ; en outre, les cellules épithéliales y évoluent avec rapidité et d'une façon anormale.

Au point de vue du diagnostic différentiel, les auteurs passent successivement en revue les kératites phlycténulaires du limbe, principalement celles saisonnières à marche chronique, puis les papillomes, la pinguecula, certains dermoïdes et finalement les nævi mélaniques. Ce qui distingue nettement les tumeurs malignes, c'est leur marche *franchement envahissante* à un moment donné de leur évolution et parfois le retentissement ganglionnaire qui les accompagne. Toute production revêtant une pareille allure devra être tenue pour suspecte et, comme telle, enlevée au plus tôt.

Une question plus difficile à résoudre est celle de l'extension possible de la tumeur jusqu'à l'iris et aux procès ciliaires.

En supposant que l'examen fonctionnel et ophtalmoscopique du globe reste négatif, on procédera à l'éradication du néoplasme épibulbaire, se réservant de faire séance tenante l'énucléation, si l'on constate un envahissement profond de la masse.

Sans être la règle, les cas de guérison définitive avec conservation d'un œil utile sont encore assez nombreux, pour qu'on n'adopte pas, comme certains auteurs le veulent, l'énucléation d'une façon générale. Cela se comprend d'autant moins qu'ici la généralisation par métastase est infiniment plus rare que pour le sarcome de la choroïde; tout au plus s'expose-t-on à une récidive sur place.

A cet égard, les cancroïdes de la conjonctive ne se comportent pas autrement que ceux de la peau, et, chose curieuse à noter, les tumeurs mélaniques du limbe sont à tout prendre moins graves que celles incolores déjà ulcérées et végétantes. Leur petit volume et la lenteur de leur marche plaident également en faveur de l'extirpation simple. Il est entendu toutefois que pour réussir il faut s'attacher à déraciner la tumeur du limbe; de plus on ne doit pas manquer de cautériser le sillon d'implantation au thermocautère.

Dans notre observation 5, après l'ablation au bistouri, il subsistait au niveau du limbe une rigole charbonneuse qui nous fit craindre la pénétration de la masse mélanique jusque dans la chambre antérieure. En vue de parer à la récidive, la pointe du thermocautère y fut promenée profondément, et le malade revu plus tard restait définitivement guéri.

Par contre, si après une ablation complète suivie de cautérisation ignée, il y avait repullulation, le plus prudent serait de sacrifier l'œil, bien que dans certains cas une nouvelle extirpation plus complète que la première ait pu procurer la guérison définitive.

CHAPITRE VI

AFFECTIONS DE LA CARONCULE ET DU PLI SEMI-LUNAIRE

Étant peu protégés par la commissure interne, la caroncule et le repli semi-lunaire deviennent souvent le siège d'irritations et de conjonctivite dite *angulaire*, principalement chez les individus qui travaillent en plein air, les forgerons, les ouvriers des hauts fourneaux, les cuisiniers, etc. Une inflammation prolongée des voies lacrymales et un ectropion cicatriciel angulaire en sont également des causes actives.

Les excoriations fréquentes de la commissure exposent cette partie à devenir le siège de chancres et d'épithéliomes.

L'inflammation de la caroncule constitue l'*encanthis bénin*, le terme d'*encanthis malin* étant réservé aux néoplasmes caronculaires carcinomateux.

Comme cette région est riche en tissu cellulo-graisseux, en glandes pilo-sébacées et acino-tubuleuses de Krause, ainsi que cela résulte des recherches de Giacomini[1], Cirincione[2] et Terson, il n'est pas étonnant que l'on y rencontre des phlegmons, des furoncles et des adénomes.

Lorsque, par exception, les poils lanugineux et incolores qui recouvrent la caroncule prennent un développement disproportionné, ils entretiennent de la conjonctivite angulaire qui ne cède qu'à leur avulsion. C'est là le *trachiasis caronculaire* qui, si l'on n'y prend garde, passe inaperçu.

Une autre cause d'irritation réside dans la présence de corps étrangers, grains de sable ou de charbon, paillettes métalliques, glumelles de céréales, etc. Ici encore un examen attentif à la loupe et les renseignements fournis sur l'accident permettront de porter le diagnostic.

Rarement la caroncule suppure, comme dans les deux seules observations de Wecker[3] et Arlt[4] où l'abcès avait le volume d'une fève et

1. Giacomini, *Sopra l'anatomia del Negro*, Turin, 1878, p. 13.
2. Cirincione, *Riforma medica*, 1890.
3. De Wecker, *Traité d'opht.*, t. I, p. 445.
4. Arlt, *Aug. Krank.*, t. I, p. 172.

déterminait de l'exophtalmie. L'ouverture spontanée a suffi pour en amener la guérison.

Les glandes sébacées de la caroncule peuvent contenir des infarctus apparaissant comme autant de grains jaunâtres. S'il s'y ajoute de la cholestérine et des sels terreux, on a des concrétions pierreuses qui constituent l'*encanthis calculeuse*.

En fait de productions bénignes, nous avons déjà parlé, à propos de la conjonctive, des granulomes et des papillomes. On ne connaît qu'un seul exemple de dermoïde implanté directement sur la caroncule et le repli semi-lunaire, celui de Schiess-Gemuseus [1].

Les néoplasmes y sont rares et se distingent en *bénins* et en *malins*.

Dans les premiers rentrent les adénomes, dont on possède quatre observations, celles de Testelin [2], Pruden [3], Fontan [4] et Schirmer [5]. Le volume ne dépassait pas celui d'un pois, et quant au point d'implantation, il était variable.

La nature histologique du tissu glandulaire n'a été bien déterminée que par Schirmer, dont voici l'observation :

Homme de vingt-cinq ans porteur au voisinage du pli semi-lunaire d'une tumeur de 2 à 3 millimètres de diamètre, mobile sur la sclérotique, lisse et dépourvue de poils. Cette production était parsemée d'acini glandulaires clos, tapissés d'une couche unique de cellules cylindroïdes ; un seul compartiment possédait un canal excréteur. L'auteur pense que

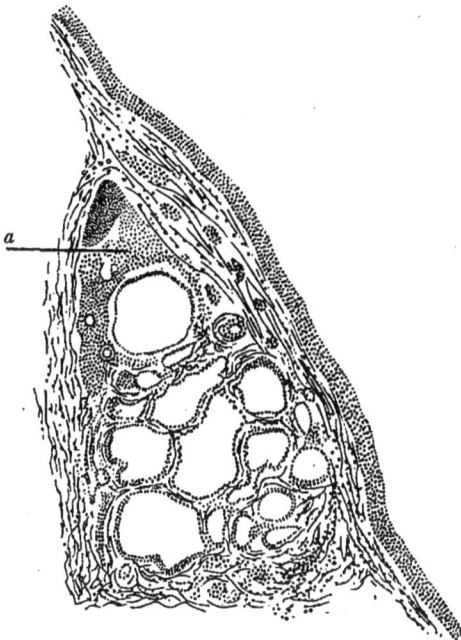

Fig. 255. — Cysto-adénome de la caroncule.
a, nombreuses cellules rondes autour des poches kystiques.

le point de départ était la grosse glande lacrymale de Krausse, si bien décrite par Giacomini.

1. Schiess-Gemuseus. *Klin. Mbl.*, 1887, p. 135.
2. Testelin, *Dict. des Sciences médicales.*
3. Pruden, *Arch. of Opht.*, XV, p. 1, 1886.
4. Fontan, *Rec. d'opht.*, 1881, p. 227.
5. Schirmer, *Arch. f. Opht.*, XXXVII, 1, p. 216.

Vossius[1], chez un homme de vingt et un ans, a observé un lymphangiome caverneux du repli semi-lunaire ayant l'aspect d'une saillie pyramidale de 5 millimètres de haut. Les cloisons étaient fines et pourvues d'une couche endothéliale manifeste.

Bock[2] signale à son tour une tumeur bénigne de la caroncule, rencontrée chez un élève en droit de vingt-trois ans. Du volume d'un pois, elle présentait une surface unie, et à l'examen anatomique il trouva du tissu conjonctif avec de nombreux noyaux; vers le centre, lobules graisseux et faisceaux élastiques dirigés de la base au sommet avec vaisseaux et nerfs; à la périphérie, couche épithéliale épaisse s'enfonçant sous forme de papilles, et des épanchements hémorrhagiques anciens. L'épithélium formait trois couches, la profonde à cellules cylindriques, la moyenne à éléments cubiques, et la superficielle à cellules plates. Il faut ajouter de nombreuses glandes sébacées et sudorales, et quelques cils lanugineux.

L'auteur envisage la lésion comme un *fibro-lipome* caronculaire, ou bien encore comme un dermoïde hypertrophié par une irritation prolongée.

Les tumeurs malignes de la caroncule ne sont guère plus fréquentes. Sichel[3] parle d'un fongus hématode; Secundi, d'un papillome épithélial; et Del Monte[4], d'un fibro-sarcome.

Guaita[5], sous le nom d'épithélioma de la conjonctive bulbaire, fait mention d'une tumeur d'apparence charnue, née de la caroncule et ayant envahi la cornée en totalité. Après l'énucléation du globe, l'examen anatomique prouva que les glandes sébacées caronculaires en avaient été l'origine, l'épithélium étant en voie de karyokinèse, ce qui concordait avec la rapidité de l'évolution du néoplasme.

Pflüger[6], chez un individu de trente-cinq ans, relate un mélanosarcome du pli semi-lunaire datant de quatre ans; l'extirpation fut suivie de récidive, même siège et structure dans le fait de Sgrosso[7].

Rumschewitsch[8] décrit en détail un *sarcome mélanique alvéolaire* du pli semi-lunaire, chez un étudiant de vingt-deux ans. Sur des coupes il a trouvé la couche épithéliale normale, bien que d'un point il partait des prolongements épithéliaux profonds en massues. Tout autour, le stroma conjonctif était infiltré d'un grand nombre de cellules rondes, pourvues chacune d'un ou de deux noyaux. L'ablation

1. Vossius, *Klin. Mbl.*, 1887.
2. Bock, *Ibid.*, 1886.
3. Sichel, *Iconogr. opht.*, p. 500, pl. LIX, fig. 3.
4. Del Monte, *Ann. di Ottalm.*, VIII, p. 528.
5. Guaita, *Gaz. degli Ospitali*, 1885.
6. Pflüger, *Bericht. d. Univ. Augenkl. in Bern.*, 1883.
7. Sgrosso, *Ann. di Ottal.*, 1891.
8. Rumschewitsch, *Klin. Mbl.*, p. 261, 1891.

fut suivie de récidive trois mois plus tard. La nouvelle tumeur occupait la partie externe de la paupière inférieure correspondante, et avait acquis le volume d'un œuf de pigeon, lorsque le malade succomba au typhus exanthématique.

Despagnet[1] décrit deux carcinomes de la caroncule; d'après lui, le premier pourrait être classé dans les épithéliomes kystiques, le second dans les sarcomes.

Comme pour les tumeurs malignes de la conjonctive en général, nous pensons que celles de la caroncule et du pli semi-lunaire se rattachent plus ou moins au cancer épithélial, leur tendance à récidiver ne le cédant en rien aux tumeurs de cette classe; c'est pourquoi il faut procéder au plus tôt à leur enlèvement. En agissant ainsi nous avons obtenu dans un cas de papillome carcinomateux, occupant le canalicule lacrymal inférieur et la caroncule, une guérison définitive; chose curieuse, le larmoiement consécutif a cessé complètement six mois après l'opération.

1. Despagnet, *Rec. d'opht.*, 1888.

CHAPITRE VII

ANATOMIE DE L'APPAREIL LACRYMAL

L'appareil lacrymal est composé de deux parties : l'une *sécrétante*, représentée par des glandes acineuses et leurs conduits ; l'autre *excrétante*, constituée par les deux *canalicules lacrymaux*, le *sac* et le *canal nasal*.

La *glande lacrymale* ne se compose pas de deux portions, comme le veulent les classiques, mais de trois, à savoir : une *orbitaire*, une *palpébrale* et une dernière formée par les *glandes sous-conjonctivales* de Krause. Nous avons déjà parlé de ces dernières, à propos de la conjonctive, et nous avons vu, d'après les recherches faites dans notre laboratoire par A. Terson, que la plupart occupent le cul-de-sac supérieur en série continue, depuis la glande palpébrale jusque dans l'épaisseur de la caroncule. Elles sont d'ailleurs plus développées vers les commissures et présentent de grandes variétés individuelles.

La portion palpébrale, ou *glande de Rosenmüller*, offre des modalités anatomiques nombreuses, ce qui explique les divergences des auteurs. Alors que les uns, avec Gosselin et Béraud[1], reconnaissent 6 à 8 glandules indépendantes, possédant chacune un canal excréteur qui s'ouvre isolément dans le cul-de-sac supérieur, les autres, comme Sappey, font embrancher tous ces canaux avec ceux de la portion orbitaire. Sappey excepte cependant deux petits lobules situés, l'un vers la limite externe de la glande palpébrale, l'autre vers le raphé commissural des paupières.

Tillaux[2] admet les deux dispositions indiquées plus haut, mais insiste sur la fréquence du premier type, qu'il a rencontré 13 fois sur 15.

La glande de Rosenmüller est aplatie et quelque peu saillante sous la conjonctive du fornix supérieur, ce dont on s'assure sur le vivant en renversant la paupière. Elle se relie à la glande orbitaire par une

1. Béraud, *Bull. de la Soc. biol.*, 1858.
2. Tillaux, *Thèse de Paris*, 1862, p. 27.

sorte de rétrécissement ou col, dans lequel glisse l'expansion externe
du tendon du releveur. Sa face externe est appliquée contre le ligament suspenseur de la paupière; tout à fait en bas et en dehors, elle
se trouve en rapport avec le ligament palpébral externe ou commissural.

Tous ces détails sont importants au point de vue de l'extirpation
de la glande. Faute d'en tenir compte, on s'exposerait à léser le ligament suspenseur et à réséquer le tendon du releveur.

La portion *orbitaire*, la plus anciennement connue et à laquelle
Galien avait donné le nom de glande *innominée*, occupe la fossette
creusée aux dépens de l'apophyse externe du frontal. Elle est
aplatie et ovalaire; sa face externe, convexe, répond au périoste; sa
face interne, concave, au globe, dont elle est séparée par un feuillet
aponévrotique de la capsule de Ténon; son grand axe est parallèle au
rebord orbitaire. Une capsule conjonctive l'entoure, se continue avec
le tissu cellulo-graisseux de l'orbite, et envoie de sa face interne des
cloisons qui séparent les lobules entre eux. Du côté externe, des tractus fibreux rattachent la glande au périoste et constituent le ligament
suspenseur de Semmering. En avant et en bas, elle est logée dans
l'angle rentrant, formé par le ligament palpébral et le tendon du releveur. On conçoit donc que, pour la mettre à nu, il faille pratiquer une
incision parallèle au rebord de l'orbite, intéressant la peau, le muscle
orbiculaire et le ligament suspenseur.

Les dimensions de cette glande sont très variables. Sa longueur
moyenne est de 20 millimètres, sa largeur de 11 à 12, et son épaisseur de 5. Les canaux excréteurs varient de 3 à 5, et, comme la portion palpébrale en possède autant et souvent plus, il en résulte qu'au
niveau du fornix l'ensemble des orifices peut aller jusqu'à 12. Ils sont
rangés côte à côte suivant une ligne concave, mais, vu leur petit diamètre qui ne dépasse pas 1 millimètre, il est difficile de les apercevoir. En général, les plus externes sont les plus larges.

Les glandes lacrymales sont toutes constituées par des utricules
pourvus d'une simple couche de cellules sécrétantes. La portion orbitaire ne diffère d'une glande salivaire que par sa coloration plus
rosâtre.

L'artère lacrymale irrigue la glande orbitaire et en partie celle de
Rosenmüller, qui reçoit, en plus, des rameaux perforants venus de la
palpébrale supérieure. Des veinules nombreuses correspondantes se
jettent dans l'ophtalmique. Gurwitsch[1] a constaté que 67 fois sur 100
la veine lacrymale se réunit à celles des muscles droits supérieur et
externe, pour former un tronc qui s'abouche dans l'une des veines

1. Gurwitsch, *Arch. f. Opht.*, XXIX, 4, p. 66, 1883.

vorticineuses; 33 fois seulement elle se jette dans l'ophtalmique très près du sinus caverneux et 9 ou 10 fois par une ou deux branches origi- nelles, directement dans ce dernier. Il ajoute que l'embouchure de la veine lacrymale principale dans l'ophtalmique se rapproche plus du sinus caverneux que celle des autres veines orbitaires. Habituellement, il a trouvé une anastomose avec la veine palpébrale supérieure.

Les lymphatiques sont encore incomplètement connus. Ce que nous avons constaté, c'est que, lors de tumeurs malignes, les ganglions pré-auriculaires et faciaux peuvent être envahis.

Le nerf lacrymal, né de la branche ophtalmique de Willis après son anastomose avec le plexus carotidien et le maxillaire supérieur, tra- verse la glande d'arrière en avant, et lui abandonne de nombreux filets, constitués en majeure partie par des fibres de Remak. Ajoutons que l'artère lacrymale reçoit du ganglion ophtalmique un filet qui l'accompagne dans la glande.

On conçoit dès lors que des excitations de la cornée, de la conjonc- tive, des bords palpébraux, de la face et même du sympathique influent sur la sécrétion des larmes. Magendie[1], en piquant chez l'homme la branche ophtalmique, provoqua l'hypersécrétion. Les irritations de la muqueuse nasale, les efforts violents et les actes qui entraînent la suspension momentanée de la respiration, tels que le rire ou l'éternue- ment, déterminent les mêmes phénomènes. La quantité des larmes diminue au contraire pendant le sommeil, ce qui explique pourquoi, dans la dacryocystite, le sac est à peu près vide au réveil, tandis qu'il est distendu dans la journée.

L'activité de la sécrétion varie avec les individus, aussi bien à l'état physiologique que pathologique. A cet égard, le sexe n'est pas indif- férent. Tandis que les femmes pleurent à tout propos, les hommes, fût-ce sous le coup d'impressions morales vives, gardent ordinaire- ment les yeux secs. Un autre détail qui n'a pas suffisamment attiré l'attention, c'est que les enfants à la mamelle crient et se débattent sans verser de larmes, alors même qu'ils sont atteints de conjonctivite. Il y a donc lieu d'admettre que les réflexes lacrymaux ne s'établissent que plus tard.

Demtschensko[2], expérimentant sur les chiens, les chats et les lapins, a obtenu les résultats suivants :

La sécrétion lacrymale n'est nullement influencée par l'électrisation du nerf maxillaire inférieur, tandis qu'elle est augmentée par l'exci- tation du sympathique au cou. L'irritation du frontal, du sus-orbitaire, du nasal, du lacrymal, du glosso-pharyngien, du pneumogastrique

1. MAGENDIE, *Précis de physiologie*, I, p. 30, Paris, 1858.
1. DEMTSCHENSKO, *Pfluger's Arch.*, sept. 1872

agit, même après la section du sympathique, alors qu'elle reste sans effet après celle du lacrymal. La chloroformisation diminue, mais n'annihile pas la sécrétion. L'excitation du tronc du trijumeau donne le même résultat que celle de ses branches sensitives, et n'altère en rien la limpidité des larmes. L'irritation du cordon sympathique provoque au contraire une sécrétion trouble, par suite sans doute d'une surabondance de mucus conjonctival. La paralysie de la cinquième paire abolit la sécrétion et la ligature de la carotide la diminue, tandis que la compression des veines et de la trachée l'augmente.

Les larmes se composent de :

Eau.	99,06
Chlorure de sodium.	⎫
Phosphate de soude.	⎪
Phosphate de chaux.	⎬ 0,72
Mucus.	⎪
Graisse	⎭
Parcelles épithéliales	0,14
Albumine	0,08

La réaction est neutre ou légèrement alcaline; la saveur en est salée.

Il est certain que diverses conditions organiques modifient cette composition: nous en voulons pour preuve l'apparition de calculs ou *dacryolithes* dans les conduits excréteurs et le sac ; mais c'est aller loin que d'admettre des inflammations de la conjonctive et des voies d'excrétion, consécutives à des changements dans l'alcalinité. Ce que l'on voit par exception, c'est la présence de globules sanguins, constituant ce que l'on est convenu d'appeler des *larmes de sang.* Nous avons observé un cas de ce genre chez une jeune fille névropathe, sujette à des hémorrhagies périodiques de cet ordre.

Voies d'excrétion des larmes. — Elles comprennent trois parties : une première *horizontale* constituée par les deux conduits ou *canalicules lacrymaux* ; une seconde *verticale* appelée *sac*, et une dernière en continuation avec la précédente, mais plus étroite, désignée sous le nom de *canal lacrymo-nasal.*

Conduits lacrymaux. — Ils occupent la partie la plus interne des bords libres qui, à ce niveau, sont arrondis et dépourvus de follicules pileux, ainsi que de glandes. Immédiatement en dedans du dernier orifice meibomien, on aperçoit sur chaque paupière une petite saillie conoïde appelée *papille lacrymale*, au centre de laquelle se trouve l'embouchure externe des canalicules. L'orifice supérieur a $\frac{1}{4}$ de millimètre de diamètre, et l'inférieur $\frac{1}{3}$. Tous deux s'inclinent en arrière, comme pour plonger dans la partie la plus interne du sac conjonctival désignée sous le nom de *lac lacrymal.* L'inférieur est à 6^{mm},5 de l'angle de la commissure, le supérieur à 6 millimètres seulement. Il en résulte que lors du rapprochement des paupières, les deux points lacrymaux ne se correspondent pas, mais sont juxtaposés.

La première portion des canalicules est verticale dans l'étendue de 2 millimètres et se termine par un élargissement cupuliforme. D'après Heinlein et Gerlach, à 1 demi-millimètre de l'orifice le conduit se rétrécit, puis se dilate, pour aboutir finalement à l'ampoule précédemment décrite.

La partie horizontale, la plus longue, converge en sorte que les deux canaux débouchent dans le *sac* par un orifice commun vers le tiers supérieur du sac, plus près de la partie antérieure que de la postérieure. La longueur de cette portion est de 5 à 7 millimètres et la largeur d'un demi-millimètre au plus.

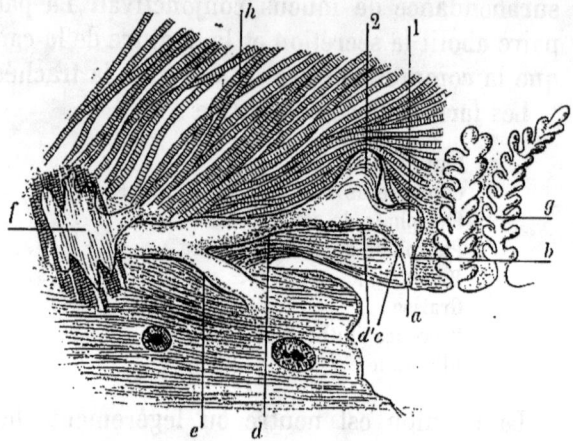

Fig. 256. — Conduits lacrymaux (d'après Heinlein).

a, Point lacrymal supérieur. — *b*, portion verticale ou infundibulum. — *c d'*, portion arquée. — *d'd*, portion horizontalement inclinée. — *e*, portion commune aux deux conduits. — *f*, sac lacrymal coupé obliquement. — *h*, fibres de l'orbiculaire. — 1, premier diverticulum. — 2, second diverticulum. — *g*, glandes de Meibomius.

En arrière, les conduits sont en rapport avec la conjonctive limbaire, en avant avec le ligament palpébral interne ou tendon direct de l'orbiculaire. Ils sont entourés de fibres musculaires striées longitudinales ou obliques, dont les antérieures appartiennent à l'orbiculaire, les postérieures au muscle de Horner. Parvenues à la base des papilles, elles s'entre-croisent en s'insérant sur les parois des canalicules, mais sans constituer un véritable sphincter, ainsi que Henke et Heinlein[1] l'ont bien fait ressortir.

D'après Foltz[2], il existe au niveau de l'embouchure commune une valvule, pourvue à son centre d'un nodule. De forme variable, elle a été également admise par Rosenmüller et Huscke, dont elle porte les noms.

Bochdaleck décrit un autre repli valvulaire à peu de distance

1. HEINLEIN, *Arch. f. Opht.*, XXI, 3, p. 1, 1875.
2. FOLTZ, *Journ. de physiol.*, 1863.

des points lacrymaux. Nous pensons qu'il a pris pour tel le petit étranglement déjà signalé et qui seul oppose de la résistance au passage du stylet.

Les parois des conduits se composent de la muqueuse revêtue d'un épithélium pavimenteux, et d'un stratum conjonctif contenant des fibres élastiques, principalement au voisinage des points lacrymaux. Nulle part on ne rencontre de glandes ; seul Cirincione [1] dit en avoir trouvé une acineuse, à la jonction du cinquième interne avec les quatre cinquièmes externes du canalicule inférieur.

Sac lacrymal. — Le sac est représenté par un évasement intermé-

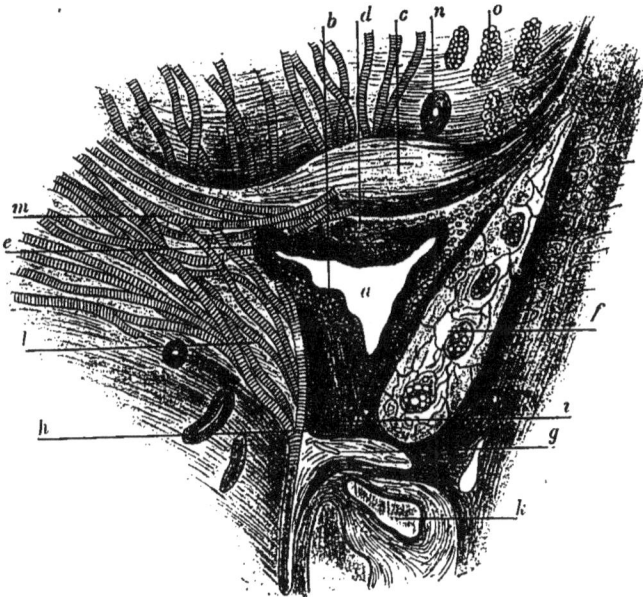

Fig. 257.

a, sac lacrymal. — *b*, origine du conduit lacrymal. — *c*, ligament palpébral interne. — *d*, adhérence intime de ce ligament avec la paroi antérieure du sac. — *e*, portion terminale du conduit lacrymal et fibres du muscle lacrymal antérieur. — *f*, apophyse montante du maxillaire supérieur. — *g*, unguis. — *h*, crête postérieure de cet os soudé en *i* par du cartilage avec l'apophyse nasale du maxillaire. — *k*, cellule ethmoïdale. — *l*, origine du muscle lacrymal postérieur. — *m*, fibres de ce muscle. — *n*, artère angulaire. — *o*, pelotons graisseux sous-cutanés.

diaire aux conduits lacrymaux et au canal nasal. Il est logé dans la gouttière constituée par l'unguis en arrière et l'apophyse montante du maxillaire en avant. Sa direction est oblique de haut en bas, de dedans en dehors et d'avant en arrière. Son grand axe, vertical, mesure 12 à 15 millimètres ; le diamètre antéro-postérieur est de 5 à 6 millimètres, et le transversal de 4 à 5.

1. Cirincione, *Riforma med.*, VI, 1890.

En dedans, le sac répond aux cellules ethmoïdales en haut et au méat moyen en bas. Le ligament palpébral interne le croise horizontalement en avant, à la jonction du tiers supérieur avec les deux tiers inférieurs. Il y contracte des adhérences et fait même une faible saillie dans sa cavité, ce qui permet de reconnaître au sac une portion sus-ligamenteuse plus petite et une sous-ligamenteuse plus grande. Lors de dacryo-cystite, cette dernière seule se distend et constitue la tumeur lacrymale.

Le muscle de Horner contourne la face postéro-externe du sac sous la forme d'une sangle, mais sans y adhérer. De plus, l'aileron interne de l'aponévrose de Ténon qui s'insère à la crête de l'unguis sépare le sac du tissu cellulo-graisseux de l'orbite. Cette barrière est toutefois fragile, et l'on a vu des phlegmons orbitaires allant jusqu'à l'atrophie optique résulter d'un cathétérisme malencontreux.

La muqueuse qui tapisse cette cavité est à l'état physiologique d'un gris rosâtre et présente de légers replis qui ne sauraient passer pour des valvules. Ce n'est qu'à l'orifice du canal nasal qu'on rencontre, d'après Arlt, un diverticule dirigé en bas, en avant et en dehors, où s'égare parfois la sonde. L'épithélium est cylindrique, stratifié, dépourvu, pour Manfredi[1], de cils vibratiles, alors que Sappey et Kölliker les admettent. Les cellules s'amincissent du côté du chorion, et les espaces qui en résultent sont remplis par des cellules plus petites appelées *basales*. Le derme est fortement infiltré de corpuscules lymphoïdes, ce qui explique l'envahissement fréquent de la muqueuse du sac dans le cours de la conjonctivite granuleuse.

Tous les anatomistes, avec Sappey, Walzberg, Merkel[2], Robin, Cadiat[3], et nous sommes de leur avis, nient la présence de glandes. Seul Cirincione (*l. c.*), comme l'avait pensé Béraud avant lui, prétend qu'il en existe de plusieurs sortes, bien que rudimentaires et variant d'un individu à l'autre.

Une couche conjonctive plus ou moins lâche entoure la muqueuse. Sa densité augmente au niveau de la gouttière lacrymale, d'où il résulte que lors de l'extirpation du sac il devient difficile de le détacher en ce point.

De nombreuses artérioles sont fournies par la palpébrale inférieure et le rameau interne de la nasale.

Les veines débouchent dans la sus-orbitaire et l'angulaire. Elles reçoivent une branche provenant du canal nasal et parfois une anastomose de la faciale antérieure.

Les lymphatiques sont encore mal connus. Il est probable que les

---

1. MANFREDI, *Journ. de l'Acad. de Turin*, 1871.
2. MERKEL, *Handb. d. Topogr. Anat.*, I, p. 215, 1887.
3. ROBIN et CADIAT, *Journ. de physiol.*, Paris, 1863.

uns se jettent dans les troncs qui accompagnent la faciale, et que les plus inférieurs communiquent avec le réseau lymphatique du canal nasal.

Les filets nerveux proviennent de la branche externe du nasal.

Canal naso-lacrymal. — Ce conduit fait suite au sac et s'étend de

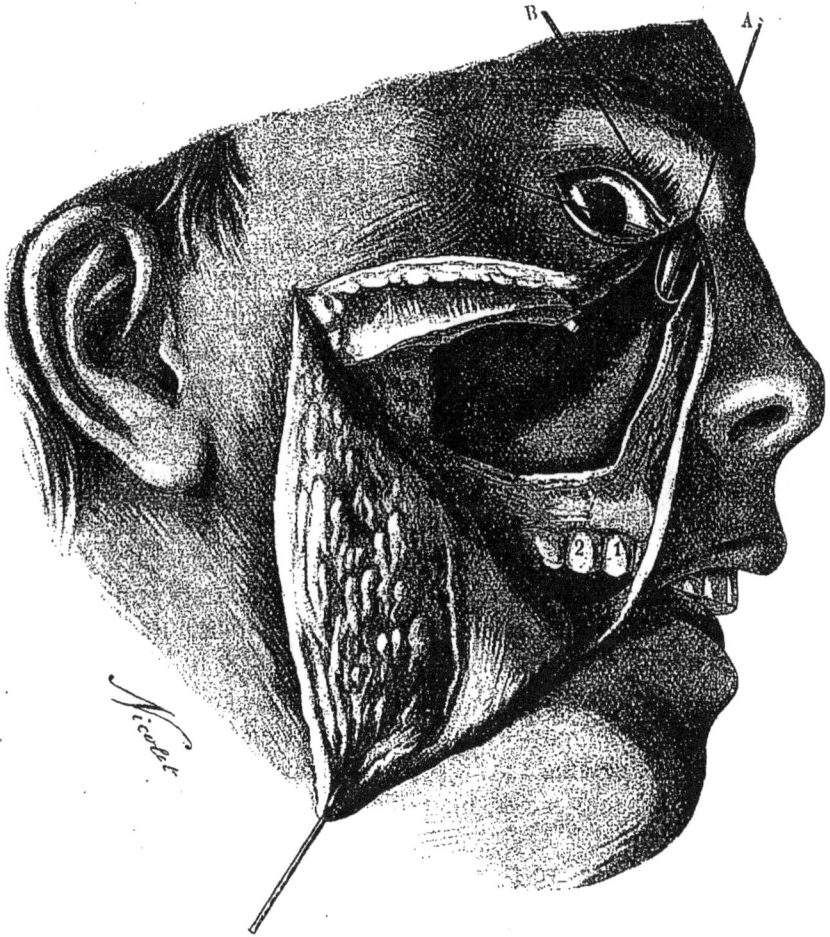

Fig. 258. — Canal nasal vu par le sinus maxillaire.

La saillie qu'il y fait représente un cône à base inférieure, se continuant directement avec le méat inférieur. Le sommet dirigé en haut et en avant débouche dans le sac lacrymal représenté ouvert. L'axe A de ce trajet est oblique de haut en bas, d'avant en arrière et de dedans en dehors; prolongé jusqu'à l'arcade dentaire, on voit qu'il se termine à la seconde petite molaire, alors que son extrémité supérieure ou frontale coupe la tête du sourcil 2 centimètres en dehors de la ligne médiane; le trait transversal tracé sur la paroi du sinus indique le point où le canal débouche dans le méat inférieur. Deux épingles introduites dans les canalicules montrent l'endroit de l'embouchure commune dans le sac.

l'angle inféro-interne de l'orbite au méat inférieur. Il offre une direction oblique de haut en bas, de dedans en dehors et d'avant en arrière. De plus, il est recourbé de façon à décrire une légère convexité

externe. On se rend compte de tous ces détails en le regardant par le
sinus maxillaire préalablement ouvert, comme le montre la figure 258.

Son axe prolongé en haut du côté du front, en bas vers l'arcade
dentaire supérieure, passe à 2 centimètres en dehors de la ligne inter-
sourcilière médiane et au niveau de la séparation de la première avec la

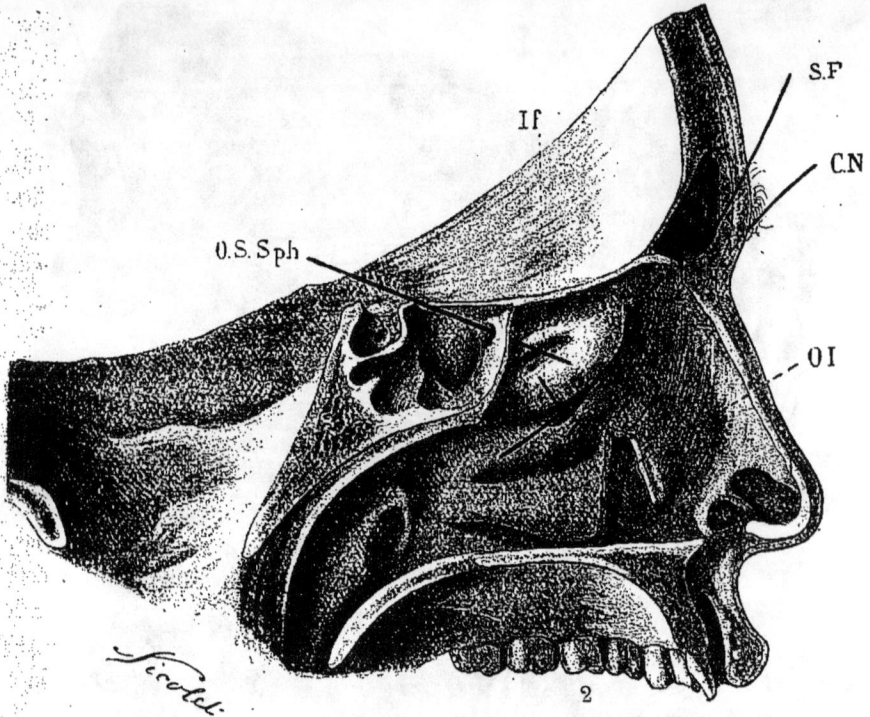

Fig. 259. — Canal nasal vu par les fosses nasales.

La ligne CN2 montre à nouveau la direction du canal; OI son orifice inférieur dans le méat après
résection triangulaire de la partie correspondante du cornet inférieur. Cet orifice est à 5 centimètres en arrière de la base de l'aile du nez derrière un promontoire osseux vertical appartenant à
l'os maxillaire et que la sonde contourne avant d'atteindre l'embouchure du canal nasal. SF, trajet
du canal fronto-nasal allant déboucher obliquement en bas et en arrière dans l'infundibulum du
méat moyen. Au même point on a placé une tige If, oblique en bas et en avant qui passe par l'ouverture de communication du sinus maxillaire dans l'infundibulum; O.S.Sph, orifice du sinus sphénoïdal au niveau du cornet supérieur.

seconde molaire. Vu l'obliquité du canal sur le plan sagittal, l'orifice
supérieur se rapproche du rebord orbitaire, dont il est séparé par une
crête osseuse qu'on peut sentir à travers la peau et qui sert à guider
le bistouri lors de l'ouverture du sac. L'orifice inférieur est caché par
le cornet correspondant, et se trouve situé à 2 centimètres en arrière
de la racine de l'aile du nez. Une saillie osseuse verticale le sépare
du vestibule nasal et constitue un point de repère pour le cathétérisme
rétrograde.

L'écartement des deux canaux et partant leur inclinaison sur le plan médian varient suivant les sujets et les races. D'après Pouteau, la divergence serait plus grande chez les sujets à nez camus.

La longueur du canal nasal oscille entre 10 et 15 millimètres ; cela tient à ce qu'il s'ouvre, tantôt immédiatement sous la base du cornet, tantôt plus près du plancher de la narine. Sa largeur est de 3 millimètres en moyenne, et sa forme cylindroïde, avec un léger aplatissement transversal. L'orifice supérieur est elliptique d'avant en arrière et de dehors en dedans ; l'inférieur, constitué par un simple repli de la muqueuse, est allongé verticalement et d'autant plus étroit qu'il se rapproche du plancher des fosses nasales.

D'après Serres, le canal gauche serait un peu plus étroit que le droit, particularité qu'on invoque pour expliquer la grande fréquence de la dacryocystite à gauche. On admet de même que, chez les hypermétropes à nez fortement aplati et à pommettes larges, les canaux sont plus rétrécis ; il en serait ainsi chez ceux à grand nez busqué, comme dans la race sémite.

La muqueuse présente le même aspect que celle du sac, et se trouve pourvue de replis sans ordre. En fait de valvules, Béraud et Krause en décrivent une au niveau de la jonction du canal avec le sac, une seconde située au milieu, dite de Taillefer, et une troisième à l'orifice inférieur, étudiée par Blanqui, Cruveilhier, Vésignié et Hasner. Nous les avons longuement recherchées sans jamais les rencontrer ; aussi pensons-nous qu'il s'agit d'une erreur d'interprétation. Celle située à l'orifice supérieur se réduit à un simple rétrécissement circulaire ; la deuxième, à un repli de la muqueuse incapable d'arrêter le stylet, et quant à la troisième, elle n'est autre que l'ourlet muqueux de l'orifice inférieur.

Robin et Cadiat nient la présence de glandes, tandis que Sappey en admet seulement à la partie inférieure, où elles revêtent la forme de celles de la pituitaire, ce qui est exact.

Henle[1], puis Mayer, Stellwag, Stilling et Gurwitsch ont décrit dans le tissu sous-muqueux un riche plexus veineux qui, injecté, donne à cette membrane une couleur bleue uniforme. Cette sorte de tissu caverneux explique l'hémorrhagie abondante accompagnant la stricturotomie.

Les lymphatiques communiquent pour la plupart avec ceux des fosses nasales.

Les nerfs sont fournis par le filet externe du rameau nasal en haut, le dentaire antérieur en bas.

1

MÉCANISME DE L'ÉCOULEMENT DES LARMES

Nous étudierons successivement le mode de progression des larmes depuis la commissure externe jusqu'au grand angle, leur passage dans le sac et leur écoulement le long du canal lacrymo-nasal.

En ce qui regarde le premier point, le jeu des paupières a une influence incontestable; à cela il faut ajouter l'action de la pesanteur et la capillarité qui s'exerce dans l'espace compris entre les voiles palpébraux et le globe.

Giraud-Teulon[1] s'est particulièrement appesanti sur le rôle des paupières. Si l'on examine, dit-il, ce qui se passe, on voit la paupière supérieure s'abaisser directement autour d'un axe transversal, tandis que le point lacrymal supérieur demeure vertical et n'éprouve aucune inclinaison en arrière, d'où la preuve de la non-intervention du chef supérieur du muscle de Horner. Au même moment, la paupière inférieure s'élève par un mouvement spiroïde et la commissure externe remonte plus que l'interne; le point lacrymal inférieur bascule en dedans et en arrière, pour venir s'appliquer exactement contre le globe. Ainsi donc, le chef inférieur du muscle de Horner agit puissamment dans l'élévation de la paupière inférieure, ainsi que le prouvent les plis cutanés verticaux, d'autant plus prononcés qu'on se rapproche du ligament palpébral interne. C'est grâce à ce mouvement spiroïde que les larmes sont transportées du cul-de-sac inférieur vers le lac lacrymal. L'auteur nie que dans la juxtaposition des bords libres, il subsiste entre eux et le globe un espace caniculaire, le long duquel les larmes filtreraient. Non seulement les bords palpébraux sont taillés à pic et n'offrent aucune obliquité antéro-postérieure, mais, d'après Roser, ils n'arrivent qu'exceptionnellement au contact.

Pour expliquer le passage des larmes dans les voies d'excrétion, diverses théories ont été émises.

Se fondant sur la disposition de l'appareil lacrymal excréteur en deux branches, l'une courte représentée par les conduits lacrymaux, l'autre longue constituée par le sac et le canal nasal, J.-L. Petit avait admis le *mécanisme du siphon*. On a objecté avec raison que l'on ne saurait assimiler une fonction aussi intermittente au jeu régulier de cet appareil. De plus, l'obstruction absolue du canal nasal n'empêche pas les larmes de parvenir dans le sac, et l'on sait depuis Bowman

1. Giraud-Teulon, *Ann. d'ocul.*, t. LXIX, p. 227.

que l'on peut fendre sans scrupule la courte branche du prétendu siphon, sans pour cela entraver l'excrétion.

La théorie qui attribue aux points lacrymaux une action aspiratrice n'est guère plus fondée. Déjà Bertin[1] avait fait la judicieuse remarque que, chez le lièvre et d'autres mammifères, ainsi que chez les oiseaux, il existe à la place des canalicules un orifice conjonctival unique admettant un gros stylet et s'ouvrant directement dans le sac. Or, chez eux, l'écoulement des larmes n'en est pas moins assuré, et l'auteur se demande si l'on ne pourrait imiter cette disposition chez l'homme dans un but opératoire.

Demtschensko[2], Richet[3] et d'autres invoquent l'action du muscle orbiculaire animé d'un pouvoir aspirant et foulant sur le sac. Weber[4] a combattu cette doctrine en se fondant sur l'expérience suivante. Après avoir introduit un manomètre sensible dans l'un des conduits lacrymaux, il électrise alternativement la portion supérieure et inférieure de l'orbiculaire et constate que le niveau de la colonne manométrique ne subit aucun changement; d'où il conclut à la non-action du muscle. De plus, l'observation journalière démontre que, malgré une large fistule du sac, les larmes ne sont pas moins absorbées.

De tout cela, il ressort que l'action de l'orbiculaire est insuffisante pour expliquer la progression du courant liquide; aussi nous rangeons-nous à l'avis de ceux qui admettent que l'appareil se charge par la seule force de la *capillarité*. Dans ces conditions, il importe peu que les canalicules et le sac soient intacts ou non et que le canal nasal soit perméable ou obstrué. L'orbiculaire a simplement pour but d'appliquer les points lacrymaux contre le lac lacrymal; aussi, lorsque ce muscle est paralysé ou relâché par atonie sénile, il en résulte de l'épiphora.

L'appareil excréteur une fois amorcé, on doit rechercher les agents qui mettent le liquide en mouvement. Le muscle de Horner, qui forme une sangle autour du sac, doit sans doute à chaque contraction le comprimer, mais ne saurait à lui seul produire un déversement continu dans les fosses nasales. Le rôle principal revient encore ici à des propriétés physiques, à savoir : l'*évaporation* par le *courant d'air* qui s'établit dans le nez à chaque mouvement d'inspiration et d'expiration. C'est ce qui résulte des expériences de Rava[5] : cet auteur, après avoir tamponné hermétiquement l'orifice postérieur des fosses nasales, constata que les larmes cessaient de traverser le canal. Introduisant

1. BERTIN, *Mém. de l'Acad. des Sciences*, 1766.
2. DEMTSCHENSKO, *Diss. Inaug*, Saint-Pétersbourg, 1871.
3. RICHET, *Traité d'anatomie chirurgicale*.
4. WEBER, *Klin. Mbl.*, 1863-1864.
5. RAVA, Broch. in-8, Sassari, 1871.

alors dans le sac atteint de fistule une petite boulette de coton imprégnée de teinture de tournesol, puis installant dans le cul-de-sac conjonctival du collyre à l'acide citrique, il vit qu'aucun liquide coloré ne parvenait dans le nez, alors que l'écoulement se produisait sitôt qu'il avait enlevé le tampon des fosses nasales.

En résumé : le liquide lacrymal est conduit le long des culs-de-sac par deux forces physiques, la *pesanteur* et la *capillarité*, aidées de la *contraction répétée de l'orbiculaire*. Le canal lacrymo-nasal se charge par la simple influence de la capillarité, et l'écoulement a lieu sous l'action correspondante du courant aérien, et en partie du muscle de Horner. Mais, pour qu'il en soit ainsi, la perméabilité absolue de la filière est nécessaire ; aussi suffit-il de l'hyperhémie de la muqueuse naso-lacrymale, ou même d'une sécrétion surabondante de mucus, pour provoquer de l'épiphora.

II

EMBRYOGÉNIE DES ANNEXES DE L'ŒIL

PAUPIÈRES. — CONJONCTIVE. — APPAREIL LACRYMAL

Développement des paupières. — Th. Ewetzky[1] divise le développement des paupières en trois périodes : l'une courte, correspondant aux premières assises de ces voiles membraneux; l'autre plus longue, pendant laquelle, les paupières restant soudées, les cils évoluent ainsi que de nombreux appareils glandulaires; enfin une dernière où s'établit la fente palpébrale, ce qui a lieu à la fin de la grossesse et chez certains animaux après la naissance.

Sur un embryon de veau de 10 millimètres, le globe fortement saillant est entouré à sa base d'un ourlet mésodermique qui représente l'origine des paupières. En bas et en dedans, ce repli offre un sillon qui sur les embryons de 20 millimètres fait le tour du globe, et peut être envisagé comme le fornix primitif. Sur ceux de 4 cent. 1/2, apparaît la troisième paupière sous la forme d'un pli mésodermique situé vers la partie nasale du fornix. En même temps, par suite de l'allongement plus rapide de son diamètre vertical, le globe d'ovalaire devient à peu près sphérique, la cornée s'aplatit et les angles commissuraux se prononcent. Tout le fornix, y compris la troisième paupière et les bords palpébraux, sont tapissés par la plaque cornée de l'ectoderme, ainsi que Kölliker l'a établi le premier. Ce feuillet se compose de deux plans de cellules dont les profondes sont cylindriques, les superficielles rondes ou aplaties. Par leur prolifération

1. Ewetzky, *Arch. f. Augenh.*, VIII, p. 305, 1879.

concentrique, elles unissent les paupières entre elles et concourent à leur développement en hauteur. Lorsque ce symblépharon évolutif manque, elles restent courtes ou ne se développent pas, d'où *ablépharie*.

La seconde période comprend des changements importants ayant pour résultat l'organisation des éléments constitutifs des paupières.

Sur des embryons de 6 centimètres, la base des replis palpébraux semble se continuer avec la circonférence de la cornée; ultérieurement, par un processus qu'on ignore, elle se reporte en arrière, plus en haut et en bas que vers les commissures; de là résultent l'établissement des culs-de-sac et la formation de la future conjonctive bulbaire. En admettant le non-recul du fornix, il s'ensuit un symblépharon congénital par arrêt de développement. On voit d'après cela que v. Ammon a été trop exclusif lorsqu'il attribue le symblépharon congénital à un processus inflammatoire intra-utérin.

Sur des embryons de 10 centimètres, on distingue déjà des fibres de l'orbiculaire, puis le tissu conjonctif, surtout en arrière où vont se développer les tarses et la conjonctive palpébrale.

Les délinéaments des glandes de Meibomius apparaissent sur les embryons de 8°,5, sous l'aspect de petits amas épithéliaux formés de cellules rondes au centre et cylindriques à la périphérie, qu'entourent les éléments mésodermiques en voie de prolifération. L'évolution ultérieure est représentée par les figures 260 et 261, où l'on voit le cône

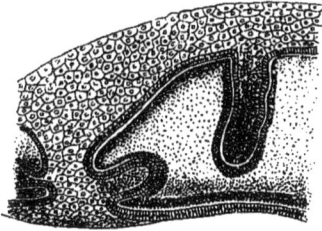

Fig. 260.   Fig. 261.
Évolution des glandes de Meibomius à deux périodes différentes.

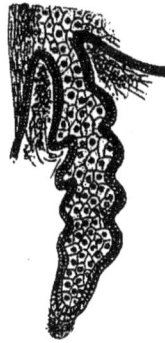

épithélial s'enfoncer de plus en plus dans le mésoderme. Sur des embryons de 25 centimètres, les cellules centrales éprouvent la transformation graisseuse, et peu de temps avant l'ouverture des paupières le cylindre épithélial est pourvu d'une lumière très nette. Les bourgeons latéraux évoluent de la même façon et constituent les acini meibomiens.

Les follicules des cils se forment chez l'embryon de 6 centimètres, de la façon indiquée pour les glandes meibomiennes. Ultérieurement, la colonne épithéliale entourée d'un stratum mésodermique s'enfonce de plus en plus, et sur les embryons de 16 centimètres les cellules rondes centrales s'éclaircissent pour subir la métamorphose graisseuse qui se poursuit jusqu'à la dilatation ampuliforme du fond, d'où naissent les glandes sébacées. Ainsi s'établit le canal de sortie du cil, dont l'évolution à la base du follicule n'a pas été étudiée par l'auteur.

Les glandes sudoripares modifiées ou de Moll débutent par un cylindre qui s'allonge et s'abouche dans le follicule pileux au-dessus des glandes sébacées, et tou-
jours du côté opposé. Renflé en massue à son extrémité, le tube sudoral tend à prendre dans le reste de son étendue la forme spiroïde. Une couche de cellules allongées et un revêtement mésodermique en constituent les parois. Le muscle releveur de la pau-pière apparaît à la même époque.

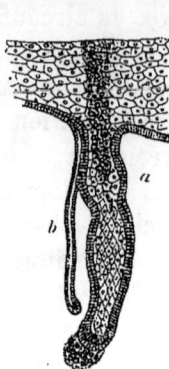 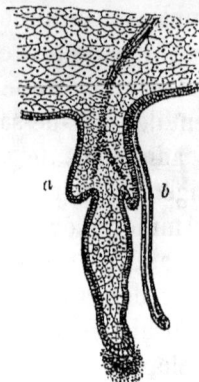

Fig. 262.   Fig. 263.

La séparation des pau-pières, ou troisième période, s'effectue chez les embryons de 40 à 47 centimètres. Elle

Evolution du follicule pileux, des glandes sébacées *a* et sudoripares de Moll *b*, à deux stades diffé-rents.

résulte d'une altération régressive qui débute par le centre et la com-missure interne pour aboutir à l'externe. A cette période, le septum épithélial unissant ne correspond plus qu'à la seule rangée des glandes de Meibomius, les follicules pileux et les cils s'étant déjà isolés.

Königstein[1], sur sept embryons humains du deuxième au sixième mois de la grossesse, et dont le poids variait de 8 à 540 grammes, a étudié particulièrement l'évolution des glandes des bords libres et des cils. Tout en confirmant les résultats d'Ewetzky, il insiste sur la for-mation tardive des glandes de Meibomius, dont les premiers délinéa-ments se rencontrent seulement chez l'embryon de 9 centimètres, pesant environ 57 grammes, alors que les follicules des cils sont déjà avancés. L'ouverture des paupières se fait dans le cours du sixième mois ou le commencement du septième.

Développement de la conjonctive. — Au début, l'œil n'est recouvert que par l'ectoderme. Après la fermeture des paupières, il apparaît au fond de l'orbite un manchon mésodermique séparé en deux feuillets, dont l'un s'étend du fornix à la circonférence de la cornée, et l'autre du fornix aux paupières rudimentaires. Le premier constituera le derme de la conjonctive bulbaire, le second celui de la muqueuse palpébrale y compris le muscle de Müller.

1. Königstein, *Arch. f. Opht.*, XXX, p. 141, 1884.

Le limbe cornéen se montre sur des embryons de 40 centimètres; il renferme de rares glandes tubuleuses rappelant celles de Moll et d'autres plus nombreuses correspondant probablement aux glandes de Krause.

La conjonctive tarsale ne se différencie que chez les embryons de 25 à 30 centimètres et possède partout deux couches de cellules épithéliales, les superficielles plates, les profondes cylindroïdes. Ces couches se multiplient au niveau des bords libres, et dans les fornix elles forment des franges papilloïdes.

Glandes lacrymales. — Remak et Kölliker ont démontré que les glandes lacrymales naissent par des bourgeons épithéliaux pleins chez des embryons de 2 à 3 centimètres. Plus tard, ces prolongements se canalisent et leurs embouchures, au niveau du fornix primitif, sont constituées par des cellules épithéliales, dont les internes apparaissent claires et les externes granuleuses. La glande de Harder se développe de la même façon, et son volume est en raison inverse de celui des lacrymales. Chez l'homme elle fait défaut, bien que Wendt[1] dise l'avoir rencontrée sur des nègres dépourvus de glandes lacrymales.

Canal nasal et sac lacrymal. — Ewetzky[2] a voulu s'assurer si l'évolution du canal lacrymo-nasal se faisait chez les mammifères de la même façon que Born[3] l'avait observé pour les oiseaux et les amphibies. D'après ce dernier auteur, au fond de la fourche lacrymale apparaît un cordon pédiculisé qui s'en détache, puis devient creux au centre et constitue ainsi la voie d'excrétion des larmes. Ewetzki, sur des embryons de veau, a vu naître tout le long de la fourche lacrymale, entre la cinquième et la sixième semaine, une crête qui s'enfonce dans le mésoderme et devient caniculée sur des embryons de 10 centimètres. Primitivement elle est formée de deux couches de cellules ectodermiques; les externes cubiques se colorent fortement, les internes rondes, claires et souvent dépourvues de noyau, ne tardent pas à disparaître pour faire place à la lumière du canal. Le mésoderme qui entoure le tube épithélial concourt à la formation du chorion muqueux et des parois osseuses. Pour Ewetzky, les canalicules lacrymaux naîtraient de la bifurcation du conduit nasal primitif. Ils s'ouvrent dans le sillon oculo-palpébral, et ce n'est qu'ultérieurement que leur extrémité se rapproche des bords libres. Legal[4] admet le même mode d'évolution du canal nasal, qui se prolongerait en haut pour constituer en même temps le canalicule supérieur. Quant au canalicule inférieur, il se formerait plus tard par bourgeonnement.

1. WENDT. *Schwalbe's Jahrb.*, 1872.
2. EWETZKY, *l. c.* et *Arch. f. Opht.*, XXXIV, 1, p. 25, 1888.
3. BORN, *Morphol. Jahrb.*, V, 1879.
4. LEGAL. *Morphol. Jahrb.*, VIII, 1885.

CHAPITRE VIII

PATHOLOGIE DES GLANDES LACRYMALES

Les affections de la glande lacrymale, dans ses deux portions orbitaire et palpébrale, sont bien connues. Il n'en est pas ainsi de celles du système glandulaire de Krause, ce qui tient au petit volume et à la dissémination des glandules dont l'anatomie et le rôle ont passé inaperçus. Le peu que nous savons sur leur pathologie a été exposé à propos de la conjonctive. Dans ce qui va suivre, il sera donc exclusivement question des portions orbitaire et palpébrale de la glande.

I

PLAIES DE LA GLANDE LACRYMALE

La glande lacrymale peut être atteinte lors de plaies pénétrantes de l'orbite, ou de blessures intéressant la partie externe de la paupière supérieure ; un projectile s'y loge parfois comme dans l'observation de Larrey[1]. Tant qu'il ne s'ajoute pas d'infection, la solution de continuité se cicatrise sans aucun trouble sécrétoire appréciable. Ce n'est que lors de plaies contuses qu'on a signalé (v. Græfe[2] et nous-même[3]) la hernie de la glande ; dans les deux cas, il a suffi de suturer la peau pour obtenir la guérison. Une fistule persistante n'a été notée qu'à la suite de plaies mâchées, d'abcès palpébraux ou d'ulcérations lupiques (Arlt[4]). L'ouverture s'établit à peu près constamment du côté de la peau ; seul Jarjavay[5] rapporte un cas où le trajet était conjonctival.

En fait de trajet fistuleux remontant à la naissance, nous ne saurions citer que l'observation de Steinheim[6], relative à une fille de

1. Larrey, *Chirurgie clinique*, t. I, p. 396, 1829.
2. v. Græfe, *Arch. f. Opht.*, XII, p. 224, 1866.
3. Panas, *Leçons sur les affections de l'appareil lacrymal*, p. 8, Paris 1877.
4. Arlt, *Der Krankh. d. Thränenorgans*, p. 153, Wien, 1863.
5. Jarjavay, *Mém. de la Soc. de Chir.*, III, p. 501, 1853.
6. Steinheim, *Klin. Mbl.*, p. 305, 1875.

quatorze ans, chez laquelle il existait à 10 millimètres au-dessus du bord libre un pertuis entouré de poils, laissant suinter continuellement un liquide ayant tous les caractères des larmes.

De temps à autre, la fistule peut s'oblitérer et l'on assiste à des poussées inflammatoires. D'autres fois, elle se laisse distendre et forme un kyste transparent appelé *dacryops*, dont le volume acquiert parfois celui d'une amande.

Pour prévenir la fistule, on doit suturer la plaie palpébrale et, une fois établie, Beer préconisait la cautérisation au crayon de nitrate d'argent ou au fer rouge, méthode qui est loin d'être toujours efficace, preuve l'observation de v. Græfe[1] où l'on a dû pratiquer l'ablation de la glande.

Jarjavay, Rognetta et Bowman[2] ont tenté de transformer la fistule cutanée en conjonctivale par le procédé que Deguise a imaginé pour celles du canal de Sténon.

II

DACRYOADÉNITE

On distingue l'inflammation de la glande en *aiguë* et *chronique*.

La *dacryoadénite aiguë* constitue une affection rare comparée à celle chronique. Aux faits contestables de Schmidt, Tood et H. Walton, nous devons opposer ceux de Gayat[3], Brière[4], Sichel fils[5] et Adler[6], relatifs à des dacryoadénites aiguës survenues à la suite de la rougeole; ceux d'Ayres[7] et de Reuss où seule la portion palpébrale était prise; de Galezowski[8], concernant une double dacryoadénite phlegmoneuse avec gonflement parotidien et sous-maxillaire; d'Armagnac[9] et de Seelligsohn[10], dans le cours de la blennorrhagie; de Lindner[11], après influenza; de Lapersonne[12], d'Elschnig[13], double dacryoadénite à frigore; de Schröder[14] et Norris, dacryoadénite avec oreillons, variété

1. v. Græfe, *Arch. f. Opht.*, VIII, p. 279.
2. Bowman, *Opht. H. R.*, III, p. 287.
3. Gayat, *Annales d'ocul.*, LXXI, p. 26, 1874.
4. Brière, *Ibid.*, LXXII, p. 102, 1874.
5. Sichel, Thèse de Variot, Paris. 1875.
6. Adler. *Bericht Krankh. Wieden*, p. 25, 1876.
7. Ayres, *Med. News*, XI, p. 294, 1882.
8. Galezowski, *Recueil d'ophtalmologie*, p. 415, 1886.
9. Armagnac, *Soc. Méd. Chir. de Bordeaux*, 1887, p. 459.
10. Seelligsohn, *Klin. Mbl.*, p. 136, 1891.
11. Lindner. *Wien Med. Woch.*, n° 16, 1891.
12. Lapersonne, *Bull. méd. du Nord*, 1891.
13. Elschnig, *Central. f. prakt. Augenh.*, p. 353, 1891
14. Schröder, *Klin. Mbl.*, p. 427, 1891.

assez fréquente, à en juger par les faits de Korth, Heilly, Dor, Hirschberg, Dufour et Letulle colligés par Leriche [1].

Aux deux faits d'Armagnac et de Scelligsohn, nous pouvons ajouter
celui d'un jeune homme de vingt-cinq ans atteint de blennorhagie
compliquée de rhumatisme, puis d'une double conjonctivite métastatique, avec cette particularité que l'œil droit était en même temps le
siège d'irido-kératite séreuse et de dacryoadénite se prolongeant jusque
dans la portion orbitaire de la glande.

Sgrosso [2], sur trois cas d'inflammation aiguë, a pu en examiner
un anatomiquement; il a trouvé la capsule glandulaire épaissie, les
espaces lymphatiques péri-acineux infiltrés d'innombrables cellules
rondes, la plupart des vaisseaux obstrués par l'endothélium altéré et
les acini à l'état de nécrobiose avec dilatation des canalicules excréteurs.

Des faits qui précèdent, il y a lieu de rapprocher une observation
curieuse de Jonath. Hutchinson [3]. Il s'agissait d'un habitant de Calcutta,
dont les deux yeux devinrent successivement exorbitiques, avec gonflement des glandes lacrymales et parotidiennes, y compris les ganglions cervicaux. L'extirpation de la glande lacrymale droite aux Indes
ayant provoqué la fonte du globe par suppuration, Hutchinson s'est
borné à l'iodure de potassium mercurique et à l'application locale de
glace, moyens qui amenèrent la guérison du côté opposé. L'auteur
envisage ce cas comme une hypertrophie du tissu cellulo-graisseux de
l'orbite, rappelant les lipomes sous-cutanés symétriques. Eales cite un
cas analogue chez un homme de quarante-cinq ans où l'iodure de
potassium réussit également.

Quelle qu'en soit l'origine, la dacryoadénite aiguë revêt la forme
d'un engorgement phlegmoneux situé au côté externe de la paupière
supérieure, ce qui entraîne une légère exophtalmie et la limitation des
mouvements du globe. Sauf du chémosis local, il y a peu ou pas de
sécrétion, et ce qui domine, ce sont l'œdème, la couleur rouge lie
de vin de la peau et les douleurs ressenties par le malade.

Le diagnostic ne devient évident que lorsque par la palpation à
travers la peau, ou, ce qui vaut mieux, l'exploration par le cul-de-sac,
après renversement de la paupière toutes les fois que cela est possible,
on parvient à sentir la glande indurée et augmentée de volume. Les
affections avec lesquelles une confusion est permise sont : les périostites de l'angle externe de l'orbite, certains chalazions suppurés et
l'hypersarcie phlegmoneuse avec protrusion de la glande signalée plus
haut par Hutchinson.

1. LERICHE, Thèse de Paris, 1893.
2. SGROSSO, Soc. opht. ital., sept. 1890.
3. JONATH. HUTCHINSON, Opht. Soc. U. K., IV, p. 36, 1884.

Deux terminaisons sont possibles : 1° la *suppuration* avec évacuation du pus à travers la peau ou du côté de la conjonctive ; 2° la *résolution* qui laisse subsister assez longtemps une induration de la glande.

La variété ourlienne s'établit brusquement, s'accompagne de chémosis et de fort gonflement palpébral ; elle peut être bilatérale et alterner avec les autres localisations de l'affection.

Le traitement doit être surtout résolutif. Localement, on applique des cataplasmes laudanisés et des compresses chaudes évaporantes, de l'onguent napolitain belladoné ou de la pommade à l'iodure de potassium iodurée. La glace ne nous semble indiquée que lors de complications de phlegmon orbitaire. Sitôt la suppuration établie, on procède à l'ouverture de l'abcès à travers la peau vers la partie la plus déclive. A l'intérieur le calomel, puis l'iodure de potassium, contribuent à la résolution.

La *dacryoadénite chronique* est plus commune et résulte souvent d'une inflammation simple ou trachomateuse de la conjonctive, ou se lie à divers états infectieux et dyscrasiques, tels que : l'ictère, la scarlatine, la rougeole, les oreillons, le typhus, la tuberculose, la leucémie, la syphilis. Une place à part revient à l'hypertrophie simple décrite par Warlomont, Rothmund[1], Meyer, Debierre[2] et d'autres.

Tantôt une seule glande est prise, tantôt les deux de façon à constituer des tumeurs symétriques. On a publié récemment un certain nombre d'exemples de cette dernière variété, où les parotides, les glandes sous-maxillaires, les ganglions et même la rate (Scheffels[3]) sont engorgés.

Parmi les cas cités, il en est qui rentrent dans la classe des tumeurs malignes. C'est ce qui donne plus d'intérêt aux quelques examens anatomiques connus.

Power[4] relate l'observation d'un jeune homme de dix-neuf ans atteint de gonflement des deux glandes lacrymales remontant à six mois. Ayant enlevé celle de gauche, il put constater l'hyperplasie du tissu connectif interstitiel et l'intégrité des éléments sécréteurs.

Frost[5], dans un cas analogue où les deux glandes étaient engorgées depuis neuf mois, a noté l'hyperplasie du stroma, la dilatation des vaisseaux dont les parois étaient amincies, des agrégats de petites cellules rondes et par places, des foyers régressifs allant jusqu'à la caséification ; il y avait atrophie des acini glandulaires.

1. Rothmund, *Klin. Mbl.*, 1863.
2. Meyer et Debierre, *Rev. gén. d'opht.*, 1886.
3. Scheffels, *Centralb. f. prak. Augenh.*, 1890, p. 77.
4. Power, *Opht. Soc. U. K.*, 1887, p. 109.
5. Frost, *Ibid.*, p. 112.

Fuchs[1], chez un homme de soixante et un ans, où les deux glandes lacrymales et les parotides étaient prises et chez lequel il n'existait aucune lésion viscérale ni syphilis, trouva, à l'examen d'un fragment extirpé de la glande, de nombreuses cellules rondes, une substance intercellulaire homogène, et nulle part d'acini ou de conduits excréteurs, d'où il a conclu qu'il s'agissait plutôt de lymphome que de dacryoadénite chronique.

Dans l'observation de Wecker et Masselon[2] où les deux glandes lacrymales étaient prises, la structure se rapprochait de la précédente : toutefois l'issue heureuse, vérifiée plus tard, a conduit ces auteurs à ranger la production parmi celles bénignes.

Le fait de Juler[3] concerne une femme de trente-cinq ans, chez laquelle il existait deux tumeurs symétriques au niveau des glandes lacrymales, ayant déterminé une anesthésie fronto-palpébrale du côté gauche. A l'examen, il trouva la néoplasie formée exclusivement de cellules sarcomateuses, les unes rondes, les autres fusiformes.

La dacryoadénite chronique ne diffère de l'aiguë que par l'atténuation des symptômes réactionnels et le moindre gonflement de la paupière. Le plus ordinairement elle affecte un seul côté et occupe de préférence la glande palpébrale. Par le toucher, on sent à travers la peau une tumeur lobulée, dure, nettement délimitée, qui rappelle par son siège et sa forme l'organe malade. En renversant la paupière supérieure, on aperçoit dans la partie correspondante du cul-de-sac une saillie recouverte de la conjonctive plus ou moins hyperhémiée et parfois légèrement chémotique. Les excursions du globe sont quelque peu gênées, et il en résulte un certain degré de strabisme mécanique avec une faible diplopie homonyme dans l'abduction forcée. Le refoulement de l'œil s'accentue lorsque la portion orbitaire participe à l'engorgement. Il y a peu ou pas de larmoiement, sauf s'il survient de la conjonctivite ou de la kératite symptomatique : alors aussi, la paupière s'œdématie et les ganglions lymphatiques, surtout celui pré-auriculaire, s'engorgent.

Le chalazion se distingue par son siège plus inférieur en plein tarse avec lequel il fait corps, l'absence de lobules et la participation fréquente des glandes annexées aux cils et des orifices de Meibomius.

Bien plus difficile est le diagnostic différentiel entre la dacryoadénite chronique et les néoplasmes. Une marche lente, l'absence d'engorgement ganglionnaire, le jeune âge, l'influence de la ménopause, de la dysménorrhée et de la grossesse, le tempérament scrofuleux et la

1. Fuchs, *Beitr. z. Augenh.*, heft 3, 1891.
2. Wecker et Masselon, *Arch. d'opht.*, XII, 1892.
3. Juler, *Trans. Opht. Soc. U. K.*, XII, 1892, p. 44.

syphilis sont autant de conditions qui plaident en faveur de l'induration simple. Si le doute subsiste, on procède à l'examen histologique
ou l'on institue un traitement résolutif, avant de se prononcer définitivement.

De tous les moyens préconisés, l'iodure de potassium, l'arsenic et,
à l'exemple de Châlons[1], le mercure, réussissent le mieux, surtout
lorsqu'on y combine des applications locales du même ordre.

Les dacryoadénites *syphilitique* et *tuberculeuse* sont encore peu connues et méritent une mention spéciale.

Au sujet de la première, les observations se réduisent à celles de
Châlons, Sichel et Variot, Bull, Streatfield[2], Albini[3] et Alexander[4].
Seul Albini a eu l'occasion de faire l'examen histologique ; il n'a
trouvé d'acini qu'à la périphérie où il y avait encore une forte infiltration de cellules jeunes; au centre, il existait du tissu conjonctif fibrillaire sclérosé et partout de l'endartérite prononcée. Les canaux excréteurs étaient rétrécis et même oblitérés par destruction et nécrobiose
de leur revêtement épithélial.

Le diagnostic repose sur les commémoratifs et la présence d'autres
manifestations syphilitiques qui conduisent à instituer un traitement
spécifique dont les bons effets ne tardent pas à lever les doutes.

La *tuberculose primitive* de la glande lacrymale est rare, et les
observations d'Abadie[5], Gonella[6] et Lapersonne[7] sont les seules qui paraissent s'y rapporter.

Chez la malade d'Abadie, jeune fille bien portante de seize ans, il
existait deux tumeurs symétriques du volume d'une noisette, dures et
indolores. A l'examen microscopique, Debove et Brissaud trouvèrent
des cellules géantes dont la disposition rappelait les follicules tuberculeux ; mais comme la guérison spontanée eut lieu trois ans plus
tard, l'auteur conserve des doutes sur la nature réellement tuberculeuse de l'affection. Il garde la même réserve à propos d'une fillette de
douze ans où l'huile de foie de morue et l'iodure de potassium restè-
rent sans effet.

De l'observation de Gonella, nous ne possédons que l'indication
bibliographique.

Quant à celle de De Lapersonne, elle n'est pas probante, de l'avis
même de l'auteur. La malade, âgée de trente-deux ans, avait la glande
gonflée depuis un mois, sans signes inflammatoires. Quelque temps

1. Châlons, *Med. Zeitschr. d. Vereins f. Heilk. in Preussen*, 1850.
2. Streatfield, *Brit. Med. Journ.*, p. 633, 1882.
3. Albini, *Ann. di Ottal.*, XVI, p. 501.
4. Alexander, *Syph. und Auge*, Wiesbaden, 1888.
5. Abadie, *Archives d'ophtal.*, juillet 1881.
6. Gonella, *Soc. Ottal. ital.*, Naples, 1888.
7. De Lapersonne, *Arch. d'opht.*, 1892, p. 211.

après, il survint un léger gonflement symétrique du côté opposé qui disparut par l'administration de l'arsenic. La tumeur primitive examinée au microscope était pourvue d'une enveloppe conjonctive; elle mesurait 16 millimètres de long sur 7 d'épaisseur. Tous les acini étaient transformés en tissu hyalin jaunâtre et le stroma farci d'éléments embryonnaires de 15 à 20 μ; peu de cellules géantes; dans les cloisons, follicules tuberculeux très nets, mais absence de bacilles reconnaissables par la méthode d'Erlich. Comme l'auscultation décelait des signes suspects au sommet des poumons, le diagnostic de tuberculose de la glande, devenait probable.

On le voit, sans mettre en doute la possibilité de la tuberculose de la glande, de nouvelles observations corroborées par l'examen histologique, la recherche des bacilles et des inoculations en série sont nécessaires.

III

TUMEURS DE LA GLANDE LACRYMALE

Malgré le nombre assez considérable d'observations, rien n'est encore plus incertain que la nature de ces néoplasmes que souvent on a confondus avec des tumeurs orbitaires englobant plus ou moins la glande.

Ce qui ressort de l'analyse des faits c'est la marche lente de certaines de ces productions et l'évolution rapide des autres avec tendance à la généralisation, ne le cédant en rien au pire des cancers. La distinction des tumeurs en *bénignes* et en *malignes* repose surtout sur les caractères cliniques.

Il en est de *solides* et de *kystiques* comme pour la mamelle; leur structure varie, non seulement d'après les cas, mais dans les différentes parties de la masse. En ne tenant compte que des faits récents, au nombre d'une trentaine environ, on peut les classer comme il suit :

Sarcomes[1] à grandes ou à petites cellules 9; *adénomes* ou *fibro-adénomes*[2] réputés bénins 6, dont deux de Snell, enfant de trois mois et femme de vingt-cinq ans, un de Socor d'origine probablement traumatique et un de Knapp, défini comme *myxoadénome*; *adéno-épithé-*

1. NETTLESHIP, *Opht. H. R.*, VIII, p. 278, 1882. — HARLAN, *Trans. amer. Opht. Soc.*, 1882. — KNAPP, *Ibid.*, 1882. — BOCK, *Wien Med. Presse*, p. 1059, 1883. — KAISER, *Journ. Amer. Med. and Surg.*, p. 451, 1884. — ALT, *Amer. Journ. Opht.*, p. 201, 1885. — ADLER, *Wien Klin. Woch.*, 1888. — GOLDZIER, *Wien Med. Presse*, n° 2, 1890. — BOIS-REYMOND, *Klin. Mbl.*, p. 156, 1891.

2. JOHNSTON, *Jahresb. f. Opht.*, 1880, p. 195. — KNAPP, *Ibid.*, 1880, p. 195. — BRITTO. *Arch. d'opht.*, 1888, p. 547. — SOCOR, *Bull. Soc. Med.*, Jassy, 1888. — SNELL, *Trans. opht. Soc. U. K.*, mai 1889.

liomes[1] 4, deux avec adjonction de substances colloïdes (Mazza et
Molière), celui de Vicentiis et un autre de Alt ayant récidivé dans le
crâne; *adéno-sarcome*, 1 Bull[2]; *épithéliome pur*, 1 Lyman[3]; *cylindrome* de la portion palpébrale, 1 Aievoli[4]; *enchondrome myxomateux*,
1 Haube[5]; *lymphomes*[6] 7, deux avec leucémie (Osterwald et Leber); le
cas de Mikulicz était un *lympho-sarcome* et ceux d'Osterwald, Rey-

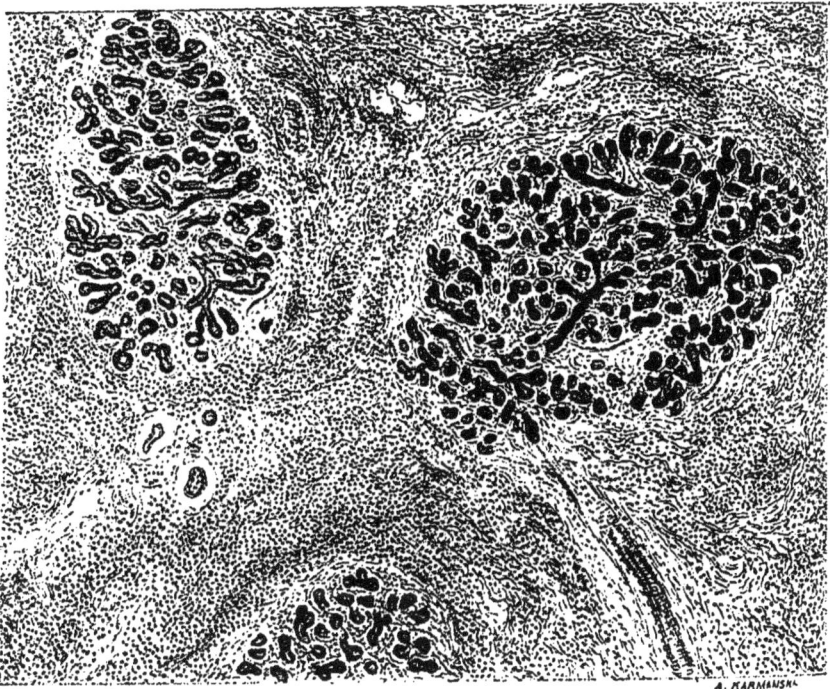

Fig. 264. — Lymphomes symétriques des deux glandes lacrymales chez un individu de
70 ans, avec généralisation. La lésion intéressait principalement le tissu conjonctif; les
lobules glandulaires étaient bien conservés.

mond, Leber, Becker, Gayet et un dont nous donnons l'examen histologique (fig. 264 et 265), peuvent être considérées comme autant de
tumeurs de l'orbite propagées à la glande.

Dans plusieurs des cas cités il s'agissait de productions symétriques

1. VICENTIIS, *Movim. med. chir.*, 1878. — MOLIÈRE, *Union méd.*, p 561, 1880. — ALT, *Arch.
f. Augenh.*, 1880, p. 319. — MAZZA, *Opht. Congr.*, Heidelberg, p. 417, 1888.
2. BULL, *London Monographie*, 1889, p. 368.
3. LYMAN, *Med. and Surg. Journ.*, Boston, 1877.
4. AIEVOLI, *Riv. intern. di med. chir.* Napoli, p. 197, 1886.,
5. HAUBE, *Amer. Journ. Opht.*, p. 246, 1884.
6. O. BECKER, *Arch. f. Opht.*, XVIII, 1872. — LEBER, *Ibid.*, 1878. — OSTERWALD, *Ibid.*
1882. — REYMOND, *Ann. di Ottal.*, 1883. — GAYET, *Arch. d'opht.*, 1886. p. 15. — MIKULICZ,
In Fuchs Beitr. z. Augenh., 1891.

avec gonflement concomitant des glandes salivaires et des ganglions. Çà et là il est question, surtout dans les anciens auteurs, de
cancer vert ou *chloro-sarcome.* Cette coloration tient à des principes
dérivés du sang qui constituent
l'état décrit par Recklinghausen [1]
sous le nom d'*hémo-chroma-
tose.* La même particularité
existe d'ailleurs pour certaines
tumeurs des méninges.

Généralement les néoplasmes
glandulaires malins ont une
marche rapide, et leur volume
est tel qu'ils envahissent l'orbite
et provoquent de l'exophtalmie.
Dans l'observation de Goldzhier
il y eut stase papillaire, et dans
celle de Alt le nerf optique était
englobé.

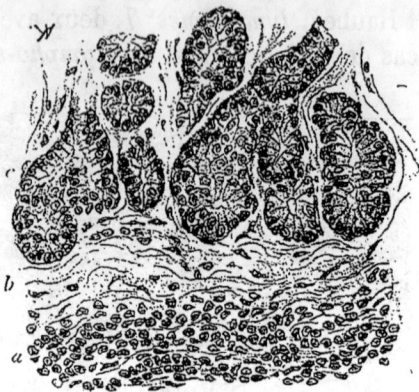

Fig. 265.

A un fort grossissement, en *a* éléments lymphoïdes
arrondis pourvus d'un noyau ou centre; en
b, capsule conjonctive d'un lobule glandulaire
avec corps fibro-plastiques; en *c* culs-de-sac
glandulaires bien conservés.

C'est surtout après trente et
quarante ans qu'on les observe ;
seul le fait de Molière et de Chandelux concerne un jeune homme de
quinze ans mort d'épithéliome colloïde propagé dans le crâne.
Divers états dyscrasiques, la leucémie en particulier, semblent présider
à leur évolution surtout chez les enfants, exemple le petit malade
d'Osterwald, âgé de quatre ans.

Une fois la malignité de la tumeur reconnue, et l'absence de complications viscérales et ganglionnaires bien établie, l'extirpation totale
est indiquée. Un traitement d'essai par l'iodure de potassium, l'arsenic
et les mercuriaux, ne doit pas être omis, mais à la condition de ne pas
s'attarder, de crainte que la généralisation ne s'opère.

A. — KYSTES DE LA GLANDE LACRYMALE

Les vrais kystes sont rares, et l'on a dû souvent décrire comme tels
des néoplasmes contenant des vacuoles remplies de liquide. Ceux de la
portion palpébrale dérivent souvent d'un traumatisme et sont connus
sous le nom de *dacryops,* qu'on distingue en *simple* et en *fistuleux.*
Ayant déjà mentionné les fistules glandulaires, nous nous bornerons à
l'étude du *dacryops simple.*

L'observation ancienne de Schmidt [2] est en vérité peu concluante.

---

1. Recklinghausen, *Tageblatt d. Naturforsch. etc.*, Heidelberg, 1889, p. 324.
2. Schmidt, *Ueber d. Krankh. d. Thränenorgans*, p. 63. 1803.

Celle de v. Græfe[1] concernant une femme qui portait à la partie externe du fornix supérieur une tumeur du volume d'une petite noisette paraît mieux assise. En renversant la paupière, on apercevait sous la conjonc- tive un kyste transparent à reflet bleuâtre, du sommet duquel s'écou- lait, par un fin conduit excréteur, du liquide clair comme de l'eau. Lorsqu'on irritait la conjonctive, le kyste acquérait le double de volume, et le même phénomène se produisait chaque fois que la malade pleurait ou s'exposait à l'air. Après passage d'un séton fili- forme et section du pont intermédiaire neuf à dix jours plus tard, on put s'assurer que la face interne était uniformément lisse, d'où l'on a conclu qu'il s'agissait de dacryops par rétention.

De Wecker[2] chez un homme de quarante-six ans, énucléé un an auparavant, trouva à la partie externe du cul-de-sac un kyste trilobé à parois fort minces, du volume d'une noisette; la collection disparut après ablation de la paroi antérieure de la poche.

Dubrueil[3] rapporte un cas de kyste palpébral dont la face interne était recouverte d'épithélium identique à celui des conduits excréteurs de la glande lacrymale.

Broca[4] en décrit un autre analogue du volume d'un œuf de pigeon. Sur sa surface conjonctivale, il y avait deux orifices principaux et quelques autres plus petits, qu'il envisage comme étant ceux de la glande de Rosenmüller. Le liquide analysé par O. Réveil contenait 96 à 97 pour 100 d'eau, 2 à 3 d'albumine, 0,78 de sels et des traces de matière grasse. Sa fluidité, sa transparence parfaite et sa richesse en chlorure de sodium le rapprochaient des larmes, dont il ne différait que par la proportion plus élevée d'albumine.

Desmarres n'en a pas moins nié le dacryops qu'il envisageait comme une expansion à la paupière des kystes de l'orbite.

Nos connaissances ne sont guère plus précises au sujet des vrais kystes de la portion orbitaire de la glande. Schmidt en relate un situé au centre, ayant provoqué de l'exorbitis avec un état variqueux de la veine ophtalmique. Comme l'auteur décrit une double paroi, l'externe dense, l'interne très mince transparente avec interposition de liquide identique à celui de la poche, il y a lieu de songer plutôt à un cysti- cerque.

Le fait de Bérard[5] est plus contestable encore. La tumeur, survenue après un traumatisme du rebord de l'orbite et du volume d'un œuf de pigeon, adhérait à la voûte et contenait un liquide gélatineux, riche

1. v. Græfe, Arch. f. Opht., VII, 2, 1860.
2. De Wecker, Gaz. hebd., n° 25, 1866, Paris.
3. Dubrueil, Gaz. des hôpitaux, 1870.
4. Broca, Union méd., p. 153, 1861.
5. Bérard, Ann. d'ocul., XII, p. 259.

en albumine. Le doigt introduit dans la cavité parvenait sur le frontal dénudé et érodé, mais non sur la glande. Il est dès lors probable qu'il s'agissait d'une ostéopériostite chronique albumineuse, si bien décrite par Ollier. Nous avons recueilli deux faits analogues, sauf que le contenu glaireux renfermait des paillettes de cholestérine et des hématies altérées.

Le cas de Foster[1] est relatif à une femme de quarante-cinq ans qui, prise de douleurs dans l'orbite droit depuis six ans, vit saillir le globe correspondant. La tumeur, de 5 centimètres de long sur 5 de large, adhérait au périoste du frontal, était formée de trois lobes dont le principal contenait 30 grammes de liquide clair ; tout autour on apercevait des lobules glandulaires disséminés.

Les *kystes hydatiques* évoluant dans la glande sont encore à démontrer. Dans le cas de Warton[2] Jones, il n'est nullement fait mention de la glande, et dans celui de Fehre[3] celle-ci, indurée, avoisinait simplement le kyste.

Le meilleur traitement à opposer consiste dans l'ablation de la poche et de la glande supposée intéressée. Le séton filiforme, l'ouverture simple ou combinée à des cautérisations, sont autant de procédés douloureux, infidèles, d'une action lente, et exposent à l'inflammation de la conjonctive et du tissu cellulaire de l'orbite.

B. — CALCULS LACRYMAUX OU DACRYOLITHES

Les observations de dacryolithes sont en petit nombre. Walther[4] sous la conjonctive du cul-de-sac sentit une pierre anguleuse grosse comme un pois, qui s'évacua spontanément et fut suivie d'autres. Dans le fait de Meade[5], la malade aurait rendu dans l'espace de trois à quatre jours non moins de 23 calculs, chiffre excessif qui porte à se demander s'il ne s'agissait pas de supercherie, comme on en rencontre souvent chez les hystériques.

Les vraies concrétions lacrymales sont presque exclusivement constituées de phosphate de chaux et d'une très faible quantité de matière organique. Comme les *adénolithes meibomiens* offrent une composition analogue, on doit se garder de les confondre. L'observation de Laugier et Richelot[6] relative à une petite concrétion calcaire située près du grand angle et à 3 lignes au-dessus du bord palpébral, par conséquent

1. Foster, *Arch. f. Augenh.*, XXIV, p. 269, 1892.
2. Warton Jones, *Brit. Med. Journ.*, p. 675, 1864.
3. Fehre, *In Weller*, t. I, p. 882.
4. Walther, *Journ. f. Chir. und Opht.*, II, 1820.
5. Meade, *London Med. Gaz.*, XV, p. 158, 1835.
6. Laugier et Richelot, *Trad. de Mackenzie*, Paris, 1844.

sans rapport avec le fornix, se rapporte très probablement à un calcul meibomien et non aux dacryolithes de la glande lacrymale.

IV

ANOMALIES CONGÉNITALES DE LA GLANDE

La plupart de ces anomalies se rencontrent avec d'autres portant sur le globe et les paupières, et dont l'ensemble constitue l'*anophtalmie* ou plus exactement la *cryptophtalmie*.

L'absence de la glande peut être partielle ou totale; l'ectopie pure a été également notée. Pour ce qui est de certaines productions décrites sous les nom vagues d'*hydatides* et de *dacryops* congénitaux, elles n'ont rien de fixe comme topographie.

Dor[1] signale un fait de dermoïde qu'il rapproche de celui de v. Græfe; mais la lecture de l'observation laisse des doutes sur le siège intraglandulaire, vu que le dermoïde, de $1^c,75$ de long sur 1 centimètre de large et 8 millimètres d'épaisseur, allait du bord de la cornée à la glande trouvée intacte. Sur la coupe, on distinguait une cavité kystique, dont la paroi était hérissée de poils lanugineux.

1. Dor, *Arch. d'opht.*, VIII, 1888, p. 267.

CHAPITRE IX

PATHOLOGIE DES VOIES D'EXCRÉTION DES LARMES

Nous étudierons successivement les affections des points et des conduits lacrymaux, puis celles du sac et du canal nasal. Bien que factice, une pareille classification offre un réel intérêt pratique.

I

MALADIES DES POINTS ET DES CONDUITS LACRYMAUX

Déviations des points lacrymaux. — On sait qu'à l'état normal les points lacrymaux restent appliqués contre le globe, de façon à pouvoir fonctionner par simple capillarité. Toutes les fois qu'ils se dévient en avant ou en arrière, il en résulte du larmoiement.

La principale cause de leur *éversion* réside dans le raccourcissement de la peau par irritation chronique ou cicatrice; viennent ensuite l'atonie sénile et paralytique du muscle orbiculaire, le gonflement de la conjonctive, plus rarement celui de la caroncule.

L'*inversion* accompagne l'entropion et le spasme de l'orbiculaire.

La déviation, quel qu'en soit le sens, entraîne à la fin le rétrécissement des orifices et l'exagération du larmoiement. La peau irritée par les larmes se rétracte davantage, créant ainsi un cercle vicieux qui aboutit à l'ectropion.

On conçoit donc combien il importe d'y remédier au plus tôt. Pour assurer l'écoulement des larmes, le mieux est de fendre l'embouchure du canalicule au moyen du petit couteau de Weber, dont on dirige le

Fig. 200. — Couteau de Weber.

tranchant vers la conjonctive. Lorsque, par suite de l'étroitesse de l'orifice, on n'arrive pas à faire pénétrer l'extrémité boutonnée de l'instrument, on le dilate avec un fin stylet conique, et à son défaut à l'aide d'une épingle dont on a abattu la pointe par un coup de ciseaux. Pour empêcher la réunion des lèvres de la petite incision, on les écarte deux à trois jours de suite avec le stylet boutonné.

Fig. 267. — Stylet conique.

La section méthodique du canalicule et de son embouchure s'exécute de la façon suivante : après une légère traction sur la commissure externe pour immobiliser la paupière, on introduit le couteau de Weber tenu verticalement de 1 à 2 millimètres au plus. On abaisse alors le manche et on lui fait décrire un mouvement de cercle en haut lorsqu'il s'agit de la paupière inférieure, en bas, pour la supérieure. Si l'instrument a été poussé jusqu'au sac, il faut prendre garde que le bouton terminal, en venant appuyer sur l'unguis, ne déchire la muqueuse et perfore l'os. Le graissage du couteau et l'instillation dans l'œil de quelques gouttes de cocaïne facilitent la manœuvre et rendent la section peu douloureuse. La dilatation du canalicule, préconisée par Anel dès 1716, et le cathétérisme permanent à l'aide d'un fil de plomb, d'argent ou d'or, de cordes à boyau et de tiges de laminaria, ne conviennent que dans les sténoses minuscules avec peu ou pas d'éversion.

Lors d'ectropion ou d'entropion prononcés, le principal est le redressement chirurgical de la paupière, sauf à fendre après coup le canalicule. H. Walton[1] a proposé l'excision d'un petit lambeau de conjonctive, pensant que la bride qui en résulte suffirait à redresser le point lacrymal éversé ; mais il ne faudrait pas trop s'y fier.

Les avis sont partagés sur le rétrécissement purement *spasmodique*. Les uns avec Merkel[2] l'admettent, alors que d'autres le nient. Seggel[3] dit s'être assuré qu'à chaque contraction de l'orbiculaire la papille lacrymale se rétracte et que son orifice se rétrécit. Partant de là, il propose contre le larmoiement symptomatique de blépharite, l'application de pommade belladonée sur le bord libre. Pour nous, pareil rétrécissement spastique est encore à démontrer.

Oblitération des points et des conduits lacrymaux. — L'oblitération comme les coarctations s'établissent dans les points physiologiquement rétrécis qui sont, après l'embouchure externe, l'orifice de communication avec le sac et le point où ce dernier se continue avec le canal nasal.

L'oblitération résulte de plaies, de brûlures, de pustules varioliques, plus rarement de vésicules d'herpès au niveau même de l'embouchure.

1. WALTON, *Brit. Med. Journ.*, 1857.
2. MERKEL, *Handb. d. Topogr. Anat.*, 1887, p. 222.
3. SEGGEL, *Klin. Mbl.*, 1800, p. 562.

L'ophtalmic granuleuse et le cathétérisme forcé y exposent à la longue. Les polypes muqueux et divers corps étrangers, principalement les cils arrachés, deviennent également cause d'obstruction. Une fois averti par la turgescence de la papille lacrymale, on ne tarde pas à apercevoir à la loupe le cil émergeant de l'orifice, d'où il s'écoule du muco-pus.

Parmi les autres corps étrangers, Kneschke et Monnoyer[1] ont signalé les barbes d'épis de blé; Taylor, un fragment de tournure de cuivre; Césoin, Sandifort, Syme, Desmarres[2], des concrétions calculeuses du volume d'un grain de chènevis à un petit pois. Pagenstecher[3] en a rencontré mesurant 6 millimètres de long sur 5 de large, et de Wecker[4] un de 12 millimètres sur 7. De consistance pâteuse et friable au début, le calcul augmente à mesure qu'il s'y dépose des sels calcaires; la couleur, tout d'abord grise, devient brunâtre, ce qui tient à l'adjonction de pigment hématique; par la pression, on fait sourdre du pus crémeux.

Aux observations anciennes, il faut ajouter celles de v. Græfe[5], Schirmer[6], Del Monte[7], Gruning[8] et Camuset[9]. Conheim, à l'examen microscopique, reconnut le premier la présence fréquente du *leptotrix*, qui, d'après Camuset, se laisse détruire par la suppuration et fait place aux dépôts calcaires. L'analyse chimique de ces calculs a donné à Bouchardat 57 pour 100 de carbonates et de phosphates chaux et de magnésie, contre 45 pour 100 de matières organiques, albumine et mucine. Förster, comme v. Græfe, explique la pénétration du leptotrix dans les canalicules par la mauvaise habitude qu'ont certains sujets de passer le doigt imprégné de salive sur les bords palpébraux. De son côté Camuset pense que, pour qu'il y ait germination, une altération préalable de la muqueuse est nécessaire; il en donne pour preuve la fréquence de ces concrétions chez les individus atteints d'inflammation chronique du canalicule et du sac.

Les symptômes qui mettent sur la voie du diagnostic sont : la dilatation anormale du conduit, l'écoulement d'un liquide puriforme et parfois l'apparition d'une masse pâteuse au dehors lorsqu'on comprime. Chez un vieux général, nous avons fait sortir de vrais boyaux rappelant par leur couleur et leur consistance le mastic des vitriers; lors de concrétions calcaires, le cathétérisme permet de les sentir.

1. MONNOYER, *Gaz. méd. de Strasbourg*, n° 10, 1871.
2. DESMARRES, *Ann. d'ocul.*, t. VII, p. 149, VIII, 85-205, IX, p. 20.
3. PAGENSTECHER. *Arch. f. Aug. u. Ohr.*, II, p. 49, 1872.
4. DE WECKER, *Traité d'opht.*, IV, p. 1055, 1880.
5. V. GRÆFE, *Arch. f. Opht.*, I, p. 284, et II, p. 224.
6. SCHIRMER, *Klin. Mbl.*, IX, p. 248.
7. DEL MONTE, *Bul. Associaz. dei Naturalisti*, III, 1872.
8. GRÜNING, *Arch. f. Aug. u. Ohr.*, III, p. 104, 1873.
9. CAMUSET, *Rev. clin. d'ocul. du Sud-Ouest*, 1882, p. 366.

Le traitement comporte l'incision et le curetage du canalicule dilaté, suivis d'injections au sublimé ou au biiodure de mercure. Si cela ne suffit pas, on touche plus tard la surface muqueuse avec le crayon de nitrate d'argent.

Les mêmes règles opératoires s'appliquent aux productions polypeuses.

L'oblitération accidentelle totale est rare, et l'on peut en dire autant de celle *congénitale* qui se lie à d'autres vices de conformation des paupières. Dans les deux cas notre action est très limitée, sauf s'il s'agit d'imperforation congénitale du canalicule par simple opercule épithélial, comme dans le fait de Zehender[1].

Lors de soudure partielle formant diaphragme, J.-L. Petit conseillait de forcer le passage avec le stylet d'Anel, puis de placer un fil métallique à demeure. Bowman a proposé la stricturotomie au moyen d'un instrument composé d'une canule et d'une lame triangulaire; pour empêcher l'oblitération de la nouvelle voie, il répète le cathétérisme aussi longtemps qu'il le faut. Lorsque la coarctation occupe l'embouchure ou son proche voisinage, Bowman incise perpendiculairement le canalicule, y introduit un stylet cannelé et fend la paroi conjonctivale au bistouri. Comme il est souvent très difficile d'apercevoir la lumière, nous donnons à l'incision une direction en bec de flûte.

En cas d'insuccès, Bowman, après avoir ouvert le sac au-dessous du tendon de l'orbiculaire. pratique le cathétérisme rétrograde avec sa sonde cannelée et fend comme précédemment le canalicule. Tous ceux qui ont essayé ce procédé reconnaissent qu'il est d'une exécution difficile, et il en est ainsi du cathétérisme d'un canalicule à l'autre.

L'oblitération totale, jugée incurable par J.-L. Petit, inspira à Antoine Petit et Leveillé l'idée d'établir un orifice au niveau du lac lacrymal et de l'empêcher de se fermer en y plaçant une anse métallique. Malheureusement, quoi qu'on fasse, l'orifice s'oblitère toujours; pour y obvier, nous avons tenté de suturer la conjonctive à la muqueuse du sac, de façon à reproduire la disposition anatomique qui existe chez les oiseaux et les rongeurs. Le nombre restreint de nos essais ne nous permet pas de porter un jugement définitif.

En face de pareilles difficultés, nous pensons qu'il vaut mieux s'adresser à l'extirpation de la glande.

Plaies et fistules des conduits lacrymaux. — Les blessures des canalicules n'ont d'importance que par leurs suites, l'oblitération ou l'établissement d'une fistule, comme dans l'observation de Talko[2].

Si le trajet s'ouvre du côté de la conjonctive, on n'a pas à s'en

1. Zehender, *Klin. Mbl.*, 1867, p. 131.
2. Talko, *Klin. Mbl.*, 1872.

préoccuper. Lors d'orifice à la peau, on voit sourdre continuellement des larmes, et pour y porter remède, le mieux est de fendre en long le canalicule, d'aviver et de suturer le trajet. Lecomte[1] visait le même résultat en plaçant au fond de la perte de substance une anse de fil métallique dont les deux bouts serrés progressivement coupaient la conjonctive.

Anomalies congénitales. — Nous avons mentionné déjà l'absence des points et des conduits lacrymaux. Une autre anomalie consiste dans la présence de canalicules surnuméraires, dont Behr, Mackenzie, Rau, Zehender[2], Græfe[3], Weber[4], Schirmer[5] et Steffan[6] ont cité des exemples. Dans le fait de Zehender, il y avait à la paupière supérieure deux canalicules juxtaposés, s'ouvrant par deux points distincts sur la même papille, tandis que dans celui de Steffan l'un d'eux débouchait à 2 millimètres plus en dehors. L'observation de Schirmer est relative au canalicule inférieur apparaissant à nu dans sa longueur, comme s'il avait été fendu. L'auteur y voit un arrêt évolutif du bourgeon épithélial qui le constitue. En introduisant un stylet, il put s'assurer que la paroi existait, mais qu'elle était extrêmement mince. La multiplicité des points est une curiosité tératologique et ne comporte aucune intervention, sauf s'il s'ajoute une sténose congénitale.

II

INFLAMMATION DU SAC LACRYMAL OU DACRYOCYSTITE

L'inflammation du sac lacrymal qui se lie à celle du canal nasal constitue une affection commune et tenace; le nom de *dacryocystite* sert à la désigner. Son histoire clinique comprend deux grandes périodes : l'une s'étendant depuis l'antiquité jusqu'à Anel; l'autre, de ce dernier jusqu'à nos jours.

Pour les anciens, la tumeur lacrymale était une maladie du grand angle de l'œil, et suivant qu'elle s'accompagnait ou non de fistule, on l'appelait *ægilops* ou *anchylops*. S'il se formait du pus, ils y voyaient un abcès, l'*apostème* allant jusqu'à la carie de l'unguis, ou bien un kyste muqueux, le *mélicéris* de l'époque.

La vraie nature de l'affection n'est connue que depuis Anel, qui

---

1. Lecomte, *Rev. de chir. et de pharm. milit.*, 1868.
2. Zehender, *Klin. Mbl.*, p. 594, 1863.
3. Græfe, *Arch. f. Opht.*, I, p. 288.
4. Weber, *Ibid.*, VIII, 1, p. 552.
5. Schirmer, *Klin. Mbl.*, IX, p. 18, 1857.
6. Steffan, *Ibid.*, VIII, 1866.

s'efforça de rétablir le cours des larmes par le cathétérisme et les injections détersives. De là est née la conception de la dacryocystite, distinguée d'après sa marche en *aiguë* et en *chronique*, bien qu'en réalité cette dernière constitue le fond de la maladie, l'autre n'étant qu'une complication fortuite.

A. — DACRYOCYSTITE CHRONIQUE. — CATARRHE DU SAC

La dacryocystite chronique, dite encore catarrhe ou blennorrhée du sac, s'annonce par du larmoiement, dont l'abondance varie suivant les sujets et d'une période à l'autre de l'affection. — Le froid humide, l'application soutenue des yeux, le coryza et toute excitation de la pituitaire l'exagèrent. En pressant sur la région du sac, on fait sourdre par les points lacrymaux un liquide glaireux mêlé de larmes. — La caroncule et le repli semi-lunaire ne tardent pas à s'irriter et il s'ajoute souvent de la blépharite ciliaire. Ce premier stade, appelé par les Anglais *watery eye*, persiste des mois et des années, ou aboutit à la distension du sac, qui forme une saillie ovalaire, peu ou pas douloureuse à la pression et adhérente aux parties profondes. La peau de couleur normale glisse librement sur la tumeur, dont le contenu liquide est souvent parsemé de stries blanches opaques qu'il faut se garder de prendre pour du pus. Une compression exercée sur le sac le vide habituellement par les canalicules, plus rarement à travers le canal nasal. En supposant que l'évacuation ne se fasse d'aucun côté, on a affaire à la *mucocèle*, appelée autrefois hydropisie (Beer), ou *varice du sac* (Schmidt); cette dernière dénomination s'explique par le reflet quelque peu bleuâtre de l'ampoule.

A moins de complications, la dacryocystite chronique subsiste longtemps dans le même état. Tout au plus, par suite de la distension et de l'amincissement des parois, voit-on survenir une fistule capillaire que Mackenzie envisage comme un mode particulier de guérison.

Tout change sitôt que le contenu s'infecte à travers les canalicules ou le canal nasal. Le sac s'enflamme, suppure, et avec lui la conjonctive du grand angle, ainsi que les paupières, état qui constitue la dacryocystite phlegmoneuse pouvant se compliquer d'ulcère hypopyonique de la cornée, de chémosis, et exceptionnellement de névro-rétinite.

Beaucoup de malades se plaignent de sécheresse de la narine correspondante; on a voulu l'expliquer par le défaut d'excrétion des larmes, mais souvent il s'agit de rhinite sèche préexistante.

Une large fistule et des lésions osseuses ne s'observent que dans une période avancée et seulement après inflammation suppurative, ou lors de dacryocystite syphilitique et tuberculeuse.

On se rend compte du degré de perméabilité du canal lacrymo-nasal à l'aide d'injections poussées avec la seringue d'Anel par l'un des cana-licules, pendant que l'on comprime l'autre pour empêcher le reflux du liquide. Le cathétérisme avec le fin stylet du même auteur est moins sûr, vu que l'instrument venant à buter contre l'un des nombreux replis de la muqueuse peut faire croire faussement à l'oblitération.

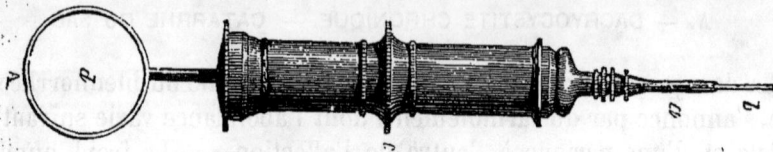

Fig. 268. — Seringue d'Anel.

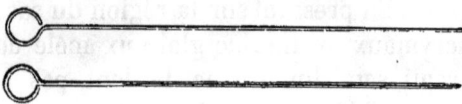

Fig. 269. — Stylets d'Anel.

Certains, dans le désir de préciser le siège de la coarctation, ont donné le conseil d'introduire dans le canal une corde à boyau ou une fine tige de laminaria pour en obtenir l'empreinte. C'est là un moyen douloureux et peu sûr; aussi a-t-il été abandonné à juste titre.

La *mucocèle* ne pourrait être confondue qu'avec des kystes pré-lacrymaux à contenu huileux, plus rarement avec des mucoïdes comme dans l'observation de Cirincione[1], intitulée, *kysto-adénome sous-cutané prélacrymal*. La malade, âgée de cinquante ans, ayant suc-combé à une affection intercurrente, l'auteur découvrit une tumeur constituée par une agglomération de petits kystes remplis d'une sub-stance granuleuse. Les parois végétantes étaient formées de tissu con-nectif et d'épithélium stratifié en pleine karyokinèse.

Dans le diagnostic on tiendra compte, lors de kyste, qu'il est tou-jours aisé de faire passer une injection de l'un des canalicules dans le nez, et que la tumeur jouit de mobilité sur les parties profondes.

Lorsque la mucocèle est fortement distendue, le sac devenu incom-pressible pourrait en imposer pour une exostose, mais elle s'en dis-tingue par l'aspect lisse de la poche, sa demi-transparence et sa forme parfois en bissac due au tendon de l'orbiculaire qui l'étrangle. En cas d'hésitation, la ponction exploratrice lèvera tous les doutes, et il en sera ainsi lors de polypes et de concrétions calcaires. J. Moauro[2] chez un garçon de quatorze ans a vu un polype de 13 millimètres de haut sur 7 de large, implanté par un pédicule à la face postérieure

1. Cirincione, *Instit. di clin. ocul. di Napoli*, 1889-90.
2. J. Moauro, *Ibid.*

du sac. Le centre était constitué par une substance granuleuse et de rares fibrilles reliées à des cellules étoilées. Vers la périphérie, le stroma nettement fibrillaire contenait des nids de cellules fusiformes qui, à la surface, perdaient leur noyau et devenaient granuleuses. Le reste de la muqueuse du sac était infiltré de nombreux nodules analogues à ceux décrits par Sæmisch dans la conjonctivite folliculaire. L'auteur envisage ce cas et un autre sans production polypeuse comme des exemples de *dacryocystite folliculaire.*

Les concrétions calcaires, comme celles des canalicules, proviennent d'amas de leptotrix, et n'ont été reconnues le plus souvent qu'à l'ouverture du sac.

Une erreur encore possible tient à la propagation d'une tumeur sarcomateuse des fosses nasales dans le sac, ainsi que nous en avons observé un cas chez un de nos malades de Lariboisière.

Phlegmon du sac. — Sous les noms de dacryocystite aiguë, de *phlegmon du sac* ou de *tumeur lacrymale enflammée,* on a décrit une complication commune et grave, survenant dans le cours de la forme catarrhale. Il est très exceptionnel que la suppuration s'établisse d'emblée, sauf dans certaines pyrexies, variole ou scarlatine. Toujours, ce sont des individus atteints de larmoiement avec blennorrhée du sac, qui spontanément ou après traumatisme, refroidissement et cathétérisme compliqué de fausse route, offrent pareil état phlegmoneux.

Le point de départ réside dans une affection venue de la conjonctive ou des fosses nasales. Widmark, Sattler et Leber ont démontré l'existence de nombreux microbes, staphylocoques albus et aureus, rarement le streptocoque, dont la coexistence, d'après Widmark, aggrave le phlegmon. Chez l'homme pareille chose arrive, avec cette particularité, que l'ulcère se complique d'hypopyon et aboutit souvent à la destruction totale du globe. Widmark explique cette différence par des infections successives du sac, d'autant plus que, d'après l'auteur, une première inoculation de la cornée ne la rend pas réfractaire. Jamais il n'a rencontré le gonocope, ce qui tient au gonflement de la conjonctive rendant les canalicules imperméables au passage du pus de la blennorrhagie oculaire.

L'inflammation phlegmoneuse à son apogée, envahit le tissu cellulaire et la peau, à l'instar de l'érysipèle, dont elle diffère par l'absence de bourrelet limitant et le manque d'extension de la plaque sur la moitié opposée de la face. Plus tard, le point culminant voisin du grand angle devient fluctuant et se perfore en un ou plusieurs endroits, d'où il s'écoule du pus crémeux. Une détente s'ensuit et le trajet fistuleux s'oblitère, sauf à s'ouvrir à plusieurs reprises jusqu'à formation d'une fistule lacrymale permanente.

La propagation du processus suppuratif vers les téguments tient au passage des microbes ou de leurs toxines dans le tissu conjonctif ambiant. De là, formation d'abcès circumvoisins qui s'ouvrent ultérieurement dans le sac; comme le muscle orbiculaire résiste plus longtemps, le pus fuse au loin, décolle la peau, et le trajet fistuleux devient oblique.

On a cité des cas où le pus s'est frayé un passage dans le nez, en perforant l'unguis ou en décollant la fibro-muqueuse du canal nasal. Nous croyons qu'il a dû se glisser des erreurs de diagnostic, et qu'il s'agissait plutôt d'ostéopériostites syphilitiques ou tuberculeuses.

Dans l'inflammation suraiguë, aux douleurs irradiées avec sensation de brûlure s'ajoutent des frissons, un mouvement fébrile, de la céphalalgie et des troubles digestifs.

Le diagnostic repose sur l'épiphora de longue durée qui a précédé le phlegmon, et la possibilité de faire refluer le pus crémeux par les points lacrymaux en pressant sur le sac. Ce dernier caractère peut manquer, à cause de l'obstruction inflammatoire des canalicules et de la douleur qui empêche une compression suffisante.

Le pronostic offre cela de fâcheux qu'à une première poussée phlegmoneuse en succèdent d'autres, jusqu'à fistulisation du sac et oblitération du canal nasal.

Le traitement comporte l'incision au bistouri et l'application de compresses évaporantes résolutives. Comme l'ouverture spontanée se fait attendre, expose aux fistules et donne lieu à une cicatrice difforme, le mieux est d'intervenir de bonne heure. Le débridement du sac par les canalicules, sous prétexte d'éviter une cicatrice apparente, est insuffisant et ne saurait remplacer l'incision de la paroi antérieure du sac, en y comprenant le ligament palpébral interne. Pendant les premiers jours on tient les lèvres béantes au moyen d'une mèche de gaze iodoformée.

L'anatomie pathologique de la blennorrhée lacrymale est encore mal connue. Janin[1], qui fit la première dissection, trouva les parois non ulcérées mais amincies, les conduits lacrymaux dilatés et le canal nasal libre, sauf à sa jonction avec le sac, où il y avait rétrécissement d'un tiers de ligne. Dans deux tumeurs lacrymales examinées par Auzias-Turenne[2], les conduits lacrymaux étaient perméables et la muqueuse du sac enflammée; seule la partie inférieure du canal nasal était obstruée par la pituitaire formant tampon.

Voisin, à l'examen d'une fistule lacrymale qui remontait à vingt-

1. Janin. *Mém. et observ. sur l'œil*, Lyon, 1772.
2. Auzias-Turenne, *Bull. Soc. chir.*, p. 774, 1844.

deux ans et n'avait subi aucun traitement, trouva deux points oblitérés, l'un à l'orifice des canalicules dans le sac, l'autre à la jonction de ce dernier avec le canal nasal. Dolbeau, disséquant une mucocèle, vit le canal nasal uniformément rétréci dans toute sa longueur et ne mesurant plus qu'un à deux millimètres dans son plus grand diamètre. L'orifice supérieur était oblitéré, ainsi que celui du sac avec les canalicules ; la paroi, lisse comme une séreuse, renfermait du liquide clair citrin. Béraud[1], dans un premier cas, trouva les canalicules intacts, une vive inflammation des parois du sac devenues fongueuses et comme lardacées ; rien d'anormal dans le canal nasal et la pituitaire. Dans une seconde dissection d'un simple catarrhe, la muqueuse était rouge et le contenu purement glaireux. Sauf l'oblitération du point lacrymal inférieur, il n'y avait nulle part de coarctation. Dans un troisième fait analogue au précédent, le sac contenait du pus et une excroissance polypeuse de la grosseur d'une tête d'épingle ; du rétrécissement nulle part. Dans un quatrième cas, il a noté l'absence de lésion dans les conduits lacrymaux, l'épaississement considérable de la muqueuse et l'obstruction du canal nasal au niveau de son embouchure dans le méat. Enfin, dans un dernier fait de dacryocystite avec fistule, il existait des deux côtés un gonflement de la muqueuse, qui obstruait presque entièrement le sac et le canal nasal.

Berlin[2], sur sept examens, trouva invariablement la muqueuse du sac rouge, tapissée d'excroissances polypoïdes et l'épithélium absent par places. Ollivier[3], disséquant une double tumeur lacrymale ancienne, rencontra la paroi épaissie et l'ouverture supérieure du canal obstruée par un diaphragme membraneux. Enfin, Monoyer[4] à propos d'une pièce, insiste sur la coloration rouge de la muqueuse qui, dans un autre cas, était ardoisée et considérablement épaissie.

A l'examen de sacs extirpés pour des mucocèles ou des inflammations chroniques avec fistule, nous avons toujours rencontré des parois épaissies, lisses ou tomenteuses suivant le degré de la phlogose, en même temps qu'une infiltration leucocytique du stroma. L'épithélium manquait souvent par places, alors qu'ailleurs il constituait des sillons, où les cellules en voie de transformation muqueuse simulaient des glandes tubuleuses. La figure ci-contre de notre collection donne une idée des particularités qui précèdent.

Le trachome peut affecter primitivement le sac et les canalicules, mais le plus souvent il survient dans le cours de l'ophtalmie granuleuse. Moauro a pu examiner la paroi dans deux cas. Dans le

1. Béraud, *Arch. gén. de Méd.* et *Arch. d'Ophtalmologie*, 1855.
2. Berlin, *Klin. Mbl.*, 1868.
3. Ollivier, *Union méd. de la Seine-Inf.*, Rouen, 1873.
4. Monoyer, *Arch. gén. de Méd.*, 1873.

premier, le sac était rempli de mucus filant pourvu de rares microcoques ; l'épithélium, en grande partie conservé, tapissait le stroma
infiltré de cellules endothéliales et de leucocytes ; mêmes lésions de
la muqueuse du sac chez un autre malade atteint de vieux trachome.

Cirincione, à l'examen des canalicules provenant d'une ophtalmie

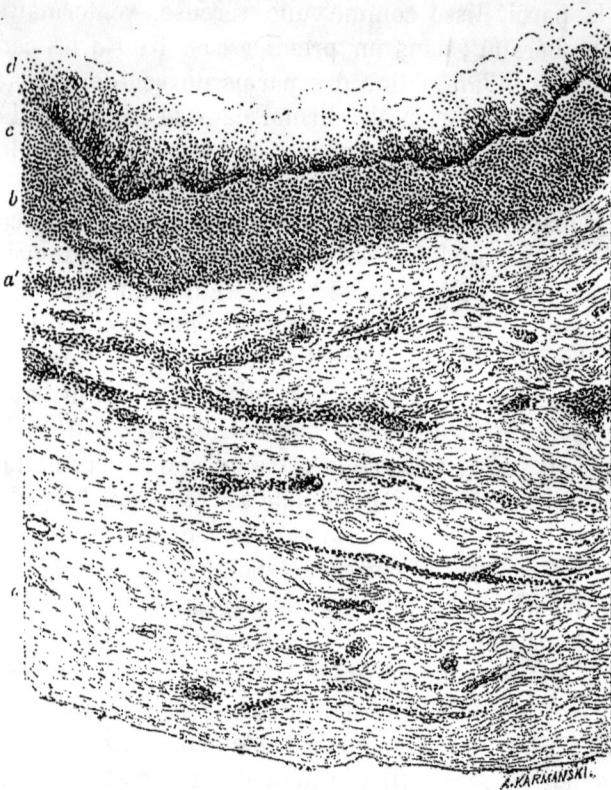

Fig. 270. — Fragment de la paroi du sac lacrymal atteint de mucocèle.
aa', couche fibro-conjonctive très épaissie du sac, pourvue de vaisseaux capillaires plus prononcés à la
surface. — *b*, forte infiltration du tissu lymphoïde de la muqueuse augmentée d'épaisseur. — *c*, couche basale vue en clair. — *d*, papilles hypertrophiées baignant dans le mucus qui remplissait le sac
et rendu grenu sous l'action des réactifs.

granuleuse invétérée, trouva des nodules formés au centre de tissu
lymphoïde, plus en dehors de cellules rondes superposées et à la
périphérie de tissu connectif. Les nodules étaient pourvus de réseaux
sanguins et lymphatiques, et l'épithélium contenait des cryptes par
dégénérescence hyaline de la couche germinative. Se fondant sur ces
altérations, l'auteur pense qu'on ne saurait plus mettre en doute
l'envahissement des canalicules dans le cours de l'ophtalmie granuleuse, sauf qu'ici les granulations restent discrètes. Sur cinq autopsies,
Moauro a pu vérifier la justesse de son assertion.

Les lésions osseuses sont, avons-nous dit plus haut, rarement primitives, sauf chez les syphilitiques et les tuberculeux; à quoi l'on peut ajouter certaines dacryocystites fistuleuses invétérées accompagnées de fausses routes par cathétérisme et les fractures du canal nasal avec cal exubérant.

A. Sichel[1] a décrit des exostoses et des périostoses qui, le plus souvent, occupent l'orifice supérieur du canal nasal. Demours[2] avait signalé une petite exostose placée au devant du sac, et Tavignot[3] des hyperostoses syphilitiques ayant pour point de départ l'apophyse montante du maxillaire supérieur. Lagneau[4], ayant recueilli 10 observations, envisage la plupart des exostoses prélacrymales comme dérivant de la syphilis *tardive*. Sept fois à côté des exostoses et des nécroses, principalement de l'apophyse montante, il y avait perforation du palais. Bourgeois[5] et Zeisl[6] sont du même avis.

Lancereaux et Alexander[7] admettent une dacryocystite syphilitique précoce dérivant de la propagation des éruptions spécifiques de la pituitaire, jusque dans le canal nasal et le sac. Outre que les preuves anatomiques de cette propagation manquent, il est permis de penser que de vraies gommes peuvent évoluer sur le trajet du canal nasal aussi bien qu'ailleurs, à la période précoce de la syphilis.

Pour terminer ce qui a trait à l'origine osseuse de la dacryocystite, nous rappellerons l'opinion de Cusco et Abadie[8] d'après laquelle la périostite par carie dentaire, se propageant dans le canal nasal, deviendrait une cause fréquente de blennorrhée du sac. Il y a lieu de faire observer, toutefois, que les deux affections peuvent évoluer parallèlement sous l'influence d'un état commun, la *scrofule*.

La *dacryocystite congénitale*, grâce à sa curabilité habituelle, n'a pu encore être examinée anatomiquement. Presque toujours *simple*, elle ne s'accompagne qu'exceptionnellement de fistule, comme dans les observations de Scarpa, J. Behr, A. Bérard, Caron de Villards, Rider[9] et Schreiber[10].

Peu de temps après la naissance, on aperçoit du pus accumulé au niveau du grand angle, sans inflammation de la conjonctive ni sécrétion nasale. En pressant sur le sac qui n'est pas saillant on fait

1. Sichel, *Ann. d'ocul.*, 1868.
2. Demours, *Précis des maladies des yeux*, Paris, 1821.
3. Tavignot, *Journ. des connais. méd.-chir.*, 1848.
4. Lagneau, *Arch. gén. de Méd.*, p. 536, 1857.
5. Bourgeois, *Presse méd. Belge*, 1863.
6. Zeisl, *Constitutionnel Syphil.*, Erlangen, 1864.
7. Alexander, *Syphilis u. Auge*, p. 34, 1888.
8. Abadie, *Journ. d'ophtalmologie*, 1872.
9. Rider, *Arch. of Opht.*, New-York, XIII, p. 263, 1884.
10. Schreiber, *Jahresb. f. Opht.*, p. 481, 1885.

sourdre par les points lacrymaux du muco-pus, et si l'on comprime de haut en bas on parvient souvent à vider le contenu dans le nez.

Abandonnée à elle-même, cette blennorrhée disparaît après quelques jours, ou bien persiste et réclame un traitement. Le moyen le plus simple consiste à évacuer le sac à plusieurs reprises et aussi long-temps qu'il le faut, ainsi que le conseillent Peters[1], Lange[2] et Heddœus[3]. Coppez[4] relate une observation où la tumeur disparut complètement sitôt que la nourrice eut pratiqué la succion du nez de l'enfant; ce moyen mécanique mérite également d'être essayé. Les instillations de nitrate d'argent au centième nous ont bien réussi: Trousseau[5] se borne aux antiseptiques et s'adresse surtout aux affections nasales, qu'il envisage comme le point de départ de l'inflammation du sac. Tel est également l'avis de Coppez, lequel s'inscrit contre l'ouverture de la poche et les sondages; tandis que Chevallereau[6] et Weiss[7] disent s'être bien trouvés du cathétérisme. Ce dernier, sans sectionner le canalicule, introduit un stylet conique ne dépassant pas le numéro 1 des sondes Bowman; trois à quatre séances lui suffisent.

La plupart de ceux qui se sont occupés de cette forme incriminent l'imperméabilité temporaire du canal nasal, dont l'évolution se trouverait en retard. D'après Michel, le travail de résorption procède de haut en bas, de sorte que le défaut de canalisation existe dans l'embouchure du méat inférieur. Vlacovich[8], sur dix-neuf cadavres de nouveau-nés, a trouvé quatre fois le canal clos en ce point; il est à présumer que, peu de temps après la naissance, l'obstacle disparaît de lui-même, d'où la fréquence des guérisons spontanées.

Partant de là, Heddœus propose comme traitement rationnel le cathétérisme rétrograde, au moyen de la sonde coudée de Gensoul. Il ajoute avec Weiss, que si la blennorrhée infantile du sac passe pour peu commune, c'est que les cas légers guérissent d'eux-mêmes.

On a incriminé comme cause la syphilis congénitale. Tel est l'avis de Terson[9], Wicherkiewicz[10] et en partie de Weiss. Ce dernier cite l'observation d'un enfant ayant guéri après quatre sondages et chez lequel, à l'âge de six ans, il survint de la kératite parenchymateuse.

1. Peters, *Klin. Mbl.*, 1892, p. 565, et *Klin. Mbl.*, 1891.
2. Lange, *Ibid.*, 1892, p. 504.
3. Heddœus, *Ibid.*, 1892, p. 81.
4. Coppez, *Soc. fr. d'opht.*, 1891, p. 25.
5. Trousseau, *Société franç. d'opht.*, 1891, p. 16.
6. Chevallereau, *Ibid.*, p. 24.
7. Weiss, *Klin. Mbl.*, 1892, p. 238.
8. Vlacovich, *Deutsch. Beitr. f. Augenh.*, 1892, p. 10.
9. Terson de Toulouse, *Soc. fr. d'opht.*, 1891, p. 5
10. Wicherkiewicz, *Ibid.*, p. 24.

Le fait de Wicherkiewicz est relatif à une fillette de quatre ans, qui au bout d'un traitement local sans résultat eut de la kératite parenchymateuse. Une cure spécifique amena la guérison de la kératite et du catarrhe lacrymal. Pour établir définitivement ce point de pathogénie, un plus grand nombre de faits serait nécessaire.

L'*étiologie* de la dacryocystite en général mériterait des statistiques complètes, donnant des détails à propos de chaque malade. La seule qui jusqu'ici remplit ces conditions est celle de Foucher de Montréal[1], portant sur 183 cas. On y voit que le sexe féminin y est deux fois plus exposé et que la plupart des malades sont des adultes; font exception six enfants au-dessous de quatre ans et sept individus ayant dépassé la soixantaine. La variole se retrouve 41 fois pour 100; mais, dans le tiers des cas seulement, la dacryocystite a coïncidé avec l'affection ou est survenue peu de temps après. La rhinite hypertrophique existait 13 fois, celle atrophique avec ou sans pharyngite sèche 33, les dents d'Hutchinson 14, la carie dentaire 24, l'ophtalmie catarrho-purulente 9, la syphilis acquise 16, celle héréditaire 2; enfin la suppuration du sinus maxillaire, 3 fois.

On voit qu'à part la variole, heureusement rare chez nous, puisque Badal[2] ne la signale que 4 fois sur 100, toutes les autres causes se rattachent plus ou moins à la scrofule, puis à la syphilis. Ce qui mérite également d'être noté, c'est la grande fréquence des pharyngorhinites sous leurs deux formes, *hypertrophique* et *atrophiante*. Ainsi que Terson de Toulouse, nous avons souvent observé des dacryocystites dépendant d'états ozéneux. Nous ne nions pas qu'une phlegmasie oculaire ne puisse se propager jusque dans le sac: mais le fait est exceptionnel. Une nouvelle preuve de l'influence de l'état général lymphatique est la prédominance marquée de l'affection chez la femme.

Beaucoup d'auteurs ont insisté sur la configuration particulière de la face, caractérisée par l'aplatissement du nez et l'écartement des pommettes, créant une prédisposition par suite de l'étroitesse du canal nasal. On oublie que cette conformation du nez résulte souvent d'états ozéneux propres aux strumeux et aux syphilitiques.

A l'appui du rôle de l'hérédité, Nieden[3], sur 95 sujets, dont 59 femmes et 36 hommes, note dans la moitié des cas 26 dacryocystites bilatérales et 18 unilatérales, affectant les parents et les enfants.

Le type juif à nez busqué n'y échappe pas, ce qu'on a cherché encore à expliquer par l'étroitesse du canal nasal. La raison nous paraît être dans le tempérament lymphatique qui fait que les Israélites sont très sujets aux rhino-pharyngites et à l'ophtalmie granuleuse.

1. Foucher, *Assoc. Méd. du Canada*, sept. 1891.
2. Badal, *Gazette des hôpitaux*, n° 120, 1876.
3. Nieden, *Centralb. f. prakt. Augenh.*, oct. 1884.

Badal attribue un grand rôle aux vices de réfraction ; sur 165 dacryo-cystites, il trouve 87 amétropes, dont 40 entachés d'hypermétropie. Ce sont là des causes adjuvantes, et le principal facteur réside dans le mauvais état constitutionnel. D'après la statistique de Foucher, dans les familles canadiennes où sévit la dacryocystite la moitié des enfants succombent, alors que la mortalité normale est de 18 pour 1000. Pour ne pas fausser le résultat, il a eu soin d'éliminer les décès survenus au-dessus de quatre ans, imputables à des maladies acci-dentelles.

La liaison entre les affections du nez et celles des voies d'excrétion des larmes est aujourd'hui bien établie, grâce aux travaux de Fränkel[1], Morel-Mackenzie, Bressgen[2], Ziem[3], Hapmann[4] et Nieden[5]. Il est plus que probable que le catarrhe sec et l'ozène envahissent la muqueuse du canal nasal, dont ils provoquent la sténose et jusqu'à l'oblitéra-tion. Les choses se passent comme pour l'obstruction de la trompe d'Eustache si commune dans les pharyngo-rhinites de longue durée ; à cela s'ajoute un autre élément, l'altération du secretum muqueux devenu dense et croûteux, ce qui, d'après Fränkel, tient au grand nombre des cellules épithéliales desquamées et au peu de liquide constitutif. Bressgen va jusqu'à prétendre que tout larmoiement per-sistant dérive des affections nasales et que le traitement revient au rhinologue plus qu'à l'ophtalmologiste, assertion pour le moins con-testable. Dans une publication ultérieure, l'auteur ne craint pas d'ac-cuser les oculistes de provoquer des rétrécissements par les sondages répétés, et comme Ziem et Hapmann il rattache l'asymétrie unilatérale de la face, aboutissant à la réduction des diamètres de l'orbite et du canal nasal, à la rhinite chronique.

Pour Nieden, la moitié des larmoiements tient à l'inflammation des canalicules, du sac et de son orifice de communication avec le canal nasal, alors que l'autre moitié dérive des rétrécissements ou du gon-flement inflammatoire de la muqueuse, au niveau de l'embouchure du canal nasal dans le méat. Plus la coarctation siège bas, et moins la dilatation du sac est prononcée.

L'anatomie pathologique, d'accord avec la clinique, démontre qu'au début et pendant une période fort longue, la dacryocystite tient au gon-flement de la muqueuse et à l'épaississement de son secretum.

A chaque nouvelle infection ce dernier devient purulent, en même

---

1. Fränkel, *In Ziemssen Handb. d. Spec. Path. u. Thérap.*, IV, p. 27.
2. Bressgen, *Traité des mal. du naso-pharynx et du larynx*, 1881-1884, et *Deutsche Med. Wöch.*, p. 14, 1885.
3. Ziem, *Monatsschr.*, n° 2, 3, 4, 1885.
4. Hapmann, *Assoc. gén. de Med. à Cologne*, 21 avril 1885.
5. Nieden, *Arch. f. Augenh.*, XVI, p. 387, 1886.

temps que la fistule lacrymale et les coarctations sur les points les plus étroits du canal s'établissent. Les cathétérismes forcés, sans créer de toute pièce les rétrécissements fibreux, concourent certainement à les aggraver. Ce qui domine en somme dans la pathogénie de la dacryocystite, c'est le rétrécissement inflammatoire du canal nasal.

Lorsque toutes les issues s'oblitèrent, le sac s'ectasie et constitue la mucocèle. Contrairement à ce qu'on aurait pensé *a priori* les parois s'épaississent par suite de l'infiltration inflammatoire du tissu conjonctif environnant ; processus rappelant celui des poches anévrysmales et des hydarthroses chroniques. Le contenu muqueux contient des détritus épithéliaux, des leucocytes, du sang plus ou moins noirâtre et décomposé, parfois même des paillettes de cholestérine ; éléments qui pour la plupart témoignent d'hémorrhagies survenues dans la poche.

Tout ce qui ne rentre pas directement dans cette pathogénie, applicable à la majorité des cas, revient aux lésions osseuses par tubercules, gommes syphilitiques, tumeurs immigrées et fractures suivies de cal exubérant.

Traitement. — Il serait oiseux de refaire l'historique des méthodes et des procédés sans nombre qui depuis l'antiquité encombrent les traités d'ophtalmologie.

Trois idées maîtresses ont prévalu :

1° Modifier la vitalité des parties constituantes de l'appareil lacrymal par le feu ou les topiques ; c'est là la conception la plus ancienne.

2° Rétablir la perméabilité des voies d'excrétion en empruntant à l'uréthro-thérapie toutes les méthodes dont elle dispose.

3° S'attaquer au point de départ des lésions, la conjonctive pour Scarpa, la muqueuse des fosses nasales pour les rhinologues et beaucoup d'ophtalmologistes modernes ; sans négliger les moyens mécaniques et au besoin l'ablation de la glande lacrymale.

Si l'on songe que l'affection n'est jamais une et qu'elle diffère même dans ses diverses périodes, on conçoit que l'uniformité dans le traitement n'est guère de mise et qu'il faut être éclectique. C'est pour n'avoir pas bien compris cette vérité fondamentale qu'à des périodes d'engoûment irréfléchi en ont succédé de découragement.

Étant donné qu'au début la dacryocystite réside dans une inflammation sourde, le plus souvent propagée des fosses nasales, le traitement rationnel comporte l'usage persévérant des moyens qu'enseigne la rhinologie moderne.

La dilatation douce et progressive des canaux ne doit pas être négligée ; on se servira des sondes en argent de Bowman du modèle ci-contre, dont le volume sera en rapport avec le degré du rétrécissement et qui ne doivent pas être laissées en place plus d'un quart d'heure.

Le canalicule lacrymal étant préalablement fendu en long, on introduit le stylet horizontalement, de façon à pénétrer dans le sac. On s'arrête sitôt qu'on touche la paroi interne qui correspond à l'unguis, pour redresser le cathéter jusqu'à la verticale, sans trop appuyer, de peur de perforer l'os ou de décoller la muqueuse.

Comme la saillie de l'arcade sourcilière empêche de suivre l'axe du canal nasal dirigé en bas, en dehors et en *arrière*, il faut imprimer au stylet une courbure assez prononcée à concavité antérieure. Poussant la tige métallique tout doucement dans la direction indiquée,

Fig. 271. — Sonde de Bowman.

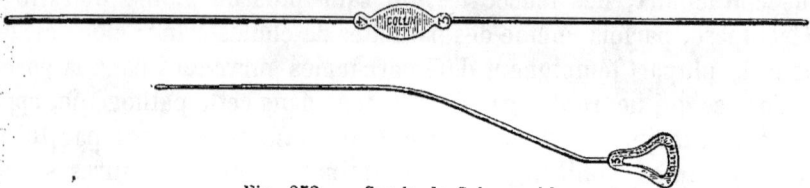

Fig. 272. — Sonde de Galezowski.

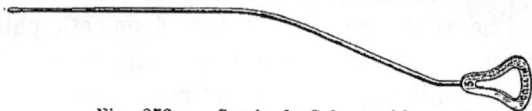

on franchit la légère résistance qu'oppose l'orifice de communication du sac avec le canal nasal, et l'on parvient au méat où ce dernier débouche.

Le cathétérisme exécuté de la sorte provoque peu de douleur et n'est suivi d'aucun saignement. On le rend moins pénible au malade en instillant au préalable dans le grand angle quelques gouttes de collyre de cocaïne à 5 pour 100.

Le moment délicat consiste dans le passage du stylet du sac dans le canal nasal, point souvent rétréci et qui offre immédiatement au-dessus et en avant une sorte de cul-de-sac, sur lequel Arlt a appelé l'attention. Pour franchir l'orifice sans déchirure, il faut procéder en tâtonnant, reculer et avancer doucement, comme cela se pratique lorsque la sonde doit passer de la portion bulbeuse à celle membraneuse de l'urèthre. Alors aussi il faut se rappeler que l'axe du canal nasal prolongé coupe en *haut* la tête du sourcil à 2 centimètres en dehors de la ligne médiane du front, et aboutit en *bas* entre la première et la seconde molaire ; on pousse l'instrument dans cette direction oblique en suivant autant que possible la paroi postérieure du canal.

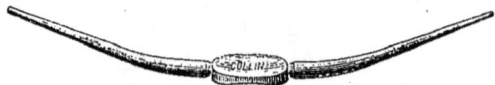

Fig. 273. — Stylet de Weber.

Dans les cas de rétrécissement fibreux prononcé, cette méthode ne saurait suffire, et l'on doit recourir à la *stricturotomie* de Stilling[1],

1. Stilling, *Ueber d. Heilung d. Verenger Thränenwege Mittelst. der Inneren*, Kassel, 1868.

qui a le grand avantage de permettre d'emblée l'introduction d'un gros stylet (fig. 273) au profit de la durée du traitement.

Après avoir fendu le conduit lacrymal jusque dans le sac et s'être rendu compte de l'existence et du siège de la coarctation, en introduisant le stylet n° 1 Bowman, Stilling plonge jusque dans le nez un petit couteau triangulaire dont il dirige le tranchant en avant. Non content de ce premier débridement, il tourne la lame et pratique trois ou quatre sections longitudinales dans différents sens. Il s'ensuit une hémorrhagie abondante, et ordinairement la paupière inférieure se gonfle et s'infiltre de sang. Cela ne doit pas étonner, puisque, pour être effectives, les incisions intéressent non seulement la muqueuse mais le tissu caverneux sous-jacent.

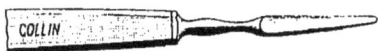

Fig. 274. — Couteau de Stilling.

Cette méthode compte des partisans et des détracteurs. Il en est qui l'ont modifiée, et nous sommes du nombre, en ce sens que, contrairement à Stilling, le cathétérisme ultérieur nous paraît nécessaire. C'est même là le principal avantage, puisque sitôt après l'incision il est possible d'introduire le stylet n° 6 et d'obtenir la guérison après quelques séances. Nous étant servi un très grand nombre de fois de ce procédé mixte, nous pouvons affirmer qu'il réussit souvent, là où le cathétérisme simple et progressif échoue. Nous nous séparons de Stilling lorsqu'il soutient que les résultats sont toujours favorables et qu'on n'a jamais à craindre de récidives.

Comme complément du cathétérisme, on ajoute des lavages antiseptiques et modificateurs au moyen de la seringue d'Anel. Les solutions qui réussissent le mieux sont celles de sublimé au millième, d'acide phénique à 2 pour 100 et de nitrate d'argent au centième. Elles ont pour avantage de désinfecter non seulement le canal lacrymo-nasal, mais le méat inférieur et la conjonctive par reflux du liquide.

Une bonne pratique, en cas de sécrétion muqueuse abondante, consiste à vider fréquemment le sac par la pression digitale et à faire le *massage*, comme le conseillent Grandelément, Javal et Coppez. Maréchal propose, en plus, l'aspiration énergique et simultanée par les deux narines, ce qu'on obtient lorsqu'après une forte expiration on se bouche le nez et qu'on inspire fortement. Cette manœuvre, répétée souvent après des gargarismes nasaux antiseptiques et le massage du sac lacrymal, aurait fourni des améliorations nombreuses et stables.

Il ne faut pas davantage négliger l'état constitutionnel, la scrofule pour le grand nombre, la syphilis chez d'autres. La science possède des observations où, le traitement local ayant échoué, la guérison a été obtenue uniquement par les moyens généraux.

Lors de dégâts profonds du sac, avec ou sans fistule et dénudation

dès os, le débridement sur toute la hauteur y compris le tendon de l'orbiculaire et l'application du thermocautère, constituent la pratique par excellence. Depuis vingt ans que nous l'avons adoptée, elle nous a rendu les plus grands services. Mais, pour qu'il en soit ainsi, il faut que le petit cautère, déjà connu de Paul d'Égine, ait le volume et la forme de celui dont nous donnons ci-contre la figure. Chauffé au rouge sombre, on le porte sur tous les points du sac, aussi bien du côté de l'orifice des canalicules que du canal nasal. Contrairement à ce qu'on pense, ce moyen est purement cathétérique et nullement destructif. La cautérisation ter-
minée, on bourre le sac avec
une tente iodoformée qu'on
laisse en place de deux à
trois jours en plus, après quoi
on lave antiseptiquement le
fond et l'on applique chaque
jour une mèche enduite de

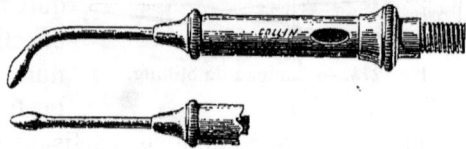

Fig. 275. — Pointes olivaires droite et courbe
du thermocautère.

pommade au bioxyde de mercure. La suppuration ne tarde pas à se tarir, et au bout de deux à trois semaines le sac se referme, ne sécrète plus, et le larmoiement disparaît ou se réduit dans une très grande proportion. Pour le tarir, on fend le canalicule inférieur, dont la perméabilité importe le plus, et l'on passe un certain nombre de fois le stylet Bowman n° 2 ou 3. S'il y a fistule, elle s'oblitère, et quant au reproche de laisser une cicatrice apparente, il n'est nullement fondé. Au point de vue des résultats, nous pouvons affirmer qu'ils sont excellents.

Un procédé nouveau qui tente de rivaliser avec la cautérisation ignée est le *curettage*, que Mandelstamm[1] a le premier mis en usage pour détruire les fongosités du sac.

Tartuferi[2] l'exécute comme il suit :

Après avoir fendu le canalicule lacrymal supérieur et pratiqué la section sous-cutanée du ligament palpébral interne, il introduit dans le sac une petite curette analogue à celle de Daviel, à bords tranchants et terminée par une olive. L'hémorrhagie qui résulte du grattage est abondante, et pour y parer il pousse des injections au sublimé; les jours suivants il fait un certain nombre de cathétérismes. Le résultat est prompt et la sécrétion se tarit complètement dans l'espace de dix jours.

Despagnet[3] ouvre le sac par une large incision externe, et, en cas de mucocèle, ajoute l'excision d'une portion semi-lunaire. Après avoir

1. MANDELSTAMM, *Centralb. f. prak. Augenh.*, 1879, p. 178.
2. TARTUFERI, *Centralb. f. prak. Augenh.*, 1883 et 1885, p. 143.
3. DESPAGNET, *Soc. fr. d'opht.*, 1891, p. 39.

injecté du sublimé à $\frac{1}{1000}$, il racle les parois avec une petite curette demi-mousse, et s'il existe des végétations saillantes, il les retranche d'un coup de ciseaux. Comme l'hémorrhagie est abondante, il fait de nouveaux lavages, puis touche la muqueuse avec une boulette de coton trempée dans un mélange de sublimé et de glycérine à $\frac{1}{200}$, dont il se déclare plus satisfait que de la solution d'acide phénique à $\frac{1}{50}$. Les lavages et les attouchements sont répétés pendant les huit à dix jours que la plaie met à se fermer. A ce moment, on continue les lavages à travers les points lacrymaux.

Par ce procédé l'auteur dit avoir obtenu chez trois femmes atteintes de dacryocystite remontant à cinq, sept et dix années, une guérison radicale, alors que les sondes et les injections n'avaient donné aucun résultat.

De Wecker[1] procède comme Tartuferi, avec cette différence qu'au lieu d'inciser le ligament palpébral interne seul, il pratique de dedans en dehors une ouverture de 1 à 1 $\frac{1}{2}$ centimètre, par où il introduit une cuillère tranchante ayant la même forme que celle à chalazion, mais de dimension double. Après lavage au sublimé, il suture la plaie et enlève les deux ou trois points quelques jours après. Terson[2] de Toulouse se sert d'une fine curette fenêtrée qu'il introduit par le canalicule débridé.

Guaita[3], qui en 1887 était partisan de la cautérisation ignée, a adopté depuis une méthode, suivant lui plus rapide, où il combine le curettage à l'introduction dans le canal nasal, préalablement stricturotomisé, d'une canule d'os décalcifié empruntée à la patte de la grenouille. Le volume de cette canule ne doit pas dépasser 2 à 3 millimètres; une fois en place, il applique deux ou trois points de suture sur le sac. et la durée du traitement est en moyenne de six à neuf jours. Si des phénomènes inflammatoires surviennent, il ouvre la plaie, lave la cavité au sublimé et désobstrue la canule. Dans les cas de dacryocystite phlegmoneuse, il incise le sac, procède au curettage, et ce n'est qu'au bout de trois à quatre jours qu'il pratique la stricturotomie et introduit la canule. N'ayant pas suivi ses malades plus de cinq mois, il ne saurait dire si la guérison a été définitive et si le canal a recouvré sa perméabilité.

Pour juger le curettage, une plus grande expérience serait nécessaire; tandis que la cautérisation ignée a fait ses preuves, non seulement dans l'antiquité, mais plus près de nous à l'époque où elle a eu pour défenseurs Nannoni, Sperino et Manfredi en Italie, Desmarres père et d'autres en France.

---

1. De Wecker, *Arch. d'opht.*, 1891, p. 402.
2. Terson, de Toulouse. *Soc. fr. d'opht.*, 1891, p. 3.
3. Guaita, *Clin. Ocul. della regia univers. di Siena*, Pavie, 1891.

Chose en apparence singulière, là où toutes les méthodes (cathétérisme, topiques modificateurs et cautérisations) échouent le plus, c'est contre les simples larmoiements avec peu ou pas de distension du sac. Mêmes résultats négatifs lors d'obstruction totale des canalicules et du canal nasal, ce qui se conçoit sans peine.

Dans le dernier cas, on a proposé la création d'une nouvelle voie en perforant l'unguis ou en faisant communiquer le canal nasal avec l'antre d'Highmore; mais tous ces procédés sont peu efficaces, et le nouveau trajet se ferme quoi qu'on fasse.

Lors d'ectasie excessive du sac, de mucocèle ou de suppuration prolongée, Platner[1] pratiquait l'extirpation totale. Cette opération a été reprise par Berlin[2] et actuellement par un certain nombre d'ophtalmologistes, surtout en Allemagne, malgré l'avis contraire de Arlt[3], qui la jugeait d'une exécution difficile et exposant à une hémorrhagie abondante.

Schreiber[4], sur 96 extirpations, dont 76 chez la femme et 20 chez l'homme, classe les cas comme il suit : 38 dilatations simples, 8 catarrhes chroniques, 9 fistules sans phlegmon, 17 dacryocystites phlegmoneuses, 5 ectasies avec nécrose, 16 avec ulcères serpigineux de la cornée, 2 avec polypes du sac et 1 de blennorrhée congénitale chez un enfant de quatre ans. La guérison a été obtenue pour les dilatations simples en 4 et 8 jours, dans le phlegmon du sac en 11 jours, et dans la dacryocystite avec nécrose ou compliquée d'ulcère serpigineux en 18 jours. L'auteur affirme qu'au bout de quelques semaines le résultat cosmétique ne laisse rien à désirer, et qu'on n'a pas à craindre de complications post-opératoires. Disons toutefois que le duc Charles aurait eu, chez un de ses opérés, du phlegmon suivi d'atrophie optique.

Dans les quelques extirpations que nous avons pratiquées pour des mucocèles invétérées et des phlegmons chroniques fistuleux, les suites ont été simples et l'hémorrhagie peu abondante. Il en sera toujours ainsi en évitant de léser l'artère et la veine angulaires, ce qui est facile, et en s'entourant de tous les soins antiseptiques avant, pendant et après l'opération. Là où nous sommes d'accord avec Arlt, c'est au sujet de la difficulté que l'on éprouve dans la dissection du sac au niveau de la gouttière lacrymale, où il adhère fortement. On y parvient toutefois en se servant d'une petite rugine légèrement recourbée. On conçoit que dans les cas où le sac est transformé en kyste muco-

---

1. PLATNER, Leipzig, 1724.
2. BERLIN, Klin. Mbl., 1868, p. 267.
3. ARLT, Græfe et Sæmisch, III, p. 498.
4. SCHREIBER, Jahresb. Klin., VI, 1888.

purulent avec adjonction d'autres éléments pathologiques, sang extra-vasé, détritus épithéliaux, paillettes de cholestérine, polypes et con-crétions calcaires, l'extirpation constitue le mode de traitement le plus prompt et le seul efficace.

En présence d'un larmoiement incurable, l'ablation de la glande lacrymale est une ressource dont on aurait tort de se passer, surtout si l'on songe à la facilité et à l'innocuité de l'opération.

Le premier qui, de propos délibéré, s'est attaqué à la glande orbitaire contre le larmoiement est P. Bernard[1]. A la même époque Szokalski[2] eut l'idée de pratiquer la ligature des canaux excréteurs; mais il n'eut pas d'imitateurs.

Textor[3] rapporte que l'un des opérés de son père par la méthode de Bernard fut débarrassé de l'épiphora, ainsi qu'on put s'en assurer dix mois plus tard. Stoltenberg[4] et Lawrence[5] furent également des par-tisans de l'ablation, et le dernier auteur, s'appuyant sur ses propres observations et sur celles de Windsor[6] et Carter[7], affirme que la sup-pression de l'épiphora est la règle, alors même qu'on ne s'attache pas à enlever la totalité de la glande. Il a vu des enfants crier sans réussir à pleurer, l'œil restant parfaitement lubrifié comme à l'état normal.

De Wecker, en 1867, pratiqua la même opération avec succès. Talko[8], Mazzei[9], Abadie[10], Andrews[11], Meyer[12], Badal[13] ont eu égale-ment à s'en louer. Le dernier, dans un cas d'ectropion cicatriciel ayant fait l'extirpation de la portion orbitaire sans résultat, ajouta celle de la glande palpébrale par dissection de la paupière, ainsi que l'avait conseillé Bernard.

De leur côté Meyer et Debierre, ayant remarqué que parfois la glande lacrymale, probablement hypertrophiée, faisait saillie dans le cul-de-sac conjonctival, l'ont excisé et disent avoir obtenu ainsi des succès. Mais il faut arriver à la communication de Wecker pour voir l'abla-tion de la glande de Rosenmüller systématiquement préconisée. L'au-teur insiste sur la facilité de l'exécution et l'absence de tout délabre-

1. BERNARD, Cautérisation avec ablation de la glande lacrymale, Paris, in-8, 1845, p. 44.
2. SZOKALSKI, Ann. d'ocul., 1843.
3. TEXTOR, Journ. de Méd. et de chir., Angers, 1847.
4. STOLTENBERG, Inaug. Diss., Wurzburg, 1840.
5. LAWRENCE, Congrès opht. de Paris, 1867.
6. WINDSOR, Congrès opht. de Paris, 1867.
7. CARTER, Ibid.
8. TALKO, Klin. Mbl., 1872.
9. MAZZEI, Ann. di Ottalm, III, p. 111, 1873.
10. ABADIE, Gaz. hebd., 1878, n° 12.
11. ANDREWS, Brit. Med. Journ., 15 décembre 1885.
12. MEYER, Maladie des yeux, 3e édition.
13. BADAL, Arch. d'ophtalm., 1885, p. 386.

ment extérieur. Il fut suivi dans cette voie par Chibret, Truc et Guillou, élève de ce dernier. Terson de Toulouse s'en est également applaudi, et de notre côté nous avons employé cette méthode avec succès. Du reste, pour avoir une idée exacte, le mieux est de résumer les principaux résultats obtenus. Nous mettrons pour cela à contribution les données que notre chef de laboratoire Terson a exposées dans sa thèse.

De Wecker[1], dans une lettre qu'il lui adressait à ce sujet, résume comme il suit ses résultats personnels fondés sur cent cinquante opérations. Contre le larmoiement simple non compliqué d'affection du sac, il a obtenu 50 pour 100 de guérisons complètes, 40 pour 100 d'améliorations très notables et 10 pour 100 d'insuccès. Il attribue ces derniers à une exécution défectueuse de l'opération par indocilité de l'opéré ou un enfoncement prononcé de l'œil dans l'orbite. Dans les larmoiements avec dacryocystite, il n'a pas eu dans la majorité des cas à s'en louer, en ce sens que le larmoiement subsiste ou ne diminue que peu. C'est pourquoi il s'est fait une règle de ne soumettre les malades à cette opération qu'après avoir tenté le traitement de la dacryocystite. Au point de vue des résultats éloignés, il affirme qu'après un mois, le larmoiement ne se reproduit plus. Quatre fois seulement il a dû intervenir secondairement, deux fois pour extirper une partie qu'il crut avoir laissée pendant la première opération et deux fois pour cautériser la cicatrice. Ces reprises, auxquelles les malades se prêtent du reste de fort mauvaise grâce, ne l'ont pas satisfait; aussi conseille-t-il de s'efforcer, par une dissection soigneuse, d'enlever le tout en une seule séance.

Chibret[2] ayant répondu également à l'appel de Terson envisage l'opération comme indiquée dans les cas suivants : 1° larmoiement provoqué par l'imperméabilité des voies d'écoulement; 2° larmoiement persistant malgré la perméabilité de ces voies; 3° tumeur lacrymale ou fistule se reproduisant après la destruction du sac. Dans le cas où dès le 3e ou le 4e jour le larmoiement n'a pas diminué des trois quarts, il ouvre la cicatrice conjonctivale et cautérise la région de la glande avec un fin thermocautère. Comme seul accident de cette intervention il signale une diplopie ayant duré plusieurs semaines et une gêne douloureuse dans la région de la glande pendant deux mois. La moyenne des résultats a été la disparition des trois quarts du larmoiement, et cela d'une façon généralement durable. Exceptionnellement l'épiphora disparaît ou subsiste sans changement; par exception aussi il augmente ou diminue à la longue, alors qu'immédiatement après l'opération il y avait eu insuccès complet. Chez les malades où

1. De Wecker. In thèse Terson, 1892, Paris.
2. Chibret. In thèse Terson.

le résultat avait été parfait, l'émotion était impuissante à faire couler les larmes sur l'œil opéré, d'où l'auteur conclut que la glande palpébrale, plus que l'orbitaire, est susceptible de répondre aux excitations psychiques. Nous sommes porté à croire au contraire que l'ablation totale de la glande de Rosenmüller a pour effet d'obstruer les canaux de la portion orbitaire, plus importante par son volume. A l'appui de notre manière de voir, nous pourrions faire appel à l'expérience de Badal et Truc et à celle antérieure de Lawrence, d'après lesquelles l'ablation de la seule glande orbitaire rend l'œil inaccessible aux pleurs émotifs. Il est du reste des cas où l'extirpation simultanée des deux glandes n'a pas empêché le larmoiement, et la seule explication à donner réside dans l'hypersécrétion des glandes de Krause, peut-être d'une partie de celle palpébrale qui aurait échappé à l'extirpation.

Le procédé opératoire diffère nécessairement, suivant qu'on s'attaque à la portion palpébrale ou à celle orbitaire.

L'*extirpation de la glande palpébrale* s'exécute de la façon suivante:

Le malade étant chloroformisé, on renverse fortement la paupière supérieure, en ayant soin de placer profondément dans le pli et vers la commissure externe la plaque de corne, pendant qu'on saisit avec un petit crochet le bord libre ectropionné. On voit alors les lobules glandulaires faire saillie sous la conjonctive, et à l'aide du bistouri on incise la muqueuse horizontalement, de la commissure à l'union du tiers externe, avec tiers moyen du fornix. Cette incision permet à la glande de faire hernie sous la forme d'un petit pancréas. Avec une érigne coudée à angle aigu, dont nous nous servons toujours pour les dissections délicates, on harponne l'extrémité médiane qu'on détache à petits coups de ciseaux courbes, en ayant soin de ne pas intéresser les tissus environnants. Parvenu à la commissure externe, on continue la dissection, de façon à enlever le groupe glandulaire assez volumineux situé derrière le ligament palpébral externe et qui se prolonge même quelque peu vers la paupière inférieure. En procédant de la sorte, l'ablation est complète et l'on ne s'expose jamais à blesser le tendon du releveur, ce qui aurait l'inconvénient de déterminer du ptosis. Grâce à la pression exercée par la corne, l'hémorrhagie est à peine sensible, et en inspectant le terrain opératoire il devient facile de voir si l'on n'a pas négligé quelques lobules qu'on saisit isolément avec le crochet pour les exciser.

L'hémorrhagie post-opératoire est peu importante, et la simple compression sous le bandage occlusif suffit à l'arrêter. Si l'on a pris tous les soins antiseptiques, la réaction et le gonflement sont nuls ou à peu près, et c'est à peine si une légère ecchymose apparaît sur la peau. En supposant que la petite artère commissurale fournisse du sang en abondance, ce qui est exceptionnel, on applique pendant quelques minutes avant le pansement une pince hémostatique introduite sous la commissure externe.

Ainsi que Terson de Toulouse, nous avons vu une seule fois survenir de la conjonctivite catarrhoïde qui a persisté assez longtemps. Ce fait a donné lieu à bien des interprétations ; mais en somme il est rare, outre que dans notre cas l'examen bactériologique aurait démontré, d'après des renseignements fournis par un confrère, la présence de gonocoques. Ce qui nous a beaucoup frappé, c'est que, malgré l'injection vive de la conjonctive, à aucun moment la malade, atteinte pourtant de dacryocystite congénitale avec imperméabilité absolue du canal nasal, n'a versé de larmes. On peut donc dire qu'au point de vue du larmoiement, l'ablation de la glande de Rosenmüller a absolument rempli son but.

Ajoutons que chez aucun de nos malades il n'est survenu de sécheresse anormale de l'œil ; au contraire une très légère surabondance de larmes, n'allant pas jusqu'à l'épiphora et seulement par les temps froids, a été la règle.

En supposant que cette intervention reste sans effet, rien n'empêche de procéder ultérieurement à l'extirpation de la glande orbitaire. Nous ne saurions partager l'avis de ceux qui pratiquent dans la même séance l'ablation des deux glandes.

Ayant eu à notre disposition un certain nombre de glandes palpébrales, nous avons pu nous convaincre par l'examen histologique qu'elles ont la structure de celles normales. Il devient dès lors difficile de soutenir que dans les larmoiements abondants et prolongés, l'hypertrophie y entre pour quelque chose. Tout ce qu'on peut admettre, c'est l'exagération de la sécrétion par des réflexes ayant pour siège la conjonctive, la cornée et surtout le sac plus ou moins enflammé. La preuve en est dans la cessation de l'épiphora sitôt qu'on parvient à guérir la dacryocystite soit par le cathétérisme, soit en modifiant ou en enlevant le sac.

L'extirpation de la glande orbitaire est de date ancienne. Deux procédés ont été préconisés : celui d'Acrel, qui consiste à inciser directement sur la glande, et celui de Velpeau, qui s'exécute en prolongeant la commissure externe vers la tempe par une incision horizontale. Tous les opérateurs ont adopté le premier, comme donnant lieu à de moindres délabrements, avec ces différences que les uns incisent les parties molles jusqu'au périoste au-dessus du sourcil, les autres au niveau ou au-dessous. Nous pensons que le lieu d'élection est le bord inférieur du sourcil, qu'on a soin de relever quelque peu, afin que le couteau trouve un point d'appui sur le rebord orbitaire.

Se conformant à cette règle, on fait une incision semi-lunaire à concavité inférieure de 2 à 2 ½ centimètres de long, intéressant la peau, l'orbiculaire et le tissu cellulaire sous-jacent, à l'exclusion du périoste; puis on détache l'insertion du ligament suspenseur, ce qui permet à la glande de faire immédiatement hernie. Comme on n'a intéressé jusque-là aucun gros vaisseau, on n'est pas gêné par le sang. Saisissant la glande avec un crochet, on l'attire au dehors, pendant qu'avec des ciseaux légèrement courbes et mousses on sectionne les quelques brides fibreuses qui la retiennent. Une fois rendue libre, il suffit de l'exciser par le bas au point où elle se continue avec la glande palpébrale. Comme le bord antéro-interne du détroit qui les fait communiquer est constitué par le tendon du releveur, il faut avoir soin de ne pas l'intéresser. C'est à ce moment que la section de l'artère lacrymale contenue dans l'épaisseur de la glande provoque une petite hémorrhagie facile à arrêter par la compression digitale ou l'application temporaire d'une pince hémostatique. Après lavage antiseptique du foyer opératoire, on réunit par deux ou trois points de suture les lèvres de la plaie en y comprimant le ligament suspenseur, puis on applique un pansement sec, et au bout de 2 ou 3 jours on obtient la réunion immédiate, sans qu'il subsiste une trace apparente de l'opération. Il est inutile de dire qu'aucune suite mauvaise n'est à signaler, depuis surtout que par l'antisepsie on évite tout retentissement du côté du tissu cellulo-graisseux de l'orbite.

La fistule lacrymale qui complique si souvent la dacryocystite chronique et surtout celle phlegmoneuse à répétition, ne comporte généralement aucun traitement spécial. Elle se ferme spontanément une fois que la canalisation des larmes est obtenue ou qu'on a agi directement sur le sac.

Seules certaines petites fistules capillaires, laissant couler continuellement les larmes sur la joue, deviennent une gêne réelle. Mackenzie les considérait comme une terminaison favorable, et c'était également l'opinion de Desmarres qui voulait qu'on respectât le trajet fistuleux jouant le rôle de soupape de sûreté. Étant appelé à intervenir, il faut commencer par s'assurer de la perméabilité du canal, condition qui seule autorise à agir.

Si l'orifice de la fistule est entouré de bords calleux, on y applique la pointe fine du thermocautère ou bien on les excise obliquement en cupule de la peau vers la muqueuse, pour les réunir à l'aide d'un point de suture profond. Comme souvent les tissus sont épaissis et ne se prêtent pas à l'affrontement, on peut pratiquer autour une ou deux incisions libératrices. Cette sorte d'autoplastie par glissement est plus sûre et moins disgracieuse que celle consistant à emprunter un lambeau du voisinage.

CHAPITRE X

ANATOMIE DE L'ORBITE

L'orbite a la forme d'une pyramide quadrangulaire dont la base, dirigée en avant et quelque peu en dehors, constitue le *pourtour orbitaire*, et le sommet, tourné en arrière, correspond au *trou optique*. L'angle dièdre inféro-externe est occupé par la fente *sphéno-maxillaire* dans presque toute son étendue, sauf en avant; l'angle supéro-externe, par la fente *sphénoïdale*.

Des quatre parois, la *supérieure*, à peu près horizontale, est lisse et légèrement concave en bas. En avant et en dehors, on remarque la *fossette lacrymale*, où se loge la glande orbitaire de même nom; en avant et en dedans, une autre fossette, beaucoup plus petite, correspond à la poulie de réflexion du tendon du trochléateur. Très mince, surtout au centre et en avant, cette paroi se laisse facilement éroder par des tumeurs orbitaires, qui de là pénètrent dans le crâne. Avec l'âge, elle s'amincit par ostéoporose sur différents points, d'où il résulte des ouvertures où le périoste et la dure-mère arrivent en contact. En avant et en dedans, elle répond au sinus frontal, dont elle forme la paroi orbitaire; parfois, en ce point elle s'épaissit et devient éburnée, surtout lors de productions ostéophytiques du sinus. En arrière, au niveau de la petite aile du sphénoïde, le sinus se creuse assez souvent un prolongement en cul-de-sac, que tapisse la muqueuse; parfois aussi, au-dessus de la *fossette trochléaire*, on rencontre une épine osseuse sur laquelle s'insère le ligament annulaire de la poulie. Le plus ordinairement, cette petite apophyse est bilatérale et plus prononcée à droite qu'à gauche. Une seule suture sert à relier la petite aile du sphénoïde avec la portion horizontale du frontal. La synarthrose se dispose de telle sorte que le premier os recouvre le second en s'engrenant par de fines dentelures.

La paroi *interne*, de forme rectangulaire, légèrement convexe du côté de l'orbite, est à peu près parallèle au plan médian. Quatre os la constituent; ce sont d'arrière en avant : la face interne du corps du sphénoïde, l'os planum de l'ethmoïde, l'unguis et l'apophyse montante du maxillaire supérieur. La plus mince de toutes, 0^{mm},2 à 0^{mm},4, cette paroi gagne en épaisseur dans la portion sphénoïdale qui correspond au sinus du même nom. L'os planum recouvre les cellules ethmoïdales postérieures et antérieures, l'unguis complétant le système. On rencontre sur cette face trois sutures verticales reliant les quatre os, plus la gouttière *lacrymo-nasale* creusée aux dépens de l'apophyse montante du maxillaire. Cette gouttière, oblique de haut en bas, de dedans en dehors et d'avant en arrière, s'étend en haut jusqu'à l'apophyse orbitaire interne, alors qu'en bas elle se continue avec le canal nasal.

Deux sutures horizontales relient la paroi interne, d'un côté à l'os frontal, de l'autre au maxillaire supérieur et à l'apophyse du palatin. Au niveau de la suture supérieure, on trouve les deux trous ethmoïdaux qui communiquent avec les gouttières olfactives et livrent passage, le postérieur à l'artère ethmoïdale du même nom, l'antérieur à l'artère ethmoïdale antérieure et au filet ethmoïdal du nerf nasal.

La paroi *inférieure* ou *plancher*, de 0,50 à 1 millimètre d'épaisseur, est inclinée en dehors. De forme triangulaire à base tournée en avant, elle concourt à la formation de la fente orbitaire inférieure ou *sphéno-maxillaire*, et se continue avec la paroi externe dans son seul tiers antérieur. Elle est constituée par la face supérieure du maxillaire, l'apophyse de l'os malaire et celle orbitaire du palatin. Sur cette face, outre les deux sutures qui unissent les trois os, se trouve la *gouttière sous-orbitaire*, de 2 millimètres de large en moyenne, destinée au passage du nerf du même nom; après un parcours de 2 centimètres, elle se transforme en un canal, sorte de promontoire qui fait saillie dans la cavité du sinus maxillaire et aboutit finalement au trou *sous-orbitaire*. Cette paroi, dans toute son étendue, constitue la voûte du sinus maxillaire et offre près du canal lacrymal, immédiatement derrière le rebord de l'orbite, un léger aplatissement où s'insère le petit oblique; il n'est pas rare de voir la suture zygomato-maxillaire se prolonger jusqu'au bord de l'unguis. A l'état frais, la fente sphéno-maxillaire est fermée par un septum périostal étendu d'une lèvre à l'autre.

La paroi *externe* triangulaire mesure 1^{mm},50 à 2 millimètres d'épaisseur. Elle est formée par trois os : le frontal en haut, le malaire en bas et en avant, et la grande aile du sphénoïde en arrière, reliés entre eux par une suture en forme de T, dont la branche verticale s'incline en bas et en avant. Dans son ensemble, cette paroi, plus courte que les autres, est légèrement excavée. Près de la fente sphénoïdale, on aperçoit une proéminence sur laquelle s'insère le tendon du droit externe, et plus en arrière le *trou optique*. A l'extrémité antérieure de la fente sphénoïdale on rencontre le canal *zygomato-temporal*, destiné au passage du nerf du même nom, et plus en avant un ou deux trous de l'os malaire, par où sortent des ramuscules nerveux.

Les quatre parois s'épaississent en avant pour constituer un bord tranchant appelé *pourtour orbitaire*; seul, le tiers supéro-interne de celui-ci s'arrondit sans limites précises. A 25 millimètres de la ligne médiane, on rencontre en haut l'*échancrure* et le *trou* sus-orbitaires, livrant passage au nerf et aux vaisseaux de même nom. Souvent il existe plus en dedans un second orifice traversé par le nerf frontal interne. La lèvre externe de l'échancrure principale est habituellement surmontée d'une crête, qui constitue un excellent point de repère pour la recherche du nerf sur le vivant. La partie inférieure du rebord est formée par le maxillaire supérieur et l'os malaire. L'union de ces deux os correspond ordinairement au trou sous-orbitaire, où souvent une ligne suturale incomplète surplombe cet orifice. Le côté externe est le plus tranchant, ce qui explique la fréquence des sections nettes de la peau à la suite de chutes ou de coups portés au niveau de la queue du sourcil.

Le *canal optique* appartient tout entier au sphénoïde et a la forme d'un entonnoir élargi en avant, de 8 à 9 millimètres de long sur 6 de diamètre. Sa direction est oblique en arrière et en dedans, de telle sorte que son axe prolongé croise celui du côté opposé. Il livre passage au nerf optique en haut et à l'artère ophtalmique en bas. Dans sa partie inférieure et parfois externe, il est entouré par le diverticulum du sinus sphénoïdal indiqué plus haut. En ce point, sa paroi est très mince et même perforée chez certains individus, disposition importante qui explique la production de névrites à la suite d'inflammation du sinus. Même rapport de contiguïté du sinus dans la portion intra-crânienne du nerf. Quant au chiasma, il se trouve plus en arrière et séparé du sphénoïde par l'extrémité antérieure du corps pituitaire. C'est donc à tort qu'on a envisagé la gouttière transversale de cet os, allant d'un trou optique à l'autre, comme servant à loger le chiasma.

Les deux fentes, *sphénoïdale* en haut, *sphéno-maxillaire* en bas, convergent vers le trou optique, où elles forment une sorte de confluent situé immédiatement au-dessous.

La première, large en arrière, se rétrécit vers le côté temporal. Sa longueur est en moyenne de 22 millimètres, avec 1 ou 2 millimètres en moins pour celle du côté gauche. Fermée à l'état frais par une cloison périostale, elle fait communiquer l'orbite avec l'étage moyen de la base du crâne et donne passage au sinus de la veine ophtalmique en dedans, à la branche ophtalmique de Willis et aux nerfs moteurs de l'œil au milieu et en dehors. Les rameaux les plus externes sont l'abducens et le lacrymal.

La fente *sphéno-maxillaire* dans son quart interne se confond avec la fente ptérygo-maxillaire et dans le reste de son étendue avec la fosse temporale. Son extrémité antérieure est la plus large et distante du rebord orbitaire de 10 à 18 millimètres.

La base de l'orbite offre de grandes variations tant individuelles que de race. D'après Merkel, le diamètre horizontal aurait en moyenne $40^{mm},5$ et le vertical 35, avec $\frac{1}{2}$ millimètre de moins dans les deux sens chez la femme. L'axe antéro-postérieur est également variable. Pour Manhardt, il serait réduit chez les brachycéphales. Weiss[1], sur plusieurs centaines de crânes, a trouvé l'orbite plus aplatie chez les individus à vue longue que chez les myopes. Les premiers avec une profondeur supérieure en ont le pourtour plus ovale, plus petit et la capacité moindre. Très souvent, il existe une asymétrie sensible, et ordinairement l'œil gauche est plus rapproché de la ligne médiane. La distance des deux orbites par rapport au plan médian mesure 22 millimètres et, d'une suture zygomato-frontale à l'autre, 98 millimètres. Les deux axes prolongés forment un angle de 42 à 43° et avec l'horizontale un, ouvert en haut de 20°, au moins dans la race caucasique. L'indice orbitaire, autrement dit le rapport centésimal du diamètre vertical de la base de l'orbite à celui transversal, serait en moyenne pour Weiss de 94,3 chez les hypermétropes et les emmétropes, et de 93,1 chez les myopes. Schmidt-Rimpler de son côté a trouvé 94,4 pour les premiers et 94,5 pour les seconds. Ces deux auteurs sont d'accord pour admettre que l'indice présente de nombreuses variations et que les déductions de Stilling sur les rapports de la myopie et de l'hypermétropie avec la forme de l'orbite sont peu exactes. Pour Schmidt-Rimpler, les individus dont l'indice est supérieur à 85 sont des *hypsiconches*, ceux au-dessous des *chaméconches*. Ces deux variétés s'observent indifféremment chez les myopes et les hypermétropes.

Un mince périoste tapisse toute la cavité et se continue au niveau du canal optique avec la dure-mère et la gaine fibreuse du nerf, dans toute sa demi-circonférence supérieure, alors qu'en bas il subsiste une ouverture pour le passage de l'artère ophtalmique. L'adhérence du périoste orbitaire est faible, surtout à la paroi supérieure, et l'on conçoit que des collections purulentes ou hématiques puissent le décoller; mais à l'endroit des sutures, des fentes et du rebord, l'union devient plus intime.

Une particularité à noter est la présence de fibres musculaires

---

1. Weiss, *Klin. Mbl.*, 1888, p. 237, et Congrès de Heidelberg, 1889.

lisses dans le septum fibreux de la fente sphéno-maxillaire. Découvertes par H. Müller, ces fibres n'ont aucune importance chez l'homme, alors que chez les mammifères elles renforcent la cloison de séparation de l'orbite avec la fosse temporale.

Chez les nouveau-nés, la cavité orbitaire a la forme d'une ellipse à base supéro-externe et à sommet inféro-interne. Le canal optique est plus ovale transversalement et les deux fentes plus larges.

Vaisseaux de l'orbite. — De nombreux vaisseaux artériels et veineux traversent l'orbite pour se distribuer au globe, aux muscles et au tissu cellulo-graisseux. Les uns proviennent de la carotide interne par l'ophtalmique; les autres de la faciale et de la temporale, branches de terminaison de la carotide externe. Quant aux veines, celles postérieures plus importantes se jettent dans le sinus caverneux et de là dans la jugulaire interne, alors que les antérieures communiquent avec le système de la faciale, origine de la jugulaire externe.

La description des vaisseaux artériels et veineux antérieurs a été donnée à propos de l'anatomie des paupières, seules l'*artère ophtalmique* et les *deux veines* satellites méritent de nous occuper.

Artère ophtalmique. — A sa sortie du canal pétreux, la carotide interne forme une courbe terminale qui, avec la cérébrale antérieure, constitue une boutonnière traversée par la portion intracrânienne du nerf optique. Ce double rapport est important, en ce sens qu'une dilatation anévrysmatique aura pour effet de comprimer le nerf et d'en déterminer l'atrophie.

Du sommet de la courbure carotidienne qui touche le canal optique naît l'artère ophtalmique. Celle-ci se place au-dessous et quelque peu en dehors du nerf, pour pénétrer ensuite dans l'orbite, après avoir abandonné des ramuscules au périoste et à la gaine nerveuse; son diamètre est de 2 millimètres. Parvenue dans la cavité orbitaire, elle se porte en haut, croise le nerf, puis se résout en un grand nombre de rameaux dont les flexuosités sont en rapport avec la mobilité du globe et des muscles. La branche de terminaison principale se dirige en dedans, fournit les *ethmoïdales antérieures* et *postérieures*, puis gagne la partie supéro-externe du front, après s'être insinuée sous la portion réfléchie du tendon du grand oblique, et se termine par la *naso-frontale*.

Au moment où l'ophtalmique croise le nerf, elle fournit en dehors la *lacrymale*, en haut la *sus-orbitaire*, chemin faisant les *ciliaires longues* et *courtes*, l'*artère centrale* de la rétine et les *musculaires* Il est à noter qu'il n'existe aucun ordre précis dans la distribution de ces branches. Tantôt l'artère centrale vient du tronc même, tantôt d'un rameau collatéral; pour la lacrymale, on l'a vue naître de la méningée moyenne. Mêmes anomalies au sujet du tronc de l'ophtalmique qui parfois naît de la carotide interne par deux troncs et toujours d'un point plus ou moins éloigné par rapport au canal optique. Sa provenance de la méningée moyenne ou de la carotide interne constitue un fait anatomique exceptionnel.

Veines ophtalmiques. — La *supérieure*, née de l'angle supéro-interne de l'orbite, se porte obliquement en arrière et en dehors vers la fente sphénoïdale qu'elle traverse, pour déboucher dans le sinus caverneux; souvent elle est accompagnée d'une branche anastomotique moins volumineuse. Le plus ordinairement le tronc principal naît au confluent de l'angulaire, de la frontale et de la sus-orbitaire par deux racines sous la forme d'un Δ. Grêle en avant, elle croît progressivement en arrière, atteint ses plus grandes dimensions près du sommet de l'orbite et se rétrécit au niveau de son embouchure dans le sinus caverneux.

Les branches collatérales varient d'après les sujets et d'une orbite à l'autre. Les plus constantes sont les deux *ethmoïdales*, les *musculaires*, les *vorticineuses* et les *lacrymales*.

Les deux *veines ethmoïdales* proviennent du réseau contenu dans la muqueuse des cellules ethmoïdales, de la lame criblée et en partie des sinus frontaux et ethmoïdaux. Exceptionnellement, elles se déversent dans l'ophtalmique inférieure, soit directement, soit par les veines du sac lacrymal. Sesemann[1] les a vues se réunir en un tronc unique, allant déboucher isolément dans le sinus caverneux, mais cette disposition est rare.

Les *musculaires* sont multiples et très variables; tantôt elles se dirigent en avant et se déversent au sommet du Δ, tantôt elles aboutissent, après s'être anastomosées, à l'ophtalmique supérieure.

Les *vorticineuses*, à peine dégagées de la sclérotique, décrivent de grandes flexuosités irrégulières et reçoivent des ramuscules venant de la capsule de Ténon et de l'épisclère. Les deux supérieures se rendent dans l'ophtalmique de même nom soit directement, soit par l'intermédiaire de la lacrymale, d'une musculaire, ou de l'anastomose qui provient de l'ophtalmique inférieure.

Les *lacrymales*, au nombre de deux, émergent : l'une de la face supérieure, l'autre de la face inférieure de la glande. La première, appliquée contre l'os, reçoit une anastomose des veines de la fosse temporale par un ou deux rameaux perforants de la grande aile du sphénoïde; l'inférieure, plus longue, s'anastomose avec la sus-orbitaire ou la temporale, chemine entre les droits supérieur et externe, reçoit très souvent la vorticineuse supéro-externe et rejoint à angle aigu la première branche, pour se jeter dans l'ophtalmique supé-

1. SESEMANN. *Arch. f. physiol. und Anat.*, 1869, p. 154.

rieure près de sa pénétration dans la fente sphénoïdale. Sesemann dit qu'elle peut s'aboucher isolément dans le sinus caverneux ou dans la veine ophtalmo-méningée. D'après Festal[1], la veine centrale de la rétine se déverserait très rarement dans l'une ou l'autre veine ophtalmique ou dans le sinus caverneux. Le plus habituellement, elle contribue à former le réseau contenu dans le tissu cellulo-adipeux qui entoure le nerf optique et l'artère ophtalmique.

Veine ophtalmique inférieure. — Cette veine, décrite pour la première fois par Walther, occupe le plancher de l'orbite et s'étend de l'angle inféro-interne au trou optique. Des deux faces du petit oblique naît un réseau qui reçoit deux ou trois rameaux de la faciale, un du sac lacrymal et des fosses nasales, plusieurs veinules palpébrales et deux ou trois branches du tissu cellulaire du plancher. Toutes ces veines se réunissent pour constituer un tronc dans lequel affluent les vorticineuses inférieures, ainsi que des rameaux venus des muscles droits interne, externe et inférieur.

Deux branches anastomotiques, cheminant entre le globe et le droit interne, relient le système des deux veines ophtalmiques supérieure et inférieure.

Il existe également des anastomoses avec les veines péri-orbitaires. Les plus importantes sont celles avec la *faciale* au niveau de l'angulaire ; avec l'*ophtalmo-faciale* qui naît du réseau de la pituitaire, sort par le trou sphéno-palatin, arrive dans la fosse ptérygo-maxillaire, se porte en avant en longeant la fente sphéno-maxillaire et s'ouvre dans la faciale antérieure au-dessus de l'os malaire, après avoir reçu plusieurs rameaux de l'antre d'Highmore ; avec la *frontale* qui s'unit aux autres troncs collecteurs du grand angle et entre ainsi en communication avec l'ophtalmique supérieure ; avec les plexus *ptérygoïdien*, *temporal*, *massétérin* et même *pharyngien*. Trolard insiste sur une veine assez volumineuse qui, partie du sinus caverneux, traverse le trou ovale et se jette dans le plexus ptérygoïdien. Cette disposition est importante à noter et explique la double sinusite que nous avons observée à la suite d'amygdalite gangreneuse. Enfin, au sommet de l'orbite, on rencontre deux autres anastomoses avec le sinus *sphéno-pariétal* et la veine *ophtalmo-méningée*. Lorsque cette dernière se jette dans l'ophtalmique, elle est munie de valvules et, d'après Breschet, envoie quelquefois un rameau vers le plexus ptérygoïdien à travers le trou ovale.

Ce qui ressort de cette description, c'est le nombre considérable des voies dérivatives pour le système veineux de l'orbite. De là la possibilité de phlébite orbitaire et de sinusite, à la suite de foyers infec-

---

1. FESTAL, Thèse de Paris, 1887.

tieux ayant pour siège le territoire des veines fasciales antérieure et postérieure, de l'amygdale, du naso-pharynx, des fosses nasales, du canal lacrymo-nasal et même des sinus maxillaires, sphénoïdaux et frontaux.

Il est probable que les lymphatiques de l'orbite suivent le trajet des veines antérieures, pour aboutir, ainsi que ceux des paupières, aux ganglions pré-auriculaires, massétérins et sous-maxillaires.

CHAPITRE XI

INFLAMMATION DE L'ORBITE

Suivant que le processus débute par les os ou les parties molles, tissu cellulo-graisseux, veines de l'orbite et sinus de la dure-mère, on est en présence de divers types cliniques, désignés sous les noms d'ostéo-périostite, de phlegmon orbitaire, de phlébite, de thrombose des sinus et de ténonite. Nous les étudierons successivement.

I

OSTÉO-PÉRIOSTITE

De toutes les inflammations de l'orbite, l'ostéo-périostite passe pour commune et s'observe surtout dans l'enfance et la jeunesse, sauf pour celle syphilitique qui peut évoluer sur le tard.

D'après sa marche, on divise l'affection en *aiguë* et en *chronique*. La première aboutit à la suppuration et à la nécrose de l'os; la seconde, à la destruction lentement progressive du tissu osseux avec formation de fistules permanentes ou de nodus.

Ostéo-périostite aiguë ou *phlegmoneuse*. — Dans le sens moderne, la périostite pure sans participation de l'os ne saurait exister. En tant qu'enveloppe fibreuse, le périoste est en effet peu apte à s'enflammer, tout comme les autres tissus albugineux. Par contre l'os, pourvu de moelle et de nombreux vaisseaux dans les espaces trabéculaires, le long des canalicules de Havers et sous le périoste lui-même, s'enflamme presque aussi facilement que le tissu connectif dont il dérive et auquel il fait retour par résorption de ses éléments terreux, sitôt qu'on l'irrite.

Plus l'os est spongieux, c'est-à-dire riche en vaisseaux et en moelle, plus il est sujet à s'enflammer. C'est là le cas des épiphyses dans les os longs, des os plats et courts, et pour l'orbite, de son rebord, surtout au niveau de l'os malaire, du corps et des petites ailes du sphénoïde. Ce n'est pas à dire que les autres parties, lame papyracée de l'ethmoïde et unguis en dedans, portion horizontale du frontal en haut, maxillaire supérieur en bas, échappent à l'ostéite, mais ici le périoste et le blastème sous-jacent y prennent la plus large part. Le tissu osseux, privé de ses vaisseaux nourriciers, se nécrose souvent en masse et forme de larges séquestres flottant dans le pus.

L'ostéo-périostite phlegmoneuse suppose toujours l'action d'un agent infectieux; que celui-ci dérive d'un mauvais état constitutionnel, d'un traumatisme ou de l'inflammation des cavités avoisinantes, sinus frontal, sphénoïdal ou maxillaire, sac lacrymal, cellules ethmoïdales, et crâne.

On conçoit, d'après cela, combien il importe de rechercher le point de départ de la phlegmasie et de ne pas se contenter du diagnostic sommaire d'ostéo-périostite primitive. Une analyse clinique minutieuse permet de reconnaître qu'à l'exception d'un petit nombre de cas, où il s'agit de traumatisme, la plupart des ostéo-périostites orbitaires dépendent de foyers infectieux limitrophes ayant pour siège les fosses nasales et les sinus. Nous possédons des observations concernant des individus ozéneux, chez lesquels apparurent brusquement des abcès sous-périostaux de la paroi interne avec forte protrusion du globe, et dont la ponction fut suivie de l'issue d'une grande quantité de pus fétide, en même temps que de l'expulsion de l'unguis tout entier.

Le refroidissement brusque, si souvent invoqué, ne constitue qu'un élément accessoire, et nous en dirons autant de la plupart des contusions.

Les *symptômes* sont ceux d'un processus phlegmoneux limité à la partie correspondante de l'os malade, avec refoulement du globe du côté opposé. Les paupières et la conjonctive des culs-de-sac deviennent rouges et s'infiltrent de sérosité. Ultérieurement, il s'établit un orifice d'où s'écoule du pus crémeux et parfois fétide, surtout lorsqu'il y a communication de la poche avec les fosses nasales et leurs dépendances.

Au début, le malade est pris de frissons, de fièvre, de douleurs orbitaires et irradiées, avec prostration, insomnie et troubles gastriques. Ces symptômes s'amendent après l'évacuation spontanée ou chirurgicale de l'abcès. Des convulsions, du délire et la mort ne s'observent que lors de complications, telles que méningite de la base et thrombose des sinus. Nous avons déjà signalé la terminaison par nécrose de l'os, d'autant plus vaste que l'on tarde à ouvrir la collection.

Le diagnostic n'est difficile que pour la périostite aiguë à siège profond, simulant le phlegmon du tissu cellulaire de l'orbite. Mais en tenant compte du moindre degré d'exorbitis, qui est oblique et non direct, de la douleur vive provoquée par la pression digitale sur un point circonscrit, et des lésions antérieures du côté des fosses nasales ou des sinus, on parvient à établir la distinction. Cela n'offre du reste qu'une importance relative, attendu que le traitement reste le même dans les deux cas, à savoir, l'*ouverture hâtive*, sans jamais attendre la fluctuation, trop lente à apparaître. A ce prix seulement on évite la propagation du foyer dans les cavités voisines et les dangers qui en découlent, surtout lorsque l'abcès siège à la voûte.

Dans ce but, on plonge profondément le bistouri à travers la paupière préalablement tendue, en se rapprochant le plus possible de la paroi osseuse et en donnant à la lame une direction horizontale, pour ne pas léser le globe.

Afin de ménager les grosses branches artérielles qui rampent dans la cavité, nous avons l'habitude, après l'incision de la peau et du muscle orbiculaire, de remplacer le bistouri par la sonde cannelée, qu'on enfonce en dédolant jusqu'à la surface osseuse généralement dénudée. Le pus ne tarde pas à sourdre au dehors, et, pour en assurer l'écoulement, on place un drain qui sert en même temps aux lavages de la poche, pendant et après l'opération, jusqu'à ce que toute suppuration cesse.

S'il y a des séquestres ou un corps étranger, on les extrait à l'aide de pinces à dents. Pour accélérer le dégorgement des paupières et protéger l'œil exorbitique, on applique un pansement occlusif ouaté, qu'on renouvelle toutes les vingt-quatre heures. Chaque fois le drain sera retiré, lavé antiseptiquement, puis remis en place, ce qui est facile et non douloureux. Lors d'état ozéneux, on antiseptise rigoureusement les fosses nasales et le pharynx à l'aide de douches ou autres topiques appropriés, et, si les sinus osseux sont en cause, on se comporte comme il sera dit dans le chapitre qui leur sera consacré.

Ostéo-périostite chronique. — Cette forme est bien plus fréquente que celle phlegmoneuse. Elle dépend surtout d'états dyscrasiques généraux, particulièrement de la tuberculose et de la syphilis, et succède, plus souvent qu'on ne le croit, à l'empyème du sinus frontal, rarement à des inflammations chroniques du sac lacrymal. L'origine sinusique est tellement fréquente qu'à peu d'exceptions près, les prétendues périostites et caries du pourtour orbitaire supérieur rentrent dans l'histoire des inflammations du sinus frontal. Il en est autrement des caries et des fistules de l'os malaire, dérivant presque toujours de la tuberculose de cet os, ou des exostoses et périostoses du grand angle, consécutives aux gommes syphilitiques et à la strume nasolacrymale.

On n'a pas manqué d'accuser le refroidissement et les contusions, qui n'interviennent en réalité qu'autant qu'il s'agit d'individus diathésiques, ou sous le coup d'une infection. Il faut excepter cependant les traumatismes avec rétention de corps étrangers.

Dans la forme chronique, les accidents inflammatoires et douloureux sont peu accentués, se bornent à l'endroit lésé et ne retentissent qu'exceptionnellement au coussinet cellulo-graisseux de l'orbite, comme dans l'observation restée célèbre du général Radesky[1], et dans une autre du service de Velpeau dont nous avons été témoin. La lenteur du processus et l'exorbitis ont fait croire à des sarcomes de l'orbite, jusqu'au moment de l'évacuation spontanée du pus.

L'ostéo-périostite à marche lente expose à d'autres méprises. Celle syphilitique, par le petit volume de la masse, sa dureté, son indolence et son implantation solide à l'os, en a souvent imposé pour des exostoses, des fibromes ou des sarcomes naissants. De même en présence d'un noyau induré, peu douloureux, sans retentissement du côté des téguments, on ne se doute pas qu'il s'agit de tuberculose osseuse, sauf après ramollissement et fistulisation tardive du foyer.

Pour se tirer d'embarras, on tiendra compte de la fréquence de la tuberculose chez les enfants, de son siège presque exclusif à l'os malaire et des cicatrices enfoncées et adhérentes qui en résultent. La variété syphilitique se reconnaît, grâce aux commémoratifs et à la présence d'autres manifestations de même ordre. Les véritables exostoses ne provoquent aucune réaction, et occupent presque exclusivement la partie supéro-interne de l'orbite. Les fibromes et les chondromes sont rares; quant aux sarcomes, la rapidité de leur marche contraste suffisamment avec le décours lent de l'ostéo-périostite chronique, tant tuberculeuse que syphilitique.

Suivant les cas, le *traitement* sera général, local ou mixte.

Comme la scrofule et la syphilis tiennent une large place, il faut, pour peu qu'on en ait le moindre doute, instituer le traitement spécifique.

Toute induration péri-orbitaire ayant pour siège la voûte de l'orbite doit éveiller de prime abord l'idée d'une sinusite frontale; si le foyer occupe la paroi interne, on doit penser à des lésions nasales, ayant envahi l'ethmoïde et l'unguis. Ici le traitement topique prime le reste, et, après ouverture hâtive de l'abcès, c'est au sinus et aux fosses nasales qu'il faut s'attaquer.

Lors de tuberculose osseuse, le débridement de la poche sera accompagné de curettage à fond des parties molles et de l'os, suivi de pansements répétés à l'iodoforme, sans négliger le traitement général.

Plus tôt on agit, et moins on a à craindre des ectropions cicatriciels.

_____

1. *Ann. d'ocul.*, t. XXIII, p. 14.

II

PHLEGMON DE L'ORBITE

L'inflammation du tissu graisseux de l'orbite survient par infection à la suite d'un traumatisme, de la phlébite orbitaire, de l'ostéo-périostite ou d'une dacryocystite suppurée, sans omettre la panophtalmie. Baas[1] relate l'observation d'un phlegmon orbitaire avec atrophie optique par suppuration du sac, sans qu'il y ait eu intervention opératoire, et nous pourrions citer deux cas analogues.

En fait de blessures, il en est de toutes sortes, par fleuret, couteaux pointus, ciseaux, alênes, cornes de vache et épines ; viennent ensuite celles par projectiles qui se logent dans la cavité, par pénétration du stylet de Bowman dans le cours d'un cathétérisme maladroit, à quoi s'ajoutaient naguère des cas succédant à l'opération du strabisme. Mais, pour qu'un phlegmon s'en suive, il faut que corps étrangers ou instruments soient infectés ; sans quoi la cicatrisation par première intention est la règle. On conçoit, d'après cela, que le pronostic des blessures de l'orbite n'a plus la gravité d'autrefois, à la condition bien entendu que l'œil, ses nerfs et le cerveau ne soient pas intéressés.

Les microbes le plus souvent en cause sont : le streptocoque érysipélateux et les staphylocoques, plus rarement le pneumocoque comme dans l'observation de Fuchs[2] relative à une ténonite suppurée survenue dans le cours de l'influenza. Dans les cas de Lyder-Borthen[3] et Baas[4], le phlegmon orbitaire succéda à une parotidite. D'après le nombre et le degré de virulence des microbes et l'état constitutionnel du sujet, le phlegmon reste plastique ou provoque une suppuration diffuse, allant parfois jusqu'au sphacèle.

Les corps étrangers, même d'un certain volume, à la condition d'être aseptiques, peuvent séjourner longtemps dans l'orbite et ne dévoiler leur présence que tardivement, après des mois et même des années. L'exemple le plus frappant est celui d'un officier porteur inconscient d'une balle cylindro-conique dans le fond de l'orbite pendant plus de dix ans. Notre étonnement fut grand de rencontrer, lors de l'ouverture de l'abcès phlegmoneux, un pareil corps étranger.

Dès le début, les malades sont prostrés, fébricitants et ressentent dans l'orbite une douleur gravative qui s'irradie à la moitié corres-

1. Baas, *Klin. Mbl.*, 1893, p. 31.
2. Fuchs, *Lehrbuch der Augenh.*, 1889, p. 631.
3. Lyder-Borthen, *Klin. Mbl.*, 1891, p. 85.
4. Baas, *loc. cit.*

pondante de la tête. Le globe est en protrusion et souvent immobile. Bientôt les paupières se gonflent et un chémosis charnu jaunâtre encadre la cornée avec peu de sécrétion conjonctivale et larmoiement discret. L'exorbitis est généralement direct, sauf lorsque la glande lacrymale participe à la phlegmasie. Une pression directe sur le globe réveille de la douleur et permet de se rendre compte que l'organe n'est plus réductible comme à l'état sain.

A part des phosphènes passagers, la vue conserve son intégrité, jusqu'à ce que le nerf optique comprimé cesse de fonctionner. A cette période, l'ophtalmoscope montre la papille quelque peu hyperhémiée. avec dilatation des veines, et bientôt la pâleur caractéristique de l'atrophie. La pupille s'élargit, devient immobile, par suite de la compression des nerfs ciliaires.

A. Uszynski[1], à propos d'un abcès rétro-bulbaire, survenu sans cause connue chez une femme de quarante-cinq ans, constata dès le début à l'ophtalmoscope un trouble rétinien péri-papillaire simulant le décollement de la rétine. Après l'évacuation du pus, la guérison eut lieu. et l'auteur insiste sur l'importance de l'examen à l'ophtalmoscope qui seul lui permit de soupçonner la présence de la collection rétrobulbaire.

A mesure que le mal progresse, la paupière supérieure gonflée. lardacée et de couleur rouge livide, finit par céder en un point. Il s'écoule alors une quantité notable de pus crémeux, et l'on assiste. aussitôt après, à la rentrée du globe et à la détente des phénomènes douloureux et pyrétiques.

Il est des cas bénins où le phlegmon rétrocède sans issue du pus au dehors. Ceux terminés par gangrène et perforation dans le nez, le sinus maxillaire et le crâne, sont peu fréquents et se rattachent à des ostéo-périostites antérieures ou concomitantes. Une complication moins rare et plus redoutable est la phlébite orbitaire et la thrombose des sinus. C'est alors que l'amaurose par atrophie est à craindre, tandis que rien dans les allures du phlegmon ne faisait prévoir la terminaison par cécité. Cela est surtout vrai pour l'érysipèle de la face, les septicémies puerpérales, varioliques et chirurgicales, le typhus. l'influenza, la morve, le farcin, la pustule maligne, y compris le furoncle et l'anthrax facio-labial et pré-sourcilier. Ainsi que nous le dirons plus loin, il s'agit alors de phlegmons phlébitiques et de thrombose des sinus, appelés *métastatiques*. Ces cas se caractérisent par la rapidité de la marche, la multiplicité des abcès orbitaires, les accidents cérébraux et l'état général grave avec symptômes délirants ou adynamiques; presque toujours la mort en est la conséquence.

1. Uszynski, *Klin. Mbl.*, XXX, p. 110, 1890.

La plupart des auteurs compétents insistent sur la fréquence des amblyopies et amauroses dans le cours des phlegmons érysipélateux de l'orbite. Pour les expliquer, les uns invoquent, sans preuves anatomiques, l'ostéo-périostite du canal optique ; d'autres, la thrombose des veines rétiniennes agissant par compression. Telle est l'opinion de Nieden[1], Mellinger[2], Knapp[3] et Carl[4]. Baas[5], ayant pratiqué l'autopsie d'une femme atteinte de parotidite bilatérale et d'un double phlegmon orbitaire, n'a trouvé ni névrite, ni épanchement dans les gaines du nerf, ni inflammation du canal optique. Les sinus de la dure-mère et les os du crâne étaient également sains; seuls les lobes cérébraux antérieur et postérieur droits contenaient des abcès; comme la rétine et les milieux, à l'exception de synéchies iritiques et de stries cataractées de l'œil gauche, ne présentaient rien d'anormal, l'auteur explique l'amaurose par la stase ou la thrombose des veines orbitaires, le long de l'ophtalmo-faciale. D'après lui, la même pathogénie serait applicable à une autre observation relatée dans le *Centralblatt für Augenh.*, décembre 1892.

Un décollement rétinien transitoire symptomatique est rare et n'a été signalé que par Græfe et Berlin. Keiler[6] y a de nouveau appelé l'attention.

S'il est vrai que le phlegmon érysipélateux peut se résoudre spontanément ou après un traitement, avec retour de la vision, il n'en reste pas moins établi qu'il constitue une affection grave, pouvant entraîner une amaurose incurable. Schwendt[7], sur 44 cas, a constaté que dans 7 il y eut amblyopie et, dans les autres, amaurose. Il relate 15 phtisies du globe, plus 11 morts par méningite et thrombose. Dans tous ceux terminés par amaurose, il y avait atrophie optique précédée trois fois de stase, ailleurs de névrite. L'auteur accuse le processus érysipélateux d'exercer une action élective sur le nerf optique.

Le phlegmon survenant dans le cours de la syphilis paraît être moins grave, si l'on en juge d'après l'observation de Pagenstecher[8] relative à un homme de vingt-quatre ans, atteint de plaques muqueuses de la bouche. Les frictions hydrargyriques procurèrent la guérison de l'exophtalmie phlegmoneuse dans l'espace de douze jours. Même bénignité relative pour le phlegmon consécutif à la suppuration de l'antre d'Highmore et à la carie alvéolo-dentaire. D'après l'auteur, la propa-

1. Nieden, *Klin. Mbl.*, p. 72, 1881.
2. Mellinger, *Ibid.*, 1887, p. 61.
3. Knapp, *Arch. f. Augenh.*, XIV, 1884, p. 258.
4. Carl, *Klin. Mbl.*, 1884, p. 114.
5. Baas, *loc. cit.*
6. Keiler, *Inaug. Diss.*, 1889.
7. Schwendt, *Inaug. Diss.*, Bâle, 1882.
8. H. Pagenstecher, *Arch. f. Augenh.*, XIII, p. 158, 1883.

gation du maxillaire à l'orbite se ferait par les lymphatiques ; mais il nous semble plus probable d'admettre le transport le long des veines.

Le *diagnostic* ne saurait guère être en discussion qu'avec la périostite phlegmoneuse, la thrombose veineuse par infection et la ténonite aiguë. Le phlegmon à marche chronique seul pourrait faire croire à un sarcome, mais, en tenant compte de l'absence d'adénopathie, de l'état général satisfaisant et de l'origine souvent traumatique, on arrive à diagnostiquer le phlegmon.

Lors de thrombo-phlébite, la mobilité du globe est moins compromise, et l'on assiste à une sorte de contraste entre le gonflement modéré des parties molles de l'orbite et les symptômes méningés aboutissant à une prompte atrophie optique.

Au sujet de la ténonite, il faut songer que les cas où elle aboutit à la suppuration sont rares. Lorsque le contraire arrive, comme dans les faits relatés par Fuchs et Lyder-Borthen, c'est qu'il y a complication de phlegmon. Avouons toutefois que la confusion entre les deux est jusqu'à un certain point possible et par cela même excusable.

Arrêté à temps, le phlegmon pur, même suppuré, peut guérir, l'œil recouvrant sa mobilité et ses fonctions. Par contre, lors d'exorbitis prononcé, la cornée exposée à l'air et privée de courants nutritifs s'ulcère et se perfore, d'où il résulte la fonte du globe. L'enophtalmie est une des conséquences tardives et seulement dans les cas d'ostéite, ou d'adhérences cicatricielles entre le globe et les parois osseuses.

Le *traitement* comporte avant tout l'ouverture du foyer phlegmoneux par une incision à ciel ouvert au niveau du sillon palpébro-sourcilier, suivie d'injections antiseptiques atténuées de sublimé ou d'acide phénique. Les compresses froides évaporantes ont l'avantage d'apaiser la douleur et de protéger la cornée contre toute infection. En cas de pustule maligne, il ne faut pas craindre d'y porter profondément et à plusieurs reprises la pointe du thermocautère, de façon à circonscrire la plaque gangreneuse à sa base. Si les sinus frontal ou maxillaire sont le point de départ, on les trépane et on applique une canule servant à des lavages antiseptiques répétés. En cas de carie alvéolo-dentaire, il faut extraire dents et racines sur le coup. Ne *pas temporiser* constitue toujours la condition principale du succès.

Lors de phlébite infectieuse et de thrombose des sinus, nous sommes presque toujours désarmés et notre rôle se borne à soutenir les forces du malade par les toniques, les amers et l'administration de fortes doses de quinine. Dans les cas d'adynamie, avec fuliginosités de la langue et des lèvres, nous donnons la potion de Todd, additionnée de 0 gr. 30 de musc.

Les émissions sanguines locales, les frictions mercurielles simples où belladonées ne procurent en général aucun résultat favorable, outre qu'elles contribuent à affaiblir le sujet et provoquent de la stomatite. Contre l'insomnie on se trouvera bien des narcotiques.

III

THROMBO-PHLÉBITE ORBITAIRE

Les nombreux matériaux que nous possédons actuellement sur la *phlébite de la veine ophtalmique* nous conduisent à des considérations générales qu'il est bon de faire ressortir, avant d'exposer en détail ce qui a trait à cette affection.

Disons d'abord que le processus phlébitique se développe rarement sur place, et qu'il dérive bien plus souvent de la propagation jusqu'à l'orbite de foyers infectieux qui gagnent la veine ophtalmique, soit d'avant en arrière par le système de la veine faciale, soit d'arrière en avant par le sinus caverneux; de là, la distinction de la phlébite en directe ou *primitive* et en indirecte ou *secondaire*. Dans les deux cas, il est exceptionnel que la veine et le sinus soient atteints isolément, la thrombose de l'un entraînant celle de l'autre et réciproquement. A cause de cela, il devient impossible de séparer cliniquement.

Les voies d'infection et les territoires d'où elles dérivent nous sont bien connus. Ce sont: *en avant*, les orifices buccal, nasal et palpébral, le sommet du sinus maxillaire et des fosses nasales par l'intermédiaire des veines sous-orbitaires et ethmoïdales; *latéralement*, le corps du maxillaire supérieur, y compris les alvéoles et les dents dont le courant sanguin se déverse dans l'ophtalmo-faciale; *en arrière*, le carrefour veineux de la fosse zygomatique qui reçoit les anastomoses des veines palatines postérieures, alvéolo-dentaires inférieures, naso-palatines, amygdaliennes et pharyngées. Ce plexus, nous le savons, s'abouche directement par un ou deux troncs, à travers le trou ovale, dans le sinus caverneux, et la thrombose de ce dernier entraîne une phlébite orbitaire *récurrente*. Des infections parties de la trompe d'Eustache et de l'oreille moyenne se comportent de même, sauf que les sinus latéral et pétreux sont pris, puis le caverneux et finalement la veine ophtalmique. En pareils cas, les accidents cérébraux ouvrent la scène, alors que, dans la phlébite antérieure ou *directe*, les phénomènes orbitaires dominent. On conçoit que cette distinction ne puisse être faite qu'au début; plus tard, les signes cliniques et les altérations anatomiques se confondent à tel point, qu'il devient difficile aux plus expérimentés de dire la part qui revient à la phlébite et à la thrombose des sinus.

Le fait que les deux sinus caverneux et les veines ophtalmiques droite et gauche communiquent par le sinus coronaire explique le passage habituel de la thrombo-phlébite orbitaire d'un côté à l'autre. Rarement on voit l'exorbitis se borner au côté opposé du foyer de l'infection comme dans l'observation de A. Terson, recueillie dans notre service, et celles de Boiteux et Desmons[1]. On s'explique cette évolution anormale en supposant que la déliquescence septique du thrombus et la migration des toxines vers la veine ophtalmique se font plus activement d'un côté que de l'autre.

On a admis *a priori* que l'exorbitis symptomatique dépendait de la thrombose des sinus dure-mériens dont il constituait le signe. Tel n'est pas notre avis; il faut encore qu'il s'y ajoute l'oblitération des veines ophtalmiques elles-mêmes. Il suffit de se rappeler, en effet, que, si le sinus thrombosé est imperméable, les nombreuses voies dérivatives antérieures assurent amplement la circulation en retour. Le fait a été d'ailleurs confirmé par les expériences de Fernari[2]. En poussant dans les sinus de la dure-mère d'un chien une injection coagulante de cire et d'huile, celui-ci a remarqué que, si tous les sinus sont obstrués, l'animal succombe après quelques minutes sous le coup d'accès épileptiques. Au contraire, l'obstruction seule des sinus de la voûte et de la base du crâne n'exerce aucune influence tant générale que locale. Mais si l'on vient à pousser l'injection dans la veine ophtalmique, l'animal meurt rapidement. De ces expériences il resssort que même l'oblitération d'une grande partie des sinus n'entrave pas la circulation intra-crânienne, grâce à la suppléance des voies collatérales, et qu'au point de vue de l'orbite la thrombose de la veine ophtalmique prime celle du sinus caverneux. Il va sans dire que la combinaison des deux rend l'exophtalmie plus prononcée et plus grave, à cause de la participation du tissu cellulo-graisseux, ainsi que de la gêne circulatoire et nutritive du globe.

On sait que la thrombose veineuse en général est tantôt *marastique*, tantôt inflammatoire; la première a peu de tendance à suppurer et dépend d'un mauvais état constitutionnel : alcoolisme, diabète, albuminurie, puerpéralité, tuberculose; la seconde s'accompagne de symptômes pyohémiques et reconnaît souvent pour cause des traumatismes ou des lésions de l'orbite et des cavités voisines, y compris le naso-pharynx et l'amygdale. A tout prendre, c'est dans la seconde forme que rentre la thrombo-phlébite orbitaire, presque toujours accompagnée ou précédée de thrombose des sinus caverneux. Que le foyer infectant se trouve dans l'orbite même, ou qu'il prenne sa source

---

1. Desmons, *Mémoire présenté à la Soc. de Chirurgie*, 1870.
2. Fernari, *Soc. impériale et royale de Vienne*, juin 1888.

plus loin, c'est toujours par la pénétration des agents infectieux dans les veines que se fait la propagation, et pas le long des os, du périoste ou des lymphatiques, non encore démontrés pour l'orbite et la cavité crânienne.

Bien que l'intervention des microbes dans la production des thromboses ne soit encore qu'ébauchée, il est certain que le principal rôle leur revient. C'est ainsi que Terson a trouvé de nombreux streptocoques ou staphylocoques, aussi bien dans le thrombus purulent des sinus caverneux que dans le sang frais et le phlegmon du maxillaire inférieur qui avait été le point de départ des accidents.

Étant donnée la présence habituelle de ces micro-organismes à la surface de la peau et des muqueuses, bouche, pharynx, fosses nasales, sinus de la face, on conçoit que chez les individus prédisposés, la moindre érosion puisse entraîner la thrombo-phlébite orbito-crânienne. S'il n'en est pas toujours ainsi, c'est que la virulence des microbes varie d'après leur nombre et leur association. Sans nier les anomalies très grandes des anastomoses veineuses, nous pensons qu'elles ne jouent ici qu'un rôle secondaire. Un mauvais état général intervient sans doute, en diminuant la vitalité des tissus, mais, même chez les individus robustes, il suffit de l'adjonction de *saprophytes* pour exalter l'action des streptocoques et des staphylocoques. Des germes atténués (Vaquez) provoquent des thromboses plastiques, alors même que le sujet serait dyscrasié.

La thrombose *spontanée* ou marastique est exceptionnelle et l'on ne saurait citer que le cas de Heubner[1] relatif à un tuberculeux brightique, celui de Huguenin[2] concernant un enfant de quarante-deux jours atteint de diarrhée cholériforme, et un troisième de Coupland[3] se rapportant à un alcoolique, ayant présenté à la fois des hémorrhagies cérébrales multiples et une thrombose des sinus. L'observation de Rouffinet[4] ne nous paraît pas démonstrative, en ce sens qu'il s'agissait d'une malade cardiaque et albuminurique, ayant offert de l'œdème orbito-palpébral intermittent, sans aucun signe cérébral.

La thrombose par *traumatisme* n'est guère plus commune. Nous relevons l'observation de J. Lloyd[5], fracture compliquée de la base du crâne; celles de Pitha[6], fracture de l'apophyse mastoïde avec nécrose consécutive; de Dowse[7], chute sur l'occiput avec hémorrhagie du lobe

---

1. HEUBNER, *Arch. der Heilkunde*, 1868, p. 417.
2. HUGUENIN, *In Coupland*.
3. COUPLAND, *Med. Times*, 1881, p. 574.
4. ROUFFINET, *Thèse de Lancial*, Paris, 1888, p. 145.
5. LLOYD, *Opht. Rev.*, 1884, p. 325.
6. PITHA, *Arch. f. Opht.*, XXIV, 1, p. 220.
7. DOWSE, *Trans. of the Chir. Soc.*, 1876, p. 47.

antérieur du cerveau ; enfin, une de Hulke[1], coup de poing à la tempe
gauche ; ici la thrombose du sinus simulait l'anévrysme de la carotide,
souffle, pulsations du côté de l'œil gauche, protrusion ; ensemble qui
conduisit Bowman à pratiquer la ligature des carotides au cou. A
l'autopsie, caillots dans les sinus, veines ophtalmiques dilatées ; nulle
dilatation de la carotide et des artères de l'orbite.

La *thrombose inflammatoire* embrasse la généralité des cas et dérive
de foyers septiques presque toujours facio-cavitaires, exceptionnel-
ment crâniens, ou de lésions de l'oreille, du rocher et du sphénoïde.

Il n'est pas suffisamment démontré que le phlegmon de l'orbite
devienne phlébitique, c'est plutôt l'inverse qui se produit, surtout sous
l'influence de l'érysipèle.

Les ostéo-périostites orbitaires aboutissent rarement à la phlébite ;
le cas le plus démonstratif est celui de Pearson-Broadbent[2]. De même,
la panophtalmie ne provoque qu'exceptionnellement cette complication redoutable, tantôt d'une façon spontanée, tantôt après énucléation,
alors surtout qu'on néglige les précautions antiseptiques et que l'organisme est déjà infecté.

Les lésions *nasales* agissent directement ou se propagent par les
sinus voisins. L'ozène, les ulcérations syphilitiques et tuberculeuses,
les cancers, les polypes et jusqu'à la résection du maxillaire supérieur
(Desmons) en ont offert des exemples.

Du côté de la bouche, l'ostéo-périostite alvéolaire par carie joue un
rôle prépondérant, et les observations qui s'y rapportent sont nombreuses. Landsberg[3] cite, comme origine exceptionnelle, l'épulis ;
Piéchaud et Suss[4], l'évolution difficile de la dent de sagesse ; Bettrémieux[5], un phlegmon de la joue. Rappelons à nouveau la fréquence
de l'infection directe du sinus caverneux, à la suite de lésions du
maxillaire inférieur.

Le pharynx compte un abcès phlegmoneux publié par Ogle[6], et
deux amygdalites relatées, l'une par Blachez[7] et l'autre par nous[8].
Comme c'est là un point de départ peu connu, nous donnons en
résumé notre observation.

Homme de quarante-six ans, entré à l'Hôtel-Dieu le 3 juillet 1885.
Amygdalite gangreneuse droite, remontant à quinze jours. Protusion
notable de l'œil du même côté depuis deux jours. Prostration ; tem-

1. Hulke, *Opht. hospital reports*, 1859, p. 6.
2. Pearson-Broadbent, *Brit. Med. Journ.*, 1883, p. 514.
3. Landsberg, *Centralb. f. prakt. Augenh.*, 1883.
4. Piéchaud et Suss, Thèse de Lancial, Paris, 1888, p. 176.
5. Bettrémieux, *Ibid.*, p. 186.
6. Ogle, *Brit. and foreing Med. Chir. Rev.*, p. 509, 1865.
7. Blachez, *Journ. de Méd. et de Chir.*, 1880, p. 8.
8. Panas, *Semaine médicale*, 1885, p. 255.

pérature 40 degrés; rien dans les urines. Le lendemain, nouvel exorbitis du côté opposé, sans troubles circulatoires sensibles du fond des
yeux. Oreilles indemnes : hydarthrose récente du genou gauche; pas
de complications cardiaques, ni pulmonaires, sauf quelques râles
bronchiques. Le 5, hémiplégie gauche, incontinence d'urine, mort.

Autopsie. — Cœur, poumon, foie normaux; méningite suppurée
de la base, surtout à droite; magma sanguin et purulent dans les sinus
caverneux, coronaire et pétreux; grande aile du sphénoïde, selle turcique, apophyse basilaire érodées et noirâtres; rochers sains.

Pour expliquer la double thrombo-sinusite, nous nous sommes fondé
sur la possibilité d'une communication directe entre le plexus amyg-
dalien et le sinus, ce qui fut démontré par les recherches anatomiques
de Festal[1], notre interne d'alors, sur le système veineux de l'orbite.

Les signes de la thrombo-phlébite orbitaire rappellent ceux du
phlegmon, avec cette différence que, primitivement ou consécutivement,
les accidents cérébraux, céphalalgie, délire, incontinence d'urine,
paralysies des muscles, dominent. Le ptosis et l'immobilité du globe
tiennent ici autant à l'œdème qu'à la paralysie de l'oculo-moteur. La
pupille rétrécie au début, surtout lors de méningite, se dilate bientôt.
Chose curieuse, la thrombose de la veine centrale peut exister, mais
en somme est rare. Cela tient à ce que cette veine se relie au sinus
caverneux par un réseau qui communique à la fois avec le sinus et la
veine faciale. D'après cela, on doit s'attendre à la trouver plus souvent
thrombosée dans la phlébite directe à marche centripète que dans celle
récurrente.

Un caractère à peu près constant de la thrombose primitive du sinus
est la bilatéralité de l'exophtalmie, qui se produit en quelques heures
ou d'un jour à l'autre, au milieu d'accidents cérébraux graves. Parfois,
l'exorbitis diminue, lors du passage de l'affection d'un côté à l'autre;
mais ce n'est point là, comme le veut Leber[2], un signe distinctif entre
la thrombose et la phlébite du sinus caverneux.

Si, dans les cas typiques, le diagnostic est facile, il n'en est plus
ainsi, lors d'exorbitis unilatéral fixe, sans cause connue, ni signes
nerveux. On ne peut se fier sur le plus ou moins de protrusion et
d'immobilité du globe, et l'hésitation entre la phlébite et le phlegmon
est permise. Même incertitude au sujet de l'extension du processus
phlébitique jusqu'au sinus. Contrairement à la règle, dans les autopsies
de Dubreuil[3], Gely[4] et H. Schmidt[5], il y avait phlébite des ophtalmiques

---

1. Festal, Thèse de Paris, 1887.
2. Leber, *Virch. Arch. f. path. Anat.*, 1856, t. XI.
3. Dubreuil, *Gaz. hebdomadaire*, 1863.
4. Gely, *Arch. générales de Méd.*, 1837.
5. Schmidt, *Arch. f. Opht.*, 1877.

sans lésions des sinus, et la mort est survenue par pyohémie. Dans le fait de Schmidt, bien que la veine ophtalmique fût remplie de pus jusque dans ses moindres branches, que le tissu cellulo-graisseux, les muscles et la paupière inférieure fussent infiltrés, les sinus étaient perméables, et il n'y avait aucune trace de méningite. Malgré cela, le malade avait offert du chémosis, de l'exophtalmie et l'immobilité du globe. Le délire, dont il est fait mention, doit être attribué à la pyohémie.

La confusion avec un sarcome à marche rapide, signalée par Lancial, d'après Tillaux, nous paraît un fait exceptionnel. Comme ici, il n'existe ni symptômes cérébraux, ni élévation de la température, la différenciation est aisée.

Bowman, à cause du souffle et des pulsations, avait pris, pour un anévrysme de la carotide dans le crâne, la thrombose du sinus caverneux. On évitera cette erreur, si l'on songe que l'exophtalmie, la fièvre et la paralysie des nerfs orbitaires ne sont pas le propre des anévrysmes de cette région.

Le *pronostic* est très grave et nous ne saurions citer aucun exemple probant de guérison, pas même celui de Wreden[1], où le léger exorbitis tenait simplement à l'infiltration séreuse de l'orbite par érysipèle palpébro-facial, ainsi que le prouve la conservation de la vue des deux côtés.

Étant donnée la gravité extrême de l'affection, il faut s'attacher surtout à la prévenir. C'est ainsi que le furoncle et l'anthrax de la face, le phlegmon orbitaire, la panophtalmie, les suppurations de l'oreille, du nez, du sac lacrymal, des sinus maxillaire, sphénoïdal et frontal, les ostéites des maxillaires et la carie des dents, exigent un traitement chirurgical hâtif et une antisepsie rigoureuse. Les moindres écorchures ou plaies du visage méritent également des soins, en vue d'éviter leur infection.

Tant que l'exophtalmie et les autres accidents orbitaires tiennent le premier rang et que les symptômes cérébraux manquent, on procédera, comme pour le phlegmon, à l'ouverture prompte du foyer, suivie d'injections au sublimé ou à l'acide phénique. D'un autre côté on ne négligera pas de soutenir les forces du malade et de combattre l'albuminurie, le diabète, l'alcoolisme, s'il y a lieu.

Nous ne conseillons pas l'ouverture des sinus et la ligature de la jugulaire proposées par Horsley[2]. Le seul malade opéré de la sorte mourut seize heures après.

1. WREDEN, *Arch. of Opht. and Otol.*, t. V, p. 75, 1876.
2. HORSLEY, *Brain Surgery*, London, 1887.

IV

TÉNONITE OU HYGROMA DE LA BOURSE SÉREUSE DU GLOBE

Sous la dénomination de *ténonite*, la plus généralement adoptée depuis Solberg-Wells, on entend l'inflammation de la bourse conjonctive, destinée à faciliter les mouvements du globe dans sa loge ténonienne.

Une injection de bleu de Prusse poussée dans cette cavité séreuse ne tarde pas à fuser dans le tissu sous-conjonctival aréolaire et à déterminer un véritable chémosis au pourtour de la cornée et dans les deux fornix, principalement l'inférieur[1]. Comme, en arrière, l'entonnoir de Ténon se confond insensiblement avec la gaine celluleuse du nerf optique, le liquide coloré suit cette voie jusque près du trou optique, mais sans le traverser pour pénétrer dans le crâne.

Les collections pathologiques de sérosité ou de sang dans l'espace sous-ténonien procèdent de même, sauf qu'il faut un certain temps pour que le liquide traverse l'épisclère et parvienne dans le tissu sous-conjonctival. C'est en se fondant sur ce caractère, qu'on distingue en chirurgie générale, les ecchymoses par fracture de la base du crâne, de celles par contusion directe des paupières et du globe ou résultant de l'opération du strabisme. Nous verrons que dans la ténonite un certain laps de temps est nécessaire à la production du chémosis, preuve que le liquide dérive de la bourse séreuse rétro-bulbaire. Le défaut de communication de cette dernière avec le crâne le long du canal optique ruine toutes les hypothèses de propagation des panophtalmies et des thrombo-phlébites par cette voie ; la veine ophtalmique qui se déverse directement dans le sinus caverneux explique bien mieux ce mode d'envahissement.

La première description de la ténonite est due à O. Ferral[2] ; puis, viennent celles de Mackenzie[3], Caron du Villards[4], Friedberg[5], Schweigger[6], Berlin[7], v. Græfe[8], Fœrster[9], Knapp[10], Lenhort[11] et

1. Panas, *Arch. d'opht.*, III, p. 502, 1885.
2. Ferral, *Dublin Journ. of Med. Sciences*, 1841.
3. Mackenzie, *Traité des maladies des yeux*.
4. C. du Villards, *Ann. d'ocul.*, 1841.
5. Friedberg, *Virch. Arch.*, t. XXX.
6. Schweigger, *Handb. d. Augenh.*, 1871.
7. Berlin, *Klin. Mbl.*, 1866.
8. V. Græfe, *Arch. f, Opht.*, III, 2.
9. Fœrster, *Ibid.*, VII, 1.
10. Knapp, *Ibid.*, VIII.
11. Lenhort, *Verhadl. d. phys. Med. Hessellsch. z. Wurzburg*, XI, p. 245.

Mooren[1]. Nous ajouterons notre travail[2] et une communication de Fuchs[3].

Le premier symptôme réside dans l'apparition de douleurs névralgiques exacerbantes, le plus souvent localisées sur le trajet des rameaux de la branche ophtalmique de Willis. Bientôt, il s'ajoute une sensation de pesanteur au fond de l'orbite qui fait croire au malade que son œil est distendu et plus gros. Dès le début, les excursions du globe deviennent douloureuses ; aussi le patient tient-il les yeux demi-ouverts et évite tout mouvement de latéralité en inclinant la tête et le cou.

Au bout d'un ou deux jours, il survient une légère bouffissure des paupières, et, ce qui est plus caractéristique, du *chémosis* séreux accompagné de rougeur de la conjonctive des culs-de-sac, sans sécrétion muqueuse abondante, ni larmoiement marqué. Dans les cas légers, le chémosis demi-transparent se borne au fornix inférieur, ou bien gagne en étendue et fait le tour de la cornée ; dans les formes aiguës, le bourrelet conjonctival fait saillie entre les paupières, et la muqueuse constamment exposée à l'air se dessèche. Un certain degré d'exophtalmie est la règle, ce qui, joint à l'immobilité forcée du globe entraînant une légère diplopie, effraye le malade et même le médecin peu familiarisé avec l'affection. La pupille reste normale et se laisse dilater par l'atropine, preuve que l'iris ne participe nullement à la phlegmasie. Il en est de même des autres parties du globe, sauf dans les cas prononcés, où l'examen ophtalmoscopique nous a révélé un certain degré d'hyperhémie veineuse passive de la rétine.

La ténonite, comme les épanchements articulaires aigus, débute brusquement et se montre en général sur les deux yeux, bien que toujours plus prononcée d'un côté que de l'autre. Sa durée ne dépasse guère deux à trois septénaires et la résolution est la règle. Les adultes y sont surtout exposés ; le plus jeune malade que nous ayons observé avait vingt ans.

Toute ténonite *idiopathique* constitue une affection locale, sans fièvre ni accidents cérébraux et rentre dans la catégorie des manifestations du rhumatisme. Il n'en est pas toujours ainsi de celle traumatique succédant à la ténotomie. Pour peu que l'on néglige les précautions antiseptiques, l'infection est à craindre. Fuchs (*loc. cit.*) cite un cas de suppuration dans le cours de l'influenza. Le pus contenait des pneumocoques qui, cultivés et injectés sous la peau de rats, ont déterminé une septicémie mortelle. Même complication pourrait se produire à la suite d'érysipèle facial, de panophtalmie et de cyclites

---

1. MOOREN, *Opht. Mittheil.*, 1874.
2. PANAS, *loc. cit.*
3. FUCHS, *Lehrb. d. Augenh.*, 1889, p. 651.

graves; mais, comme la forme suppurée ne tarde pas à se compliquer de phlegmon ou de phlébite orbitaire, la ténonite devient accessoire et ne saurait plus entrer en ligne de compte.

Dans la vraie ténonite qu'on doit rapprocher de l'hydarthrose, de l'hygroma et même de l'iritis séreuse, la diathèse arthritique joue un rôle manifeste. A ce titre, la blennorrhagie peut avoir une influence provocatrice, sur laquelle l'attention n'a pas encore été suffisamment attirée.

En tenant compte de la triade symptomatique : douleurs circum-orbitaires lancinantes et gravatives, dyskinésie du globe avec intégrité de toutes les parties constituantes, chémosis sans sécrétion anormale, le diagnostic est facile.

L'observation de Caron du Villards (*loc. cit.*), intitulée *hydropisie* de la capsule de Ténon, est unique en son genre et sujette à bien des inter-prétations, vu surtout que l'œil devint complètement amaurotique et que les douleurs se réveillaient lorsque le malade penchait la tête. De Wecker[1] cite un cas qui lui a laissé l'impression d'une *capsulite gommeuse*. Il s'agissait d'une dame de 56 ans, chez laquelle deux inci-sions, pratiquées à la périphérie du globe, mirent à nu un tissu gom-meux parfaitement reconnaissable. Grâce à un traitement mercuriel énergique la malade guérit, et il subsista sur l'œil, qui a gardé une bonne vision, une teinte gris ardoisé de la sclérotique, s'étendant jus-qu'à un demi-centimètre de la cornée. Les symptômes avaient été ceux d'une capsulite ordinaire, mais à allure chronique. Pour notre compte, nous y voyons une gomme sclérale diffuse plutôt qu'une ténonite, étant donné l'amincissement ardoisé consécutif de la sclérotique.

Le pronostic de l'affection qui nous occupe est favorable, et nous n'avons jamais observé de récidives à bref délai. Quant aux compli-cations, les plus communes sont l'arthrite sèche, l'hydarthrose du genou, la gravelle et la goutte.

Le traitement local est des plus simples et consiste en applications répétées de compresses chaudes émollientes ou boriquées. Contre les douleurs on fait des lotions avec une décoction de feuilles de coca, ou bien on instille de la cocaïne qui ne provoque pas de mydriase aussi prononcée que l'atropine. Si cela ne suffit pas, on ajoute les injections de morphine, et dans la nuit on substitue aux compresses le pan-sement ouaté sec.

Comme moyens généraux, le salicylate de soude et de lithine, l'anti-pyrine, la quinine et le chloral sont surtout indiqués. On en prolonge l'usage jusqu'à disparition du chémosis et des douleurs, qui parfois persistent longtemps. En cas d'insomnie, les narcotiques trouvent leur

---

1. De Wecker, *Thérapeutique oculaire*, p. 724.

application. Le séjour dans une pièce suffisamment chaude et en dehors de tout courant d'air est indispensable.

V

TRAUMATISMES DE L'ORBITE

Par la diversité des éléments contenus dans l'orbite et l'importance de leurs rapports avec les cavités voisines, particulièrement le crâne, les *traumatismes orbitaires* offrent une gravité réelle. Nous étudierons successivement ceux des parois et des parties molles, en y ajoutant la luxation du globe.

Contusions, — Rien n'est fréquent comme les chocs et les coups sur le rebord orbitaire, surtout au niveau des points saillants, apophyse externe du frontal en haut, os malaire en bas.

L'angle tranchant de l'apophyse externe du coronal coupe les téguments de la profondeur à la surface, d'où production de plaies contuses linéaires spéciales à la région du sourcil. Un autre caractère propre est le décollement du périoste, avec épanchement de sang et plus tard de pus entre lui et l'os. Comme le fascia palpébral supérieur adhère fortement au rebord orbitaire, les liquides pathologiques infiltrent bien les paupières, mais ont plus de tendance à pénétrer dans l'orbite et à provoquer le phlegmon. La rétention du pus sous le périoste se complique très souvent d'érysipèle facio-crânien grave; aussi ne saurait-on trop se hâter de laver antiseptiquement la plaie, d'appliquer de l'iodoforme et un bandage ouaté sec. Sitôt que la suppuration s'établit, on ouvre l'abcès dans la partie la plus déclive et l'on introduit un drain pour assurer l'écoulement du pus et empêcher la formation d'un foyer d'infection. On continue les lavages antiseptiques, et l'on applique des compresses phéniquées, renouvelées aussi souvent que le comporte l'abondance de la suppuration. A cause de la mâchure des lèvres de la plaie, la suture immédiate réussit rarement, outre qu'elle expose plus tard à l'emprisonnement du pus, ce qui rend nécessaire l'enlèvement anticipé des fils.

La contusion du rebord orbitaire supérieur en dedans et celle de l'inférieur n'offrent rien de spécial, sauf qu'il peut en résulter des névralgies, de l'anesthésie ou de la paresthésie par suite du choc éprouvé par les branches nerveuses qui en émergent.

A propos des amblyopies consécutives prétendues *réflexes,* nous nous sommes attaché à prouver qu'elles rentrent pour la plupart dans l'hystéro-traumatisme. Les véritables atrophies optiques résultent de fractures, de périostites et d'hématomes du canal optique ou des gaines du nerf.

Une violente contusion du rebord nasal, portant directement sur le sac lacrymal, provoque exceptionnellement de la dacryocystite aiguë; Mackenzie en cite un exemple chez un tisseur ayant reçu à ce niveau un fuseau de bois projeté avec force.

Les symptômes des contusions du rebord orbitaire se traduisent par une douleur gravative localisée, sauf lorsqu'il s'ajoute de la névralgie par blessure des nerfs. L'ecchymose avec gonflement des paupières est constante et gagne souvent la face, jusque du côté opposé. Après résorption du sang, tout rentre dans l'ordre, ou bien il subsiste sur le point contusionné un noyau dur, dépendant de l'hyperplasie du périoste.

Le pronostic est en somme favorable. Si des névralgies fronto-nasales persistent, on use des divers moyens thérapeutiques, et en cas d'insuccès on fait l'excision de la cicatrice, la névrotomie ou l'élongation des branches douloureuses.

Fractures et corps étrangers de l'orbite. — Les fractures de l'orbite sont *directes* ou *indirectes*. Les premières intéressent le rebord orbitaire et parfois les parois; les secondes sont dues à l'extension de fêlures de la base du crâne, plus rarement du maxillaire supérieur, de l'os malaire ou de l'apophyse montante.

Les fractures isolées du rebord sont les moins graves, et peuvent s'accompagner de disjonction des os, principalement des sutures fronto-malaire en haut, zygomato-maxillaire en bas. Lorsque les sinus frontal et maxillaire, l'apophyse montante ou la gouttière de l'unguis, sont intéressés, il en résulte de l'emphysème des paupières, plus rarement de l'orbite. L'ecchymose ne diffère pas de celle des contusions simples, sauf que le sang venant à fuser dans l'orbite provoque une légère protrusion du globe.

Les symptômes des fractures marginales sont : la douleur très vive localisée, s'exagérant par la pression directe, ou lorsqu'on comprime les deux moitiés de la face; l'emphysème qui n'est pas constant, et, dans les fêlures du canal sous-orbitaire, l'anesthésie de la moitié correspondante de la lèvre supérieure et de l'aile du nez.

L'emphysème n'aggrave en rien le pronostic, fait qui est en désaccord avec la doctrine de l'infection des plaies par les poussières de l'air. Le traitement ne diffère pas de celui des contusions simples ou compliquées.

Toute esquille primitive tenant encore au périoste doit être remise en place. Le cal, sauf une certaine difformité du rebord en cas d'enfoncement, la compression des nerfs limitrophes et l'obstruction du canal nasal, n'offre rien de particulier.

Les fractures *directes* des parois orbitaires reconnaissent pour cause la pénétration d'instruments pointus, lame de couteau, fleuret; plus souvent l'action de projectiles d'armes à feu, grains de plomb, chevrotines, balles, éclats d'obus, etc. Les chocs par morceaux de bois, bouts de canne ou de parapluie, et les coups de corne de vache sont également à signaler.

Non seulement ces corps peuvent s'enclaver solidement, au point de devenir difficiles à extraire, mais encore pénétrer dans les fosses nasales, l'orbite du côté opposé, les sinus et même dans le crâne. De là des accidents, parfois graves, par blessure du cerveau et de la carotide interne dans le sinus caverneux. Une lésion plus fréquente encore est celle du nerf optique, soit directement, soit à la suite de fêlures du canal osseux qui lui livre passage.

En ce qui concerne les lésions des parties molles de l'orbite, on doit mentionner celles des vaisseaux artériels et veineux et surtout du globe oculaire, y compris l'arrachement des tendons dans leur insertion sclérale et les paralysies musculaires par section des nerfs moteurs. Le *strabisme* qui en est la suite ne doit pas être confondu avec celui, purement mécanique, résultant de la présence d'un corps étranger volumineux ou du gonflement par infiltration et phlogose du tissu cellulo-graisseux.

L'exophtalmie à des degrés divers et l'hématome orbitaire sont en effet la règle, sauf pour les blessures par grains de plomb et autres projectiles de petit volume. Souvent les signes révélateurs sont atténués, surtout après incapsulation, qui fait que le corps étranger est toléré pendant longtemps. Parmi les faits nombreux de ce genre, nous rappellerons celui déjà cité à propos du phlegmon orbitaire, concernant une balle de chassepot restée méconnue pendant des années, et un autre de Higgens, relatif à un fragment de bois d'un pouce de long, gardé sans accidents non moins de quarante-neuf ans. On est parfois stupéfait, en procédant à l'extraction de ces corps, d'en trouver d'aussi volumineux, et l'on s'étonne que la cicatrisation ait pu se faire par première intention.

Les suites sont loin d'être toujours aussi simples, et il suffit du moindre élément septique pour que le phlegmon et la thrombo-phlébite ou l'érysipèle se mettent de la partie.

Un emphysème orbito-palpébral indique toujours la pénétration du projectile dans l'une des cavités voisines; très exceptionnellement il dépend du trajet de la plaie ou de la décomposition gangreneuse des liquides épanchés dans les tissus.

Toutes choses égales, les projectiles de plomb, gros ou petits, sont les mieux tolérés, ce qui tient à ce qu'ils sont ordinairement aseptiques et peu oxydables. A chaque instant, on est appelé à soigner des individus qui, dans une tentative de suicide ou accidentellement, ont eu l'orbite traversée par une balle de revolver. N'étaient de légères douleurs ressenties et l'amaurose par atrophie optique qui les effraye, ils se soucieraient peu de l'accident.

Si l'on excepte les cas de lésion du cerveau, de la carotide dans le crâne et du globe de l'œil, ainsi que les blessures par corps infectés, les fractures *directes* de l'orbite sont par elles-mêmes peu dangereuses. La rétention du corps vulnérant aggrave sans doute le pronostic, mais pas toujours.

Le diagnostic des fractures n'est parfois possible qu'en procédant au cathétérisme. On se renseigne ainsi sur la direction et la profondeur du trajet, sur la présence ou l'absence de corps étrangers et d'esquilles osseuses. A cet effet, en dehors du stylet de Nélaton, on peut se servir des explorateurs construits par Trouvé et Chardin, faisant agir une petite sonnerie électrique dès que leur pointe touche un corps métallique, même non magnétique, tel qu'une balle, par exemple. Une incision insignifiante permet de faire arriver jusqu'au point en litige l'explorateur, dont le volume est celui d'une grosse aiguille à tricoter. Ce procédé a permis à notre élève A. Terson de sentir et d'extraire une balle volumineuse aplatie contre le plafond de l'orbite.

La conduite à tenir varie suivant les cas. S'agit-il de grains de plomb? Il vaut mieux se dispenser de toute exploration, de peur d'infecter le trajet et de provoquer une nouvelle hémorrhagie. Si le corps est plus volumineux, en fer, acier ou plomb, il ne faut l'extraire que si la chose est facile et s'il provoque déjà de la suppuration. Les fragments de cuivre et de bois sont moins bien tolérés et nécessitent une surveillance spéciale; par contre, ceux de verre permettent de temporiser.

Lorsque le globe est gravement compromis, on pratique en même temps l'énucléation et l'extraction du corps étranger. Si celui-ci est profondément implanté dans les os, on le retire au besoin de vive force, à la condition de s'être assuré au préalable de l'intégrité de la voûte orbitaire, à cause du voisinage des méninges et du cerveau. Des accidents mortels survenus peu de temps après de pareilles interventions en ont été la conséquence, et l'on ne saurait être trop prudent.

Les symptômes locaux sont l'exorbitis et une suffusion sanguine profuse qui ne tarde pas à envahir la conjonctive bulbaire et les paupières. Un écoulement abondant par le nez indique une lésion de l'ethmoïde. Si le plancher de l'orbite est intéressé, ce qui est le cas des coups de pistolet tirés dans la bouche, ou des instruments piquants dirigés de bas en haut, il peut s'ensuivre des délabrements tels, que le globe pénètre parfois dans le sinus. La lésion du nerf sous-orbitaire est alors la règle et l'on constate l'hémi-anesthésie de la lèvre supérieure, ainsi qu'un écoulement sanguin par les narines à travers l'infundibulum.

Les fractures *directes* de la voûte orbitaire sont les plus graves, à cause des lésions du cerveau, de la carotide ou de l'une des artères méningées. D'autres accidents consécutifs mortels résultent de méningites, d'abcès du cerveau et de la thrombo-phlébite suppurée. D'après la statistique de Berlin, la mortalité serait de 41 sur 52 cas publiés, et deviendrait d'autant plus grande que la fracture s'écarte du bord libre. Les traités de médecine légale nous apprennent qu'une simple aiguille à tricoter enfoncée à travers la voûte suffit pour déterminer la mort chez les nouveau-nés.

Le diagnostic de ces fractures se fonde sur l'apparition de phénomènes cérébraux par compression, hémorrhagie méningée et méningite infectieuse de la base. Les paralysies motrices du globe s'observent lorsque la fente sphénoïdale est intéressée. En cas de blessure de la carotide dans le sinus caverneux, il s'ensuit un anévrysme artérioveineux, avec souffle et thrill caractéristique.

Les *fractures indirectes* de l'orbite sont très communes et, d'après la statistique de Hölder, se lient à celles de la base du crâne, dans la proportion de 73 sur 96 cas. Le canal optique est le plus souvent intéressé, et la lésion consiste en une fêlure simple ou double qui se propage en haut, rarement en bas et en dedans. Comme la gaine du nerf adhère solidement en haut au périoste, il s'ensuit sa déchirure ; une hémorrhagie concomitante dans l'espace sous-vaginal contribue à comprimer le nerf, et provoque la papillite par stase. D'un autre côté, le moindre déplacement d'une esquille ou la plus petite exubérance du cal suffisent pour en entraîner l'atrophie. Cela est si vrai que la cécité brusque et unilatérale survient dans plus de la moitié des cas, presque toujours complète.

Les signes ophtalmoscopiques restent négatifs au début, ou consistent en papillite, ischémie artérielle, ou épanchements sanguins dans la rétine et le vitré. L'atrophie optique est la règle avec ou sans pigmentation de la papille ; l'amélioration progressive jusqu'au rétablissement total de la vue constitue une rareté.

Les fractures *indirectes* de la voûte, y compris celles du canal optique, reconnaissent généralement pour causes les chutes sur le crâne, des écrasements portant sur le front et sur les tempes. A part les lésions du nerf optique, on constate souvent la paralysie d'un ou de plusieurs nerfs moteurs du globe, par extension du trait de la fracture jusqu'à la fente sphénoïdale. Plus rarement, il s'ajoute l'anesthésie de la branche ophtalmique de Willis, du nerf maxillaire supérieur et de l'acoustique, ainsi que la paralysie du facial. Une fêlure de la selle turcique donne lieu à l'épistaxis, et lors de fracture parallèle du rocher, l'arrachement du bec apophysaire détermine la paralysie caractéristique du moteur oculaire externe.

Étant donnée la grande mortalité dans les fractures de la voûte orbitaire, on s'est demandé si une trépanation ne serait pas indiquée, pour extraire le sang épanché, le pus et les esquilles, après ablation préalable de l'œil, le plus souvent perdu. Déjà Berlin a laissé entendre qu'on pourrait se conformer à ce précepte dans les cas urgents, sans crainte d'aggraver l'état du blessé.

Luxation du globe. — La luxation du globe, envisagée par Mackenzie comme un degré supérieur d'exophtalmie, consiste dans la forte protrusion de l'organe qui franchit la boutonnière palpébrale. L'introduction du doigt par le malade dans le but de s'aveugler, comme cela est le cas de certains aliénés, et en Amérique entre lutteurs où pareil procédé porte le nom de *gouging*; des coups de corne de vache, une chute contre une clef de porte, etc., provoquent ordinairement la luxation du globe. Plus rarement elle résulte de fractures du fond de l'orbite, ou de la compression de la tête chez le nouveau-né, lors d'accouchement laborieux au forceps. En pareil cas, la congestion veineuse et les épanchements sanguins contribuent à chasser l'œil hors de l'orbite. Chez les enfants et les brachiconques dont les yeux sont à fleur de tête, les cris et les efforts violents suffisent pour expulser le globe, et l'on doit en tenir compte, lorsqu'on procède chez eux à l'ouverture forcée des paupières.

On dit que l'œil est *avulsé*, quand à la luxation s'ajoute la déchirure des muscles et du nerf optique. Les ruptures musculaires sont, par ordre de fréquence, celles du droit interne, du droit inférieur, du releveur de la paupière avec le droit supérieur, du droit externe, du grand oblique et finalement du petit oblique. Outre le strabisme qui en résulte, il est parfois possible d'apercevoir au fond de la plaie le tendon arraché.

L'amblyopie et l'amaurose qu'on remarque tiennent, suivant les cas, à la simple distension du nerf optique, à sa déchirure ou à sa compression par du sang extravasé dans l'orbite. De là s'explique que le globe étant réduit la fonction se rétablit, alors qu'ailleurs l'amaurose par l'atrophie en est la conséquence.

Lors de simple *luxation*, il suffit d'écarter les paupières au moyen des crochets de Desmarres préalablement graissés, pour que le globe rentre de lui-même; on prévient la récidive, en appliquant de suite un bandage légèrement compressif. En cas *d'avulsion*, on procède de même, sauf qu'on ajoute la suture des tendons et des lèvres de la rupture conjonctivale. Si le nerf optique ne tient plus, le mieux est de procéder à l'énucléation.

VI

HÉMATOMES DE L'ORBITE

Les hématomes orbitaires sont *traumatiques* ou *spontanés*.

Nous avons insisté sur les premiers, à propos des fractures, des blessures et de certaines opérations telles que la section optico-ciliaire ou certaines strabotomies malencontreuses. Le sang infiltre le coussinet graisseux, l'espace ténonien et le tissu cellulaire sous-conjonctival jusqu'aux paupières. Une collection entre l'os et le périoste, simulant jusqu'à un certain point une tumeur, est rare.

L'extravasa, emprisonné qu'il est dans les aréoles du tissu cellulaire, ne saurait être évacué par de larges débridements, ni s'écouler après drainage.

Tant que la poche hématique est à l'abri d'infection venue du dehors, elle se borne à provoquer de l'exophtalmie plus ou moins prononcée; dans les conditions inverses la scène change, et l'on voit survenir des accidents phlegmoneux graves, pouvant au besoin entraîner la mort. Voilà pourquoi, en règle générale, on doit s'abstenir de toute intervention opératoire et tâcher d'activer la résorption par l'emploi de topiques évaporants, aidés de la compression. En cas de plaie, la solution de sublimé sert à antiseptiser à fond le trajet, en ayant recours, au besoin, au cautère actuel et aux injections de chlorure de zinc à $\frac{1}{100}$. Si la poche commence à suppurer, on doit l'ouvrir largement et y pratiquer les mêmes lavages au sublimé ou à l'acide phénique.

Le diagnostic de l'hématome traumatique est généralement facile. Lorsque après une plaie, ou une fracture de l'orbite et du crâne, on voit survenir de l'exorbitis accompagné d'ecchymose des paupières et de la conjonctive, sans signes réactionnels locaux, l'hésitation n'est pas possible. Dans les cas d'exophtalmie seule, on tiendra compte de la rapidité de son évolution et de l'ischémie fréquente des artères rétiniennes, ainsi que des apoplexies de la rétine et du vitré qui s'adjoignent parfois. Si l'espace sous-vaginal est envahi, le disque optique ne tarde pas à blanchir et à s'atrophier par compression du nerf. Lorsque l'obstacle à la circulation nerveuse disparaît assez tôt, les vaisseaux se remplissent et deviennent même variqueux, comme dans l'observation de H. Pagenstecher[1].

Les hématomes *spontanés* de l'orbite sont relativement rares, et il

---

1. H. PAGENSTECHER, *Arch. f. Augenh.*, XIII, p. 143.

n'en existe que 7 observations, dont une qui nous est personnelle[1].

Dans la première, de Fischer[2], il s'agissait d'une femme bien portante, chez laquelle, à propos de la suppression des règles, survint de l'exophtalmie unilatérale, avec abolition rapide de la vue de ce côté. Rokitansky, ayant eu la pièce à sa disposition, constata la présence d'un grand nombre de foyers apoplectiques dans le tissu connectif épaissi de l'orbite.

La seconde, relatée par Wharton Jones[3], concerne une fille de dix-neuf ans, atteinte du mal de Bright. Outre l'hématome qui occupait la cavité ténonienne et les paupières, il trouva à l'autopsie des pétéchies sur les membres, et de nombreuses ecchymoses disséminées dans les poumons, la rate et les deux faces des ventricules du cœur.

Le cas de Zehender[4] se rapporte à un enfant d'un an, hémophile, chez lequel apparut une exophtalmie unilatérale, avec ecchymose de la paupière supérieure. L'énorme protusion se dissipa un an après, sans laisser de traces.

De Wecker cite un individu de soixante-quatre ans qui, à la suite d'un étourdissement, fit une chute contre la région sourcilière droite. Deux ans plus tard, il se produisit brusquement de l'exorbitis, accompagné de douleurs violentes, de vomissements et de perte immédiate de la vue. La papille était pâle et les vaisseaux très réduits ; autour du disque optique, on apercevait des hémorrhagies qui, après quelques jours, se propagèrent dans le vitré. Au bout de six semaines, l'exophtalmie avait disparu, les apoplexies intra-oculaires s'étaient résorbées, et malgré cela la vision fut définitivement perdue et la papille entièrement atrophiée. Ajoutons que le traitement par l'iodure de potassium et les frictions mercurielles à la tempe n'a donné aucun résultat.

Notre petit malade, garçon de quatre ans, trop gros pour son âge et profondément pâle, était sujet à des épistaxis, lorsque brusquement, dans la nuit, il eut l'exophtalmie de l'œil gauche. Le lendemain, nausées et vomissements qui se répétèrent périodiquement, ainsi que de nouveaux saignements du nez.

Voici les détails de l'examen local :

Forte protrusion du globe, quelque peu en dedans ; pupille mydriatique ; paupières boursouflées, mais sans rougeur ni ecchymose ; glande lacrymale orbitaire accessible au doigt, non engorgée ; papille blanche, à bords légèrement diffus ; artères réduites, veines dilatées et tortueuses ; vision nulle. Le globe n'est pas réductible, et l'explora-

1. Panas, *Arch. d'opht.*, VIII, p. 153, 1888.
2. Fischer, *Lehrb. d. Gesammt.*, etc., Prague, 1845.
3. Wharton-Jones, *Brit. Med. Journ.*, 1865.
4. Zehender, *Handb. d. Augenh.*, II, p. 414, 1876.

tion bidigitale sur le pourtour de l'orbite démontre la présence d'une
masse nettement fluctuante.

Ne sachant pas s'il s'agissait d'un hématome spontané ou d'un
kyste séreux, nous fîmes la ponction exploratrice au bistouri le long
du plancher. Il s'écoula aussitôt du liquide marc de café, analogue
à celui des hématocèles; après lavage de la poche au biiodure de
mercure, placement d'un drain et pansement occlusif antiseptique.
Le lendemain, pas d'exorbitis, la pupille avait recouvré ses réflexes, et
l'œil comptait les doigts à 25 centimètres. Les jours suivants, nouvelle
protrusion du globe, et au bout de deux semaines, sans cause connue,
diarrhée, vomissements et épistaxis par la narine gauche. Ce n'est
que deux mois plus tard que survint une amélioration progressive de
l'état local et général; l'amaurose par atrophie restant définitive et
incurable.

A propos de cette observation, nous avons essayé d'expliquer la
pathogénie encore obscure des hématomes spontanés. Chez notre
malade, sujet à des épistaxis, nous avons constaté la dilatation de
l'estomac, avec des vomissements causés sans doute par des excès de
régime et se répétant en même temps que les hémorrhagies nasales.
Il en a été ainsi le jour de l'apparition de l'hématome, que l'on pouvait envisager comme étant sous la dépendance des mêmes troubles
vaso-moteurs que les épistaxis. On connait d'ailleurs l'influence des
indigestions et des repas copieux, chez les vieillards prédisposés à
l'apoplexie cérébrale. Même mécanisme pour le cas de Fischer, où
l'hématome succéda à la suppression des règles. Dans celui de Wharton Jones, la malade était brightique, et l'on sait combien dans cette
affection, par suite des altérations vasculaires, les hémorrhagies sont
communes.

Le jeune enfant dont parle Zehender était profondément anémié,
et l'hématome s'est accompagné, comme chez le nôtre, d'épistaxis par
la narine du même côté.

L'homme de soixante-quatre ans cité par de Wecker avait eu deux ans
auparavant un étourdissement avec coma passager, et ce n'est que
deux ans plus tard que survint l'hématome. Nous sommes dès lors
enclin à nous demander si les deux accidents n'ont pas été sous la
dépendance d'une même cause, l'artério-sclérose. Les efforts ne sont
pas sans y contribuer : Jeafferson[1], chez une fille de dix ans, a vu
survenir l'hématome pendant un accès de coqueluche, et Spicer
Holmes[2] en signale deux, occasionnés par des cris, chez des enfants
d'un an.

---

1. JEAFFERSON, *Lancet*, p. 110, 1889.
2. SPICER HOLMES, *Trans. Opht. Soc. U. K.*, XII, p. 33, 1892.

Le diagnostic est d'une difficulté réelle, attendu que la fluctuation et la couleur bleuâtre de la poche se retrouvent dans les kystes séreux de l'orbite. C'est en tenant compte des conditions individuelles, hémophylie, arrêt des règles, épistaxis répétées, artério-sclérose, exophtalmie brusque, que l'on pourra soupçonner la nature hématique du contenu.

Pour le traitement, nous pensons avec Berlin qu'il est préférable de ne procéder à l'ouverture de la poche que si la cornée s'ulcère et menace de se perforer. Même en prenant toutes les précautions antiseptiques, on n'est jamais sûr d'éviter l'infection ultérieure. Mieux vaut donc se borner à la compression, qui accélère la résorption de l'épanchement et s'oppose au besoin au retour des hémorrhagies dont la répétition est fréquente; cela ressort de notre observation et de l'examen anatomique de Rokitansky, où il y avait des kystes sanguins remontant à des dates très différentes.

Étant donnée l'influence incontestable de l'état général, on doit instituer un traitement médical approprié à chaque cas.

VII

EXOPHTALMIE PULSATILE

Sous cette désignation, on comprend divers états morbides qu'il n'est pas toujours facile de distinguer sur le vivant.

Au point de vue étiologique, l'exophtalmie pulsatile se divise en *traumatique* et en *spontanée*. La première reconnaît pour causes habituelles les fractures de la base du crâne et parfois les blessures pénétrantes de l'orbite; la seconde se rattache à des altérations de la carotide et de ses branches terminales ou à des néoplasies vasculaires, le plus souvent intra-orbitaires.

Aux 106 observations réunies par Sattler, sont venues se joindre d'autres, de sorte que le nombre actuel est environ de 157, comprenant 93 cas *traumatiques* et 64 *spontanés*. Parmi ces derniers, 12 se rapportent à des angiomes et à des sarcomes; ce sont ceux de Warren[1], Walton, Haynes[2], Morton[3], Frothingham[4], Critchett[5], Lenoir[6], Nunneley[7],

---

1. WARREN, *Surg. obs. on Tumors*, Boston, 1837, p. 400.
2. WALTON HAYNES, *Med. Times and Gaz.*, 1852, p. 31, et 1854, p. 185.
3. MORTON, *Amer. Journ. of Med. Soc.*, 1877, p. 97.
4. FROTHINGHAM, *Amer. Journ. of the Med. Sc.*, 1870, p. 56.
5. CRITCHETT. *Med. Times*, 1854, p. 185.
6. LELOIR, *Bull. Soc. Chir.*, t. II, p. 61, 1852.
7. NUNNELEY, *Med. Times*, 1864, p. 602.

Œttingen[1], Hansen[2], Bock[3], Kipp[4] et William[5]. Les faits de Rosas[6], Macklakoff[7] et Virchow[8] sont trop écourtés pour qu'on puisse juger de leur signification.

Les symptômes cardinaux sont : l'*exophtalmie*, le *souffle* et les *battements isochrones* au pouls artériel.

Presque toujours l'exophtalmie est unilatérale, et ordinairement l'œil se porte quelque peu en bas et en dehors. La paupière supérieure œdématiée, tombante, se relève difficilement, s'ectropionne parfois et offre en général des varicosités; l'inférieure, plus ou moins éversée, laisse voir un bourrelet conjonctival chémotique. Habituellement la cornée garde sa transparence; ce n'est que dans les cas prononcés qu'elle devient mate et que son épithélium s'exfolie. La pupille est souvent élargie et paresseuse; une seule fois (Hippel[9]) elle était myotique et réfractaire à l'atropine.

En pressant sur le globe, on le refoule dans l'orbite sans déterminer de douleur; mais sitôt que l'on cesse, il reprend sa position première; une résistance inaccoutumée se rencontre parfois, comme dans l'observation de Harlan[10].

Les pulsations isochrones au pouls sont visibles à l'œil nu, ou bien senties sous le doigt; elles s'accompagnent en général d'un frémissement caractéristique, le *thrill* des Anglais; rarement elles font défaut ou sont intermittentes.

Un signe non moins pathognomonique est la présence d'une masse dépressible et animée de battements, à l'angle supéro-interne de l'orbite, près de l'échancrure sus-orbitaire. Du volume d'un haricot ou d'une amande, lisse à sa surface, exceptionnellement contournée comme une varice, cette saillie déborde parfois le rebord orbitaire qu'elle finit par user, et s'accompagne dans certains cas de deux ou trois productions analogues, situées sur d'autres points.

Le bruit de souffle continu avec *redoublement* est surtout perçu au niveau de l'œil, principalement en haut et en dedans; mais on l'entend aussi à la tempe, dans la région sourcilière et quelquefois sur toute la moitié correspondante de la tête. Notons également le bruit de *piaulement* qui s'ajoute d'une façon intermittente, surtout

1. ŒTTINGEN, *Saint-Pétersb. Med. Zeitschr.*, t. XI, 1861, p. 1.
2. HANSEN, Cité par SATTLER. — *Græfe et Sæmisch*, t. VI, p. 745, 1880.
3. BOCK, *Centralb. f. prak. Augenh.*, 1892, p. 261.
4. KIPP, *Amer. Journ. Opht.*, 1888, p. 328.
5. WILLIAM, *Trans. Opht. Soc. U. K.*, 7 mai 1891.
6. ROSAS, *Handb. d. theor. u. prakt Augenh.*, II, p. 442.
7. MACKLAKOFF, *Nagel's Jahresb. d. Opht.*, 1877, p. 442.
8. VIRCHOW, *Traité des tumeurs.*
9. HIPPEL, *Arch. f. Opht.*, XX. 1, p. 173, 1874.
10. HARLAN, *Amer. Journ. of the Med. Sciences*, p. 46, 1870.

lors d'accélération de la circulation générale. La compression de la carotide au cou diminue ou même fait disparaître les battements, le souffle, et en partie l'exorbitis.

A l'ophtalmoscope, on constate ordinairement une stase papillaire avec dilatation prononcée des veines et rétrécissement filiforme des artères; le pouls veineux et les apoplexies rétiniennes sont exceptionnels. D'autres fois, il existe une simple hyperhémie de la papille, ou encore on se trouve en présence d'une atrophie blanche rapidement croissante.

Les milieux restent en général transparents; seuls Morton et Œttingen signalent le trouble du vitré. La réfraction n'est pas modifiée, ou bien il se produit de l'hypermétropie par refoulement du fond de l'œil, presque jamais de la myopie acquise. Même s'il y a stase, l'acuité visuelle est bonne dans près de la moitié des cas et ne décline que plus tard. Par exception, il apparaît une amblyopie ou une amaurose précoce, avec ou sans signes d'atrophie. Cela s'observe surtout dans l'exophtalmie par fracture de la base, avec propagation jusqu'au canal optique. Après la disparition de l'exophtalmie, la vision reste perdue, ou s'améliore parfois au point de se rétablir entièrement.

La mobilité du globe est compromise, soit par l'obstacle qu'apporte le gonflement du tissu orbitaire et des paupières, soit par des paralysies nerveuses concomitantes, intéressant la troisième, la quatrième et la sixième paires crâniennes, comme dans les observations de Nieden et de Kipp. Le facial et le nerf masticateur sont rarement atteints.

En fait d'anesthésies, nous signalerons celles de la branche ophtalmique de Willis et de l'acoustique. La surdité siège ordinairement du côté de l'exophtalmie, ou du côté opposé, parfois même elle est bilatérale. Des douleurs locales et irradiées au front et aux tempes sont fréquentes, surtout au début; elles peuvent se dissiper, mais pour réapparaître.

Ce qui tourmente le plus les malades, ce sont le bruit de locomotive et les bourdonnements ressentis dans la tête d'une façon constante, aussi bien de jour que de nuit. La compression de la carotide au cou et la trépidation des voitures les font momentanément cesser, à la grande satisfaction du patient.

Le moral ne tarde pas à s'affecter, mais il est rare de noter des bouffées de chaleur, de l'affaiblissement de la mémoire ou de l'agitation. Dans le seul cas de Julliard[1], il y avait élévation de la température.

1. JULLIARD, Bull. Soc. Chir., 1875.

La marche de l'affection varie, suivant qu'il s'agit d'exophtalmie spontanée ou traumatique.

Dans la *première*, le début est brusque et se traduit par une douleur vive intracrânienne, avec sensation de craquement comparable à la décharge d'un pistolet, le tout accompagné de bruissement et de l'exagération des souffrances. Il est rare de voir survenir des vomissements et la perte de connaissance. Au bout de quelques jours, l'exophtalmie apparaît, accompagnée de battements et du souffle caractéristique; les troubles visuels se montrent à leur tour et la maladie est ainsi constituée.

En tant que causes occasionnelles, on a noté les efforts de toute sorte, le refroidissement brusque et surtout la grossesse et l'accouchement.

Dans la forme d'origine *traumatique*, le début est difficile à préciser, à cause des troubles graves qui accompagnent les fractures de la base. Toujours est-il que l'exorbitis se développe ici avec plus de lenteur, et le premier signe qui donne l'éveil réside dans le bruissement perçu dans l'oreille et le crâne; souvent il s'ajoute du strabisme paralytique, avec ou sans diplopie, et parfois l'amaurose du même côté, comme dans les observations de Leber[1], Hjort[2], Nieden[3] et quelques autres. Le chémosis et la rougeur sont quelquefois très prononcés; aussi faut-il se garder de confondre cet état avec un phlegmon orbitaire, ainsi que cela est arrivé à Désormeaux[4] et à Schmid[5]. Dans les cas de Nélaton[6], Laurence[7] Hippel[8] et Scott[9], on a noté des épistaxis répétées, et dans ceux de Nieden[10], Critchett[11] et Frier[12], des hémorrhagies conjonctivales, avec phthisie consécutive du globe.

Il est rare qu'il se passe des mois, entre le coup et l'apparition de l'exophtalmie. Lorsqu'il en est ainsi, il s'agit de traumatismes mitigés, d'un fort ébranlement de la tête, de chute sur les pieds, etc.

La marche est essentiellement progressive et la mort survient dans la plupart des cas, soit brusquement, soit dans un intervalle qui varie de quelques semaines à deux ou trois ans. La guérison spontanée n'a guère été observée qu'une dizaine de fois.

1. Leber, *Arch. f. Opht.*, XXV, 4, p. 112, 1879.
2. Hjort, *Jahresb. über die Leist. u. Fortschr. d. Opht. Jahrg.*, VIII, S. 350.
3. Nieden, *Arch. f. Augenh.*, XVII, p. 275, 1887.
4. Désormeaux, *In Wecker*, 2° édit., t. I, p. 802.
5. Schmid, *Klin. Mbl.*, IX, p. 210, 1871.
6. Nélaton, Thèse Henry, p. 13, 1856.
7. Laurence, *Opht. Rev.*, n° 12, 1867.
8. Hippel, *Arch. f. Opht.*, XX, 1, p. 173, 1874.
9. Scott, *Med. Chir. Trans.*, p. 124, 1839.
10. Nieden, *Arch. f. Augenh.*, VIII, p. 16, 1879.
11. Critchett, *Med. Times*, 1854.
12. Frier, *Obs. on Aneurismus*, p. 32, 1807.

L'exophtalmie idiopathique est plus commune chez la femme, où elle atteint la proportion de 80 pour 100 environ. Cela est d'autant plus étonnant que les hommes sont davantage exposés aux anévrysmes et aux endartérites en général. Par contre, la variété traumatique domine dans le sexe masculin. Sur 67 cas, on ne compte que 13 femmes. Dans les deux formes, l'âge est habituellement compris entre vingt et cinquante ans. Trois fois seulement on a signalé l'exophtalmie traumatique chez un garçon et chez deux filles, de cinq à quinze ans.

Les lésions rencontrées à l'examen anatomique ont varié, suivant le genre d'exophtalmie. Dans les observations de Guthrie, Caron de Villards et Nunneley, il existait un anévrysme pur de l'artère ophtalmique; dans celles de Baron et de Gendrin, la carotide était rompue près du sinus caverneux. Sur les quatre autopsies connues d'exorbitis traumatique, dont deux de Nélaton, une de Hirschfeld et une dernière de Leber, il y avait une lésion très nette de la carotide interne dans le sinus. Par contre, dans celles de Bowman, de Wecker, Œttingen, Morton et Aubry, on n'a trouvé aucune lésion. Disons enfin que dans deux cas, l'un de Lenoir, l'autre de Nunneley, on a pris des tumeurs malignes vasculaires pour des anévrysmes.

Le diagnostic différentiel entre l'anévrysme artério-veineux du sinus, qui est la condition habituelle de l'exophtalmie, et les états pouvant le simuler, n'est pas toujours facile.

L'anévrysme de l'artère ophtalmique par fracture du canal optique est possible, mais n'a pas été nettement établi jusqu'ici. Il en est de même de l'anévrysme artério-veineux orbitaire. Seuls les cas de Hjort[1], Holmes[2] et Landsdawn[3] pourraient s'y rapporter, bien qu'il soit probable que la lésion avait pour siège la terminaison de la carotide.

Sous le nom d'*anévrysme par anastomose* on a décrit bien des faits disparates. Si l'on entend par là des anévrysmes *cirsoïdes*, on doit reconnaître qu'aucune autopsie n'est venue démontrer leur existence; seule l'évolution plus lente de l'exophtalmie, comme dans l'observation de Morton, pourrait plaider en faveur d'un pareil diagnostic.

La même lenteur de la marche caractérise les angiomes orbitaires auxquels paraissent se rattacher les faits de Frothingham[4], Bowmann[5], Lawson[6], Taylor[7], Abernethy et Velpeau[8]. En pareille occurrence on tiendra compte d'angiomes crânio-faciaux remontant à l'enfance et

1. Hjort, *The Lancet*, mars 1862.
2. Holmes, *Med. Times*, II, p. 75, 1873.
3. Landsdawn, *Brit. Med. Journ.*, p. 756, 1875.
4. Frothingham, *Amer. Journ. of Med. Sc.*, 1887, p. 97.
5. Bowmann, *Dublin Quart. Journ.*, p. 328, 1863.
6. Lawson, *Lancet*, p. 116, 1871.
7. Taylor, *Med. Times*, p. 149, 1858.
8. Abernethy et Velpeau, *Dictionnaire en 30 vol.*, t. XXII, p. 510, 1841.

s'étant accrus avant l'apparition de l'exophtalmie, des battements et du souffle. L'asymétrie de la face (Morton) et la coexistence d'un molluscum à la région sourcilière (Sattler) méritent également d'être notés. Lorsque l'angiome succède à un traumatisme, la difficulté augmente, et l'on doit alors tirer parti du siège de la tumeur, située ailleurs qu'à l'angle supéro-interne de l'orbite.

La dilatation variqueuse de la veine ophtalmique provoque bien de l'exophtalmie, mais le fait que cette dernière se produit ou disparait alternativement, suivant l'attitude penchée ou droite de la tête; qu'elle s'exagère sous l'influence des efforts, par compression de la jugulaire au cou (Velpeau, Parrisch, v. Græfe, Nélaton), et à l'époque des règles (Coopers); que le globe est facilement réductible et la vision conservée; que les accidents cérébraux, souffle, battements et susurrus sont absents, la différenciation devient facile. Les seules observations où les signes de l'exophtalmie pulsatile existaient sont celles d'Aubry, de Wecker et Œttingen. Encore est-il que dans cette dernière il y eut guérison spontanée par thrombose de la veine ophtalmique, ce qui en fait un cas à part.

On ne connaît pas d'exophtalmie goitreuse pulsatile, à moins d'envisager comme telle le fait de Rosas[1], où la protrusion, ayant coïncidé avec la suppression des règles, disparut à l'occasion d'un coup porté sur l'œil et le rétablissement des époques.

Les sarcomes vasculaires de l'orbite exposent souvent à des erreurs. Sattler, ayant analysé les observations publiées, en compte onze où la masse simulait en réalité l'anévrysme artério-veineux. On évitera l'erreur, en tenant compte de la fausse fluctuation, des inégalités de forme et de consistance des différentes parties de la tumeur, de la cupule osseuse qui encadre sa base et de l'engorgement des ganglions voisins. La confusion est toutefois possible lorsqu'un coup a précédé l'évolution du néoplasme, ou qu'il s'ajoute des phénomènes phlegmoneux.

Les anévrysmes spontanés de la portion intracrânienne de l'ophtalmique, en comprimant l'origine de la veine dans le sinus et même certains nerfs moteurs qui traversent la fente sphénoïdale, donnent lieu à une exophtalmie qui se rapproche beaucoup de celle par rupture de la carotide dans le sinus. Disons toutefois que les battements et le souffle sont moins forts et qu'il n'existe ni thrill, ni redoublement.

Dans tous les cas, il faut songer de suite à l'exophtalmie pulsatile par communication spontanée ou traumatique de la carotide avec le sinus. Ce n'est qu'après avoir éliminé cette origine qu'il sera permis de songer à une des lésions précédemment décrites.

1. ROSAS, *Lehre v. d. Augenh.*, 1834, p. 368.

Les rapports intimes de la carotide avec le sinus sphénoïdal expliquent la possibilité d'infection et les hémorrhagies nasales, surtout fréquentes dans les cas traumatiques. Une autre complication, parfois salutaire, est la thrombo-phlébite plastique qui intercepte la communication de l'artère avec le sinus.

L'exophtalmie bilatérale tient à la rupture des deux carotides, plus souvent à l'exagération du tonus artériel dans le second vaisseau par l'intermédiaire du sinus coronaire.

A tout prendre, le pronostic est grave, surtout à cause des compli cations : troubles cérébraux, perte de la vue, fonte du globe, hémorrhagies nasales répétées ; à quoi il faut ajouter les dangers des interventions chirurgicales, bien que depuis l'antisepsie celles-ci soient moins graves que par le passé.

Les moyens mis en usage se divisent en *médicaux* et *chirurgicaux*.

Les premiers ne sauraient convenir que lors d'exophtalmie de faible ou moyenne intensité, ne déterminant aucun trouble sérieux. Dans ce cas, on prescrit divers agents cardio-vasculaires, en vue de régulariser et ralentir la circulation, en recommandant le repos et au besoin le régime lacté. Lorsque l'artério-sclérose est en cause, les iodures alcalins trouvent leur application.

Comme moyens chirurgicaux, on a recours successivement aux injections coagulantes dans la veine ophtalmique, à l'électrolyse, à la compression digitale ou instrumentale de la carotide et à la ligature de cette dernière.

Les injections sont peu efficaces, et offrent le danger de provoquer un thrombus migrant. L'électrolyse, d'après la méthode perfectionnée de Ciniselli[1], mérite d'être essayée toutes les fois qu'en comprimant la veine on parvient à faire cesser le bruit de souffle. La compression digitale est préférable à celle instrumentale ; bien qu'elle ne compte que peu de succès, vu son innocuité, il faut commencer par là, surtout lors d'exolphtalmie idiopathique.

La ligature de la carotide, sans être souveraine, constitue en définitive le procédé de choix, outre qu'on peut en compléter les effets par une compression digitale ultérieure. Les dangers qu'elle entraîne reviennent moins aux accidents cérébraux dont elle est parfois responsable, qu'aux complications du côté de la plaie, hémorrhagies après la chute du fil et septicémie. En réunissant tous les faits publiés jusqu'en 1880, Sattler arrive à établir que la mortalité est de 14,29 pour 100. De son côté, Nieden[2], sur 18 ligatures faites de 1880 à 1887, compte 3 morts. Si nous ajoutons les observations de Eissen[3],

1. Ciniselli, *Gaz. Med. ital.*, 1867.
2. Nieden, *Arch. f. Augenh.*, XVII, 1887, p. 275.
3. Eissen, *Ibid.*, XXI, 1890, p. 75.

Williams[1], Kalt[2] et Pulvermacher[3], où le succès a été la règle, on arrive à la proportion de 12 insuccès pour 100, chiffre destiné à décroître grâce aux soins antiseptiques modernes.

La ligature de la carotide primitive mérite la préférence sur celle de l'interne; seul Demarquay a conseillé cette dernière ligature. Après disparition de l'exophtalmie, il subsiste habituellement un léger souffle et de faibles battements, tant que l'obstruction de l'orifice de communication n'est pas complète. Pour la variété traumatique, les récidives sont à craindre dans un espace variant de quelques heures à deux mois au plus. Lors d'insuccès, Bock et Williams ont pratiqué la ligature de la carotide primitive du côté opposé et disent avoir réussi.

Les angiomes pulsatiles de l'orbite comportent, suivant les cas, l'extirpation, l'électro-puncture ou l'électrolyse, et méritent dès lors de ne pas être confondus avec les autres genres d'exophtalmie pulsatile.

VIII

EXOPHTALMIE NON PULSATILE. — VARICES DE LA VEINE OPHTALMIQUE

Il ne sera question ici que de l'exophtalmie due à la dilatation variqueuse des veines de l'orbite. Les observations qui s'y rapportent sont au nombre de 12 et appartiennent à Velpeau[4], Parrisch[5], Andrae[6], Mackensie[7], v. Græfe[8], Foucher et Nélaton[9], Mozet et Boniface d'Anduze[10], Gruning[11], Vieusse[12], Yvert[13] et Gesner[14], auxquelles nous en ajouterons une qui nous est propre.

L'affection se présente sous *deux formes*, l'une où il y a tumeur, l'autre consistant en une simple exophtalmie d'allures particulières.

Dans le premier type, on est en présence d'une saillie veineuse à l'angle supéro-interne de l'orbite, au niveau du confluent des veines ophtalmique et angulaire. Il est rare que la poche occupe le rebord

1. WILLIAMS, *Trans. Soc. Opht. U. K.*, 1891.
2. KALT, *Bull. de l'Acad. de Médecine*, Paris, 9 juin 1891.
3. PULVERMACHER, *Centralb. f. Opht.*, 1892, p. 330.
4. VELPEAU, *Dictionnaire en 30 vol.*, t. XXII, p. 310.
5. PARRISCH, *Amer. Journ. of Med. Sc.*, I, p. 357, 1841.
6. ANDRAE, *Fischer's Lehrb.*, p. 321.
7. MACKENZIE, *Traité des maladies des yeux*, I, p. 487, 1858.
8. V. GRÆFE, *Arch. f. Opht.*, XII. 2, p. 222.
9. NÉLATON, *Gaz. des hôpitaux*, 1858, p. 141, et Thèse de Dupont, 1865.
10. BONIFACE D'ANDUZE, *Ann. d'ocul.*, XLV, p. 273, 1861.
11. GRUNING, *Arch. f. Augenh. u. Ohr.*, III, p. 168.
12. VIEUSSE, *Gaz. hebd. de méd. et de chir.*, 1878.
13. YVERT, *Rec. d'opht.*, 1881, p. 1.
14. GESNER, *Centralb. f. prakt. Augenh.*, 1889, p. 161.

inférieur, comme dans le cas de Boniface et Mozet. Son volume, au moment où elle est fortement tendue, atteint celui d'une noisette ou d'une noix. De consistance molle et fluctuante, la masse se laisse déprimer par la plus légère pression, et le doigt enfoncé dans l'orbite ne sent aucune partie solide, ni la moindre irrégularité des parois osseuses. Un caractère plus pathognomonique encore est la disparition, ou pour le moins la très grande diminution de la poche dans la station verticale, et sa distension lorsque le sujet penche la tête, qu'il fait un effort, ou qu'on comprime la jugulaire correspondante au cou. Il en résulte une sensation de plénitude dans l'orbite, en même temps qu'on aperçoit à travers la paupière une coloration bleuâtre ou ardoisée.

Les battements vasculaires, le thrill et le souffle font totalement défaut. Seules, les observations de Wecker, Cooper, Aubry et Œttingen, qui peuvent à la rigueur y être classées, font exception. A l'examen anatomique de la pièce de Wecker, Cornil ne trouva aucune communication de la carotide avec le sinus caverneux. De son côté, Aubry insiste sur la forte dilatation de la veine ophtalmique, du sommet à la base de l'orbite.

La *seconde* forme, non accompagnée de tumeur, présente les mêmes caractères d'exagération de l'exophtalmie, chaque fois que l'individu penche la tête, fait un effort ou se comprime le cou, pour se dissiper dans les conditions inverses.

Chez notre malade, âgée de trente-huit ans, ces particularités étaient on ne peut plus nettes, ce qui nous engage à relater brièvement l'observation.

A l'âge de dix-huit ans, chute sur la région sourcilière gauche, suivie d'un léger goitre. Il y a dix ans, apparition d'une tumeur veineuse, grosse comme une noisette, à l'angle supéro-interne de l'orbite gauche, toutes les fois que la malade se penche ou fait un effort. Cinq ans plus tard, dans le cours d'une grippe, ecchymose palpébrale du même côté, avec léger strabisme interne concomitant de l'œil droit. Jamais de battements ni de souffle. Un an après, *enorbitis* que la malade essaye de dissimuler en se serrant le cou avec un ruban ; mais bientôt, par suite de l'exagération de l'enfoncement, cet artifice devient insuffisant. Jusqu'alors, la vue est restée normale et l'affection n'a déterminé aucune douleur, sauf dans l'attitude penchée, qui s'accompagne de forte exophtalmie.

Un enorbitis si prononcé est rare, et n'a été signalé que dans les deux observations de Vieusse et de Gesner. La première se rapporte à un jeune homme de vingt et un ans, dont l'exophtalmie, survenue après syncope, remontait à quatre ans. La seconde concerne une fille de dix-neuf ans présentant de l'enophtalmie de l'œil droit, qui se changeait en exophtalmie, avec douleurs vives chaque fois qu'elle penchait la tête. Pour Gesner, l'exophtalmie tiendrait à la distension des veines de l'orbite, et l'enorbitis à la résorption du tissu graisseux de cette cavité.

Nous ne reviendrons pas sur le diagnostic différentiel avec l'exophtalmie pulsatile, y ayant déjà suffisamment insisté.

Les angiomes veineux s'en distinguent : par leur siège habituel au niveau de la fente oblique de la face, au voisinage de la queue du sourcil, par leur origine congénitale et l'extension fréquente des nævi aux paupières, au front et à la joue. Bien que réductibles, les angiomes laissent toujours subsister un noyau constitué de tissu conjonctif et graisseux, qu'on sent parfaitement sous le doigt.

Les néoplasmes, ainsi que les kystes et les dermoïdes caractérisés par la fixité de la protrusion du globe, ne sauraient que difficilement induire en erreur.

L'encéphalocèle pourrait à la rigueur simuler la poche veineuse du grand angle, mais en tenant compte de l'origine congénitale de la lésion, de la capsule osseuse qui encadre l'orifice de communication avec le crâne, des troubles cérébraux, quand on vient à réduire la hernie, de l'absence d'enorbitis et d'exophtalmie, l'hésitation ne peut être de longue durée.

Le pronostic de l'affection n'est pas grave. Les malades se préoccupent surtout de la difformité et de la possibilité de voir le second œil se prendre, ce qui heureusement ne s'est pas présenté jusqu'ici.

Au point de vue étiologique, on a incriminé les coups sur le pourtour de l'orbite (Parrish, Mozet-Boniface, Panas), le port d'un lourd fardeau sur la tête (Mackensie) ou l'inclinaison forcée de celle-ci (Grüning), une attaque syncopale succédant à un violent effort (Vieusse), le goitre (Foucher-Nélaton), les troubles de la menstruation (Cooper). L'âge des malades oscille entre quatorze et quarante ans, et il paraît y avoir prédominance chez la femme.

La marche est essentiellement lente, et il peut se passer dix, vingt ans et plus, sans qu'il survienne le moindre trouble du côté de l'œil ou du cerveau. Notre malade se plaignait bien de difficulté de la locomotion, de vertiges, de mouches volantes et de diplopie passagère, mais comme il s'agissait d'une hystérique, on peut rattacher tous ces phénomènes au névrosisme.

En l'absence de données anatomo-pathologiques, on a invoqué la dilatation variqueuse des veines, se faisant surtout sentir sous l'influence de la pesanteur et des efforts. Mais comme la veine ophtalmique offre un double débouché, le sinus caverneux et la faciale, nous ignorons la part qui revient à chacun d'eux, et encore moins la lésion qui rend le flux et le reflux du sang si faciles. Mieux vaut, croyons-nous, quant à présent, avouer notre ignorance.

L'affection n'étant pas grave par elle-même, on ne doit intervenir que si le malade l'exige par coquetterie, ou si le moral en est fortement ébranlé.

Nélaton a obtenu la guérison en injectant dans les veines quelques gouttes de perchlorure de fer. Ce moyen n'est pas sans danger, attendu qu'il peut se produire des thromboses vers le sinus caverneux et au delà; il vaut donc mieux recourir à l'électro-puncture.

L'extirpation des paquets veineux, proposée par Chelius, n'a pas encore trouvé de partisans. Aujourd'hui, grâce à l'antisepsie, on pourrait l'entreprendre avec moins de crainte; mais ce qui doit nous en dissuader, c'est le peu qu'on sait sur la nature de l'exophtalmie.

IX

ENOPHTALMIE

Par enophtalmie on entend l'enfoncement de l'œil dans l'orbite; elle se distingue en *spontanée* et en *traumatique*.

La première est fort rare. Parmi les cas qui s'y rapportent, nous signalerons ceux de v. Græfe[1] concernant des cholériques, dont les yeux, comme on sait, s'excavent à cause sans doute de la résorption rapide de la graisse et de la vacuité de leur système sanguin. Il est à noter à ce propos, que dans aucune autre région du corps le tissu graisseux ne se résorbe avec plus de rapidité à la suite de la fatigue, de l'abstinence, des veilles prolongées ou d'excès vénériens.

Björströme[2] signale une enorbitis périodique, coïncidant avec des attaques de névralgie trifaciale; et Börwinkel[3], un fait analogue, par paralysie du sympathique cervical.

En traitant plus haut de l'exophtalmie variqueuse, nous avons insisté sur l'enfoncement du globe. Aux trois cas déjà cités de Vieusse, Gesner et le nôtre, on peut ajouter celui de Sattler[4], relatif à un malade qui, dès sa jeunesse, présentait dans la rectitude de la tête une enophtalmie de l'œil gauche se transformant en exorbitis après une course, un effort et surtout dans l'attitude penchée.

La forme traumatique est plus commune. Himly[5] dit en avoir observé à la suite d'un coup porté sur la région oculaire. Au premier

1. v. Græfe, *Arch. f. Opht.*, XII, 2, p. 200.
2. Björströme, *Upsala. Läkareför*, X, p. 578, 1875.
3. Börwinkel, *Deutsch. Arch. f. Klin. Med.*, p. 445, 1874.
4. R. Sattler, *Amer. Journ. of Med. Science*, april 1885.
5. Himly, *Krankh. u. Misbild. d. Auges*, 1843, I, p. 595,

abord on aurait cru à un œil énucléé, mais en soulevant la paupière, le globe apparaissait possédant sa mobilité et toute sa force visuelle. L'auteur suppose gratuitement que le choc, ayant luxé le tendon du trochléateur, avait déterminé la rétraction de l'œil au fond de l'orbite.

Nieden[1], chez un maçon resté enfoui sous un éboulement pendant une heure et demie, a noté l'enfoncement de l'œil et, quatorze jours après l'accident, une légère dépression de la paupière supérieure, avec apparition de croissant atrophique au bas de la papille. Le globe conservait sa mobilité et la vision était restée normale.

Talko[2], chez un soldat ayant eu l'œil droit contusionné sept mois auparavant, vit le globe rentrer peu à peu et la vision se perdre défi-nitivement. L'œil gauche légèrement enfoncé comptait seulement les doigts à trois mètres. Pas de lésions ophtalmoscopiques ni d'un côté, ni de l'autre. Vives douleurs lancinantes dans la tête, et finalement cécité complète de l'œil gauche. A ce moment surviennent une injection de la conjonctive, la dilatation des veines de la rétine et l'ulcération de la cornée. Talko explique l'enophtalmie et les autres accidents par des troubles vaso-moteurs posttraumatiques ayant entraîné la résorp-tion du coussinet graisseux de l'orbite.

Gesner[3] rapporte trois observations dont voici le résumé.

I. — Fracture du maxillaire inférieur et de l'os malaire du côté droit; quinze jours plus tard, cicatrice non adhérente de la région sourcilière, s'étendant de la gouttière sus-orbitaire à l'angle externe; enophtalmie de 3 millimètres; ptosis, vision normale.

II. — Mineur ayant reçu une lourde charge de charbon de terre sur l'œil droit; perte de connaissance. Quatorze jours après, cicatrice du sourcil sans adhérence à l'os; enophtalmie mesurant 2 millimètres environ, fond d'œil normal, $V = \frac{1}{8}$.

III. — Même accident chez un second mineur; cicatrice sourcilière adhérente dirigée de la gouttière sus-orbitaire à la racine du nez. Deux semaines plus tard, enophtalmie de 3 millimètres; réduction de la mobilité du globe en haut et du côté externe par parésie de l'abducens, d'où diplopie homonyme; fond de l'œil et vaisseaux nor-maux. Gesner invoque dans ces cas la rétraction du globe par propa-gation de l'inflammation du périoste au tissu graisseux, explication qui est peu en harmonie avec tout ce que nous savons au sujet du phlegmon orbitaire, où l'enophtalmie est exceptionnelle.

Les autres observations connues sont : celle de Nagel[4], enophtalmie de 3 millimètres avec abaissement du globe, à la suite d'un coup de

---

1. NIEDEN, *Klin. Mbl.*, XIX, p. 72.
2. TALKO, *Klin. Mbl.*, XIX, p. 491.
3. GESNER, *Arch. f. Augenh.*, XVIII, p. 207, 1888.
4. NAGEL, *Græfe, Sæmisch.*, VI, p. 509.

pied de cheval sur la racine du nez; et trois autres de Scharpinger[1].
—Fillette de sept ans qui fit une chute sur la tempe droite, suivie de
perte de connaissance et d'un enfoncement presque immédiat du
globe, hypotonie marquée, V = 1; fond d'œil normal, sauf une
légère dilatation des vaisseaux, aucun trouble de la motilité, conservation des reflexes pupillaires. — Cocher de dix-sept ans; quatre mois
auparavant, coup de pied de cheval sur la région orbitaire droite et perte
de connaissance. Après dégonflement des paupières, l'individu constate qu'il voit mal de ce côté. Un mois plus tard, enophtalmie de
6 millimètres; cicatrice non adhérente de 15 millimètres de long
dirigée en haut et en dedans. Sensibilité du visage, de la conjonctive et
de la cornée normale; mobilité du globe conservée; pupille moyen-
nement dilatée et paresseuse, milieux clairs, papille décolorée,
vaisseaux rétrécis. Le malade compte les doigts à 5 mètres; hypermétropie de 1,5; emmétropie à gauche, T. n.—Femme de trente ans;
coup sur la joue gauche à l'âge de huit ans; enophtalmie du même
côté avec ptosis, mobilité du globe conservée, absence du signe de
Græfe, pas de cicatrice, pupille normale, fond d'œil physiologique.

L'auteur explique tous ces changements par la paralysie des filets
sympathiques du muscle orbitaire de H. Müller, et applique cette
théorie aux faits de Gesner.

V. Becker[2] relate l'observation d'une femme de trente-deux ans
qui trois ans auparavant avait reçu un coup de corne de vache au
niveau de l'orbite gauche; hémorrhagie assez abondante par la plaie
et le nez; perte de connaissance pendant quatre jours; amblyopie de
l'œil opposé. A l'examen, cicatrice sourcilière non adhérente, allant
du point lacrymal à la commissure externe; chute et enfoncement
de la paupière supérieure paraissant fixée par une bride; chémosis
séreux du fornix inférieur; enorbitis de 20 millimètres; globe sain,
immobile, dévié en bas et en dedans. Becker pense que le coup a
intéressé l'unguis, l'os planum, le sinus frontal et l'oculo-moteur, à
en juger par l'immobilité du globe.

Lang[3]. — Garçon de treize ans, ayant reçu un timon de voiture sur
le sourcil droit; épistaxis abondante, puis enophtalmie avec cicatrice
adhérente.

Schwarzschild[4]. — Cocher de vingt ans; à l'âge de huit ans, coup
sur le rebord orbitaire droit avec plaie à la région sourcilière.
Quelques jours après, enophtalmie atteignant 6 millimètres; enfoncement prononcé de la paupière supérieure avec diminution de la

1. Scharpinger, New-York Med. Monatschr., 1890, et Klin. Mbl., 1893, p. 309.
2. Becker, Arch. f. Augenh., XII, p. 289.
3. Lang, Trans. Opht. Soc. U. K., IX, p. 41.
4. Schwarzschild, Med. Rec., New-York, 14 mai 1892.

fente palpébrale. Dans l'attitude penchée de la tête, exophtalmie de 6 millimètres ; ce qui donne 12 millimètres pour l'excursion totale du globe. $V = 1$; fond d'œil normal ; mobilité à peu près conservée ; arrêt de developpement de la face du même côté.

L'auteur fait remarquer que son cas est le seul où l'enophtalmie traumatique se transformait en exophtalmie. Nous pensons qu'il s'agissait plutôt ici d'enophtalmie variqueuse.

Löw[1]. — Coups de pied de cheval au niveau de l'œil gauche, avec perte de connaissance pendant deux jours. Enophtalmie de 6 millimètres ; pupille mydriatique ; milieux clairs : nerf optique en voie d'atrophie. Il attribue l'enophtalmie à la rétraction cicatricielle du tissu graisseux, après fracture des parois osseuses.

Beer[2] relate deux cas : 1° Garçon de quinze ans qui, après une chute contre une pierre, vit survenir huit jours plus tard une enophtalmie de l'œil gauche. $V — 1$; fond d'œil normal. 2° Coup de pied de cheval sur l'œil droit, avec perte de connaissance et vomissements ; quelque temps après, ptosis ; cicatrice linéaire non adhérente au niveau du sourcil ; enorbitis de $7^{mm},4$ à droite et 5 à gauche ; irido-dialyse partielle, tonus normal ; pouls veineux et légère névro-rétinite. L'auteur se rattache à la théorie de la vaso-constriction sympathique.

Le cas de Tweedy[3], concernant une fracture du maxillaire supérieur avec destruction du globe, se rapporte plutôt à la microphtalmie traumatique ; un autre de Langenbeck[4], relatif à une forte compression de la face, ayant déterminé la fracture des os du nez et la pénétration du globe dans l'antre d'Highmore, rentre dans les luxations du globe. Il en est ainsi de celui de J. Cohn[5].

Nous avons tenu à résumer ces observations pour montrer qu'il est des cas légers ne s'accompagnant d'aucun trouble sérieux, et de graves, avec déviation latérale du globe, paralysie des muscles oculaires et atrophie optique. Pour ce qui est de la pathogénie, la question nous paraît difficile à résoudre, attendu que nous manquons d'examens anatomiques. S'agit-il, comme le veut Gesner, d'une inflammation cirrhotique du tissu graisseux ; d'adhérences rétractiles entre les parois osseuses et le globe, comme le prétend Becker ; ou encore de troubles trophiques liés à la vaso-constriction du sympathique, ainsi que le soutiennent Beer et Talko ; c'est ce que nous ne saurions affirmer quant à présent.

1. Löw, *Inaug. Diss.*, Berlin, 1890.
2. Beér, *Arch. f. Augenh.*, XXV, p. 327, 1892.
3. Tweedy, *Ibid.*
4. Langenbeck, *Ibid.*
5. J. Cohn, *Klin. Mbl.*, 1892, p. 337.

X

EXOPHTALMIE DANS LA MALADIE DE BASEDOW

On ne saurait avoir une idée exacte de ce genre d'exophtalmies sans signaler, chemin faisant, ce qui se rapporte à la maladie de Basedow, dite encore de Graves, ou simplement goitre exophtalmique.

A l'exemple de Charcot, nous diviserons les symptômes de l'affection générale, en *cardinaux* au nombre de quatre, *tachycardie*, *goitre*, *tremblement*, *exophtalmie*, et en *secondaires* qui se rattachent à la digestion, à la respiration, à la sécrétion urinaire, au fonctionnement des organes génitaux, y compris les mamelles, à la peau, au système nerveux et à l'état général.

Pour déblayer le terrain, nous commencerons par ces derniers, nécessairement inconstants, et par cela même peu caractéristiques.

Comme troubles digestifs, on a noté les vomissements, les diarrhées abondantes, souvent séreuses et brusques, la boulimie ou l'inappétence et l'ictère. Du côté des voies respiratoires : la toux, l'oppression, des symptômes d'angine de poitrine, et la fréquence des mouvements thoraciques.

Les urines sont augmentées de quantité, ou contiennent du sucre, de l'albumine, voire même des ptomaïnes[1], qui, injectées sous la peau des grenouilles, provoquent des phénomènes moteurs et cardiaques, ayant de l'analogie avec ceux du goitre exophtalmique.

Les troubles menstruels, l'atrophie des glandes mammaires et l'impuissance ne sont pas rares. La peau présente souvent du vitiligo partiel ou généralisé, des taches pigmentaires comme dans la maladie d'Addison, de l'urticaire, de la sécheresse, ou au contraire des sueurs profuses, parfois unilatérales. En même temps, les malades accusent des bouffées de chaleur et des rougeurs sur différentes parties du corps, principalement à la face.

Le système nerveux est toujours intéressé. En dehors des signes oculaires, dont il sera question plus loin, nous mentionnerons une diminution de la résistance électrique, des paralysies diverses, l'impuissance fonctionnelle des membres, surtout des jambes, qui semblent se dérober brusquement sous le poids du corps ; des crampes, des convulsions allant jusqu'aux crises épileptiformes, des attaques d'hystérie, enfin des troubles psychiques se manifestant par de l'excitation, de la manie, de l'hypochondrie, etc.

1. Boinet et Gilbert, *Revue de Méd.*, p. 33, 1892.

L'anémie profonde est fréquente, ainsi que le myxœdème, le gonflement des membres inférieurs et l'élévation de la température soit locale, soit générale.

L'étude des quatre symptômes cardinaux mérite de nous arrêter davantage.

La *tachycardie*, par sa constance et son apparition au début de l'affection, constitue un signe important. Les battements du cœur sont, non seulement accélérés, mais aussi plus forts et soulèvent parfois toute la paroi thoracique antérieure ainsi que l'épigastre. Au moment des paroxysmes, il s'ajoute un bruit de souffle systolique, plus rarement diastolique, offrant son maximum d'intensité à la pointe et à gauche. Dans les cas avancés, on constate à la percussion une hypertrophie cardiaque, qui peut disparaître lors de rétrocession de la maladie, preuve qu'il ne s'agit point de lésion organique. Les carotides semblent élargies et sont animées de battements amples. A leur niveau, on perçoit au stéthoscope un susurrus continu avec redoublement, détail sur lequel Parey a insisté le premier. Le pouls radial reste au contraire petit. Les veines jugulaires et thyroïdiennes, gonflées et exceptionnellement pulsatiles, sont parfois le siège d'un léger bruissement.

L'*hypertrophie* du corps thyroïde ne tarde pas à apparaître et se montre généralement égale dans les deux lobes. Lorsqu'elle prédomine sur l'un d'eux, ou qu'elle reste par exception unilatérale, le côté droit est le plus souvent affecté. Ce gonflement diffère du goitre ordinaire par les battements qu'il présente, le léger souffle systolique ou continu, le développement des réseaux veineux sous-cutanés et les variations de volume en rapport avec les accès cardiaques.

Le *tremblement*, surtout prononcé aux membres supérieurs, est continu et consiste en oscillations rapides qui s'exagèrent sous l'influence de toute impression physique ou morale.

L'*exophtalmie*, presque toujours directe, est ordinairement bilatérale, parfois plus prononcée d'un côté que de l'autre. Il est rare que le second œil se prenne des mois et des années après le premier, ou encore que l'exophtalmie reste définitivement unilatérale. En exerçant une légère pression sur le globe à travers les paupières, on le réduit facilement; mais sitôt que l'on cesse, il reprend sa position primitive.

L'auscultation, après interposition sur l'œil d'un coussinet à air, a permis à Snellen d'entendre un bruit de souffle aigu avec redoublement systolique, analogue à celui perçu au niveau du corps thyroïde.

La mobilité du globe, sans être sensiblement réduite, offre souvent une insuffisance de la convergence (Möbius), ou la diminution des mouvements synergiques de latéralité. Une véritable paralysie musculaire

est rare. Romberg cite celle du droit interne droit, avec parésie des
deux abducteurs; Stellwag et Eulemburg, celle des droits externes et
des releveurs de la paupière; Féréol[1], la parésie du trochléateur droit.
L'accommodateur, sauf dans les cas d'atonie prononcée, n'est pas
atteint. Tantôt la pupille est dilatée, tantôt contractée ou normale,
mais toujours sensible aux mydriatiques et aux myotiques. En général,
la réfraction ne change pas, et v. Græfe a même nié la possibilité
d'une transformation de l'emmétropie en myopie. Disons toutefois
que chez une de nos malades antérieurement emmétrope, nous avons
pu constater, après l'évolution de l'exophtalmie, une myopie de 2 D à
droite et de 4 à gauche. Le même fait a été signalé par Prael.

Les paupières sont largement ouvertes et semblent repoussées par
le pannicule graisseux de l'orbite; ce qui entraîne l'effacement du sillon orbito-palpébral supérieur et parfois celui de l'inférieur.

Il en résulte qu'une partie de la sclérotique et la totalité de la cornée
restent à découvert, ce qui donne à la physionomie un aspect hagard.
Même pendant le sommeil les yeux restent à demi fermés, par suite
sans doute de la saillie du globe.

Malgré cette lagophtalmie partielle qui constitue le signe de
Stellwag, la sécrétion lacrymale n'est pas augmentée, et le sujet se
plaint même de sécheresse de l'œil qui devient gênante et douloureuse,
lorsqu'il se trouve dans un endroit surchauffé. Cet état tient à l'affaiblissement de la sensibilité tactile de la cornée et de la conjonctive,
plutôt qu'à une diminution de la sécrétion des lames.

Un symptôme presque constant signalé par de Græfe consiste dans
la perte des *mouvements consensuels* de la paupière supérieure et de
ceux d'élévation et d'abaissement du globe. Ce signe d'origine nerveuse
est indépendant du degré d'exorbitis et se montre parfois dès le début,
alors que l'œil est à peine protrusé. Il peut même disparaître sans que
l'exophtalmie s'amende.

A l'ophtalmoscope, on observe souvent le pouls artériel et quelquefois le pouls veineux, dont l'intensité varie suivant le plus ou moins
d'accélération du cœur.

Une complication heureusement rare est l'ulcération de la cornée,
aboutissant ou non à la fonte purulente de l'œil. Cette kératite
septique procède ordinairement sans douleurs vives ni photophobie,
et parfois rétrocède en laissant subsister des taies cicatricielles. Étant
donné qu'elle n'est nullement en rapport avec le degré de l'exophtalmie,
qu'elle survient principalement chez les individus âgés et cachectiques,
et que, malgré toutes les précautions prises, le second œil peut se
perdre à son tour, ainsi que nous l'avons observé chez une dame de

1. Féréol, *Gaz. des hôpitaux*, n° 137, 1874.

cinquante-sept ans, il y a lieu d'incriminer non seulement la dessiccation de la cornée continuellement exposée à l'air, mais surtout des
troubles trophiques dont on ignore la nature.

La marche de l'affection est lentement progressive et présente des
périodes d'acalmie, qu'il faut se garder d'attribuer au traitement mis
en usage. La forme aiguë est exceptionnelle, se complique d'épistaxis,
de troubles menstruels, de dyspnée, et peut aboutir à la mort, ou
passer à l'état chronique. Des types frustes où l'un des quatre symptômes cardinaux manque ont été également notés. En ce qui concerne l'exophtalmie, il est très rare qu'elle se montre isolée comme
dans les observations de Mooren[1] et Mauthner[2], où seul le signe de
Græfe justifiait le diagnostic porté. Ce qui est plus commun, c'est de
voir subsister un certain degré d'exorbitis et de goitre, alors que la
tachycardie et le tremblement ont complètement disparu.

Les retours offensifs sont toujours à craindre sous l'influence de
troubles psychiques, de la grossesse et de l'aménorrhée. Disons
toutefois que Basedow, Trousseau, Charcot et d'autres, ont cité des cas
où la grossesse a exercé une action résolutive.

La mortalité est de 12 pour 100 environ et tient principalement à
des complications cérébrales, cardiaques, hépatiques ou rénales, plus
rarement à des hémorrhagies intestinales et pulmonaires, à l'asystolie,
ou à la gangrène des extrémités.

Le sexe féminin est particulièrement exposé à l'affection. En réunissant plusieurs statistiques, on arrive à la proportion de 8 femmes
contre un homme. C'est entre la puberté et la ménopause que ces
dernières sont surtout atteintes, tandis que chez l'homme on observe
la maladie surtout après trente ans. Par exception on a signalé des cas
chez des enfants de sept à quinze ans, et chez des femmes de soixante
ans et au-dessus.

Le nervosisme, principalement l'hystérie et le tempérament colérique
(Potain), y prédisposent, et il en est de même de la chlorose, de l'anémie,
des troubles menstruels et de toutes les causes physiques et morales.
On a également incriminé l'épilepsie, des vésanies tant spontanées
qu'héréditaires, la chorée, le tabes, le myxœdème, les affections
de l'utérus, la syphilis, le goitre vulgaire endémique et même certaines lésions des fosses nasales, principalement l'hypertrophie des
cornets.

Les *lésions anatomiques* n'ont rien de fixe et peuvent. lorsqu'elles
existent, passer pour secondaires. C'est ainsi que la dilatation des
jugulaires et des ventricules du cœur, avec ou sans hypertrophie des

---

1. Mooren, *Opht. Mittheil. d. Jahr.*, 1873, p. 14.
2. Mauthner, *Wien. Med. Presse*, n° 7, p. 190, 1877.

parois, l'athérome, l'endocardite et la myocardite constituent autant
d'altérations tardives.

Dans le corps thyroïde, la dilatation des vaisseaux et l'hypertrophie
des éléments glandulaires sont constantes ; rarement on observe des
anévrysmes capillaires ou des kystes.

Le tissu graisseux de l'orbite est augmenté de volume dans les seuls
cas chroniques, et il est exceptionnel de voir s'ajouter des épanchements sanguins de la cavité ténonienne.

Du côté du sympathique, Lancereaux et Peter[1] ont trouvé chez une
femme de soixante ans les ganglions cervicaux inférieurs, surtout
ceux du côté droit, congestionnés et en voie de dégénérescence graisseuse, tandis que les moyens et les supérieurs ainsi que le plexus
cardiaque étaient normaux ; Moore[2], Reith[3], Virchow[4], Knight[5], Smith
et Opfengärtner ont signalé les mêmes altérations. Par contre, dans
dix autres cas, l'examen a été négatif.

Les lésions du cerveau et de la moelle sont plus rares et plus
inconstantes encore. En dehors de l'épaississement des méninges, de
foyers de ramollissement et d'hémorrhagies la plupart fortuites,
Cheadle a noté des altérations dans les corps olivaires ; Wœhner, l'oblitération du canal central de la moelle ; Withe, l'hémorrhagie du bulbe ;
Mendel, l'atrophie du corps restiforme droit et du faisceau solitaire.
À côté de ces faits, sept autopsies sont restées sans résultat.

La *pathogénie* de l'affection est loin d'être connue. Graves, se fondant sur les variations rapides de volume du corps thyroïde, croit à
une névrose. J. Beglic admet au contraire l'origine cardiaque et
explique l'exophtalmie, avec Mac Donnel et Stokes, par l'exagération
des liquides intra-oculaires. De son côté, Wh. Cooper fait jouer à
l'anémie le principal rôle. Si l'on élimine cette dernière cause qui
n'existe pas toujours, et si l'on rejette la théorie de la compression
mécanique des vaisseaux du cou par le goitre qui n'est pas applicable à tous les cas (attendu que l'hypertrophie du corps thyroïde
peut faire défaut, comme en Irlande où pourtant la maladie de
Basedow est commune, ou bien se montrer endémiquement, comme
en Suisse, sans provoquer d'exophtalmie, de tachycardie et encore
moins de tremblement), il faut se rattacher à un *trouble du système
nerveux*.

Kœben[6] émit le premier l'idée que le grand sympathique était en

1. LANCEREAU et PETER, *Gaz. hebd.*. 1864, p. 180.
2. MOORE, *Dublin Journ. of Med. Sc.*, p. 344, 1865.
3. REITH, *Med. Times*, p. 521, 1865.
4. VIRCHOW, *Die Krankh. Geschwülste*, III, 1, p. 75, 1865.
5. KNIGHT, *Boston Med. a. Surg. Journ.*, avril 1868.
6. KŒBEN, *Diss. Inaug.*, Berlin, 1855.

cause, ce qui fut nié par Charcot[1] et soutenu par Aran[2], Trousseau,
Eulenburg et Guttmann[3]. Aujourd'hui cette doctrine perd considérablement du terrain, et nous avons été des premiers avec Vulpian à
assigner à l'affection un siège bulbaire.

La section du grand sympathique au cou et sa compression par
tumeur ou autrement entraînent le rétrécissement de la fente palpébrale et de la pupille, l'enfoncement du globe et une forte congestion
de la conjonctive, symptômes qui tous font défaut dans la maladie de
Basedow. De même, l'excitation de ce nerf dilate la pupille au
maximum et rétrécit les vaisseaux de la moitié correspondante de la
tête, ce qui contraste encore avec ce qu'on observe dans le goitre
exophtalmique.

Étant donné que la paralysie ou l'excitation du centre cilio-spinal
ne provoque ni exophtalmie, ni goitre, ni tachycardie, force nous est
de reporter la lésion dans une partie plus élevée de l'axe cérébro-
spinal; comme la tachycardie constitue le symptôme constant et ini-
tial, auquel succèdent l'augmentation de volume du corps thyroïde
et la protrusion du globe, l'altération fondamentale doit siéger dans le
territoire du pneumogastrique. Ce nerf, il est vrai, a presque toujours été trouvé sain; mais il est à présumer que son centre médullo-
protubérantiel est en cause.

La dilatation énorme des vaisseaux de la tête et du cou, qui est
permanente et a pour effet constant d'augmenter le volume du corps
thyroïde et du contenu de l'orbite, ne saurait s'expliquer que par la
paralysie de cette portion du *centre intra-crânien du sympathique,*
influençant la vascularité seule et non les nerfs de l'iris. Or l'anatomie
et la physiologie nous enseignent que ce centre *vasculo-sympathique*
se trouve non loin de celui du nerf vague et de la cinquième paire,
dont la section dans le crâne entraîne la rougeur du globe et de l'exophtalmie. En supposant que les deux centres bulbo-protubérantiels *se
paralysent* à la fois, ou l'un après l'autre, on s'explique la triade
symptomatique qui caractérise l'affection, alors que dans l'hypothèse
d'une lésion du sympathique cervical, il faut faire intervenir un
processus compliqué, paralytique et excito-moteur à la fois. Filehne[4],
dans des expériences sur de jeunes lapins, a provoqué par la section
de l'un ou des deux corps restiformes l'accélération du pouls et l'exophtalmie, rarement l'augmentation du corps thyroïde. Durdufi[5] a obtenu
les mêmes résultats par l'hémi-section du bulbe au-dessous du tuber-

1. Charcot, *Gaz. hebd.*, 1859.
2. Aran, *Bull. de l'Acad. de Méd.*, 1860.
3. Guttmann, *Die pathol. d. Sympathicus*, p. 32, 1873.
4. Filehne, *Sitzungber. d. Physic. Med. Soc. zu Erlangen*, p. 177, 1878.
5. Durdufi, *Deutsch. Med. Woch.*, p. 448, 1887.

cule acoustique. De son côté, Bienfait[1] a pu, en enlevant les corps
restiformes, déterminer des troubles circulatoires, la tachycardie,
l'hyperhémie de la tête et de l'oreille, le gonflement du corps thyroïde,
et, dans 37 pour 100 des cas, de l'exophtalmie. D'autre part, le signe
de v. Græfe, la diminution du réflexe lacrymal, la restriction de
l'amplitude de convergence, l'ophtalmoplégie externe (Ballet), la para-
plégie, les crampes, la polyurie, la glycosurie, l'albuminurie, les
troubles mécaniques de la respiration, témoignent que le bulbe est
intéressé.

En ce qui concerne l'exophtalmie en particulier, l'énorme dilatation
des vaisseaux artériels et veineux de l'orbite, à quoi l'on peut ajouter,
comme le veut Mules, la stase lymphatique par paralysie des vaso-
moteurs, suffisent à l'expliquer. L'hypertrophie du tissu graisseux
est consécutive, et comme telle n'a été rencontrée que dans les cas
chroniques. Quant à la contracture du muscle orbitaire de H. Muller,
qui produirait, en même temps que l'exophtalmie, l'entre-bâillement
des paupières, on ne peut raisonnablement l'admettre. Ce muscle en
effet, réduit chez l'homme à quelques fibres lisses perdues dans la
fente sphéno-maxillaire et la capsule de l'œil d'après Sappey, est loin
d'avoir la force de son antagoniste, l'orbiculaire, dont l'importance
explique bien mieux la lagophtalmie. D'ailleurs, comment comprendre
l'excitation permanente d'un muscle?

L'incoordination du mouvement ascensionnel des yeux témoigne
simplement que la lésion envahit les tubercules quadrijumeaux, envisagés depuis Adamuck[2] comme le centre des mouvements associés des
yeux. Les troubles trophiques, chute des cheveux, des cils et des poils,
atrophie des mamelles; les dermatoses concomitantes, y compris le
xanthélasma, le vitiligo et jusqu'aux ulcérations de la cornée et la
gangrène des extrémités, plaident également en faveur d'un siège central. Du reste ne savons-nous pas que les malades appartiennent tous
plus ou moins à la catégorie des névropathes héréditaires, ce qui est
peu en harmonie avec une origine périphérique.

Le diagnostic ne saurait être douteux que dans les formes frustes,
et lorsque l'affection succède à un goitre ordinaire, ou à des néoplasies
du corps thyroïde. Presque toujours alors, les symptômes cardinaux
se dissocient, ou sont peu accentués, outre qu'il s'ajoute souvent des
phénomènes pupillaires, particulièrement du myosis, témoignant de
la compression du sympathique au cou.

Le *pronostic*, excepté dans la forme suraiguë et chez les individus
âgés, n'est pas très grave. D'après les statistiques de v. Græfe et de

1. BIENFAIT, *Bull. de l'Acad. Roy. de Méd. Belge*, 1890, n° 8.
2. ADAMUCK, *Centralb. f. d. Med. Wissenschr.*, p. 65, 1870.

Dasch, la proportion des guérisons complètes serait de 25 pour 100, celle des améliorations de 46 pour 100 et celle des morts de 12 pour 100.

Le traitement doit être avant tout diathésique et médical.

Les applications de glace sur la région précordiale, au niveau du corps thyroïde et même sur l'œil, méritent une grande surveillance, outre qu'elles peuvent être nuisibles dans les formes graves.

Les préparations ferrugineuses ne conviennent que dans les cas d'anémie prononcée et ont rarement réussi. La digitale est surtout indiquée, lors d'asystolie. Mooren, Schweigger et G. Sée lui préfèrent la teinture de veratrum viride. Pour Jaccoud[1], l'iode doit être proscrit comme mal toléré et capable d'exagérer l'exophtalmie et la tachycardie. L'arsenic est au contraire un des meilleurs agents reconstituants, surtout si on le combine à l'hydrothérapie. La belladone et la duboisine, malgré les quelques succès publiés par Hutchinson[2], Dujardin-Beaumetz[3] et d'autres, n'ont pas rencontré beaucoup de partisans. Le seigle ergoté, préconisé par Willebrand[4], v. Græfe[5] et Popper[6], nous a procuré deux fois une amélioration notable du goitre et de l'exophtalmie.

L'électricité galvanique, conseillée en premier lieu par Benedikt[7], est un des moyens les plus recommandables, et son efficacité a été reconnue tant en Allemagne qu'en France et ailleurs. Vigouroux[8], tout partisan qu'il est de l'électricité statique, déclare qu'elle est mal tolérée à cause de la diminution de la résistance électrique, qui tombe souvent au quart du chiffre normal. Aussi emploie-t-il les courants induits. Une plaque de 7 à 8 centimètres de large est fixée à la nuque par une bande et reliée au pôle positif de la pile pour l'électrisation des carotides, des yeux et du corps thyroïde, et au pôle négatif, quand on veut électriser la région précordiale. Pour la carotide, on applique successivement l'électrode négative sur les différents points du vaisseau en commençant par l'angle de la mâchoire. Si le courant est fort, il n'est pas rare de constater la pâleur de la moitié correspondante de la face et un abaissement de température d'un degré. Après une minute on procède de même sur la carotide opposée. Puis on promène le bouton sur le pourtour de l'orbite et les paupières en évitant l'émergence des nerfs, et surtout un point situé à un centimètre en arrière et au-dessous de la queue du sourcil, dont l'excitation amène un mouvement de luxation du globe en avant. La durée pour chaque œil est de

1. Jaccoud, Gaz. des hôpitaux, n° 133, 1890.
2. Hutchinson, Med. Times, p. 122, 1874.
3. Dujardin-Beaumetz, Gaz. hebd., p. 438, 1880.
4. Willebrand, Arch. f. Opht., IV, 1, p. 342, 1858.
5. v. Græfe, Berlin Klin. Woch., p. 319, 1867.
6. Popper, New-York Med. Rec., sept. 1877.
7. Benédikt, Arzt. Zeitschr., 3, 1865.
8 Vigouroux, Gaz. des hôpitaux, 1891, p. 494.

2 minutes. Pour le corps thyroïde, on emploie un tampon plat de 5 à 4 centimètres que l'on appose successivement au-dessus de la fourchette sternale, puis sur la glande pendant 2 ou 5 minutes. Enfin, pour la région précordiale, la plaque reliée au pôle positif est appliquée pendant un temps équivalent au niveau du troisième espace intercostal. La séance dure ainsi de 10 à 12 minutes et doit être répétée quotidiennement ou tous les deux jours. L'auteur est d'avis qu'il faut s'abstenir d'y joindre l'hydrothérapie ou les divers moyens thérapeutiques précédemment indiqués. L'amélioration est assez prompte et se manifeste tout d'abord par une diminution du tremblement et du goitre ; ce n'est que plus tard que l'exophtalmie devient moins prononcée et que la tachycardie s'amende. En général, pour obtenir la disparition complète de tous les symptômes, il faut compter six mois à un an. Un régime tonique, mais non excitant, le repos physique et moral, le séjour à la campagne et le changement de climat contribuent à la guérison.

L'exophtalmie comporte des soins spéciaux. La compression est généralement mal supportée et peut longtemps prolonger, aggraver la protrusion. Si l'on redoute des complications cornéennes, on doit recourir à la tarsorrhaphie de l'angle externe, comme le conseille v. Græfe, ou ce qui nous paraît préférable, à la tarsorrhaphie médiane ; la création d'un simple pont de 2 à 5 millimètres, situé à égale distance des deux commissures, suffit pour protéger l'œil, sans gêner d'une façon sensible son fonctionnement. Conjointement, on fera des lotions antiseptiques et l'on combattra par des topiques appropriés toute inflammation concomitante de la conjonctive et du sac lacrymal. La ténotomie du releveur de la paupière, proposée par v. Græfe, n'a pas trouvé de partisans et ne mérite pas d'être conservée.

Récemment, dans les cas de goitre exophtalmique incurable par les moyens médicaux et de tumeurs, on a pratiqué environ une trentaine d'opérations sur le corps thyroïde. C'est ainsi que M. Jones a passé un séton imbibé d'une solution de chlorure de zinc ; que Dolbeau et Ollier, lors de kyste, ont ponctionné la poche et y ont poussé des injections iodées ; que Lister, Tillaux, Rehn, Mickulicz ont fait l'extirpation de la glande, et J. Wolf, Ruprecht, Krœnlein, Lemke[1] et Kocher[2] la ligature des deux ou des quatre artères thyroïdiennes. Sur le nombre des opérés, Stierling compte 22 guérisons complètes, 2 améliorations, 3 insuccès, 1 mort et 2 cas où le résultat n'est pas indiqué. Nous ferons observer que plusieurs fois il s'est agi de faux goitres, ou, si l'on veut, de types frustres qui n'ont plus la même

---

1. LEMKE, *Deutsche Med. Wochenschr.*, n° 11, 1892.
2. KOCHER, *Ibid.*, n° 5, 1892.

signification clinique. Leflaive[1], au sujet de l'ablation de la glande, ainsi que de la résection des cornets et des productions polypoïdes des fosses nasales faite par Hack[2], Hoppmann[3], Frænkel[4] et Muschold[5], conclut comme il suit :

En présence de certains faits cliniques probants, on est intervenu chirurgicalement, et les résultats ont été heureux pour la plupart, ce qui a permis de dire qu'il y avait des goitres exophtalmiques chirurgicaux. Mais, par une tendance naturelle à généraliser, on a soumis à l'opération certains cas qui ne paraissaient pas liés à une lésion chirurgicale ; tels sont ceux de Lister, Wolf, Kocher, etc.

Il ne faut pourtant pas oublier que l'affection peut guérir spontanément ou à la suite d'un traitement, et que les malades, comme tous les névropathes, étant fort sensibles aux effets de la suggestion, celle-ci peut jouer parfois un rôle heureux que l'on est naturellement tenté de rapporter à l'opération elle-même. A ce propos, Leflaive relate la guérison obtenue par Prengruber[6] chez une femme nerveuse, très suggestionnable, atteinte de palpitations et d'étouffements, en l'endormant et en appliquant sur le cou un pansement volumineux pour lui persuader qu'elle avait subi l'ablation de la glande.

Comme en somme l'intervention chirurgicale n'est pas sans danger, il faut la restreindre aux seules lésions véritables du corps thyroïde et aux cas jugés médicalement incurables. L'*extirpation* à l'aide du couteau ou de l'anse galvanique constitue le meilleur procédé. Afin d'éviter le myxœdème et les autres troubles nutritifs et cérébraux, on fera de préférence l'ablation partielle.

XI

EXOSTOSES ORBITAIRES

Parmi les exostoses céphaliques, celles de l'orbite sont les plus communes et naissent les unes des parois orbitaires, les autres des sinus, particulièrement de celui frontal. Presque toujours il s'agit d'ostéomes éburnés ou mixtes, rarement de tumeurs formées en grande partie de tissu spongieux au centre, ou encore d'un mélange d'os et de cartilage.

Les observations d'exostoses orbitaires sont nombreuses, et celles

1. LEFLAIVE, *Bull. médical*, Paris, 1892, p. 932.
2. HACK, *Deutsche Med. Woch.*, 1886.
3. HOPPMANN, *Berl. Klin. Woch.*, 1888, p. 850.
4. FRAENKEL, *Berl. Med. Gessellsch.*, janvier 1888.
5. MUSCHOLD, *Deutsche Med. Woch.*, n° 5, 1892.
6. PRENGRUBER, *Bull. médical*, Paris, 1884, p. 710.

parues jusqu'en 1861 se trouvent consignées dans le travail de Grünhoff[1]. Depuis lors, d'autres faits sont venus s'ajouter, parmi lesquels deux nous sont propres[2], et non moins de 57 ont été réunis par Bornhaupt[3].

Un détail anatomo-pathologique important, c'est que souvent à *l'ostéophyte* se joint *l'hyperostose* de l'os, comme pour témoigner d'un trouble évolutif général. Dans la variété éburnée, l'ostéome a les apparences de l'ivoire, et possède peu de vaisseaux et de canaux de Havers, tandis que les ostéophytes spongieux en sont abondamment pourvus, ainsi que d'espaces médullaires. Chose curieuse, les médullocèles et les éléments graisseux sont ici en moins grand nombre que dans le tissu spongieux normal (Smith)[4].

Tous les auteurs ont noté le siège de prédilection des ostéomes sur la paroi supérieure ou interne de l'orbite. Berlin[5], sur 49 cas, en compte 31 supérieurs ou supéro-internes, 1 supéro-externe, 10 internes, 6 inférieurs, 1 externe, plus un fait unique d'hyperostose du rebord orbitaire. Cette topographie spéciale s'explique par la prédominance des exostoses venues des cavités voisines, sinus frontal et crâne, cellules de l'ethmoïde, sinus maxillaire.

Presque toujours la lésion occupe une seule orbite et reste solitaire. Seuls Cooper[6], Haynes Walton[7] et quelques autres ont cité des exemples d'exostoses bilatérales et symétriques.

La forme habituelle est celle d'une bille, à base d'implantation large et à surface bosselée. Le volume varie de celui d'un pois à celui d'un œuf; rarement il est plus considérable, comme dans les observations de Hilten, Michon[8], Jamain[9] et Maydl[10]. Fixes pour la plupart, ces productions sont exceptionnellement mobiles et même dépourvues de toute adhérence à l'os. Cela tient, soit à leur origine périostale, soit à la présence d'un mince pédicule qui s'est détaché par la suite. Cette particularité s'observe surtout pour les ostéomes du sinus frontal. Un autre caractère propre aux exostoses sinusiques est d'être toujours enveloppées par la fibro-muqueuse, qui devient parfois rouge livide, même kystique, et peut en imposer pour du tissu érectile. Par contre, celles d'origine orbitaire sont tapissées du périoste plus ou moins

1. Grunhoff, *Inaug. Diss.* Dorpat, 1861.
2. Panas, *Arch. d'opht.*, III, 1883, p. 290.
3. Bornhaupt, *Arch. f. Chir.*, XXVI, p. 599.
4. Smith, *Arch. f. Augenh.*, XX, p. 123, 1889.
5. Berlin, *Græfe et Sæmisch*, t. VI, p. 726.
6. Cooper, *Oper. Opht. Surg.*, 1853, p. 448.
7. Haynes Walton, *Ibid.*
8. Michon, *Mém. de la Soc. de Chir. de Paris*, t. II, p. 615, 1851.
9. Jamain, *Ann. d'ocul.*, t. CI, p. 59.
10. Maydl, *Zeitschr. d. Czechischen Aerzte*, mars 1892.

épaissi, sont le plus souvent formées de tissu spongieux et s'étalent en surface. Dans l'observation de Sgrosso[1], la production avait envahi l'apophyse montante du maxillaire supérieur, l'os propre du nez, le frontal et l'ethmoïde, et dans une autre de Vicentiis, elle avait entraîné le rétrécissement de la fente sphéno-maxillaire et du canal nasal.

Au point de vue étiologique, les véritables exostoses ne dépendent d'aucune dyscrasie par syphilis, goutte, rhumatisme ou scrofule. Les exemples contraires à cette règle tiennent à une confusion entre l'hyperplasie du tissu osseux sain et les syphilomes, ou les périostites sclérosantes par tuberculose ou dépôts goutteux. Avec Virchow, Arnold et Conheim, nous pensons que les vrais ostéomes se rattachent à un trouble évolutif, au moment où se forment les cavités qui avoisinent l'appareil de l'olfaction; soit que la prolifération ait pour origine les cavités médullaires du diploé, comme le veut Virchow, soit que le périoste se mette de la partie. Dans le premier cas, qui est le plus commun, on a affaire à des *exostoses éburnées* à large base; dans le second, à de véritables *exostoses* pédiculées ou libres. Le traumatisme n'intervient que pour celles spongieuses ou fibro-osseuses nées directement des parois orbitaires, comme dans les faits de Tourdain[2], Michon (*loc. cit.*), Haynes Walton (*loc. cit.*), Smith (*loc. cit.*), Silkock[3] et Sgrosso (*loc. cit.*).

Les exostoses ont une marche excessivement lente, restent dures et indolores pendant des années, à moins de complications de voisinage ou de compression des nerfs de l'orbite, particulièrement du nasal, du sus et du sous-orbitaire. Le globe en est parfois refoulé et dévié du côté opposé, ce qui entraîne parfois la fonte de la cornée par kératite desséchante. Presque toujours les accidents de compression cérébrale font défaut, ce qui s'explique par la lente évolution de la tumeur. Les quelques morts par apoplexie signalées çà et là ne sont que de pures coïncidences. En général, le nerf optique n'est pas comprimé, et une fois la masse enlevée, la vision se rétablit complètement ou à peu près, alors même qu'on aurait constaté auparavant de la stase papillaire.

Lors de complications phlegmoneuses du côté de l'orbite, ou d'infection de la muqueuse des fosses nasales et des sinus, il peut arriver que l'exostose se nécrose, devienne mobile et soit expulsée au dehors par le trajet fistuleux, comme dans les cas de Lediard[4] et Hutchinson.

---

1. Sgrosso, *Rif. Med.*, p. 1146, 1890.
2. Tourdain, *Des maladies de la bouche*, t. I, p. 289, 1877.
3. Silkock, *Trans. Opht. Soc. U. K.*, VIII, p. 50.
4. Lediard, *Trans. of the Opht. Soc. U. K.*, III, p. 22 et 83, 1883.

Le diagnostic est généralement facile, sauf lors de corps étrangers et surtout de néoplasmes recouverts d'une coque osseuse plus ou moins épaisse. En tenant compte de l'âge en général avancé, de la rapidité de l'évolution, de la crépitation parcheminée que l'on obtient parfois en pressant avec le doigt, et, dans les cas douteux, du résultat fourni par la ponction exploratrice au trocart, on parvient à reconnaître les ostéomes incapsulés. Les exostoses spongieuses sont exceptionnelles et n'ont guère été signalées qu'une dizaine de fois ; aussi, à cause de leur rareté et de leur origine souvent traumatique, induisent-elles peu en erreur. Du reste, elles affectent surtout la paroi externe de l'orbite et revêtent plutôt le type de l'hyperostose diffuse que de l'exostose. Dans l'observation de Smith, il y avait encore cette particularité, que le nerf optique était atrophié, les artères et les veines rétiniennes notablement rétrécies.

L'origine de l'exostose n'est pas indifférente, et l'on devra passer en revue les fosses nasales, le sinus frontal et l'antre d'Highmore. Si l'odorat est émoussé ou aboli, il y a lieu de conclure à un envahissement de la lame criblée de l'ethmoïde. L'écoulement puro-muqueux ou sanguin survient également en cas d'exostose et de tumeur maligne intra-nasale, mais toujours avec une abondance plus grande lors de néoplasie.

La pénétration dans le crâne nous intéresse au plus haut degré, à cause des dangers de mort inhérents à l'ablation. Malheureusement rien ne nous permet de la soupçonner ; exemple une de nos opérées, fille robuste de dix-huit ans, où à aucun moment il n'y eut le moindre phénomène cérébral.

La compression des nerfs sensitifs se traduit par des douleurs névralgiques ou de l'insensibilité dans les territoires correspondants ; celle du nerf optique, par de la stase et l'atrophie blanche, avec réduction des vaisseaux centraux.

Un autre point important est de savoir si la tumeur possède un pédicule, ou est sessile et complètement confondue avec l'os. Si une large hyperostose plaide en faveur de l'encastrement de l'ostéophyte, il ne faut pas cependant se fier absolument sur ce signe pour déclarer qu'il manque de pédicule, ou que le sinus frontal a conservé sa perméabilité. Il y a peu d'années encore, que Dolbeau et la plupart des chirurgiens français soutenaient que les exostoses du sinus frontal étaient toujours pédiculées ou libres, et qu'il suffisait de les arracher avec le davier. On ajoutait qu'elles étaient indépendantes de la paroi encéphalique, et par cela même exemptes de dangers. Toutes ces affirmations sont démenties par le fait que nous avons publié ; la tumeur proéminant à la fois dans l'orbite, le crâne et la fosse nasale, était partout incrustée aux os, et se prolongeait jusque dans le sinus frontal du côté opposé. Non seulement il a fallu partout la sculpter à coups de ciseau, mais nous avons dû abandonner de la poursuivre plus loin, ce qui n'empêcha pas la malade de succomber à une méningite. Même terminaison fatale dans un second cas, bien que l'exostose orbito-sinusique était pourvue de pédicule et qu'elle fût extraite par avulsion. La table postérieure du frontal était résorbée sur un petit point, permettant de voir par là les battements du cerveau à travers la dure-mère restée intacte. Nous redoublâmes de précautions antiseptiques, la cavité du sinus fut bourrée de gaze iodoformée, et par-dessus on appliqua un pansement d'ouate stérilisée. Malgré tout, une méningite survint et entraîna la mort au bout de quarante-huit heures.

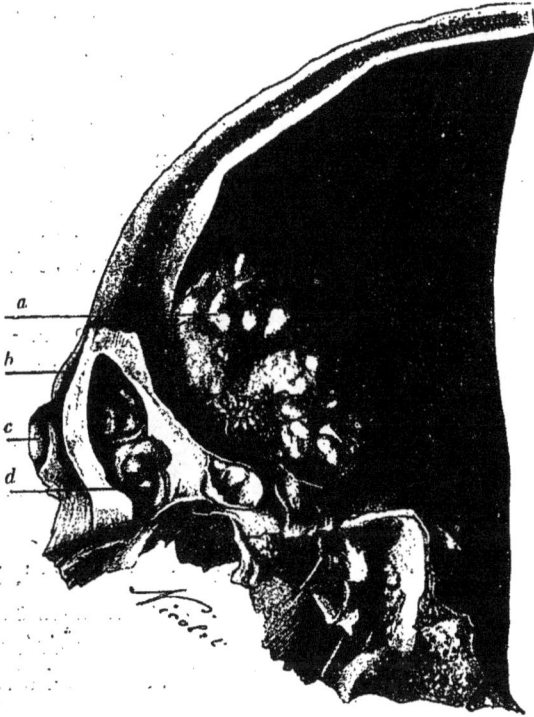

Fig. 276.

Exostose adhérente à l'orbite en *b* et *c*. Gros champignon osseux qui proémine dans le crâne *a*. En *d*, prolongement de la tumeur dans le sinus frontal du côté opposé. On voit sur la coupe que toute la partie inférieure du frontal est éburnée et augmentée d'épaisseur.

On conçoit donc que nous ne saurions partager l'optimisme qui règne encore au sujet de l'ablation des exostoses de la paroi crânienne de l'orbite. Tel est également l'avis de Berlin, qui, sur une statistique comprenant 52 résections ou extirpations, trouve 8 morts par méningite, soit 25 pour 100, et en ne tenant compte que des 16 ostéomes de la voûte il arrive à la proportion de 58 pour 100. On peut objecter que la plupart de ces cas remontent à une époque où l'antisepsie était encore mal connue; mais les deux faits qui nous sont propres prouvent que malgré tout le danger subsiste. Il est vrai que parmi les observations récemment publiées, entre autres celles de E. Jones[1], Grossmann[2],

1. E. Jones, *Trans. of the Opht. Soc. U. K.*, 1887-1888.
2. Grossmann, *Opht. Rev.*, p. 311, 1887.

Weiss[1], Silcock-Query[2], Smith[3], Peters[4], Bessel-Hoyen[5], Jackson[6], Beaumont[7], et une très intéressante de Badal, où pourtant il y eut issue de matière cérébrale, l'intervention a été presque toujours suivie de succès. Mais à côté de ces cas favorables il nous est bien permis de supposer que d'autres en plus grand nombre, terminés par la mort, n'ont pas trouvé une publication aussi empressée. Tel est également l'avis de Maydl (loc. cit.) qui, à propos de l'extirpation heureuse d'un ostéome de 180 grammes, ayant repoussé en avant le tiers interne du frontal et refoulé le globe en bas et en dehors, ajoute que sur 12 ablations de ce genre deux opérés seuls ont survécu. Dans cette question importante, seules des statistiques intégrales pourraient nous édifier. En attendant, on est d'autant moins autorisé à extirper en entier les exostoses en rapport avec le sinus frontal et le crâne, que les troubles sont peu graves par eux-mêmes. Si l'on est

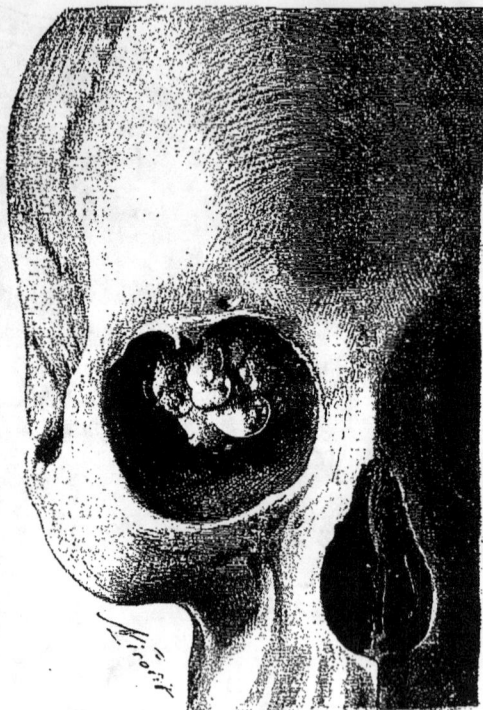

Fig. 277. — Exostose pédiculée du sinus frontal faisant saillie dans l'orbite et sans communication avec le crâne.

obligé d'intervenir pour parer à la difformité et surtout à la destruction de l'œil devenu fortement exophtalme, on peut se borner à la résection de la masse orbitaire, l'expérience ayant appris que la marche de l'ostéome devient par la suite plus trainante. Si la vision est abolie et les douleurs fortes, il est préférable, comme le conseille Mackenzie, de recourir à l'énucléation seule. Dans un cas d'exophtalmie prononcée, Adamuk[8] s'est borné à l'occlusion des paupières par tarsorrhaphie.

1. Weiss, Rev. méd. de l'Est, décembre 1887.
2. Silcock, loc. cit.
3. Smith, loc. cit.
4. Peters, Brit. Med. Journ., p. 646, 1888.
5. Bessel-Hoyen, Congrès internat. de Heidelberg, 1888.
6. Jackson, Journ. of Amer. Med. Assoc., 1892.
7. Beaumont, Trans. Opht. Soc. U. K., XII, p. 4, 1892.
8. Adamuk, Arch. f. Augenh., XXI, p. 537, 1890.

Il va sans dire que les exostoses des autres parois comportent l'ablation totale, ce qui n'entraîne aucun danger. L'opération étant toujours laborieuse, il faut agir sous le chloroforme. Grossmann (*loc. cit.*) s'est contenté, il est vrai, de l'anesthésie locale par le froid, et d'autres pourraient se borner aux injections de cocaïne, mais de pareils agents ne sauraient inspirer la confiance, surtout quand il s'agit d'exostoses éburnées qui, pour être extraites, demandent une heure et souvent davantage.

XII

ANGIOMES CAVERNEUX DE L'ORBITE

Les angiomes orbitaires sont assez fréquents, et Berlin en a réuni 54 cas jusqu'en 1880. A ce nombre on peut ajouter 21 nouveaux dont 1 de v. Wecker[1], 3 de nous[2], et ceux de Dolgenkow[3], Snell[4], Grüning[5], Gosseti[6], Samelsohn[7], Camuset[8], Éloui[9], Capdeville[10], Gallenga[11], Goussenbauer[12], v. Duyse[13], Brinken[14], Fialkowski[15], E. Jones[16], Brunschwig[17], Ahrens[18] et Bock[19].

L'affection apparaît à tout âge et remonte souvent à la naissance, auquel cas elle se lie à un nævus profond de la paupière. Dans une de nos observations, relative à une fille de sept ans, la tumeur était manifestement congénitale, comme dans les cas de Rivi et de Bock. Un exemple d'apparition tardive est le fait d'Éloui, concernant une femme de cinquante-deux ans.

Le sexe ne paraît pas avoir une influence marquée, contrairement à l'exophtalmie par dilatation veineuse. Plusieurs fois on a noté des traumatismes péri-orbitaires, ayant précédé l'évolution de la tumeur, aussi doit-on en tenir compte dans l'étiologie.

1. De Wecker, *Traité d'ophtalm.*, t. IV, p. 843
2. Panas, *Arch. d'opht*, III, 1883, p. 9, et *Progrès médical*, 1891, p. 270.
3. Dolgenkow, *Wesnik Opht.*, 1856.
4. Snell, *Lancet*, 1886, p. 165.
5. Grüning, *Arch. f. Augenh. u. Ohr.*, p. 168, 1873.
6. Gosseti. *Ann. di Ottalm.*, p. 265, 1878.
7. Samelsohn, *Berl. Klin. Woch.*, p. 1 , 1880.
8. Camuset, *Gaz. d'opht.*, XI, p. 338, 1882.
9. Éloui, *Arch. d'opht.*, 1882, p. 260.
10. Capdeville, *Marseille méd.*, p. 5, 1882.
11. Gallenga, *Giorn. Acad. R. di Med.*, Torino, p. 382, 1882.
12. Goussenbauer. *Wien. Med. Woch.*, 1883.
13. V. Duyse, *Gand*, in-8, 1884.
14. Brinken, *Klin. Mbl.*, p. 129, 1884.
15. Fialkowski. *Vest. Opht. Kief*, 1, p. 26, 1884.
16. Jones, *Trans. of the Opht. Soc. U. K.*, IX, p. 59, 1889.
17. Brunschwig, *Arch. d'opht.*, Paris, 1889, p. 419.
18. Ahrens, *Klin. Mbl.*, 1889, p. 419.
19. Bock, *Centralb. f. pr. Augenh.*, p. 261, 1892.

Un fait anatomo-pathologique important, sur lequel Dieulafoy[1] et Carron de Villards ont insisté, est l'*incapsulation* habituelle de la masse, ce qui permet de l'extraire comme un kyste. Cette particularité a été confirmée par tous les observateurs, de sorte que l'affection mérite d'être rangée parmi les angiomes *circonscrits*.

La structure intime est celle du tissu *caverneux*, formé de vacuoles, tapissées ou non d'endothélium et remplies de sang plus ou moins altéré, à quoi s'ajoutent souvent des grains pigmentaires. Les cloisons sont constituées d'une trame conjonctive avec ou sans fibres élastiques, de cellules embryoplastiques et de grains de pigment d'origine hématique. Dans le cas de Brunschwig, il existait des cristaux jaunes d'hématoïdine; exceptionnellement, on rencontre des fibres musculaires lisses, des foyers hémorrhagiques, des phlébolithes et de la *graisse*. Peu de vaisseaux nourriciers pénètrent dans la tumeur, ce qui permet de faire l'ablation, sans s'exposer à une hémorrhagie notable.

Parfois, à la suite d'une inflammation spontanée ou provoquée dans un but thérapeutique, il se produit une hyperplasie du tissu conjonctif, et la tumeur peut être prise pour un fibrome. Dans notre troisième observation nous avons trouvé, au centre de l'angiome, un véritable abcès qui s'était développé pendant le cours de la fièvre typhoïde et avait entraîné une forte exophtalmie, suivie de fonte purulente de la cornée. Après l'énucléation, nous constatâmes au fond de l'orbite une tumeur dure, traversée par le nerf optique bien conservé. Au centre de cette production riche en éléments fibreux et pauvre en lacunes vasculaires, existait un abcès, dont le pus contenait exclusivement des bacilles d'Eberth. L'angiome remontait au bas âge et avait été traité antérieurement, avec un succès relatif, par le galvano-cautère et les injections coagulantes, ce qui avait déterminé sa transformation fibreuse.

Le siège de prédilection des angiomes caverneux est l'entonnoir musculaire du globe, d'où protrusion habituellement directe. Le nerf optique, grâce à la laxité de la masse et à l'interposition constante d'un coussinet graisseux, ne s'atrophie qu'à la longue, et peut être ménagé à la rigueur pendant l'extirpation. Par contre, on est souvent obligé de détacher les muscles droits de leur insertion bulbaire, pour pouvoir se frayer un passage.

Lorsque par exception l'angiome évolue en dehors de l'entonnoir musculaire, l'ablation devient plus aisée et c'est à peine si l'on a à rompre quelques brides fibreuses périostales.

A moins de complications cornéennes, dérivant d'un fort exorbitis,

---

1. DIEULAFOY, *Annales d'ocul.*, III, p. 33.

l'œil garde sa forme et son volume. Un de nos cas, publié dans les *Archives d'ophtalmologie de* 1885, fait seul exception et mérite d'être mentionné.

Fille de vingt-trois ans. Paupière supérieure bleuâtre, épaissie et sillonnée de veines. En la soulevant, on aperçoit une tumeur élastique partout recouverte de la conjonctive, rouge et infiltrée. Par places, la masse est d'un brun ardoisé et obéit dans une certaine mesure aux divers muscles moteurs du globe. Une bride cicatricielle cutanée s'étend du dos du nez à la partie inféro-interne de la tumeur, résultant de cautérisations faites à l'âge de dix ans. Un an plus tard, l'œil commença à devenir saillant, mais sans rien perdre de sa mobilité et de ses fonctions visuelles. Ce n'est qu'à dix-huit ans, après un coup, qu'il rougit et finit par se perforer, pendant que la tumeur continuait à évoluer. Peyrot, notre remplaçant à l'Hôtel-Dieu pendant les vacances, fit l'ablation de la tumeur, qui fut confiée à Poncet. Celui-ci trouva la masse de 6 centimètres de long sur 5 de large, constituée en grande partie par du tissu fibreux, parsemé de lacunes et d'îlots de pigment. Le diagnostic anatomique fut celui de *fibrome caverneux*, farci d'éléments mélaniques. De traces d'œil, nulle part, ni dans la tumeur, ni dans l'orbite. Se fondant sur les caractères du pigment, Poncet crut qu'il y avait eu *substitution totale* du globe par un néoplasme choroïdien; fait en lui-même unique dans la science.

Quelque temps après, ayant étudié à notre tour le néoplasme traité par l'acide sulfurique anhydre, nous pûmes nous convaincre qu'il s'agissait exclusivement de pigment hématique, ce qui ruinait l'hypothèse de tumeur choroïdienne. Restait l'absence totale du globe, dont nous avions eu plus tard l'explication. La malade, sortie guérie de l'hôpital avec un œil de verre, vint nous consulter trois mois après, pour de l'irido-choroïdite sympathique. La pression sur le fond de l'orbite anophtalme provoquant chez elle de vives douleurs, nous procédâmes à l'extirpation de ce qui simulait un reste du nerf optique, et notre étonnement fut grand, de rencontrer vers le côté nasal de l'orbite une plaque fibreuse, irrégulière, que nous pûmes reconnaître pour la sclérotique et la choroïde de l'ancien œil ratatiné; elle était rattachée au nerf optique, réduit à un mince cordon fibreux. L'angiome, situé primitivement dans l'entonnoir musculaire, avait fini par prendre la place du globe tombé en putrilage et tout s'expliquait par là.

Ce fait est également intéressant au point de vue de l'ophtalmie sympathique. Comme le nerf optique était transformé en un simple cordon fibreux, il est bien difficile de concevoir la prétendue migration de microbes, alors que le rôle des nerfs ciliaires contenus dans le reliquat de l'œil paraît évident.

Étant donné que l'angiome caverneux orbitaire se combine le plus souvent avec un nævus des paupières, il y a lieu d'admettre qu'il débute par la simple dilatation variqueuse, pour se transformer en un tissu érectile, comme cela a lieu dans les hémorrhoïdes. Son incapsulation s'explique par le travail irritatif de l'atmosphère celluleuse environnante, et l'enveloppe varie nécessairement d'épaisseur d'après la durée plus ou moins longue du processus.

Les *signes cliniques* des angiomes orbitaires les rapprochent des tumeurs veineuses. Leur compressibilité; les variations de volume, dépendant des attitudes de la tête, des cris et des efforts; leur indolence, et le manque de battements ou de souffle; leur marche lente et la combinaison fréquente de nævi veineux péri-orbitaires, tout indique la parenté qui les relie à ces dernières.

Dans les premiers stades, la tumeur est molle, mais à mesure que la capsule et les cloisons se prononcent, la consistance augmente. Chez une enfant d'un an, l'ablation de l'angiome nous a permis de constater qu'il était dépourvu d'enveloppe fibreuse, et que les travées de séparation des lobes consistaient purement en tissu conjonctif lâche.

Le diagnostic en est ordinairement facile, et seules les variétés *lipomateuse* et fibro-vasculaire pourraient prêter à confusion. L'encéphalocèle a un siège et des caractères tellement précis, que l'erreur devient impossible.

Une variété à part est le *lymphangiome*. On n'en connaît qu'une seule observation, celle de Fœrster[1].

Il s'agissait d'un homme de quarante ans atteint depuis dix ans d'exophtalmie progressive de l'œil gauche. Au côté interne de l'orbite on sentait un noyau assez dur, mobile, lobulé et du volume d'une noix; la paupière supérieure était rouge et parcourue par des veines variqueuses; globe saillant repoussé vers le côté temporal, peu réductible et offrant une mobilité restreinte en haut et en dedans; atrophie de la papille. L'extirpation de l'œil et de la tumeur permirent de constater que l'entonnoir musculaire était rempli d'une masse molle, ayant 37 millimètres de long sur 35 de large, recouverte d'une mince capsule. Au microscope, nombreuses lacunes séparées par un fin réticulum; les alvéoles tapissées de cellules endothéliales cylindriques étaient constituées de fibres conjonctives et élastiques stratifiées, de cellules fusiformes et de nombreux vaisseaux; dans les vacuoles, corps lymphoïdes en grand nombre.

Berlin, en tenant compte du siège sous-musculaire de la masse, de son évolution lente et du fait que l'orbite ne possède pas de vaisseaux lymphatiques, se demande s'il ne s'agissait pas plutôt d'angiome;

---

1. Fœrster, *Arch. f. Opht.*, XXIV, 2, p. 108, 1878.

l'absence de globules rouges pouvait s'expliquer par la longue macération de la pièce dans l'alcool et le liquide de Müller.

Le doute est encore plus permis dans l'observation de Westhoff[1],
décrite sous le nom de *lymphangiome orbitaire*, et dont voici l'analyse :
tumeur occupant le plancher de l'orbite droite, ayant refoulé le globe
en haut et en dedans et détruit le rebord orbitaire dans l'étendue de
14 millimètres. L'examen histologique démontra l'existence d'un lymphangiome, dans lequel les parois lymphatiques auraient dégénéré en
sarcome.

Excepté l'amblyopie par atrophie optique et, lors d'exophtalmie
prononcée, la destruction ulcérative de la cornée, le pronostic des
angiomes est en somme favorable. Non que la guérison spontanée
soit fréquente, puisqu'on ne saurait citer que les deux faits d'Ober-
thny[2] et de Berlin[3], mais parce que la tumeur se prête à un traitement chirurgical. Toutes les fois que la chose est possible, l'*ablation*
constitue le procédé de choix. Pour y parvenir, on détache, s'il le faut,
l'un des tendons des muscles droits, qu'on suture ensuite. Une
condition indispensable de succès consiste à enlever la totalité de
l'angiome, sacrifiant au besoin l'œil, dans les cas où le nerf optique
s'y trouve entièrement englobé. Le fer rouge, l'électrolyse et les injections coagulantes ne sauraient inspirer de confiance en présence d'un
angiome incapsulé à siège profond d'autant plus que ces méthodes
ne manquent pas d'être dangereuses.

XIII

KYSTES SÉREUX DE L'ORBITE

Par ses rapports avec les cavités voisines, l'orbite devient le siège
fréquent de kystes liquides immigrés. Hirtl[4], Demarquay[5], de Wecker[6],
Butterlin[7], Valette[8], se fondant sur le contenu albumineux de certains
kystes, pensent qu'il faut ajouter l'*hygroma* des bourses du glissement
de certains muscles, particulièrement du grand oblique, du droit
supérieur et du releveur; fait qui manque jusqu'ici de preuves.

L'*encéphalocèle* orbitaire simulant un kyste séreux est rare. Exceptionnellement l'orifice de communication de la poche occupe la fente

1. Westhoff, *Arch. f. Augenh.*, XXXII, p. 141, 1893.
2. Obertuny, *Surg. obs. on inj. head, etc.*, p. 228, 1810.
3. Berlin, *Græfe et Sæmisch*, VI, p. 698.
4. Hirtl, *Anat. topogr.*, t. I, 123, 1853.
5. Demarquay, *Tumeurs de l'orbite*, p. 419.
6. De Wecker, *Traité d'opht.*, t. IV, p. 820, 1889.
7. Butterlin, *Union Méd.*, p. 835, 1876.
8. Valette, *Gaz. des hôpitaux*, 1875, p. 535.

sphénoïdale (Heineke[1]), la voûte orbitaire (Œttingen[2]) ou le trou optique fortement élargi (Delpech[3]). La hernie du cerveau manquait il est vrai, mais il en est parfois ainsi des méningocèles situées ailleurs qu'à la glabelle, comme Périer[4] en a observé chez un enfant de vingt-huit jours dans la région de l'occiput. Ayant extirpé la poche, il put reconnaître l'existence d'un orifice de communication avec le crâne, et, dans les parois du kyste, des cellules nerveuses polymorphes ainsi que des traces de l'épendyme de la moelle.

L'*hydropisie du sinus frontal* et maxillaire peut envahir l'orbite par usure des parois osseuses, mais ce n'est là qu'un épiphénomène, et le contenu muqueux de la poche servira de caractère distinctif avec les vrais kystes.

Les *dermoïdes orbitaires* par inclusion ne se transforment presque jamais en kystes séreux. En fût-il ainsi, qu'on ne saurait l'affirmer, que si l'examen histologique démontre dans les parois la présence de follicules pileux ou de glandes sébacées et sudoripares.

Les kystes *hydro-hématiques* sont rares, et presque toujours le sang s'y épanche après coup. On a également pris comme tels des angiomes devenus kystiques.

Une variété mieux définie est celle des kystes séreux, ayant pour siège à peu près *exclusif l'angle inféro-interne de l'orbite* et venant faire saillie sous la paupière inférieure. On les a décrits, tour à tour, sous les noms de *kystes séreux congénitaux* (Chlapowsky[5]), de *congénitaux sous-palpébraux* (Talko[6] et de Wecker[7]), de *colobomes enkystés* (van Duyse[8]) ou de *kystes colobomateux* (Ewetzki[9]).

Sur les 39 cas connus, on compte 28 unilatéraux et 11 bilatéraux. Les premiers occupaient 15 fois l'orbite droite et 13 fois la gauche; lors de kystes doubles, celui de droite est le plus volumineux. Souvent il s'y ajoute la cryptophtalmie, la microphtalmie, ou le colobome de l'iris, de la choroïde et du nerf optique. Sur les 39 observations, on compte 4 anophtalmies, avec kystes placés au fond de l'orbite. L'état de l'œil opposé n'a pas toujours été indiqué; huit fois il était plus petit, quatre fois il présentait un colobome (van Duyse[10], Dor[11], Reuss[12]

1. HEINEKE, *Pitha et Billroth*, t. III, p. 128.
2. ŒTTINGEN, *Klin. Mbl.*, XII, p. 45, 1874, et XIV, p. 315, 1876.
3. DELPECH, *Cliniques de Montpellier*, II, p. 305. 1828.
4. PÉRIER, *Bull. de l'Acad. de Méd.*, Paris, 2 avril 1889.
5. CHLAPOWSKY, *Nagel's Jahresb.*, 1876, p. 24.
6. TALKO, *Klin. Mbl.*, XII, 1876, p. 137, et Congrès de Heidelberg, 1877, p. 137.
7. DE WECKER, *Klin. Mbl.*, XIV, 1878, p. 137.
8. VAN DUYSE, *Ann. d'ocul.*, 1881, p. 115.
9. EWETZKI, *Inaug. Diss.* Dorpat, 1886.
10. VAN DUYSE, *Ann. d'ocul.*, t. LXXXVI, p. 144, 1888.
11. DOR, *Rev. gén. d'opht.*, p. 81, 1882.
12. REUSS, *Wien. Med. Presse*, n° 6, 1885.

et Rubinsky[1]) et dix fois il était normal (Boyer[2], Manz[3], Snell[4], Max Mayer[5], Lang[6], Talko[7], Czermak[8], Mitwalsky[9] (2 cas) et nous[10]).

La tumeur sous-palpébrale est lisse, rénitente, avec fluctuation manifeste. La peau de la paupière inférieure, distendue, mais nulle part adhérente, permet de voir la coloration gris ardoisée ou légèrement bleuâtre du kyste. Un certain degré d'ectropion n'est pas rare. Par une pression antéropostérieure, la poche se laisse refouler, mais sans se réduire de volume, comme lorsqu'il s'agit d'angiome orbitaire. Pendant les mouvements de l'œil opposé, elle se déplace dans le même sens, preuve qu'elle a des connexions avec le globe correspondant. Son volume varie de celui d'une noisette à celui d'une noix ou d'un œuf de pigeon. Exceptionnellement elle remplit l'orbite, ou même fait saillie sur la joue, comme dans les observations de Sogliano[11], Jones[12] et Snell[13]. Dans la seconde de Mitwalsky, elle avait déprimé le rebord orbitaire inférieur.

Grâce à ces caractères, et en tenant compte de l'apparition du kyste dès la naissance, de son siège invariable en bas et en dedans sous la paupière inférieure, et de sa combinaison fréquente avec la microphtalmie ou la cryptophtalmie, on ne peut confondre le kyste avec aucune autre production. Ceux de petit volume, appendus à un œil rudimentaire, tels qu'on en observe dans la microphtalmie, ne sauraient être reconnus qu'à la dissection, ainsi qu'en témoignent les faits de Arlt, Wallmann[14], Manz et Sæmisch[15].

L'*anatomie pathologique* offre un intérêt d'autant plus grand que la pathogénie de ces kystes est encore le sujet de nombreuses divergences.

Wallmann, dans la pièce qui lui avait été confiée par Arlt, trouva la poche reliée, non au globe rudimentaire, mais au cordon fibreux du nerf optique. Dans un second cas, à la place des yeux, il y avait deux poches sous-palpébrales, remplies de liquide filant, albumineux, et près de l'insertion du nerf atrophié le cristallin et des éléments

1. Rubinsky, *Inaug. Diss.* Königsberg, 1800.
2. Boyer, *Aerzt. Ber. Allgem. Krankh.* Prag., 1879-18880, p. 288.
3. Manz, *Arch. f. Opht.*. XXVI, p. 154.
4. Snell, *Trans. Opht. Soc. U. K.*, IV, p. 333, 1884.
5. M. Mayer, *Inaug. Diss.* Würzburg, 1858.
6. Lang, *Opht. H. R.*, XII, 1889.
7. Talko, Congrès de Heidelberg, 1879, p. 105.
8. Czermak, *Wien. Klin. Woch.*, n° 27, 1891.
9. Mitwalsky, *Arch. f. Augenh.*, XXV, p. 240, 1892.
10. Panas, *Arch. d'opht.*, Paris, 1887, VII, p 1.
11. Sogliano, *Boll. del. Soc. Med. di Bologna*, 1874.
12. Jones, *Trans. Opht. Soc. U. K.*, II, p. 333, 1882.
13. Snell, *Ibid.*, IV, 1884, p. 333.
14. Wallmann, *Zeitschr. d. Gesellschr. z. Wien*, 1858, p. 443.
15. Sæmisch, *Arch. f. Opht.*, XXIII.

rétino-choroïdiens. De la racine du kyste partait un diverticule bilobé ou trilobé, de 1 à 2 millimètres de long.

Talko, sur la partie excisée d'un kyste, a rencontré un revêtement interne d'épithélium cylindrique, rappelant celui du sac lacrymal.

Dans le fait de Dor, la poche adhérait par un pédicule plein au globe microphtalme, mais sans y pénétrer. L'auteur pense qu'elle était constituée par du vitré, ayant évolué anormalement en dehors de l'œil embryonnaire, sous forme de sarcome fusi-cellulaire kystique.

Snell n'a pas examiné le kyste, mais, une fois extirpé, il vit l'œil refoulé au fond de l'orbite reprendre sa place, sa mobilité, et augmenter de volume, en même temps qu'il arrivait à distinguer les objets.

Kundrat[1], sur une pièce du Musée de Vienne, représentant une double microphtalmie avec kyste sous-palpébral, trouva l'œil rudimentaire ouvert en bas, où il livrait passage à un tissu mollasse aréolaire relié au kyste. L'œil opposé, également colobomateux à sa partie inférieure, était pourvu d'un prolongement analogue. Malgré la mauvaise conservation de la pièce, l'auteur a pu reconnaître dans les deux pédicules de l'épithélium cylindrique, qu'il envisage comme un résidu du stratum ciliaire de la rétine.

Ewetzki[2], en possession d'un fragment de kyste, a distingué deux couches, l'une externe conjonctive, l'autre interne frangée, présentant par places des grains pigmentaires d'origine sanguine et de l'épithélium cylindrique. Comme Kundrat, il y voit des éléments rétiniens modifiés.

Tillaux[3], à propos d'une dissection, insiste sur l'adhérence du kyste à l'œil microphtalme et sur la structure fibreuse de la paroi. De son côté, Max Mayer a observé deux kystes en chapelet, rattachés par un pédicule à l'œil rudimentaire. La poche était formée de tissu conjonctif condensé et d'une simple couche de cellules cylindriques sans pigment.

Lang décrit un kyste à gauche, du volume d'un œuf de pigeon, relié au bas de l'œil par un pédicule. La poche, formée d'une couche externe fibreuse, contenait dans son intérieur une substance cérébriforme, se continuant avec le liquide gélatineux qui remplissait l'œil réduit; la sclérotique était infiltrée de la même substance cérébriforme. Cornée et iris indemnes, procès ciliaires et choroïde conservés, cristallin globuleux.

Rubinsky, dans une double microphtalmie avec kyste sous-palpé-

1. KUNDRAT, Wien. Med. Blätter, 1885-86, n° 3.
2. EWETZKY, Inaug. Diss. Moskau, 1886.
3. TILLAUX, Recueil d'opht., janvier 1888.

bral à gauche, adhérant au globe par un pédicule plein, trouva la poche formée de tissu conjonctif adipeux, riche en noyaux ; à l'intérieur, une couche, pourvue de saillies frangées, de *culs-de-sac glandulaires tubuleux* et d'une seule rangée de cellules cylindriques.

Czermak, à l'examen d'un fragment de kyste sous-palpébral siégeant à gauche, a rencontré une couche externe fibreuse, plus une interne riche en éléments cellulaires, qu'il rattache au stratum cérébral et névro-épithélial de la rétine.

De Lapersonne[1] a eu l'occasion de disséquer les orbites d'un sujet atteint de double malformation des globes. Les centres nerveux intracrâniens, les tubercules quadrijumeaux et le chiasma n'offraient rien d'anormal ; ce fait est en contradiction avec l'hypothèse de Kundrat, faisant provenir la microphtalmie, avec ou sans kyste orbitaire et colobome, d'une anomalie du cerveau primitif. Dans l'orbite droite, l'œil transformé en kyste mesurait 15 millimètres de long ; ses parois, très fines, adhéraient au plancher orbitaire et contenaient un liquide séreux brunâtre, probablement hématique, qui s'est écoulé pendant la dissection. Du côté gauche, la poche extraite intacte fut trouvée constituée par la sclérotique, que prolongeait en avant un capuchon de tissu conjonctif ; dans l'intérieur, présence d'un sac clos, envisagé par l'auteur comme la rétine retournée. Le stratum cérébral sclérosé, devenu externe, s'appliquait contre la paroi fibro-conjonctive, tandis que le névro-épithélium et la couche pigmentaire correspondaient à la face cavitaire du kyste. En arrière, près de l'insertion du nerf optique rudimentaire, il y avait un promontoire faisant saillie dans la cavité, et exclusivement constitué par du tissu conjonctif riche en vaisseaux, plus des restes cristalliniens ; sur des coupes antéropostérieures excentriques, on y reconnaissait une portion dégénérée de la rétine. L'enveloppe fibreuse du pédicule scléral contenait des fragments musculaires, un noyau cartilagineux et quelques franges du corps ciliaire.

Pour expliquer cette malformation, de Lapersonne suppose que la partie antérieure de la rétine primitive, au lieu de s'invaginer normalement, est restée perdue dans l'atmosphère celluleuse de l'orbite, et que, par suite d'une hydropisie, elle s'est retournée d'arrière en avant, de façon que le stratum névro-épithélial et pigmentaire, d'externe est devenu interne ou cavitaire, pendant qu'une condensation du tissu conjonctif environnant et du stratum rétinien cérébral adhérent à la sclérotique constituait la paroi fibreuse du kyste.

En admettant que les choses se soient passées de la sorte, il resterait à expliquer la présence du cristallin dans le promontoire, ce qui

---

1. DE LAPERSONNE, *Arch. d'opht.*, XI, p. 207, 1801.

suppose un mouvement de révolution totale de tout le système. Toujours est-il que cette observation déroge à tout ce que nous savons sur les vrais kystes sous-palpébraux, constitués par une poche indépendante de l'œil microphtalme, ou rattachés à lui par un simple pédicule tantôt plein, tantôt canaliculé.

Une observation de Mitwalsky se rapporte à un kyste unilatéral gauche contenant du liquide séro-sanguin, et relié au globe très réduit de volume par un simple pédicule.

Son second cas est plus intéressant. Le kyste, également accompagné de microphtalmie, était rempli de sérosité sanguinolente et se rattachait par un pédicule au nerf optique. Sur une portion de la paroi soumise à l'examen, après durcissement à l'alcool, il a trouvé une couche externe fibreuse, en continuité avec le tissu cellulo-graisseux de l'orbite, et une interne d'apparence muqueuse, formée d'un réticulum de grains pigmentaires et de noyaux, les uns arrondis, les autres allongés. Partout cette couche était plissée, et, se fondant sur sa continuité avec la cavité du pédicule, l'auteur l'envisage comme étant la rétine dégénérée. Pour lui, il s'agirait de la hernie du feuillet distal à travers la fente embryonnaire restée béante, pendant que le bourgeon mésodermique du vitré, confondu avec le tissu conjonctif de l'orbite, formait la paroi fibreuse du kyste et du pédicule. Il est embarrassé en ce qui concerne la présence du cristallin dans l'œil, et suppose que celui-ci a dû y pénétrer à travers une perforation du feuillet distal hernié. Quant au contenu liquide, il le fait dériver du stratum ciliaire de la rétine, sans tenir compte que, par suite de sa modification profonde, cette membrane devait être peu apte à sécréter de l'humeur aqueuse.

Fromaget[1] a eu à sa disposition un kyste sous-palpébral du volume d'une noix, extrait par Badal. Du côté du kyste il y avait cryptophtalmie et de l'autre simple microphtalmie. La tumeur, composée de deux poches, l'antérieure à contenu séreux, la postérieure à liquide sanguinolent, adhérait au trou optique, et l'œil faisait en apparence défaut. Une ponction, faite dans le premier kyste, permit de recueillir 4 grammes d'un liquide citrin qui, à l'analyse, présentait des traces d'albumine, de glucose, des matières organiques et des sels minéraux; principalement des chlorures, des sulfates et des phosphates.

Sur une coupe antéro-postérieure, on vit une grande cavité en avant, et une petite en arrière, en bas et en dehors; plus une troisième, qui n'était autre que l'œil rudimentaire renfermant le cristallin. Un pédicule creux en communication avec la grande poche s'insérait au trou optique.

1. Fromaget, *Arch. d'opht.*, t. XIII, p. 321, 1893.

Histologiquement le pédicule, entouré par du tissu graisseux, était formé de deux couches : une externe fibro-cellulaire pourvue de nombreux vaisseaux; une interne friable, riche en cellules à noyaux et tapissée presque partout d'épithélium cylindrique non cilié. La cavité du pédicule était paracentrale, à cause de la présence d'un gros bourgeon latéral, de structure aréolaire, que l'auteur envisage comme du tissu conjonctif, mais qui pourrait bien passer pour le tissu dégénéré du nerf pourvu de ses cloisons caractéristiques.

Le grand kyste présentait une couche externe fibreuse, parcourue de gros vaisseaux. La paroi interne, molle, était constituée de fibres perpendiculaires ou obliques, et de nombreuses cellules rondes qui s'allongeaient de plus en plus, à mesure qu'on se rapprochait de la face cavitaire. Nulle part il n'existait d'épithélium cylindrique.

Le petit kyste, à liquide brunâtre, contenait, comme il a été dit, le cristallin. Sa paroi était formée de dehors en dedans par la sclérocornée modifiée, une couche moyenne fortement pigmentée représentant le tractus uvéal, et une dernière interne blanchâtre, friable, recroquevillée sur elle-même, appartenant à la rétine, dont elle se différenciait par l'absence de fibres optiques, la sclérose du stroma et l'atrophie de la plupart des cellules nerveuses.

Fromaget interprète sa pièce comme il suit : Le pédicule canaliculé, tapissé d'épithélium cylindrique et pourvu de diverticules, serait de la muqueuse. Même origine pour le grand kyste. Quant à l'œil rudimentaire, il aurait été repoussé en bas et en dedans par la production. Se fondant sur l'analyse chimique du contenu et sur l'examen histologique, il admet l'enclavement dans l'orbite d'une portion de la muqueuse naso-lacrymale, aux dépens de laquelle se serait développé le kyste. Tout en généralisant cette pathogénie, il pense que certaines transformations kystiques peuvent provenir du globe lui-même, comme dans le cas de Lapersonne.

Une observation personnelle a été insérée dans les *Archives d'ophtalmologie*[1]; vu l'enseignement très net qui en découle au point de vue de la pathogénie de ces kystes, nous pensons qu'elle mérite d'être mentionnée.

Fillette de douze ans portant un kyste séreux sous-palpébral classique, apparu à l'âge de cinq ans. Les progrès de la tumeur, lents jusqu'à onze ans, étaient devenus rapides depuis quelques mois, aux approches de la puberté. L'œil correspondant, ainsi que le droit, sont emmétropes et n'offrent aucune trace de colobome.

L'extirpation de la tumeur nous fit découvrir un pédicule fibro-cellu-

1. Panas, *Arch. d'opht.*, VII, p. 5, 1887.

leux aplati qui adhérait au bas de la sclérotique et à la sangle ténonienne de la gaine du petit oblique.

Le corps du kyste était bilobé. Le plus gros lobe mesurant 22 millimètres de long sur 12 de large, proéminait sous la paupière inférieure gauche et contenait du liquide *glaireux* brunâtre; le petit lobe enchatonné sous le repli semilunaire faisait saillie dans le culde-sac inférieur de la conjonctive et renfermait du liquide mucoïde transparent.

Après durcissement dans la liqueur de Kleinenberg, l'examen histologique fait par notre chef de laboratoire Vassaux, permit de

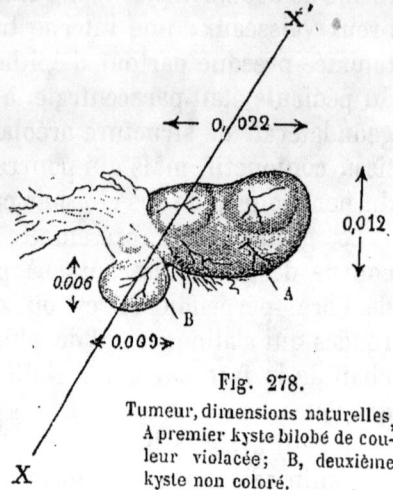

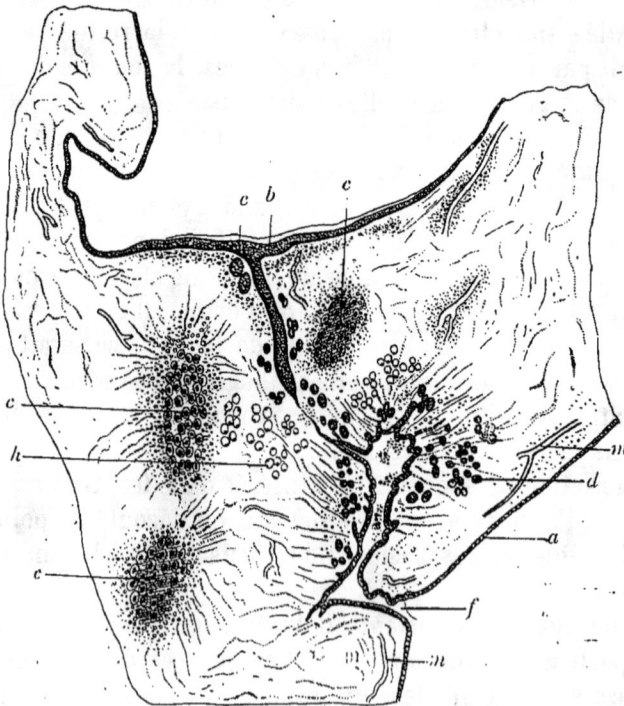

Fig. 278.

Tumeur, dimensions naturelles. A premier kyste bilobé de couleur violacée; B, deuxième kyste non coloré.

Fig. 279. — Coupe passant par les deux kystes suivant la ligne XX' de la figure. a, cavité du grand kyste. — b, petit kyste. — c, ilots cartilagineux. — d, acini glandulaires. — e, f, aqueduc anfractueux faisant communiquer les deux kystes, revêtu d'épithélium cylindrique stratifié. — e, son embouchure dans le petit kyste. — f, son embouchure dans le grand kyste. — m, vaisseaux. — h, cellules adipeuses.

reconnaître que le liquide brun glaireux de la grande poche tenait

en suspension des leucocytes volumineux, chargés de grains hématiques, et des globules sanguins altérés. Rien de pareil dans le petit
kyste, dont le contenu, rappelant le mucus visqueux et transparent du
col utérin, s'était coagulé en masse sous l'action du réactif.

Des coupes passant par les deux kystes, suivant la ligne xx, révèlent
des particularités inattendues. Au niveau
de l'isthme qui relie les deux poches

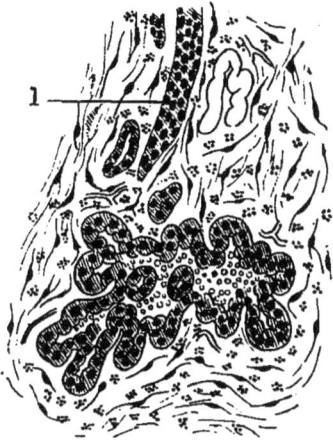

Fig. 280.
Acini glandulaires avec conduit excréteur *l* entouré de leucocytes.

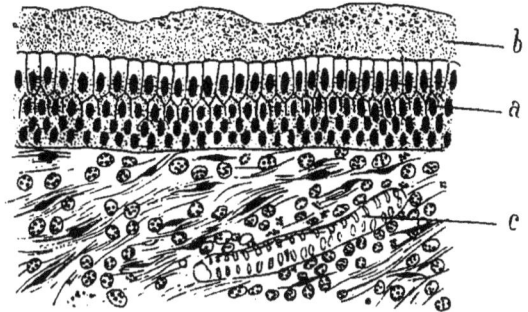

Fig. 281. — Coupe de la paroi du petit kyste B.
b, contenu du kyste avec leucocytes chargés de pigment.
— *a*, épithélium modifié. — *c*, vaisseau infiltré de leucocytes.

(fig. 279) il existe un conduit irrégulier, autour duquel convergent
des *acini glandulaires d*; plus en dehors, on aperçoit des cellules
rondes et fusiformes, des vaisseaux sanguins *mm*; des îlots de cartilage hyalin, *cc*, et quel-
ques amas de cellules
graisseuses, *h*; le tout
contenu dans le tissu
conjonctif dense. La
figure 280 montre des
acini glandulaires am-
plifiés et une partie du
conduit *l*, où ils se déversent.

La paroi du petit kyste
(fig. 281) est constituée
d'*épithélium cylindrique
stratifié a*, en rapport
avec le contenu albumineux coagulé *b*, et d'une couche conjonctive
vasculaire *c*, infiltrée de leucocytes et de cellules fusiformes. La paroi
du grand kyste (fig. 282) offre la même composition, sauf qu'ici
l'épithélium *a* est modifié.

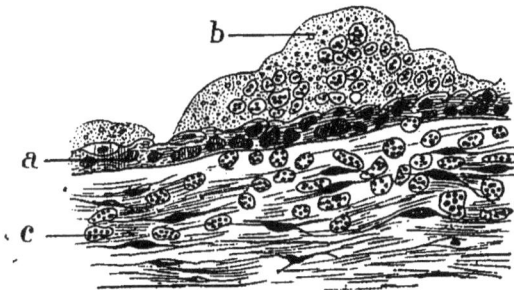

Fig. 282. — Coupe de la paroi du grand kyste A.
b, contenu du kyste avec leucocytes chargés de pigment
hématique. — *a*, épithélium modifié. — *c*, tissu cellulo-
fibreux avec membrane basale contre le revêtement épithélial.

Dans les deux poches, il s'agit, comme on le voit, de parois ayant les caractères d'une muqueuse et nullement de la rétine. Du reste, il n'y avait ici que des rapports de contiguïté avec le globe de l'œil, en tous points normal et possédant son acuité visuelle entière.

Si l'on tient compte que les kystes de cet ordre occupent *invariablement* l'angle inféro-interne de l'orbite, en d'autres termes qu'ils sont prélacrymaux; qu'alors même qu'ils arrivent à se confondre avec les reliquats du globe embryonnaire, ils conservent une indépendance réelle dans leur évolution ultérieure; que leur contenu séreux, sanguinolent et souvent albumineux, diffère essentiellement de la constitution chimique de l'humeur aqueuse, on ne saurait les envisager dans la majorité des cas comme des diverticules de l'œil arrêté dans son évolution. Il est bien plus conforme à tout ce qui vient d'être exposé, d'admettre qu'un kyste dermo-muqueux, venant à pénétrer dans l'orbite au moment des premières assises du globe, entrave son évolution et finit par se confondre avec lui. Si son pédicule se fixe d'ordinaire à la gaine du nerf optique, c'est que l'occlusion de la fente qui débute par le milieu s'achève en ce point. En supposant que le kyste reste petit, ou mieux encore qu'il évolue plus tard, on s'explique les divers degrés de l'arrêt de développement du globe. Si, contrairement aux mucoïdes en question, les *dermoïdes* n'exercent pas la même influence, c'est que leur siège de prédilection à la queue du sourcil les empêche de se diriger vers la fente embryonnaire du globe.

Lorsque le dermoïde occupe exceptionnellement le plancher, la microphtalmie en est également la suite, comme dans les observations de Chlapowsky et de Manz.

Dans le cas de Manz[1], le kyste, du volume d'une noix, était tapissé d'épithélium à couches stratifiées et présentait des poils lanugineux. Derrière lui, se trouvait un petit œil cylindroïde pourvu d'une cornée transparente, d'une chambre antérieure et d'amas de pigment au niveau du cercle ciliaire; un cordon fibreux, vestige du nerf optique, le rattachait au fond de l'orbite. La sclérotique, en partie absente, était remplacée par une couche cellulo-adipeuse.

Chlapowsky[2], sous le titre de *microphtalmie avec kyste athéromateux congénital*, rapporte l'observation d'un jeune homme de seize ans, porteur d'un kyste sous-palpébral gauche avec anophtalmie apparente; l'œil droit était normal. A l'examen on trouva le kyste rempli d'un magma de cellules épithéliales et de graisse; un pédicule fibreux le rattachait au fond de l'orbite. Après cicatrisation, on apercevait dans la profondeur de l'orbite un noyau blanchâtre du volume d'un grain de chènevis, vestige probable de l'œil rudimentaire.

1. Manz, *Arch. f. Opht.*, XXVI, 1, p. 154.
2. Chlapowsky, *Pamietnik lekarzy*, 1875-1876.

Le fait de Follin[1] n'est pas moins intéressant. A l'autopsie d'une femme de soixante-dix ans, l'auteur trouva à la partie supérieure, entre la choroïde et la rétine, une *plaque dermoïde* de $1\frac{1}{2}$ centimètre de long sur 1 de large. La face corespondant à la choroïde était chagrinée et couverte de poils; celle en rapport avec la rétine présentait des brides celluleuses. De la face choroïdienne à la partie interne de la plaque, on rencontrait l'épiderme, puis le derme pourvu de follicules pileux et d'un panicule graisseux. Pour Lannelongue, cette singulière production, *dépourvue de pigment*, se rattacherait à l'enclavement de l'ectoderme devenu adhérent à la vésicule oculaire, précisément à une époque où celle-ci n'est séparée du feuillet corné que par une mince couche de mésoderme. Au niveau de l'adhérence, le feuillet distal de la vésicule oculaire secondaire, arrêté dans son évolution, n'avait pu constituer le stratum pigmentaire.

Talko est le premier qui, se fondant sur l'opinion de Hoyer, suppose aux kystes séreux sous-palpébraux une origine muco-lacrymale par inclusion fœtale. Parmi les examens anatomiques, le nôtre démontre on ne peut plus nettement cette provenance, grâce surtout à la présence de glandes analogues à celles de la pituitaire.

Les objections tirées de l'absence d'épithélium vibratile n'ont pas grande valeur, puisque normalement le sac lacrymal en est dépourvu. D'un autre côté, l'indépendance du kyste avec le canal naso-lacrymal n'a rien qui nous étonne, vu que la même séparation existe pour la plupart des dermoïdes et pour beaucoup des kystes séreux du cou.

Pour nous, les kystes séreux sous-palpébraux méritent d'être rangés dans les inclusions fœtales de l'ectoderme, la future muqueuse naso-lacrymale, plus rarement la peau. Dans le premier cas, il s'agit de *mucoïdes*; dans le second, de *dermoïdes*. Les uns et les autres empêchent l'évolution du globe et peuvent même se confondre avec lui d'une façon si intime, que l'examen histologique le plus minutieux ne saurait différencier ce qui appartient à l'un ou à l'autre.

La théorie d'un colobome oculaire devenu ectasique, imaginée par Arlt, ne concorde guère avec les faits cités plus haut, où l'on a trouvé la fente embryonnaire *ouverte* et livrant passage à des éléments rétiniens. La coexistence de colobomes de l'iris, de la choroïde et du nerf optique sur l'autre œil, dépourvu de kyste, prouve seulement qu'un trouble évolutif se lie souvent à d'autres et rien de plus.

De même, on ne saurait admettre l'hypothèse de Dor, faisant dériver le kyste d'un bourgeon mésodermique vitréen égaré dans l'orbite par suite de l'occlusion trop hâtive de la fente rétinienne fœtale. S'il en était ainsi, la coque sclérale devrait rester ouverte.

---

1. Follin, *Bull. de la Soc. de Chirurgie*, p. 116, 1861.

Kundrat et Mitwalsky rattachent au contraire les kystes à l'*inocclusion de la fente embryonnaire*, surtout dans sa partie correspondant au nerf optique. De là, disent-ils, l'éversion de la rétine au dehors, qui continue à sécréter de l'humeur aqueuse.

Le côté faible de cette conception, c'est qu'elle ne précise pas l'agent qui s'oppose à la fermeture de la fente et qu'elle ne tient pas compte de la diversité du contenu kystique, ni du siège toujours prélacrymal. De plus, l'œil correspondant est loin d'être invariablement arrêté dans son évolution; souvent clos, il possède une vision suffisante, voire même normale, comme chez notre malade.

Quant à l'idée de Radziszewski[1], d'après laquelle les kystes séreux sous-palpébraux seraient des méningocèles, elle ne saurait se soutenir, vu la constitution du contenu, l'emplacement de la poche au bas de l'orbite, et l'absence de tout prolongement dans le crâne.

Le seul traitement à opposer, lorsque l'œil jouit de son fonctionnement, consiste dans l'extirpation totale de la poche. Comme il faut toujours s'attendre à trouver un prolongement vers le fond de l'orbite, le globe et même les muscles, on doit pratiquer dans le sillon orbito-palpébral inférieur une incision semi-lunaire à concavité supérieure, intéressant la peau, l'orbiculaire et le fascia. Parvenu dans le tissu cellulo-graisseux orbitaire, on sépare soigneusement les parois de la poche à l'aide de la sonde cannelée, pour ne pas ouvrir le kyste. Une fois le pédicule isolé, on le sectionne aussi loin que possible avec des ciseaux mousses et courbes sur le plat, puis on lave antiseptiquement le canal de la plaie, et l'on ferme l'incision par des points de suture. La réunion primitive est la règle, et il ne se produit aucune difformité, ni le moindre retentissement du côté de l'œil.

La ponction simple n'est guère efficace, et celle suivie d'injection iodée provoque une réaction vive non exempte de dangers.

XIV

KYSTES A ENTOZOAIRES

Cysticerque celluleux. — Contrairement à la cavité oculaire, l'orbite est rarement le siège de cysticerques. Seuls de Græfe[2], Horner[3], Higgens[4] et Hirschberg[5] en rapportent des exemples. Le lieu de prédilection est le tissu circumbulbaire qu'entoure la loge ténonienne.

1. RADZISZEWSKI, *Progrès médical*, 1886, p. 52.
2. V. GRÆFE, *Arch. f. Opht.*, XII, 2, p. 194.
3. HORNER, *Klin. Mbl.*, 1871, p. 51.
4. HIGGENS, *Brit. Med. Journ.*, 1887, p. 800.
5. HIRSCHBERG, *Centralb. f. prakt. Augenh.*, p. 172, 1879.

Une capsule conjonctive épaisse enveloppe la vésicule et en masque la fluctuation. Par suite de toxines que sécrète l'entozoaire, les paupières ne tardent pas à s'enflammer, à s'œdématier et même à suppurer. En dehors de ces complications, la tumeur kystique n'acquiert pas un grand volume, et l'exophtalmie ainsi que les douleurs restent modérées.

Kystes hydatiques. — Comparativement aux kystes hydatiques du foie, ceux de l'orbite sont peu communs. Berlin[1] en a réuni 39 observations, auxquelles il faut ajouter 12 autres appartenant à de Wecker[2], Pêna[3], Hardy[4], Dieu[5], Mules[6], Schmidt[7], Zehender[8], Valude[9], Rockliffe[10], Wecks[11], Sharp[12] et Issekutz[13].

Le sexe masculin y est trois fois plus exposé, et c'est entre huit et seize ans que l'on en observe surtout; après la quarantaine, l'affection devient exceptionnelle. Berlin explique cette particularité en admettant la fréquentation plus habituelle des jeunes gens avec les chiens atteints d'échinocoques, ce qui n'est pas suffisamment démontré.

Le kyste, constitué d'une capsule conjonctive stratifiée et d'une membrane germinative à laquelle sont appendues des poches filles, contient du liquide clair comme de l'eau de roche, riche en chlorure de sodium, mais pauvre en albumine. Il s'y ajoute parfois du glucose, de l'acide ambrique et même de l'inosite. Le liquide cérébro-spinal, avec lequel on pourrait le confondre, a un poids spécifique inférieur, 1005 au lieu de 1009 à 1015, possède une réaction alcaline et, à la place de chlorure de sodium, renferme des carbonates. La présence de crochets en constitue le signe pathognomonique; malheureusement ils font souvent défaut, surtout lorsque la poche a suppuré.

Une particularité importante est la grande tendance des échinocoques à envahir l'atmosphère cellulo-graisseuse, les espaces intermusculaires, la glande lacrymale, les gaines du nerf optique, le sinus frontal et même la cavité crânienne, en perforant la voûte de l'orbite. Lors d'une pareille extension, il devient difficile de préciser le point de départ.

Au début, le malade se plaint de pesanteur dans l'orbite et d'accès

1. BERLIN, *Græfe et Sæmisch*, t. VI, p. 687.
2. WECKER, *Traité complet*, t. IV, p. 835, 1889.
3. PÉNA, *Ophtalm. prat.*, n° 1, 1882.
4. HARDY, *Austral. M. J.*, Melbourne, 1879, n° 589.
5. DIEU, *Rec. d'opht.*, 1884, p. 22.
6. MULES, *Trans. Opht. Soc. U. K.*, III, p. 22, 1883.
7. SCHMIDT, *Centralb. f. Chir.*, n° 26, 1885.
8. ZEHENDER, *Klin. Mbl.*, p. 333, 1887.
9. VALUDE, *Rec. d'opht.*, p. 486, 1889.
10. ROCKLIFFE, *Trans. Opht. Soc. U. K.*, IX, 1889, p. 55.
11. WECKS, *Arch. f. Augenh.*, XXI, p. 207, 1890.
12. SHARP, *Brit. Med. Journ.*, p. 179, 1890.
13. ISSEKUTZ, *Wien. Med. Presse*, n° 12, 1890.

douloureux intermittents. Plus tard, il survient de l'exophtalmie qui se complique de gonflement des paupières et des culs-de-sac conjonctivaux. Conjointement, la vue décline jusqu'à la cécité complète, et l'œil devient parfois glaucomateux, comme dans les observations de Pêna et Wecks ; enfin la cornée se trouble et se perfore, d'où panophthalmie. Dans les cas graves, il s'ajoute de la fièvre, de l'abattement, du délire et d'autres accidents cérébraux aboutissant à la mort (Schmidt et Bresgen[1]).

Le diagnostic n'est pas toujours facile. Dans le cas de Pêna, l'affection fut prise pour un sarcome. La fluctuation fait parfois défaut, et lorsqu'elle existe, rien ne prouve qu'il s'agisse de kystes hydatiques. L'absence de pulsations et d'expansion est la règle, sauf pour ceux ayant déjà envahi le crâne (Westphal). Le frémissement manque également, et seule la ponction, par l'abondance du liquide écoulé, sa richesse en chlorure de sodium et surtout la présence des crochets, met sur la voie du diagnostic. Même alors, le doute est permis, à cause du peu de liquide, souvent purulent ou hématique et dépourvu de crochets.

Le traitement est tout entier chirurgical.

Au début, on pourrait tenter avec avantage l'aspiration du liquide, suivie d'une injection alcoolique au sublimé à $\frac{1}{200}$. Les entozoaires morts, le liquide se résorbe à la longue, et la poche se réduit à un simple nodule.

Malgré cela, lors de tumeur bien délimitée, exempte de phénomènes phlegmoneux, le plus sûr est l'extirpation totale et, en cas d'insuccès, l'évacuation complète des hydatides avec raclage de la poche. Une ablation partielle, alors même que l'on ferait du drainage, a l'inconvénient de laisser subsister un trajet fistuleux et de déterminer, plus tard, la formation de brides gênantes pour les mouvements du globe.

Nous ne ferons que mentionner les autres entozoaires, *filaire* et *lucilia hominivorax*, rencontrés exceptionnellement chez l'homme par Nordmann et Rayer[2]. Leur histoire est trop écourtée d'ailleurs, pour qu'on puisse en tirer des déductions pratiques.

XV

KYSTES DERMOIDES DE L'ORBITE

Les kystes dermoïdes de l'orbite sont relativement fréquents, puisque Berlin[3], jusqu'en 1879 en a relevé 75 cas. A ce chiffre s'ajoute

---

1. BRESGEN, *Berlin. Klin. Woch.*, 1874. p. 381.
2. RAYER, *Ann. d'ocul.*, IX, p. 156.
3. BERLIN, *Græfe et Sæmisch*, t. VI, p. 678.

une dizaine d'autres relatés par Hubert[1], Cornwell[2], Lopez[3], Pfalz[4], Kuntzen[5], Licharcsky[6], Rohmer[7], Vignes[8] et Mitwalsky[9], plus un qui nous est personnel.

Le siège de prédilection est la demi-circonférence interne de l'orbite. Sur 57 cas où l'emplacement est indiqué, on trouve 30 internes, 15 temporaux, 8 directement· en bas et 4 en haut. En général, les muscles oculaires et le nerf optique sont respectés. Dans les seuls faits de Wordworth[10], Braun[11] et Mitwalsky, le nerf optique était englobé; dans celui de Mackenzie les muscles de l'œil y adhéraient. Leur indépendance avec la peau des paupières distingue nettement ces kystes de ceux· sébacés. Font exception l'observation de Wecker[12], cordon conjonctif reliant la poche au tégument, et celle de Watson Spencer[13], où l'ouverture fistuleuse et la paroi interne du kyste étaient garnies de nombreux poils.

Le volume des dermoïdes est en moyenne celui d'une noisette. Lorsque, par exception, ils atteignent la grosseur d'un œuf d'oie (Rosas[14]),· ils se creusent une loge osseuse et peuvent pénétrer dans les cavités voisines, sauf dans le crâne. La poche, le plus souvent unique, est lisse, de consistance pâteuse ou dure, suivant l'épaisseur des parois et le degré de distension. Le contenu consiste presque toujours en un mélange de matières grasses et de cellules épithéliales abondantes, à quoi s'ajoutent parfois des paillettes de cholestérine et des amas calcaires. Un liquide huileux, comme dans les kystes prélacrymaux, n'a pas été encore signalé. Ingram dit bien avoir retiré un plein verre. de graisse liquide, mais ce fait n'est pas suffisamment démonstratif.

Les parois de la poche sont tantôt fines, tantôt épaisses et très vasculaires, ce qui explique les hémorrhagies spontanées ou traumatiques que parfois l'on y rencontre. La structure est celle du tissu conjonctif. Sur certains points de la face interne il existe une couche épithéliale, sur d'autres des saillies granulomateuses ou bien des enfoncements.

1. Hubert, *Inaug. Diss.* Zurich, 1882.
2. Cornwell, *Arch. f. Opht.*, XI, p. 318.
3. Lopez, *Rec. d'opht.*, 1885, p. 103.
4. Pfalz, *Klin. Mbl.*, 271, 1885.
5. Kuntzen, *Inaug. Diss.* Munchen.
6. Licharcksy, *Vjestnik Oftalm.*, IV, p. 129.
7. Rohmer, *Soc. fr. d'opht.*, 1889.
8. Vignes, *Rec. d'opht.*, p. 409, 1891.
9. Mitwalsky, *Arch. f. Augenh.*, XXIII, p. 135, 1891.
10. Wordworth, *Lancet*, 1859, août.
11. Braun, *Ann. Chir. Gesellsch.* Moskau, p. 418, 1875.
12. Wecker, *Traité complet*, t. IV, p. 823, 1889.
13. W. Spencer, Congrès de Londres, p. 151, 1873.
14. Rosas, *Oestr. Med. Woch.*, n° 1, 1842.

La présence de fins poils lanugineux libres ou fixés à la paroi est bien plus caractéristique. A leur défaut, il n'est pas rare de rencontrer des glandes sébacées et même sudoripares. Dans l'observation de Mitwalsky, ces dernières formaient une sorte de convolvulus, rappelant le cysto-adénome papillifère de l'ovaire ; il y avait, de plus, une plaque osseuse de 1 centimètre de long sur 2 millimètres de large et $\frac{1}{2}$ d'épaisseur, et quelques noyaux cartilagineux. La tumeur, volumineuse, avait luxé la glande lacrymale, refoulé le globe en bas et en dedans, et provoqué de l'amblyopie par papillo-névrite. Lors de l'extirpation, il s'écoula une grande quantité de liquide trouble, et le nerf optique, compris dans la masse, dut être excisé dans l'étendue de 1 centimètre. Au microscope, les vaisseaux veineux de la paroi étaient normaux, alors que ceux artériels offraient une endo-vasculite prononcée allant jusqu'à l'oblitération de leur calibre ; on rencontrait un grand nombre de filets nerveux, mais nulle part des fibres musculaires lisses.

Le diagnostic différentiel avec certains kystes liquides, le lipome, le fibrome et l'angiome lipomateux, n'est pas toujours facile, et il faut s'attendre à des surprises au moment de l'extirpation. On ne doit pas oublier, que si les dermoïdes apparaissent d'ordinaire peu de temps après la naissance, ils peuvent aussi ne se montrer que vers la puberté, qui exerce une action accélératrice manifeste comme le traumatisme.

La pathogénie de ces kystes nous paraît aujourd'hui définitivement établie. Il s'agit toujours, ou à peu près, de l'enclavement d'une portion de l'ectoderme au niveau des fentes branchiales, de l'interne ou naso-lacrymale, ou de celle oblique de la face aboutissant à la queue du sourcil. L'origine folliculaire, comme pour les loupes, mérite confirmation et reste en tout cas fort rare.

Sauf lorsque la tumeur a eu pour effet d'entraver l'évolution du globe, d'atrophier le nerf optique, et d'exposer la cornée à se perforer, le pronostic est bénin.

Le seul traitement efficace réside dans l'extirpation totale de la poche ; la conservation de l'œil, même s'il est complètement amaurotique, s'impose. Chez notre malade, âgé de douze ans, l'extirpation du dermoïde, du volume d'un marron, avec prolongement jusqu'au fond de l'orbite, permit à l'œil de reprendre sa position et sa mobilité entière. La cicatrice opératoire est restée à peine perceptible.

A côté des kystes dermoïdes, nous mentionnerons l'observation d'une tumeur complexe que Bröer et Weigert[1] décrivent sous le nom de *tératome*. Elle rappelle les productions congénitales du testicule, de l'ovaire et de la région coxygienne. Déjà Barnes avait fait mention d'une dent incluse dans l'intérieur d'un kyste orbitaire.

---

1. Bröer et Weigert, *Virch. Arch.*, p. 518, 1876.

Chez un nouveau-né, les auteurs cités ont trouvé une tumeur du volume d'une pomme, surmontée par la cornée légèrement trouble à la suite d'hypopyon. Une ponction ayant laissé écouler une grande quantité de sérosité citrine, on fit l'extirpation, qui fut suivie de mort au bout du deuxième jour. A l'autopsie, l'orbite était élargie, mais non érodée; le néoplasme, en forme de cupule, entourait le globe et se confondait en arrière avec le nerf optique. La masse, composée d'un assemblage de kystes du volume d'un pois ou d'une noisette à celui d'une noix, était entourée par les muscles oculaires. Vers la partie postérieure de la tumeur polykystique, on voyait un tube infléchi rappelant une portion d'intestin, plus des îlots de cartilage hyalin et d'os poreux, le tout compris dans une gangue de tissu conjonctif, avec fibres musculaires lisses par place. Les plus petits kystes étaient tapissés d'épithélium stratifié; certains d'entre eux avaient l'aspect de perles, d'autres possédaient de l'épithélium cylindrique caliciforme analogue à celui des glandes de Lieberkun, et un troisième groupe se caractérisait par de l'épithélium à cils vibratiles et de nombreux noyaux cartilagineux microscopiques. Du côté des centres nerveux, rien d'anormal.

Ce fait, unique dans son genre, démontre que l'orbite peut être exceptionnellement le siège de tératomes par inclusion fœtale, si l'on en juge par la présence d'os, de cartilage, de différents types d'épithélium et d'un fragment du tube intestinal.

XVI

NÉOPLASMES DE L'ORBITE

Comparés à ceux des autres parties du corps, les néoplasmes orbitaires sont rares. Sur 162 tumeurs de l'œil et de ses annexes, Hasner[1] en a trouvé 86 pour les paupières, 40 pour le globe et seulement 36 pour l'orbite, proportion 28 pour 100. Les tumeurs *malignes* prédominent à partir de trente ans, alors qu'au-dessous, les kystes, les angiomes et quelques autres productions *bénignes* forment la majorité des cas. Parmi les *premières*, le sarcome avec ses variétés constitue le type de beaucoup le plus commun; quant aux *secondes*, plusieurs ont été déjà étudiées précédemment, à l'exception du *lipome*, de l'*enchondrome* et du *névrome*, cavitaires.

Le *lipome* représente dans l'orbite, comme partout, une masse graisseuse lobulée, pourvue d'une capsule conjonctive, ce qui la distingue nettement de l'*hypersarcie*, comme on en voit chez certains vieillards à la paupière inférieure. Suivant qu'aux lobules graisseux s'ajoutent

---

1. HASNER, *Prag. Med. Woch.*, p. 49, 1864.

d'autres éléments : tissu fibreux, cartilage, ou vaisseaux variqueux, on a des types mixtes appelés *fibro, chondro* et *angio-lipomes*. A ces derniers paraissent se rapporter les observations de Dupuytren[1], Caron de Villards[2], Cornaz[3], Bowman[4] et Knapp[5]. Encore est-il qu'en les analysant, on trouve qu'il s'agit plutôt de dermoïdes ou d'angiomes transformés.

L'*enchondrome* n'est jamais pur. Même l'observation de Fano, envisagée par Berlin comme probante, nous paraît contestable, vu que la tumeur, du volume d'une noix, située à l'angle interne, était dure au point de ne pas se laisser entamer par le scalpel. Sur la coupe, on voyait une série de lamelles concentriques, et seulement à la périphérie une couche hyaline formée de fibres entre-croisées et de corpuscules cartilagineux. Fano définit la tumeur comme exostose périostale.

Nous n'insisterons pas sur les *névromes plexiformes*, les ayant décrits longuement à propos des paupières. Presque toujours la production est congénitale et siège invariablement à l'angle supéro-externe, pour de là gagner la fosse temporale et l'orbite. Rarement on rencontre des nodules névromateux indépendants, comme dans l'observation de Bruns[6]. A mesure que les gaines conjonctives des filaments nerveux s'épaississent, la masse devient dure, au point de simuler du fibrome (Perls)[7]. La portion correspondante de la voûte orbitaire offre parfois des rugosités stalactiformes, ou se laisse perforer sur un point (Bruns).

Le pronostic n'est pas grave ; mais comme la production tend sans cesse à progresser, il faut s'attendre à des récidives, même après extirpation.

Étant donné que l'affection débute invariablement par la queue du sourcil, il y a lieu d'admettre que le nerf lacrymal est surtout en cause. Comme exemple de névrome des autres nerfs de l'orbite, nous ne connaissons que le fait de Wherry[8], relatif à un homme de trente-cinq ans, chez lequel la protrusion de l'œil droit dépendait d'une tumeur névromateuse pure de l'oculo-moteur.

1. Dupuytren. *Lancette française*, p. 446, 1835.
2. Caron de Villards, *Ann. d'ocul.*, XL, 1858.
3. Cornaz, *Abnorm. cong. des yeux*, 1848.
4. Bowman, *Lond. Journ. of Med.*, nov. 1849.
5. Knapp, *Arch. f. Augenh. u. Ohr.*, VI, p. 58, 1877.
6. Bruns, *Græfe et Sæmisch*, VI, p. 717.
7. Perls, *Berl. Klin. Woch.*, p. 555, 1874.
8. Wherry, *Trans. Opht. Soc. U. K.*, XII, p. 40, 1892.

A. — SARCOME DE L'ORBITE

Sans contredit le sarcome constitue le néoplasme le plus fréquent, bien que sous cette dénomination on ait décrit des productions diverses.

D'une façon générale, la tumeur est dure, adhérente ou non à l'os, mais rarement pulsatile. Elle provient du tissu cellulo-graisseux, du nerf optique et de ses gaines, ou du périoste et des os; exceptionnellement elle a pour origine le tractus uvéal et les sinus crâniens. Les cellules qui la composent sont rondes ou fusiformes; tantôt incolores, tantôt fortement pigmentées, elles constituent le *leuco-sarcome* et le *mélano-sarcome*. La pigmentation, au lieu d'être totale, peut se borner à certains lobes, d'où dérivent des types *mixtes*. Le stroma, formé de tissu lamineux plus ou moins dense, imprime à la masse une consistance variable. De même, les éléments constitutifs étant susceptibles d'éprouver des altérations graisseuses ou colloïdes, il en résulte le ramollissement et, parfois, la liquéfaction partielle du néoplasme. A une période avancée, il s'ajoute des agglomérats hyalins ou calcaires, du tissu fibreux, plus rarement du cartilage ou de l'os. On comprend qu'alors la classification histologique devienne difficile, et que bien des sarcomes véritables aient pu être pris pour des fibromes, des chondromes, des fibro-chondromes ou des ostéomes fibroïdes.

Les sarcomes à *cellules rondes* s'observent plus particulièrement chez les sujets jeunes et les enfants. Ils ont une consistance molle, parfois fluctuante, et évoluent avec une grande rapidité.

Ceux à *cellules fusiformes*, surtout communs à partir de quarante ans, progressent plus lentement et ont moins de tendance à récidiver; à l'exception toutefois de ceux mélaniques, dont la généralisation est fréquente. On discute encore sur l'origine du pigment. Nous pensons, d'accord avec Vossius et O. Walter[1], que celui des sarcomes de l'orbite, non propagés de la choroïde, est toujours hématique.

Le sarcome orbitaire évolue ordinairement entre la paroi osseuse et l'entonnoir ténonien. Il en résulte de l'exorbitis oblique, à l'opposé des néoplasmes du nerf optique qui refoulent l'œil directement. Par exception, comme dans un cas que nous avons observé avec Gillet de Grammont, et dans un autre de O. Walter, la tumeur avait pris naissance dans le tissu cellulo-graisseux de l'entonnoir musculaire, sans participation du nerf optique. Chez notre malade la vision se conserva pendant des années, et ce n'est qu'à la fin que l'œil se porta en

---

1. O. WALTER, *Klin. M. B.*, XXXI, 359. 1893.

strabisme inféro-externe. A l'énucléation nous pûmes constater que la masse avait traversé l'espace de séparation des muscles droits supérieur et interne. Les néoplasmes dérivant de la gaine durale du nerf suivent le même chemin.

Certains sarcomes sont fluctuants, et une fois ponctionnés ils laissent écouler du liquide sanguinolent ou citrin, d'où la possibilité de les confondre avec des kystes. D'autres présentent des battements et un léger mouvement d'expansion, à cause des nombreux vaisseaux qui les sillonnent, ou par le fait de leur pénétration dans le crâne. Il faut se garder de les prendre pour des tumeurs angiomateuses.

Comme souvent un traumatisme antérieur précède l'évolution du néoplasme et que parfois l'une ou l'autre paupière devient spontanément ecchymotique, on peut penser à tort qu'il s'agit d'hématome. De même une dureté pierreuse et une marche lente, comme dans le cas de Tornatola[1], peuvent faire penser à un fibroïde, à l'enchondrome ou à l'exostose. Inversement, une marche rapide et des signes réactionnels en ont imposé parfois pour de l'ostéo-périostite. Dans un fait de ce genre, Quarry-Silock[2] trouva à l'ouverture du foyer une masse granulomateuse, formée exclusivement de cellules rondes, lymphoïdes.

On voit, d'après cela, combien une grande expérience clinique est nécessaire pour éviter l'erreur, et même alors il faut s'attendre à des surprises.

A côté du sarcome classique se placent certains types particuliers moins communs, que nous allons énumérer :

Le *carcinome*, qui débute toujours par les paupières, la conjonctive ou les glandes lacrymales, s'attaque aux individus âgés, évolue plus vite et envahit rapidement les ganglions préauriculaires et sous-maxillaires.

Le *cylindrome* ne diffère du sarcome parvi-cellulaire que par sa structure *alvéolaire* et sa grande tendance à récidiver sur place, plutôt qu'à se généraliser ; ordinairement il renferme des éléments myxomateux, hyalins, cartilagineux, et des cellules épithélioïdes. Il débute par les paupières, le périoste, le tissu graisseux de l'orbite ou les glandes lacrymales, et peut envahir progressivement jusqu'aux os. D'après v. Græfe[3] et Sattler[4], il provoque des douleurs vives, respecte longtemps les ganglions et n'entraîne pas de dyscrasie prononcée. Malgré ces caractères distinctifs, l'examen histologique seul permet d'en établir la nature.

---

1. Tornatola, *Ann. di Ottal.*, p. 39, 1889.
2. Silock, *Trans. Opht. Soc. U. K.*, VIII, p. 53, 1888.
3. V. Græfe, *Arch. f. Opht.*, X, 1, p. 184.
4. Sattler, *Ueber die sog. Cylindrome*, 1874.

Le *sarcome plexiforme* est très rare, et l'on ne saurait citer que les deux observations d'Alexander[1] et Czerny[2]. Dans la première, concernant un vieillard de soixante-douze ans, la tumeur était bilatérale et semblait provenir des glandes lacrymales; dans la seconde, relative à une fillette de trois ans, la production, du volume d'une noix, occupait l'extrémité externe du sourcil gauche et était contiguë à la glande lacrymale. La structure rappelait celle du sarcome, et par places il y avait un fin stroma lymphoïde avec du myxome.

Les *fibromes* et les *fibro-sarcomes*, au nombre de trente environ, sont tous constitués par du tissu connectif dense à faisceaux imbriqués, avec addition de cellules fusiformes et plus souvent arrondies. Par exception, ils contiennent des espaces remplis de sérosité, à l'instar de certains myomes utérins. Dans une observation de Badal[3], à côté d'un lobe fibreux profond il existait une poche kystique sous-palpébrale finement cloisonnée et dépourvue de stratum épithélial. La cavité, remplie de sérosité citrine, renfermait un noyau formé de tissu aréolaire.

Rarement les fibromes sont purs, comme dans les faits de Dunn[4] et Reid[5]; encore est-il que dans ce dernier, il existait deux productions pareilles, l'une au côté interne de l'orbite, l'autre au côté externe, ce qui cadre mal avec le diagnostic de fibrome.

Les *mélano-sarcomes primitifs* sont exceptionnels, et seuls les cas de Giraldès[6], Sthör[7], Lawrence[8], Mooren[9], Sichel[10], Waldhauer[11], O. Walter et quelques autres s'y rapportent. Ceux *consécutifs* ont pour origine habituelle le tractus uvéal, rarement l'épisclère, le crâne ou un organe éloigné, auquel cas on les appelle métastatiques.

Le pronostic est grave, et la mort survient presque toujours par métastase ou à la suite de la pénétration du néoplasme dans la cavité crânienne. Ceux mélaniques priment en malignité, bien que Stöber et O. Lange[12] prétendent avoir obtenu par l'extirpation deux guérisons définitives.

Nous connaissons environ une douzaine d'observations d'*endothé-*

1. ALEXANDER, *Klin. Mbl.*, XII, p. 164, 1874.
2. CZERNY, *Langenb. Arch.*, XI, p. 234.
3. BADAL, *Arch. d'opht.*, XI, p. 193, 1891.
4. DUNN, *Amer. Journ. of Opht.*, n° 12, 1890.
5. REID, *Trans. Opht. Soc. U. K.*, IV, p. 51, 1889.
6. GIRALDÈS, *Ann. de Chirurgie*, 1841.
7. STÖHR, *Ann. d'ocul.*, XXX, p. 264, 1853.
8. LAWRENCE, *Trans. of the path. Soc.*, 1866.
9. MOOREN, *Ophtalm. Beob.*, p. 94, 1867.
10. SICHEL, *Ann. d'ocul.*, p. 80, 1868.
11. WALDHAUER, *Petersb. Med. Woch.*, 1877.
12. O. LANGE, *Saint-Petersb. Med. Woch.*, p. 355.

liomes, celles de Billroth[1], Knapp[2], Alt[3], Dussoussay[4], Goldzichr[5], Reich[6], Neumann[7], Vicentiis[8], Barabascheff[9], Ewetsky[10], Hartmann[11], à quoi nous ajouterons une qui nous est propre, relative à une tumeur endothéliale du nerf optique, ayant évolué en cinq ans, chez un homme de soixante-huit ans.

Le volume varie de celui d'une fève à celui du poing. Très souvent l'origine est le nerf optique ou sa gaine durale, ce qui explique l'atrophie précoce de la papille et l'exophtalmie directe, au moins dans les premiers stades.

Dans le cas de Reich, le néoplasme paraissait provenir de la cavité oculaire; dans celui de Barabascheff, de la région antérieure de la sclérotique; et dans celui de Hartmann, de la gaine fibreuse du muscle droit interne.

Ordinairement les deux orbites sont envahies; la marche est très lente et le début remonte au jeune âge. Seuls notre cas et celui de Barabascheff font exception.

A l'examen anatomique, on trouve habituellement dans le stroma conjonctif des *boules stratifiées*, formées de petites cellules rondes et parfois des dépôts calcaires, ainsi que des masses hyalines et colloïdes. Comme les sarcomes, ces néoplasmes ont une grande tendance à récidiver sur place; aussi l'évidement de l'orbite constitue la seule ressource efficace.

Le *lymphome*, qui généralement est sous la dépendance de la leucémie et de l'adénie, se montre le plus souvent bilatéral et symétrique. Il s'attaque de préférence aux glandes lacrymales ou à leur proche voisinage, ainsi qu'en témoignent les faits de Gallasch[12], Leber[13], Chauvel[14], Osterwald[15] et Delens[16]. Ailleurs, il revêt une forme plus diffuse, comme dans les observations de Reymond de Turin[17],

1. BILLROTH, *Chir. Klin.*, 1869-70, p. 67.
2. KNAPP, *Arch. f. Aug. u. Ohr.*, IV, p. 209.
3. ALT, *Ibid.*
4. DUSSOUSSAY, *Bull. Soc. Anat.*, p. 211, 1875.
5. GOLDZIEHR, *Arch. f. Opht.*, XIX, 3, p. 139.
6. REICH, *Ibid.*
7. NEUMANN, *Arch. f. Heilkunde*, XIII, p. 305.
8. VICENTIIS, *Arch. f. Opht.*, XXXIV, 4, p. 188, p. 1888.
9. BARABASCHEFF, *Arch. f. Augenh.*, IX, p. 416.
10. EWETSKY, *Ibid.*, XII, p. 16.
11. HARTMANN, *Arch. f. Opht.*, XXXIV, 4, p. 188, 1888.
12. GALLASCH, *Jahresb. f. Kinderheilk.*, 1875.
13. LEBER, *Arch. f. Opht.*, XXIV, p. 295, 1878.
14. CHAUVEL, *Gaz. hebd.*, n° 23, 1877.
15. OSTERWALD, *Arch. f. Opht.*, XXVII, 3, p. 203, 1881.
16. DELENS, *Arch. d'ophtalmologie*, mars 1886.
17. REYMOND, *Ann. di Ottalm.*, p. 557, 1883.

Gayet[1], Bernheimer[2], Guaita[3], Axenfeld[4] et Westhoff[5]. Parfois les paupières et la conjonctive sont envahies par de nombreux nodules simulant des chalazions.

La structure est rarement celle du lymphome pur. Sauf que les cellules sont toujours petites, rondes et pourvues d'un noyau fortement colorable, le stroma revêt des types divers. C'est ainsi qu'il peut manquer par places, se disposer en faisceaux, ou circonscrire des alvéoles remplies d'éléments graisseux. L'endothélium conjonctif reste intact, et l'on rencontre çà et là des extravasations sanguines et des grains de pigment hématique.

Sur les neuf cas où l'âge est indiqué, on ne compte que deux enfants de quatre ans (Osterwald et Gallasch); le reste concerne des individus de quarante ans et au-dessus.

L'intervention, qui doit toujours être radicale, n'est permise qu'en l'absence de lymphopathie ganglionnaire et viscérale. Quant au traitement médical, il est inefficace; dans l'observation de Förster[6], où les deux tumeurs symétriques disparurent par l'administration de l'iodure de potassium, il s'agissait probablement de syphilis.

Nous avons mentionné précédemment des sarcomes de l'orbite chez les enfants. Lawford[7] en a recueilli quatre observations qu'il a pu suivre. La *première* concerne un garçon de quatre ans, chez lequel la tumeur remontait à deux ans et avait déterminé de l'exophtalmie inférieure. Après cinq opérations suivies de récidives, il survint des accidents cérébraux mortels. A l'examen, le sarcome fut trouvé fusicellulaire.

La *seconde* est relative à une fille de dix ans, ayant fait une chute sur l'œil deux ans auparavant. A l'angle supéro-interne de l'orbite, tumeur dure, non adhérente, du volume d'une noix; extirpation et récidive au bout de trois mois, ayant nécessité l'exentération; quinze mois plus tard la guérison se maintenait; le sarcome était fusi-cellulaire.

La *troisième* observation se rapporte à un garçon de deux ans qui, après une chute sur l'orbite un mois auparavant, présenta une tumeur repoussant le globe en haut. On fit l'évidement d'emblée, ce qui n'empêcha pas la récidive et la mort par méningite quatre mois plus tard; sarcome parvi-cellulaire.

La *dernière* est celle d'une fille de dix ans, offrant au niveau de la

1. Gayet, *Arch. d'opht*, janvier 1886.
2. Bernheimer, Congrès de Heidelberg, 1889.
3. Guaita, Congrès ophtal. ital., 1890.
4 Axenfeld, *Arch. f. Opht.*, XXXVII, 4, p. 106, 1891.
5. Westhoff, *Geneeskundige Courant*, 1893.
6. Förster, *Klin. Mbl.*, 1866.
7. Lawford, *Opht. H. R.*, XII, p. 43, et 320, 1888.

glande lacrymale une masse lobulée, adhérente à l'os et se prolongeant jusqu'au sommet de l'orbite. Deux mois après l'exentération, accidents cérébraux et mort. A l'autopsie, méningite suppurée ; masse néoplasique dans l'étage antérieur et moyen de la base, envahissant la fente sphénoïdale, mais non l'orbite évidé ; sarcome fusi-cellulaire.

De son côté, Alt[1] relate deux nouveaux cas, l'un terminé par la mort à la suite d'érysipèle, l'autre suivi de récidive, avec issue probablement fatale.

Enfin Zenker[2], sous le nom de *rabdosarcome*, décrit, chez un enfant de cinq ans, une tumeur de 11 millimètres, ayant perforé la paupière supérieure. On pratiqua l'évidement de l'orbite, et deux ans après il y eut récidive. Le néoplasme était constitué d'un stroma conjonctif fibrillaire à larges mailles, renfermant des fibres musculaires striées embryonnaires, quelques cellules sarcomateuses polymorphes et des corps spéciaux ronds ou ovoïdes disposés concentriquement.

On voit, d'après ces faits, combien le pronostic du sarcome infantile est grave. Quant à l'étiologie, elle nous échappe ; remarquons seulement, que le traumatisme a été signalé assez souvent pour qu'on en tienne compte.

Le sarcome de l'orbite, quelle qu'en soit la variété, comporte l'intervention chirurgicale hâtive et complète ; ce n'est qu'à ce prix qu'on évitera, dans la mesure du possible, les récidives qui ne sont, hélas ! que trop fréquentes. En faveur de l'extirpation radicale, nous citerons l'observation de Combalat[3], relative à un homme de trente-cinq ans, chez lequel il survint, en 1879, un sarcome orbitaire avec exorbitis. L'ablation de l'œil et de la tumeur, faite un an plus tard, fut suivie de *repullulation*, et ce n'est qu'après *exentération totale* que la guérison eut lieu et est restée définitive depuis sept ans.

---

1. Alt, *Amer. Journ. of Opht.*, p. 37, 1889.
2. Zenker, *Virch. Arch. f. Path. Anat.*, CXX, 3, p. 536, 1889.
3. Combalat, *Revue de Chirurgie*, janvier 1892.

CHAPITRE XII

OPÉRATIONS QUI SE PRATIQUENT SUR L'ORBITE

A propos de l'ophtalmie sympathique et de la panophtalmie, nous avons longuement décrit l'*énucléation*. Il ne nous reste à parler ici que de la *prothèse oculaire*, de l'*exentération* de l'orbite, et de sa *restauration*. •

I

PROTHÈSE OCULAIRE

L'idée de parer à la difformité résultant de l'anophtalmie, tant accidentelle qu'opératoire, remonte à l'antiquité. A cette époque, les yeux artificiels consistaient en coques peintes placées au-dessus ou au-dessous des paupières ; d'où les désignations d'*ecblephara* et d'*hypoblephara*. Jusqu'à Ambroise Paré, les cupules étaient en cuir, en bois ou en métal : Fabrice de Hilden en fit construire en verre et en faïence. L'œil d'émail, définitivement adopté, remonte au commencement du xviiie siècle et revient à l'industrie française. Depuis 1881, on a voulu lui substituer des coques en vulcanite, puis en celluloïde, qui nous paraissent représenter moins parfaitement l'œil normal.

Non seulement la coque doit remplir le but esthétique, mais aussi elle doit posséder les mouvements du globe. Lorsque celui-ci fait entièrement défaut, la mobilité est encore suffisante, pourvu qu'on ait procédé à l'énucléation par la méthode de Bonnet. Dans tous les cas, ce ne sont pas les muscles qui agissent sur l'appareil, mais la pression atmosphérique à travers les paupières. Ainsi, lors de l'adduction et de l'abduction, il se produit, par la contraction des muscles correspondants, une dépression du sac conjonctival dans le sens du mouvement, avec saillie du côté opposé. Il en résulte, que l'excursion horizontale est d'autant plus étendue que le moignon est plus étoffé. Voilà pourquoi depuis que, dans un but prophylactique, on a pratiqué l'énucléation totale, la prothèse est devenue moins satisfaisante.

Un autre résultat disgracieux, lors d'absence de moignon, réside dans un enfoncement profond de la paupière supérieure, rappelant l'œil cadavérique. Pour y obvier, nos fabricants donnent à la pièce une forme coudée le long du bord supérieur, mais cela est insuffisant, ainsi que les sutures de la base de la paupière au sourcil, préconisées par Critchett. On voit, d'après cela, qu'il n'est pas indifférent de supprimer le globe en entier, ou d'en conserver le plus possible, toutes les fois, bien entendu, que l'excision partielle ne doit faire courir aucun danger à l'autre œil. C'est pourquoi une réaction tend à se produire en faveur de l'exérèse bornée au segment antérieur.

Un emboîtement parfait de la pièce prothétique est indispensable à son bon fonctionnement; d'où la nécessité de donner à la coque les dimensions voulues. Trop grande, elle perd de ses mouvements excursifs, surtout en haut et en bas, écarte les paupières et imprime au visage l'aspect hagard; trop petite, elle détruit la similitude des yeux. Toutefois, il est bon de la choisir quelque peu exiguë, à cause de la rétraction inévitable des culs-de-sac, surtout prononcée lors d'énucléation ou de moignon très réduit.

L'époque de l'application n'a rien de fixe. Lorsqu'il s'agit de vieux moignons enlevés sans complications inflammatoires du côté de l'orbite, il est avantageux de prescrire l'œil de verre au bout de huit à quinze jours. Par contre, dans l'énucléation pour panophtalmie ou tumeur maligne, il est préférable d'attendre que les tissus environnants aient acquis leur souplesse physiologique, ce qui exige de trois à six semaines.

Si la prothèse a de réels avantages, elle présente aussi des inconvénients. Au début, le malade éprouve de la gêne et a beaucoup de peine à s'habituer. Il y parvient cependant, en ayant soin de toujours enlever la coque la nuit, et une ou deux fois par jour jusqu'à accoutumance. S'il survient du catarrhe muco-purulent par suite d'une infection provenant de la pièce prothétique devenue rugueuse ou coupante sur les bords, il faut la changer, et engager le malade à la plonger chaque nuit dans une solution de sublimé à $\frac{1}{5000}$.

Afin d'empêcher les sécrétions de s'accumuler dans l'orbite, la coque présente une échancrure à sa partie inférieure, ainsi que cela a été conseillé par Boissonneau. Chaque fois que le malade l'applique, il doit la graisser légèrement avec de la vaseline boriquée, et, lorsqu'il la retire, se faire une injection d'acide borique avec une petite seringue, ou une poire en caoutchouc trempée continuellement dans la solution.

Lorsque l'infection provient des bords libres ou du sac lacrymal, il faut combattre l'inflammation de la conjonctive par des collyres modificateurs. Dans ce but, on peut essayer ceux à base de zinc et de plomb; mais celui qui nous a le mieux réussi est le collyre de nitrate d'argent à $\frac{1}{100}$. Les poudres d'oxyde de zinc et d'iodoforme sont généralement mal tolérées.

Le manque de toutes ces précautions, et surtout le port continuel de coques détériorées et ébréchées, comme cela se voit dans les cliniques, finissent par entraîner des ulcérations de la conjonctive, des excroissances polypoïdes, et même du xérosis avec brides cicatricielles et rétrécissement prononcé du sac conjonctival. Cette sténose s'accentue de plus en plus, et il arrive un moment où l'application de la plus petite coque devient impossible. Heureux encore ceux qui n'ont pas à payer leur incurie par l'apparition d'une ophtalmie sympathique! Les malheureux, auxquels nous faisons allusion, ont pour excuse la pauvreté, et l'on conçoit que l'abonnement à vie chez l'oculariste devient pour eux une lourde charge; aussi ne devons-nous procéder à l'énucléation que si l'œil est tout à fait gênant et dangereux, ou s'il met le malade dans l'impossibilité de se faire accepter dans les ateliers, les maisons particulières et les institutions publiques ou privées.

Chez les enfants, l'énucléation a encore l'inconvénient de rétrécir l'orbite et d'entraîner une asymétrie de tout le côté correspondant de la face, alors même qu'on applique un œil de verre, ainsi que le conseille Nieden.

En cas de brides cicatricielles allant d'un point à un autre du sac conjonctival, ou de celui-ci au bord des paupières, il faut des coques faites spécialement avec l'échancrure voulue. Si la rétraction est forte et étendue, on a recours à l'hétéroplastie avec la conjonctive humaine, la muqueuse buccale ou vaginale, la peau de l'avant-bras. La méthode ne réussit pas toujours et il arrive que les lambeaux d'emprunt se résorbent, auquel cas le malade se déclare peu satisfait d'une intervention rendue inutile. L'autoplastie cutanée à pédicule est préférable.

Une complication surtout commune chez les individus âgés est le renversement de la paupière inférieure sous le poids de la coque. Il en résulte du larmoiement et une irritation eczémateuse de la peau, qui se rétracte et exagère l'ectropion. La pièce prothétique ne tient plus alors suffisamment et tombe à chaque instant. On y obvie en fendant le canalicule lacrymal inférieur, et en relevant la paupière par le procédé de suture de Kzynamowski combiné à la canthoplastie angulaire de v. Græfe.

Enfin il est des cas où tout échoue, et le malade se voit obligé de renoncer complètement au port de l'œil de verre.

II

EXENTÉRATION DE L'ORBITE

L'exentération de l'orbite s'adresse aux tumeurs malignes de cette cavité et a pour but de prévenir les récidives. La façon de procéder est la suivante : On fend horizontalement la commissure externe jusqu'au rebord osseux (Richter et Dessault); ou, ce qui est préférable, lors de tumeur volumineuse avec intégrité de la peau, on circonscrit par une incision circulaire la base des paupières qu'on détache des os, sauf du côté du grand angle où on les laisse adhérer dans l'étendue de deux centimètres (Langenbeck). Cela fait, on évide les parties molles le long de la paroi externe jusqu'au trou optique, et l'on continue ainsi en bas et en dedans, se réservant d'agir en dernier lieu sur la voûte, à cause des nombreux vaisseaux qu'elle renferme et de ses rapports avec la cavité crânienne. En ayant soin de se servir du doigt ou d'une sonde mousse, l'hémorrhagie est peu importante, à moins qu'il ne s'agisse de sarcome mou, ou de gliome éminemment vasculaire et friable.

Les difficultés commencent avec la section du pédicule au niveau du trou optique. Non seulement on éprouve de la peine à le saisir et à le couper, mais, la section faite, il se produit une forte hémorrhagie, provenant du tronc de l'artère ophtalmique. Pour éviter cet accident, surtout fâcheux chez les enfants et les individus cachectisés, on doit faire usage des ciseaux de Warlomont qui coupent et pincent à la fois les tissus. La tumeur enlevée, on s'attache à extirper ses racines, à l'aide d'une curette tranchante assez fine pour pénétrer dans le canal optique et l'évider à fond.

Ce temps terminé, on inspecte du doigt le contour de l'orbite, et s'il reste quelques parties suspectes on les enlève, ne craignant pas de racler toute portion malade, y compris les sinus et les fosses nasales supposées envahies. Cela ne suffit pas toujours, et pour se mettre à l'abri des récidives, on est souvent obligé de sacrifier le périoste orbitaire, qui se laisse facilement décoller avec la spatule, sauf au niveau du rebord, des fentes sphénoïdale et sphéno-maxillaire, ainsi que du pourtour du trou optique, où l'emploi de la curette tranchante est indispensable. Il s'ensuit une hémorrhagie abondante, due à la lésion des artères frontale, nasale, sous-orbitaire et malaire; mais il suffit pour l'arrêter d'un tamponnement avec de la gaze aseptique ou de la compression digitale pendant quelques instants.

Pourvu qu'il n'y ait aucune communication avec le crâne, l'exentération, pratiquée avec une antisepsie rigoureuse, ne présente aucun danger, et pour notre compte, nous n'avons jamais perdu de malades. Malheureusement les récidives sont toujours à craindre, et en cas de sarcome, surtout de gliome, la tumeur se reproduit avec une ténacité désespérante, d'autant plus vite que les interventions se répètent. Cela tient, soit à la présence de fragments microscopiques qui passent inaperçus, soit à l'infection générale. Ce qui est vrai pour l'exentération pure s'applique à l'ablation de tout le maxillaire, ainsi que nous avons pu le constater récemment encore chez une femme atteinte de sarcome orbitaire ayant envahi l'antre d'Highmore, les sinus frontal et sphénoïdal. Après enlèvement minutieux à la gouge et à la curette tranchante, la guérison s'obtint en peu de jours, presque sans difformité, lorsque, six semaines plus tard, la repullulation commença et les ganglions jusque-là indemnes se prirent.

Le pansement consiste, après lavage antiseptique, à bourrer la cavité avec de la gaze, et à appliquer un bandage ouaté, avec interposition sous la bande d'une large feuille de taffetas gommé. S'il ne survient pas de suintement, on laisse le pansement en place trois ou quatre jours, et on le renouvelle ensuite jusqu'à cicatrisation. Celle-ci s'opère par des bourgeons charnus ostéophytiques qui, en s'organisant, attirent les paupières vers la profondeur, de façon à constituer un entonnoir cutané assez disgracieux. On a songé à y remédier par des greffes de Tiersch, dont l'avantage est de raccourcir le travail de réparation, d'empêcher ou de modérer l'entropion et de permettre au besoin la prothèse oculaire. Toutefois, comme ces tentatives n'ont pas encore reçu une sanction suffisante, nous ne saurions nous prononcer à leur égard.

III

OUVERTURE A VOLET OSTÉO-PÉRIOSTIQUE DE KRÖNLEIN

Dans les cas où l'on se propose d'extirper une tumeur située dans la profondeur de l'orbite et de conserver le globe supposé intact, Krönlein[1] pratique la résection ostéoplastique de la paroi externe de la façon suivante :

Incision courbe à convexité antérieure, s'étendant de la ligne semi-circulaire du frontal au bord supérieur de l'arcade zygomatique; cette incision comprend les parties molles et le périoste. Insinuant une spatule sous ce dernier, on en détache tout le feuillet externe, jusque dans la fente sphéno-maxillaire.

Section cunéiforme de l'os au moyen d'un ciseau bien tranchant. La

---

1. Krönlein, *Beiträge zur Klin Chir.*, IV, 1, Tubingen, 1887.

base du triangle comprend en haut l'apophyse externe du frontal, en
bas l'apophyse orbitaire de l'os molaire. Les deux côtés *b.b.*, le supérieur
oblique, l'inférieur horizontal, aboutissent à la partie la plus antérieure
de la fente sphéno-maxillaire.

On fait basculer le lambeau ostéo-musculaire en dehors, ce qui

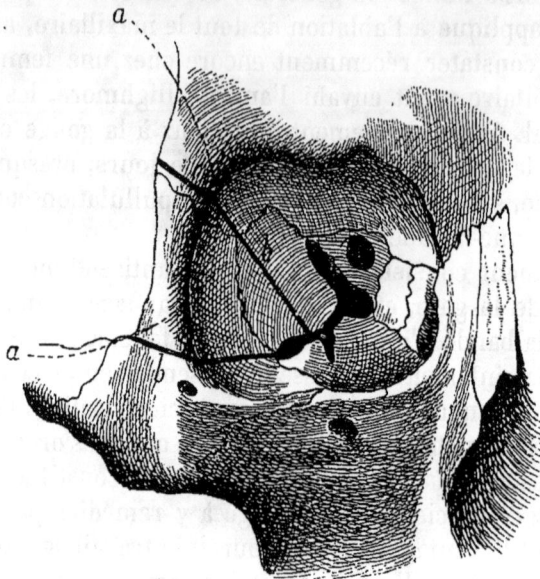

Fig. 285.

permet de mettre à nu tout le côté externe de l'orbite, sans que le nerf
optique et le sous-orbitaire soit intéressés. Après extirpation du néoplasme, on remet le lambeau ostéo-musculaire en place et on le suture;
la réunion est la règle, et il n'en résulte aucune difformité.

Si la tumeur siège dans l'entonnoir musculaire, il suffit de sectionner
verticalement le droit externe, d'écarter les deux bouts avec des anses
de fil, et de les suturer après extirpation. Chemin faisant, on aura soin
de respecter la glande lacrymale, que l'on refoule en dedans avec la
spatule.

IV

RESTAURATION DE L'ORBITE

Rien n'est choquant comme les pertes de substances osseuses du
pourtour orbitaire, qu'elles dérivent de fractures avec enfoncement,
d'ostéite tuberculeuse ou de nécrose. La cicatrice qui en résulte est
adhérente, ombiliquée, et provoque l'ectropion de l'une ou de l'autre
paupière, principalement de l'inférieure. Restaurer une semblable

difformité, ce n'est donc pas seulement parer à la dysmorphie, mais porter remède à l'ectropion et à ses suites fâcheuses.

La forte adhérence de la cicatrice ectropionnante à l'os fait que la section simple au ras du squelette est insuffisante dans la majorité des cas. Après un redressement temporaire de la paupière, la soudure se rétablit et la difformité reparaît. Pour y obvier, nous avons tenté de sectionner la bride quelque peu en deçà de son implantation à l'os, de libérer tout autour les lèvres de la solution de continuité, et de suturer la peau par-dessus, enfouissant ainsi le petit îlot de tissu cutisé, dans l'espoir que cette interposition d'une surface épithéliale s'opposerait au retour de l'ectropion. Les résultats obtenus n'ont été que partiels, et en interposant un lambeau de peau au niveau de la section transversale de la base de la bride nous n'avons guère mieux réussi.

Lors de fracture enfoncée récente, le mieux est de mettre les os à découvert, de redresser les esquilles et de les fixer au besoin, avec du fil de fer ou d'argent, dans leurs positions respectives, de façon à rétablir la régularité du rebord orbitaire. Notre ancien élève Loverdos[1] a soutenu dans sa thèse que les esquilles non complètement détachées devaient être toujours remises en place. Élargissant le principe, nous professons aujourd'hui que même des fragments entièrement libres doivent être utilisés dans la restauration immédiate, qui, grâce à l'antisepsie, réussit neuf fois sur dix.

En supposant le cal vicieux établi, comme lors de pertes osseuses pathologiques, le meilleur procédé consiste à pratiquer l'*ostéoplastie*, ainsi que cela a été tenté récemment avec succès par Gayet[2] de Lyon, dans un cas de fracture consolidée du bord orbitaire inférieur. Après avoir disséqué un lambeau cutané semi-lunaire à concavité supérieure et adhérent à la paupière, il circonscrivit une demi-lune osseuse au moyen de trous en série, faits avec le foret américain dont se servent les dentistes. La lamelle doublée en arrière par la muqueuse du sinus maxillaire put être remontée, puis fixée dans sa nouvelle position à l'aide de trois crochets de platine. Malgré la béance de l'antre d'Highmore, la réunion du lambeau cutané ne s'est pas moins faite par première intention, sauf au niveau de l'angle interne qui restait encore ouvert au moment où l'observation a été publiée. La restauration du rebord orbitaire ne laissait rien à désirer, et quant au résultat définitif, il y a lieu de le supposer bon.

On pourrait également songer à utiliser des fragments d'os empruntés au crâne de lapins, de cobayes ou d'autres animaux de petite taille, ainsi que cela a été fait par les chirurgiens généraux pour d'autres parties du squelette; le résultat est toutefois moins certain.

---

1. Loverdos, Thèse de Paris, 1882.
2. Gayet, *Arch. d'ophtalmologie,* XII, p 143, 1802.

CHAPITRE XIII

TÉRATOLOGIE DE L'ORBITE

On ne saurait séparer les anomalies de développement de l'orbite de celles qui portent sur la totalité du globe, nous voulons parler de l'*anophtalmie* et de la *cyclopie*; l'arrêt évolutif de l'orbite est en effet consécutif à celui de l'œil, ou pour le moins dérive du même mécanisme.

I

ANOPHTALMIE

L'anophtalmie peut être *bilatérale* ou *unilatérale*. A la première variété se rapportent une douzaine d'observations probantes. Dans les faits de Sybel[1], Tiedemann[2], et Piringer[3], l'examen anatomique ayant manqué, il est permis de supposer qu'il s'agissait plutôt d'œil rudimentaire, autrement dit de *cryptophtalmie*.

Sous les paupières soudées partiellement ou en totalité, il existe à la place du globe une sorte de bourgeon profond constitué par la conjonctive et une membrane fibreuse représentant, pour les uns la sclérotique, pour d'autres la capsule de Ténon; le contenu consiste en tissu cellulo-graisseux, et le tout est presque toujours entouré de muscles. Le cas de Seiler où la poche, de 4 millimètres de long, contenait un liquide séreux, rentre en réalité dans les yeux rudimentaires, ainsi que le prouve la présence de pigment dans l'intérieur de la cavité. Le nerf optique manque rarement, bien que réduit à un cordon fibreux rattaché à la masse. On est souvent en présence d'autres anomalies des centres nerveux, y compris l'absence des tubercules quadrijumeaux et des hémisphères. Les paupières et les glandes lacrymales subsistent, mais la capacité des orbites se réduit, en même temps que le canal

1. Sybel, *Diss. Inaug.* Hall, 1799.
2. Tiedemann, *In dessen Zeitschr. f. Physiol.*, Bd., I, II. 1
3. Piringer, *Med. Jahrb. d. Oestr. Staates*, Bd., 5.

optique, les fentes sphénoïdale et sphéno-maxillaire, se rétrécissent. Sur un embryon de faisan en apparence anophtalme et privé d'orbite, Gillet de Grammont[1] a rencontré à la dissection les rudiments complets des deux globes du volume de 1 millimètre, placés sous la peau ; quant aux cavités orbitaires, elles manquaient en totalité, bien que le nerf optique fût représenté par un cordon fibreux.

Nous ne connaissons que six cas d'*anophtalmie unilatérale* vraie, quatre rapportés dans la thèse de Höderath, et deux observés par Otto et Carl Hess, l'un chez le veau, l'autre sur un embryon de poulet de cinq jours. Les douze observations cliniques de Treacher[2] manquent de preuve anatomique et rentrent très probablement dans la cryptophtalmie.

A l'exception du cas de Klinkosch[3], où l'œil persistant était hydrophtalme, le globe reste indemne de malformations. Du côté correspondant à l'anomalie, Rudolphi[4] a rencontré l'orbite oblitérée, les nerfs olfactif, optique et ceux des troisième, quatrième et sixième paires absents ; plus des malformations de l'hémisphère cérébral du même côté.

Rien que d'après les faits cliniques, l'anophtalmie double serait plus fréquente que celle unilatérale, 30 contre 12 d'après Treacher.

D'accord avec Manz, la plupart des auteurs envisagent l'anophtalmie comme un arrêt de développement de la vésicule oculaire, borné à l'œil ou s'étendant au nerf optique, à ses noyaux d'origine et à l'encéphale, y compris les autres paires crâniennes. Les muscles moteurs et les paupières, qui se forment plus tard aux dépens du mésoderme, évoluent en général bien.

Carl Hess[5], chez l'embryon de poulet de cinq jours, put s'assurer de l'absence totale de la vésicule oculaire droite et du sac cristallinien correspondant. Partant de là, il conclut à la validité de la théorie d'après laquelle l'expansion oculaire du thalamo-céphale ferait originairement défaut.

Nous sommes peu fixés sur le processus dont dérive l'anophtalmie. Disons toutefois que le rôle des brides amniotiques sur les malformations de la tête, des membres et de l'œil en particulier, semble évident. C'est ainsi que dans l'observation de Höderath la main du côté de l'anomalie était fixée contre les paupières, et que dans celle de Müller il y avait des brides amniotiques nettement visibles. Guéniot[6] décrit un nouveau monstre exencéphale avec adhérence du

1. GILLET DE GRAMMONT, *Arch. d'opht.*, 1893, p. 747.
2. TREACHER, *Opht. H. R.*, XI, p. 343.
3. KLINKOSCH, *Prog. ad ann. acad.* Prag., 1766
4. RUDOLPHI, *Abhdlg. der Berl. Acad.*, 1814, p. 185
5. C. HESS, *Arch. f. Opht.*, XXXVIII, 3, p. 104, 1892.
6. GUÉNIOT, *Bull. de l'Acad de Méd.*, 10 oct. 1893

placenta et de l'amnios sur le côté gauche de la voûte, et forte bride amniotique en fer à cheval, ayant déterminé la séparation du massif maxillaire. L'œil gauche était absent et à la place il existait une hernie champignonneuse du cerveau. Au lieu du nez, il y avait un simple petit trou borgne, et le monstre offrait en outre des sillons circulaires autour des doigts, ainsi que deux acrochordons au lobule de l'oreille; aucune difformité sur le reste du corps.

II

CYCLOPIE

La cyclopie, comme l'anophtalmie, s'observe chez des monstres mort-nés. Seuls Schœn[1] et Panum[2], l'ont rencontrée chez deux enfants de six semaines et de dix-huit mois. Cette malformation se caractérise par le siège de l'œil solitaire sur la ligne médiane, un peu au-dessous de la glabelle, et par la présence d'une orbite unique. Rarement on a noté la juxtaposition des deux globes, pourvus chacun d'un nerf opti- que; presque toujours il s'agit d'une coque oculaire commune, conte- nant l'iris percé de deux pupilles et un cristallin double; le vitré, la choroïde et la rétine sont exceptionnellement cloisonnés; la cornée unique est ellipsoïde, à grand axe horizontal. Les paupières, bien déve- loppées d'ordinaire, circonscrivent un orifice losangique, dont les deux côtés de gauche appartiennent aux paupières supérieure et infé- rieure gauches, les deux autres côtés du losange représentant les pau- pières supérieure et inférieure droites. L'angle supérieur obtus se trouve délimité de chaque côté par un mamelon le plus souvent imper- foré, qui n'est autre que l'emplacement des canalicules lacrymaux supérieurs absents. Même disposition, mais plus accentuée, au niveau de la commissure inférieure, où l'on rencontre au moins un canalicule terminé en cœcum. C'est ce qui existait sur un œil cyclope disséqué par Valude et Vassaux[3]. La présence d'une caroncule n'est pas rare, et des cils drus et lanugineux, ainsi que des glandes ciliaires et Meibo- miennes, ne font jamais défaut. Malgré cela, les quatre paupières accouplées sont insuffisantes à recouvrir et à protéger la cornée.

Dans la plupart des cas, l'œil cyclope est surplombé par un boudin de peau, sorte de trompe ou *proboscide*, dont le canal central est muni de nombreux poils et de glandes. Le pourtour de l'orifice offre une consistance cartilagineuse, et la base de l'appendice présente parfois

1. Schœn, *Handb. d. Path. Anat. des Auges*, 1828
2. Panum, *Nordisk Méd.*, I, n° 1.
3. Vasseaux *Arch. d'opht.*, VIII, p. 51, 1888

de petits osselets. Il s'agit là de l'auvent nasal modifié et reporté au-dessus de l'œil cyclope. Il n'existe aucune trace du nez, et la bouche elle-même est parfois réduite à un simple trou surmonté d'un bourgeon labial supérieur. Dans le cas de Bock[1], la proboscide manquait, et les deux oreilles étaient rapprochées de la ligne médiane. L'auteur s'étant livré à la dissection complète de la monstruosité orbito-crânienne, signale les particularités suivantes :

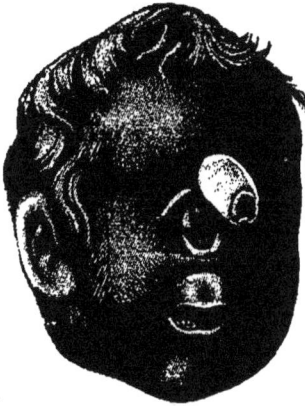

Fig. 284.
Œil cyclope avec proboscide.

Crâne asymétrique avec cavité rétrécie à droite ; au niveau de l'ethmoïde, enfoncement infundibuliforme séparé de l'orbite unique et médiane par une membrane dense imperforée ; au-dessous, toujours sur la ligne médiane, plaque osseuse représentant les apophyses d'Ingrassias et l'apophyse basilaire ; plus en arrière, trou occipital et fosse cérébelleuse. Les deuxième, quatrième, sixième et onzième paires crâniennes sont absentes ; seul le nerf optique droit existe. Le cerveau étant très mal conservé n'a pu être utilisé.

L'étude de l'orbite n'a pas été la moins intéressante :

Pourtour formé *en haut* par le frontal avec ses deux incisures sus-orbitaires, *en bas* par les maxillaires réunis, *en dehors* et de *chaque côté* par les os malaires. Les deux gouttières sous-orbitaires existent, ainsi que les trous du même nom, mais sont discontinus ; deux seules sutures latérales relient le bloc zygomato-maxillaire inférieur aux apophyses externes du frontal ; en bas et

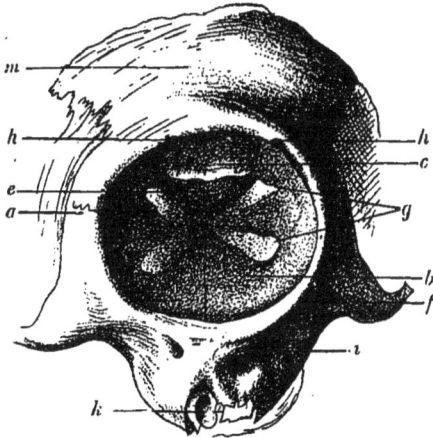

Fig. 285.
a, suture maxillo-frontale. — *b*, paroi inférieure de l'orbite constituée normalement. — *c*, portion purement membraneuse de la voûte. — *e*, sphénoïde. — *f*, os zygomatique. — *g*, fentes orbitaires. — *h*, gouttière sus-orbitaire. — *i*, trou sous-orbitaire. — *k*, alvéole bien développée. — *m*, frontal.

sur le milieu, une légère ligne sutturale intermaxillaire est comblée par le périoste.

1. Bock, *Klin. Mbl.*, XXVII, p. 509, 1889.

Les parois, mesurant à la base 28 millimètres de haut sur 25 de large, ne diffèrent de celles d'une orbite normale que par la présence de tissu fibreux au lieu d'os au niveau de la voûte, et par la largeur plus grande des deux fentes sphénoïdales et sphéno-maxillaires. On ne trouve qu'un seul trou optique, traversé par le nerf du même nom.

Le globe offre un diamètre sagittal de 12^{mm}05, la cornée est horizontalement elliptique et la pupille ronde. Rien d'anormal du côté des membranes; muscles extrinsèques bien développés, mais confondus à cause de leur peu d'écartement. Ouverture palpébrale de forme losangique, mesurant 21 millimètres de large sur 15 de haut; caroncule au niveau de l'angle médian inférieur, et deux points lacrymaux au bas.

Les cas de Taranetzky[1] et de Paunow[2] sont identiques. Dans celui de Nieden[3] relatif à un épiencéphale, il y avait une paupière supérieure et deux inférieures, plus un pont nasal intermédiaire, séparé par deux fentes verticales; l'orbite mesurait 34 millimètres d'ouverture et était privée d'œil. A ces faits quelque peu atypiques, on peut opposer celui que Bock a décrit dans son atlas, et dont nous avons reproduit la figure. Si nous ajoutons que les deux glandes lacrymales subsistent d'ordinaire, nous aurons terminé avec l'anatomie pathologique de la cyclopie.

Les théories abondent au sujet du mode de production de cette anomalie.

Huschke admet le manque de bifidité de la vésicule oculaire primitive, ce qui est une erreur embryologique, attendu que dès le début le thalamocéphale possède deux expansions oculaires séparées par un pont qui servira plus tard d'assise au système nerveux optique. Pour que les deux vésicules se rapprochent et se confondent, il faut nécessairement que le lobe olfactif disparaisse dans les premiers stades de la vie embryonnaire, ainsi que le veut Manz[4].

Dursy[5] invoque un arrêt de développement du bourgeon frontal et explique ainsi l'absence du nez et la formation de la proboscide. De son côté, Dareste[6] fait intervenir l'occlusion prématurée de la gouttière cérébro-spinale, ayant pour effet le refoulement des deux vésicules oculaires vers la ligne médiane et leur accolement plus ou moins intime. Panum[7] et Ahlfeld[8] envisagent comme cause habituelle le

1. TARANETZKY, *Arch. f Aug.*, XII, p. 109.
2. PAUNOW, *Nagel's Jahresb.*, XV, p. 281.
3. NIEDEN, *Arch. f. Augenh.*, XXII, p. 62, 1891.
4. MANZ, *Græfe et Sæmisch*, IV, p. 129.
5. DURSY, *Zur Entwik. d. Kopfes*, Tubingen, 1869.
6. DARESTE, *Recherches sur la production des monstruosités*, Paris, 1877.
7. PANUM, *Virch. Arch.*, LXXII, 3, p. 289.
8. AHLFELD, *Die Misbild. d. Mensch. Auges*, Leipzig, 1880-82.

défaut de développement de l'ethmoïde ; Taranetzky, se fondant sur la présence d'anomalies du capuchon céphalique, pense qu'il faut incriminer une pression extérieure par des brides amniotiques, ou un processus inflammatoire.

On voit, d'après les diverses théories énumérées, que dans l'état actuel de la science la pathogénie de la cyclopie demande de nouvelles recherches pour être définitivement assise.

CHAPITRE XIV

SINUS CRANIO-FACIAUX

On aurait une idée incomplète de la pathologie de l'orbite, sans la connaissance de certaines affections des sinus *frontaux*, *sphénoïdaux* et *maxillaires*, y compris le *labyrinthe ethmoïdal*. Parmi celles qui nous intéressent le plus, nous citerons les inflammations ou sinusites. Les exostoses ont été déjà décrites à propos de l'orbite.

I

SINUS FRONTAL

Anatomie. — D'après Poirier[1], le sinus frontal apparaît chez l'homme dans le cours ou vers la fin de la deuxième année, et résulte de l'envahissement de l'os au niveau de la glabelle par les cellules ethmoïdales antérieures. Pour Steiner[2] les cellules originelles se montrent dans certains cas comme autant de petits globes osseux soufflés, contenus entre les lames du frontal. Vers la septième année, le sinus ne dépasse pas le volume d'un pois, et son développement s'achève de quinze à vingt ans.

Les dimensions varient et sont en moyenne de 3 centimètres dans tous les sens chez l'homme et de 12 à 15 millimètres chez la femme. A partir de quarante ans, la cavité augmente en hauteur et en largeur, au point d'empiéter sur l'apophyse orbitaire externe ; les parois, principalement l'inférieure, deviennent plus minces, ce qui facilite la propagation des processus phlegmasiques vers l'orbite. A côté des cas où le développement est exagéré, il en est d'autres où le sinus manque complètement ou à peu près. Sur trente cadavres, Poirier a constaté

---

1. Poirier, *Traité d'anatomie médico-chirurgicale*, t. I, p. 25, 1892.
2. Steiner. *Arch. f. Clin. Chir.*, XIII, p. 144.

son absence deux fois, et Bouyer[1] est arrivé à la proportion de 4 à 5 pour 100.

La forme est celle d'une pyramide triangulaire à base inféro-interne et à sommet supéro-interne. La paroi *antérieure*, la plus épaisse, correspond à l'arcade sourcilière et contient du diploé; la *postérieure*, généralement mince et en rapport avec la dure-mère, se laisse facilement traverser par les exostes et quelquefois par le pus collecté dans le sinus; l'*inférieure* ou orbitaire, la moins épaisse, se prête encore davantage aux perforations. Une cloison osseuse verticale très peu résistante et parfois perforée au centre sépare les deux sinus; rarement elle est régulière, et rien n'est commun comme de trouver une cavité plus spacieuse que l'autre.

L'angle *inféro-interne*, correspondant à la racine du nez, est disposé en entonnoir, et présente à la partie inférieure l'*orifice de communication* avec les fosses nasales. Cette communication se fait au moyen d'un canal oblique en bas et en arrière, creusé aux dépens du massif des cellules antérieures de l'ethmoïde, et aboutit à l'infundibulum du méat moyen. Ce dernier s'inclinant à ce niveau en bas et en arrière, il en résulte qu'un cathéter droit ou légèrement courbe, conduit par le sinus, parvient dans le pharynx. Comme l'infundibulum nasal s'ouvre à son tour dans la partie élevée de l'antre d'Highmore, l'injection poussée par le sinus frontal pénètre dans cette cavité et l'arrière-gorge, ce qui n'est pas sans importance, attendu que des liquides septiques peuvent ainsi se déverser dans le pharynx et être déglutis par le malade.

La longueur du *canal fronto-nasal* est, d'après les mensurations de Poirier, Guillemain et les nôtres, de 15 millimètres chez l'homme et de 10 à 12 chez la femme. Bien que cylindrique, il est légèrement aplati en travers avec un diamètre de 2 à 3 millimètres. Une seule fois Poirier, chez un homme de cinquante ans pourvu d'un sinus droit bilobé, a trouvé deux canaux parallèles s'ouvrant isolément dans l'infundibulum du méat moyen.

Une fibro-muqueuse mince tapisse l'intérieur du sinus, sans contracter d'adhérences solides avec la paroi osseuse; aussi suffit-il d'une légère traction pour l'en détacher. L'épithélium est cylindrique, et il existe dans le derme des culs-de-sac glandulaires qui sont le point de départ de kystes muqueux et parfois hématiques.

On trouve de fins vaisseaux sanguins sur les parois antérieure et inférieure, tandis que la face postérieure en rapport avec la dure-mère en contient très peu.

Les veines nous intéressent particulièrement. Ainsi que nous

---

1. Bouyer, Thèse de Paris, 1859.

l'avons exposé ailleurs (Thèse inaugurale, Paris 1860) celles-ci se rendent dans la veine ophtalmique à travers la paroi orbitaire, d'autres moins nombreuses dans le sinus longitudinal supérieur ou dans la veine du trou borgne, et quelques-unes dans les veines préparates. On conçoit l'importance de ces communications avec le système veineux intra-crânien.

Les lymphatiques, s'ils existent comme le pense Poirier qui dit les

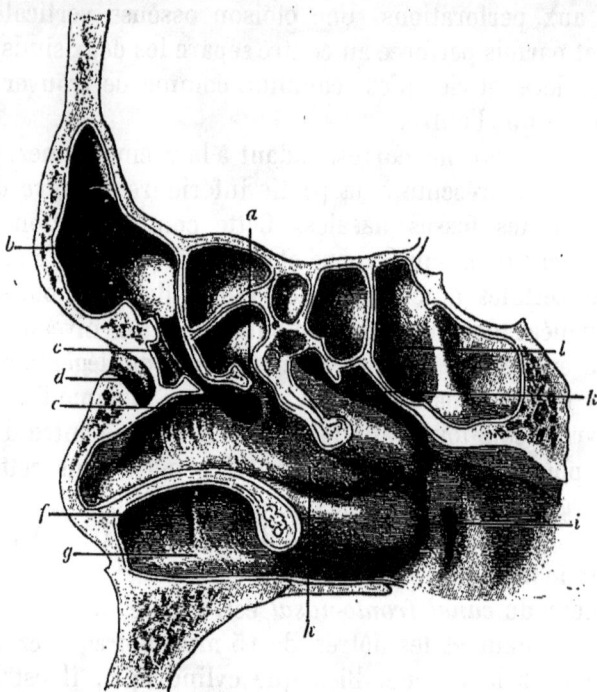

Fig. 283. — Rapports du sinus frontal et du canal fronto-nasal.

a, canal ethmoïdal. — *b*, sinus frontal. — *c*, canal fronto-nasal. — *d*, sac lacrymal. — *e*, infundibulum. — *f*, orifice inférieur du canal nasal. — *g*, méat inférieur. — *h*, méat moyen. — *i*, trompe d'Eustache. — *k*, méat supérieur. — *l*, sinus sphénoïdal.

avoir injectés deux fois par la muqueuse nasale, expliquent la propagation facile des inflammations des fosses nasales au sinus.

Quant aux nerfs, ils proviennent du rameau ethmoïdal du nasal et constituent sous l'épithélium un réseau de fibres pâles présentant sur leur trajet des renflements, d'où se détachent les filets terminaux (Inzani)[1]. Cette disposition permet de supposer, mais ne prouve pas nécessairement que la muqueuse possède la sensibilité olfactive. Ce qui est certain, c'est qu'il existe une sensibilité générale vive, surtout à l'état pathologique.

1. INZANI, *Lyon méd.*, 1872.

A. — EMPYÈME DU SINUS FRONTAL

Ainsi que nous l'avons exposé dans une communication faite à la Société française d'ophtalmologie [1], l'histoire des suppurations du sinus frontal remonte à 1750, époque à laquelle parurent le travail de Runge [2] et celui de Richter [3]. Après un long silence, Dezeimeris [4] réunit dans une monographie toutes les observations publiées jusque-là.

Leber [5], ayant observé trois cas, insiste sur le début insidieux de l'affection, sur sa marche lente, la consistance mucilagineuse du pus, son écoulement possible par le nez et l'apparition de pulsations isochrones à celles des artères, pouvant faire croire à une communication avec le crâne. Quant au traitement, il s'est borné au drainage externe, suivi de lavages antiseptiques avec raclage des granulations et cautérisation à la pierre infernale.

König [6] ayant compulsé 43 observations a trouvé 27 empyèmes du sinus et 16 hydropisies. Les autres faits sont ceux de Notta [7], Knapp [8], Lyder-Borthen [9], Stedman [10], Magnus [11], Peltesohn [12], Elschnig [13], Walker [14], Mei [15], Hulke [16], Schanz [17], Guillemain [18], Derchen [19], Raukin [20], Berger [21], Richardson [22], Redtonbacher [23], Bosworth [24], Beccaria [25], Richards [26],

1. PANAS, Congrès français d'opht., 1890.
2. RUNGE, Disc. sur les mal. des sin. front. et max., 1750.
3. RICHTER, Maladies des sinus frontaux. Gottingue, 1776.
4. DEZEIMERIS, Journal l'Expérience, 1839.
5. LEBER, Arch. f. Opht., XXVI, 3, p. 267, 1880.
6. KÖNIG, Inaug. Diss. Bern, 1882.
7. NOTTA, Union médicale, 1883.
8. KNAPP, Arch. f. Augenh., IX.
9. LYDER-BORTHEN, Arch. f. Opht., 1883.
10. STEDMAN, The Med. Rec., 1885.
11. MAGNUS, Klin. Mbl., décembre 1886.
12. PELTESOHN, Centralb. f. Aug., 1888.
13. ELSCHNIG, Wien. Med. Woch., n° 14, 1888.
14. WALKER, Opht. H. R., XII, p. 351, 1889.
15. MEI, Ann. di Ottalm., XIX, p. 542, 1891.
16. HULKE, The Lancet, 1891, p. 589.
17. SCHANZ, Corresp. d. Aerzte Ver. Thuringen, 1891.
18. GUILLEMAIN, Arch. d'ophtalmologie, XI, p. 1, 1891.
19. DERCHEN, Thèse de Paris, 1892.
20. RAUKIN, New-York Med. Journ., nov. 1892.
21. BERGER, Maladies des yeux dans leurs rapports avec la path. générale, p. 177, 1892.
22. RICHARDSON, Opht. Rev., 1892.
23. REDTONBACHER, Internat. Klin., n° 17, 1892.
24. BOSWORTH, Congrès Amér. de rhinol., 1892.
25. BECCARIA, Ann. di Ottal., XXI, 1892.
26. RICHARDS, Intern. Klin. Rundschau, 1890.

Hoppe [1], Cholewa [2], Espada [3], Lennox [4], Bark [5], Sacchi [6], Lichtwitz [7] et Montaz [8].

On voit combien, dans les derniers temps, le nombre des faits a augmenté : il n'est donc plus permis de prétendre que la sinusite frontale suppurée est une affection rare. Nous sommes même persuadé que bien des cas échappent encore, à preuve la seconde observation de Hoppe intitulée : « Carie orbitaire avec ouverture dans le sinus », où la proposition inverse nous paraît vraie.

En s'appuyant sur le début et la marche, on est conduit à admettre deux formes : l'une *latente*, l'autre s'accompagnant de bonne heure de signes réactionnels évidents.

La *première*, moins rare qu'elle ne semble, vu qu'elle passe souvent inaperçue, compte jusqu'ici les trois faits d'Ogston, les deux de Schutters, les sept de Lichtwitz, les douze de Hajek et celui de Luc. La *seconde* embrasse la majorité des cas connus, surtout lorsqu'on ne néglige pas les formes intermédiaires.

Toutes deux reconnaissent du reste la même *étiologie*. Comme le sinus frontal ne commence à évoluer qu'à sept ans pour se compléter à 25, en continuant toutefois à s'élargir par ostéoporose jusqu'à un âge avancé, on conçoit que la sinusite prédomine entre vingt-cinq et quarante ans. Il s'ensuit, que les prétendus abcès des sinus chez les enfants au-dessous de sept ans doivent être envisagés comme des ostéites tuberculeuses ou syphilitiques du rebord orbitaire.

Au point de vue du sexe, il y a une certaine prédominance pour celui masculin. Dans son relevé de 31 malades, Guillemain trouve 19 hommes et 12 femmes. Tous ceux que nous avons observés, au nombre de 9, sauf un de cause traumatique, concernaient des hommes, avec prédominance marquée pour le côté gauche, — trois contre un.

Si primitivement un seul sinus est atteint, il arrive que le second se prend à son tour, soit d'une façon indépendante, soit après usure et perforation de la cloison intermédiaire. Le siège, bilatéral dès le début, est loin d'être fréquent, et les seuls cas probants sont ceux de Mackenzie et Stedman Bull. Dans les faits de Richter, Hulke, Spencer Watson, Kocher, Montaz et quelques autres, ce n'est qu'après des mois et des années que la communication s'est établie. Même rareté à propos de la coexistence d'une sinusite suppurée de l'antre d'Highmore qu'on

1. Hoppe, *Klin. Mbl.*, XXXI, p. 160, 1893.
2. Cholewa, *Therap. Monats.*, 1890.
3. Espada, *Revista de laryng.*, 1891.
4. Lennox, *Soc. Brit. de laryngologie*, 1892.
5. Bark, *Ibid.*
6. Sacchi, *Gazzetta degli Ospitali*, 1892.
7. Lichtwitz, *Arch. clin. de Bordeaux*, 1892.
8. Montaz, *Dauphiné médical*, avril 1893.

trouve relatée par Bryam, Bosworth et J. Hoppe. Il y a lieu de se demander, du reste, si l'inflammation commence par le sinus frontal ou par le maxillaire. La première voie nous semble la plus commune, étant données les lois de la déclivité et le fait qu'un liquide coloré poussé par le sinus frontal parvient à l'infundibulum et se déverse de là en grande partie dans l'antre d'Highmore. Comme l'observation de Hoppe semble faire exception à la règle, nous la citerons en abrégé.

Homme robuste de cinquante-cinq ans, non syphilitique ; deux ans auparavant carie alvéolo-dentaire avec gonflement dur et persistant de la joue, plus un écoulement purulent par le nez. Depuis six mois, tumeur mollasse orbito-sourcilière du volume d'une fève, accompagnée de diplopie verticale et qui dans les derniers temps s'est enflammée, donnant lieu à du chémosis, à des douleurs vives et à une exophtalmie prononcée. L'ouverture de l'abcès orbitaire prouva sa communication avec le sinus frontal. Drainage, injections antiseptiques, mort neuf jours après par érysipèle. A l'autopsie, méningite purulente de la base à la suite d'une perforation præ-ethmoïdale du sinus dont la muqueuse restait imperforée ; pus fétide, épais, dans les deux sinus frontal et maxillaire du même côté ; conduit fronto-nasal enflammé dans sa seule moitié supérieure. L'auteur en conclut que la propagation s'était faite de bas en haut.

L'infection syphilitique ou tuberculeuse du sinus est rarement en cause, et la sinusite qui en dépend constitue, non le fond de la maladie, mais un épiphénomène du processus ostéitique voisin.

Les pyrexies, rougeole et scarlatine ; l'érysipèle de la face, le typhus, l'influenza, interviennent en provoquant une inflammation aiguë ou chronique de la pituitaire, sous l'action des microbes immergés dans le sinus. Les polypes, les tumeurs et les calculs des fosses nasales agissent de même. Les projectiles et autres corps inertes, les parasites, les kystes des sinus, peuvent en s'infectant entraîner également la suppuration.

Dans plusieurs observations, il est question de chutes ou de coups sur la région fronto-orbitaire, survenus plus ou moins longtemps avant la collection purulente ; il faut dès lors en tenir compte, ne fût-ce qu'à titre de cause adjuvante.

De toutes les conditions étiologiques, le coryza chronique simple ou ozéneux tient incontestablement la première place, surtout lorsqu'il s'ajoute des productions adénoïdes au voisinage de l'infundibulum, ainsi que Luc en a fait la remarque. Lichtwitz dit avoir constaté cette lésion dans les neuf cas qu'il a observés. Comme quatre fois l'altération granulomateuse du méat moyen existait des deux côtés, il en conclut qu'elle est la cause et non l'effet de l'empyème.

Pour qu'il y ait suppuration du sinus, deux conditions paraissent indispensables, à savoir : l'*oblitération* temporaire de son canal vecteur par gonflement de la muqueuse, l'*infection microbienne* du sécrétum.

Les altérations anatomiques varient d'après l'acuité et la durée du processus phlegmasique, ainsi que d'après le mode de traitement mis en usage.

Toutes choses égales, plus la capacité du sinus est grande, plus on a à craindre des dégâts étendus. D'autre part, l'étroitesse de la cavité et l'intensité de l'inflammation exposent à un retentissement plus prompt et plus grave du côté de l'orbite, du labyrinthe ethmoïdal et même du crâne.

La muqueuse, rouge livide, gonflée et tomenteuse, forme des replis et contribue à rendre le sinus moins spacieux. Souvent on voit s'élever des saillies polypoïdes simples ou kystiques dues à la distension des follicules mucipares et qui parfois, comme dans le cas de H. Walter, relatif à un sujet de dix-huit ans, pénètrent dans l'orbite à travers une perforation de la paroi orbitaire. L'examen histologique de la principale végétation a montré un stroma mucoïde lâche, infiltré de nombreux corps embryoplastiques, et à la surface un épithélium à cellules rondes ou polyédriques.

Les parois osseuses participent à l'hyperhémie, et à la longue se résorbent, d'où formation de trous, intéressant pour la plupart le côté orbitaire, plus rarement la paroi crânienne du sinus. Le trajet, généralement étroit, s'établit à proximité du rebord de l'orbite ou sur n'importe quel point. C'est ainsi qu'on en a rencontré près de la racine du nez, au milieu de l'arcade, ou tout à fait en dehors à la queue du sourcil. C'est là un détail important et qui, méconnu, donne lieu à des erreurs de diagnostic.

Chez les vieillards, il présente parfois des solutions de continuité par suite de l'ostéoporose, et la propagation de la suppuration vers les méninges se trouve toute préparée. Sans doute la dure-mère et la muqueuse du sinus qui résiste forment pendant quelque temps une cloison protectrice, mais c'est là une barrière infidèle et qui ne met pas à l'abri des complications méningitiques.

Les séquestres sont rares et se produisent presque toujours à la paroi inférieure, qui est lisse, mince et comme papyracée. Le processus commence ordinairement par le périoste, qui s'enflamme ou même se décolle, d'où il résulte une collection purulente intra et extrasinusique avec nécrose consécutive de l'os.

A l'inspection de la lame nécrosée, lisse et concave d'un côté, poreuse et convexe de l'autre, on ne saurait douter de sa provenance. Dans le fait de Spencer Watson, le séquestre mesurait 2 centimètres, et, dans un qui nous est propre, 10 millimètres de long sur 6 de large. On pourrait croire *a priori* que la formation des abcès orbitaires nécessite la fistulisation préalable de l'os. Tel n'est pas le cas, et très souvent il nous est arrivé, ainsi qu'à d'autres, de ne pas trouver la moindre communication, ni même aucune dénudation de la voûte orbitaire, fait qui n'a pas peu contribué à donner souvent le change sur l'origine réelle de la suppuration. Ici, comme dans la coxalgie, il s'agit d'abcès *circumvoisins*, et pour en expliquer le mécanisme, on doit invoquer le passage des microbes ou de leurs toxines à travers les nombreux trous dont est pourvue la voûte de l'orbite. Instruit de ces faits, il nous est arrivé de perforer de propos délibéré la paroi du sinus et d'en faire sourdre un flot de pus reconnaissable par son aspect filant, sa couleur blanc jaunâtre et sa richesse en fibrinogène qui le fait prendre en masse. Chez un de nos malades, il était peu riche en globules purulents, mais contenait un grand nombre de corps de Gluge sans traces de microbes. Dans ces cas, il n'exhale aucune mauvaise odeur ou tout au plus celle du bouillon gras (Leber). La fétidité signalée par divers auteurs et par nous-même tient à la communication directe du sinus avec l'orifice fistuleux ; alors aussi le contenu devient franchement purulent et parfois hématique. Les microbes de la suppuration qu'on y rencontre sont le staphylocoque et le streptocoque, ce qui explique les infections secondaires, ainsi qu'en témoigne du reste la très grande fréquence des poussées d'érysipèle facial, surtout après ouverture de l'abcès. L'étude bactériologique de l'empyème frontal mérite de nouvelles recherches, d'autant plus que l'absence de micro-organismes dans le pus n'exclut pas leur existence au début.

La *symptomatologie* est variable. Rarement on a noté de la fièvre, des douleurs violentes et un gonflement phlegmoneux de la paupière supérieure et du front. L'affection suit une marche plus chronique et il se passe des mois et des années pendant lesquelles il survient un écoulement purulent par la narine, et où l'on voit apparaître de la tuméfaction au grand angle de l'œil vers la voûte de l'orbite, avec des névralgies locales et irradiées. Le larmoiement, un certain degré d'exophtalmie en bas et en dehors avec diplopie verticale, peuvent en être la conséquence.

Les douleurs, généralement exacerbantes, revêtent parfois le type intermittent, comme chez un de nos malades où la crise survenait le soir pour se prolonger jusqu'à l'aube.

Le gonflement par distension du sinus ne se fait qu'à la longue et toujours du côté de l'orbite où la paroi est la plus mince, alors que du côté du front les choses restent en l'état à cause de l'épaisseur de la cloison osseuse.

Il n'est guère facile de savoir si la paroi crânienne est distendue ou perforée, à moins de complications méningo-encéphaliques spontanées qui heureusement sont rares, mais en revanche mortelles.

L'envahissement du sinus frontal opposé, du sphénoïde, du maxillaire et du labyrinthe ethmoïdal doit être recherché avec soin. Ces complications sont surtout fréquentes chez les individus atteints de rhinites infectieuses, tant aiguës que chroniques.

Le trajet fistulo-cutané s'ouvre invariablement dans le sillon orbito-palpébral supérieur; en l'explorant avec un stylet, on parvient à en préciser la longueur et la direction, ainsi qu'à sentir parfois la dénudation ou la perforation d'un point de la voûte orbitaire.

En supposant que le trajet soit oblique, on bute bien contre l'os dénudé, mais sans parvenir dans le sinus ouvert, ce qui plus d'une fois a conduit au diagnostic erroné de carie de l'orbite. Une autre particularité, c'est que l'orifice fistuleux peut s'oblitérer et s'ouvrir à nouveau à plusieurs reprises, laissant parfois sortir de petites esquilles, ce qui contribue à donner le change avec l'ostéite. Du reste, nous l'avons dit, l'absence de toute communication avec le sinus n'indique pas le manque d'empyème.

Si la fistulisation subsiste sans autres accidents, on voit s'établir, comme chez un de nos malades, la rétraction de la paupière supérieure, qui s'ectropionne. Parfois le pus, ou tout autre liquide remplissant le trajet, apparaît animé de battements isochrones au pouls radial. Macnaughton, Kocher, Peyrot, Leber et nous-même avons insisté sur cette particularité qui pourrait faire croire à une communication de la collection avec le crâne. L'explication qu'en donne Leber est la vraie, à savoir que le liquide, emprisonné dans une sorte de cavité close, transmet les pulsations médullaires de l'os.

La période fistuleuse est longue et non exempte de complications érysipélatoïdes des plus graves, ce qui suppose de nouvelles infections par le staphylocoque et surtout le streptocoque. Alors que le trajet est organisé et le canal fronto-nasal redevenu perméable, il n'est pas rare de voir le pus mêlé d'air sortir au dehors avec un bruit de sifflement caractéristique.

Nous avons dit précédemment combien les erreurs de diagnostic ont été communes jusqu'ici. Cela est surtout vrai dans le début. Le symptôme qui peut mettre sur la voie est la douleur exacerbante ayant son centre au niveau du sinus, chez des individus atteints pour la plupart de rhinite chronique avec ou sans ozène, de n'importe quelle origine. Pourvu que le malade accuse un écoulement de pus par la narine correspondante, et qu'on voie survenir de la rougeur avec voussure vers le front et surtout la voûte orbitaire, on ne saurait en douter. Mais, pour peu qu'on ne soit pas prévenu, on arrive à croire à tout autre chose, et les diagnostics d'abcès phlegmoneux de l'orbite, de tenonite, de gomme syphilitique, etc., n'ont que trop frayé les statistiques.

A la période de la dénudation de l'os, on a couramment songé à de l'ostéite ou à de la carie, tant tuberculeuse que syphilitique; comme exemples curieux, nous pourrions citer l'observation d'un Roumain qui fut examiné et opéré par des sommités chirurgicales et ophtalmologiques à Vienne et à Paris, sans qu'on ait seulement soupçonné qu'il pouvait y avoir empyème fistuleux du sinus.

Pour éviter le piège, il suffit de se rappeler que l'ostéite syphilitique et tuberculeuse de l'orbite siège rarement à la voûte, mais en bas et en dedans pour la première, et au niveau de l'os malaire pour la seconde.

Le cathétérisme pratiqué avec un stylet suffisamment courbe ne tarde pas du reste à donner une preuve péremptoire du passage de l'instrument dans la cavité même du sinus, dont l'étendue est variable suivant les sujets et se prononce à partir de quarante ans. Les séquestres sont plus petits que ceux de l'ostéite et de la nécrose du frontal, outre que leur configuration plan-concave d'un côté, convexe et ampullaire de l'autre, suffit à les rattacher à l'affection véritable.

Le *pronostic* de l'empyème du sinus est sérieux à cause de la longue durée de la maladie, des complications érysipélateuses qui mettent la vie du malade en danger, et surtout des accidents encéphalo-méningés, rares il est vrai, mais toujours mortels. Guillemain compte cinq cas de communication avec le crâne, à quoi il faut ajouter ceux de Hopp, Rauklin, Walker, Montaz et Mei.

Le *traitement* est tout entier chirurgical. Au début, tant que le mal se réduit à la douleur et à un écoulement purulent à travers la narine correspondante, le *cathétérisme* par le canal fronto-nasal suivi d'injections détersives antiseptiques, acide phénique au millième, sublimé à $\frac{1}{5000}$, accompagné des moyens mis en usage par les rhinologues contre la rhinite préexistante, procure au besoin la guérison. Lichtwitz dit même avoir réussi dans un cas remontant à vingt-quatre ans.

Le premier qui a proposé le *cathétérisme* est Jurasz[1], puis viennent Hansberg, Schutter et Lichtwitz.

Tous se sont servis d'une sonde métallique coudée à son extrémité, et

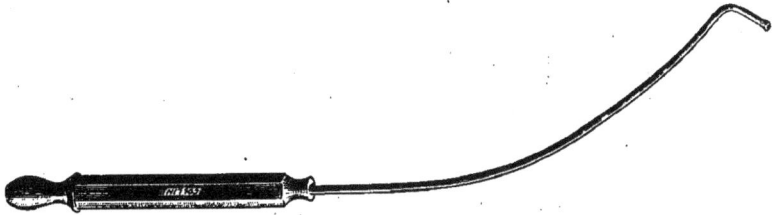

Fig. 287. — Sonde pour le cathétérisme du sinus frontal.

plus ou moins contournée en S. Ayant nouvellement étudié ce cathé-

1. Jurasz, *Berl. Klin. Woch.*, 1887.

térisme, nous nous sommes arrêté à celle en acier nickelé de la forme
ci-contre. Pour la faire parvenir dans le sinus, on tourne le bec en
avant et on la glisse obliquement le long de la voûte de l'auvent nasal,
jusqu'à ce qu'on soit arrêté par un obstacle qui n'est autre que la protubérance de l'ethmoïde et l'extrémité antérieure du cornet moyen.

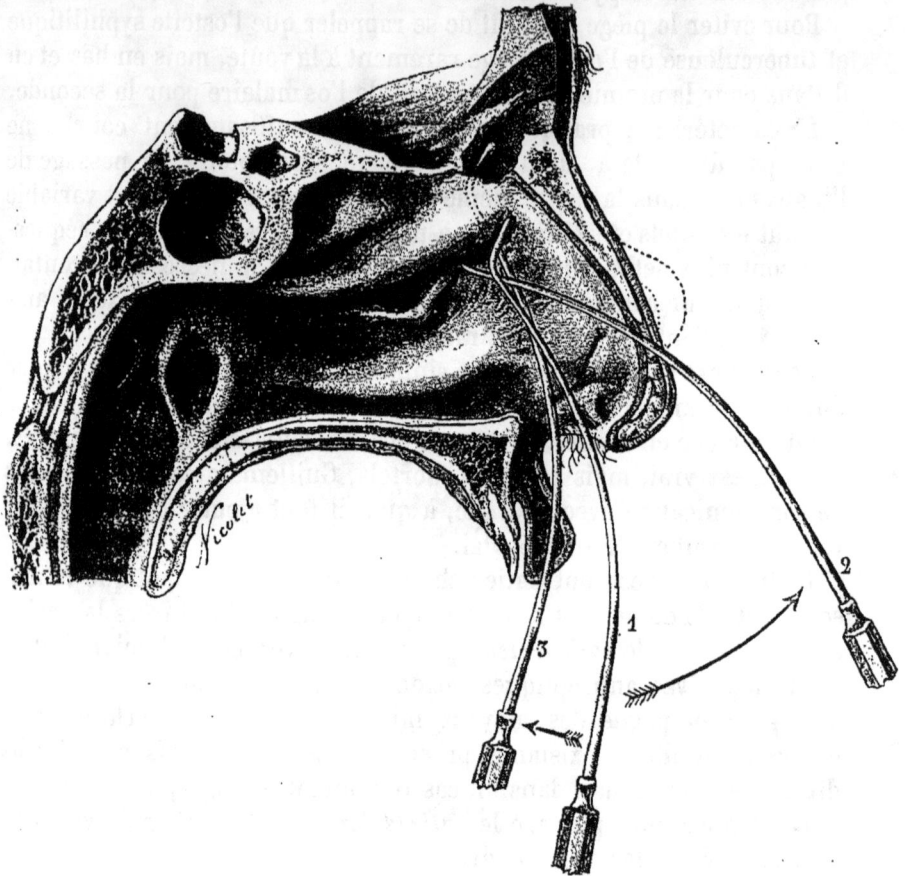

Fig. 288. — Cathétérisme du sinus frontal.

On soulève alors le manche de la sonde, et du fait, son bec tombe dans
l'infundibulum; un simple mouvement de bascule fait pénétrer l'extrémité dans le canal fronto-nasal, oblique de bas en haut et d'arrière en
avant, jusque dans le sinus. En ce moment, la tige courbe de l'instrument à concavité postérieure, devenue verticale, s'applique contre l'arcade dentaire supérieure. On a la certitude que le cathétérisme a réussi,
en tirant légèrement sur la sonde dont on sent le bec accroché dans
l'orifice du sinus. En cas de fistule fronto-orbitaire préexistante, il suffit
de pousser une injection à travers la sonde pour la voir ressortir par
le trajet fistuleux.

Il est des cas assez nombreux où une saillie prononcée du méat moyen empêche le mouvement de bascule nécessaire, et Hansberg ne craint pas de proposer la résection du cornet. Lichtwitz signale un autre obstacle, celui de l'interposition des cellules ethmoïdales entre le plancher du sinus frontal et l'infundibulum ; mais il envisage ce cas comme rare, outre que ces cellules participent alors à l'inflammation sinusique. Il est bon d'ajouter qu'à l'état pathologique, principalement chez les sujets atteints de rhinite atrophique, le cathétérisme en question devient plus facile.

Nous n'insisterons pas sur la trépanation et le drainage par le nez

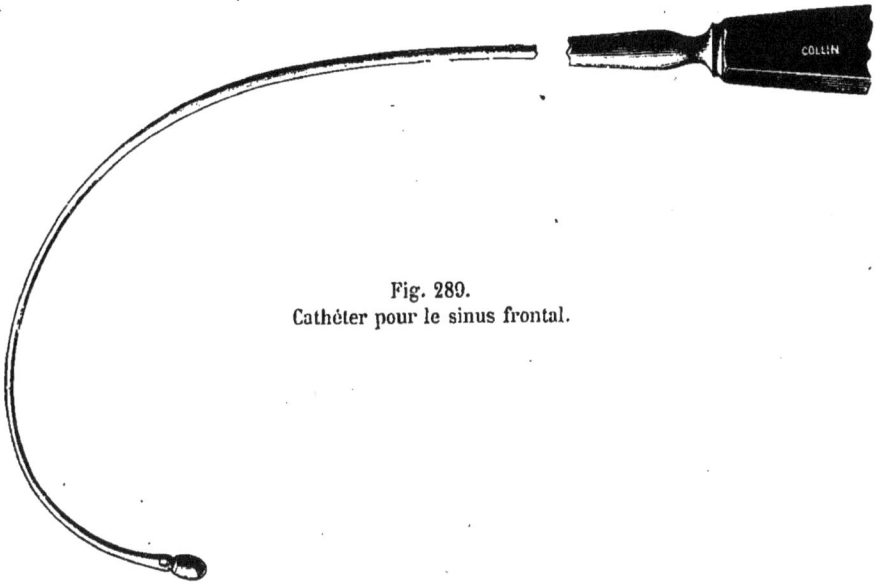

Fig. 289.
Cathéter pour le sinus frontal.

exécuté à l'aide d'une tréphine (Chandelux), ou d'un trocart destiné au placement d'un drain à travers le massif ethmoïdal. De l'avis du plus grand nombre, cette méthode est dangereuse et souvent inefficace. La trépanation par la paroi frontale ou orbitaire est de beaucoup supérieure et permet d'appliquer de la façon la plus commode un drain dans le canal naturel. Pour cela, nous avons construit un cathéter en acier quelque peu flexible, à courbure plus que demi-circulaire terminée en bouton, et pourvu d'un chas à son extrémité (fig. 289). La paroi *antérieure* du sinus étant ouverte près de la racine du nez, rien n'est plus facile que de faire pénétrer dans le canal fronto-nasal la sonde qui ressort d'elle-même par la narine grâce à sa forte courbure. Un fil auquel est attaché le drain est alors passé dans le chas terminal de l'instrument, lequel étant retiré entraîne le drain. L'un des bouts de celui-ci sort par l'orifice de la trépanation, l'autre par la narine, et il suffit d'attacher les deux bouts avec une anse de fil pour que le tube en caoutchouc ne se déplace plus. Il sert quotidiennement à pousser des injections antiseptiques et modificatrices de la muqueuse.

Lorsqu'on juge que, grâce à ce cathétérisme permanent, le canal fronto-nasal a retrouvé sa perméabilité, on retire le drain, et pour empêcher que l'orifice de la trépanation ne se ferme trop tôt, on place une canule métallique recourbée, rappelant celle de la trachéotomie, ou pour le moins, un gros drain qu'on fixe au moyen d'une rondelle de diachylon collée au front et une épingle ou un fil passé à travers les deux.

L'avantage de la trépanation frontale est de permettre d'extraire des polypes du sinus, de racler et de cautériser la muqueuse lorsqu'elle est fongueuse, kystique, ou infiltrée de sang extravasé, ainsi que nous en avons rencontré des exemples.

Certains lui reprochent de créer une difformité; mais en se conformant à la règle que nous avons donnée de tailler un lambeau triangulaire à base en haut, comprenant toutes les parties molles de la glabelle, plus le périoste qu'on détache aisément à la rugine, et dont un côté correspond à la ligne médiane du front, l'autre au sillon orbito-palpébral supérieur, la cicatrice devient en réalité peu apparente.

Une objection plus sérieuse est la longueur de la cure, qui peut durer des mois et dans un de nos cas près d'une année. Malheureusement même chose arrive avec la plupart des procédés mis en usage, ce qui tient au défaut de rapprochement des parois osseuses du sinus. C'est pourquoi il y a lieu de se demander s'il ne vaut pas mieux, s'inspirant de l'opération d'Eslander pour l'empyème thoracique, retrancher d'emblée à la gouge et au maillet toute la paroi antérieure de cette cavité, quitte à produire un enfoncement disgracieux. C'est ce que fit Kalt dans un cas où le résultat fut rapide.

Il est d'autant plus avantageux d'obtenir la prompte oblitération du sinus, que tant que dure le trajet fistuleux cutané, on a à redouter des complications érysipélateuses.

L'opération faite comme nous l'avons exposé plus haut, permet, si cela est nécessaire, de mettre en même temps à découvert la paroi orbitaire du sinus, de gratter l'orifice d'une fistule osseuse déjà produite de ce côté, ou d'enlever les séquestres. Par là on peut placer un second drain, et de la sorte le refoulement strabique du globe, ainsi que le léger exorbitis, ne tardent pas à disparaître.

Reste le cas où la suppuration s'est propagée dans le sinus frontal opposé, ce qui est rare. En pareille circonstance, nous avons vu les injections modificatrices poussées par le sinus trépané sortir par les

deux narines, ce qui généralement suffit pour obtenir la guérison.
Cela vaut mieux que le précepte donné par Montaz de trépaner sur la
ligne médiane du front, afin de s'assurer si l'un ou les deux sinus sont
à la fois affectés de suppuration.

En supposant ce dernier cas et la cloison qui les sépare imperforée,
rien n'est plus facile que de la défoncer, du sinus le plus malade vers
celui qui l'est le moins; un simple trocart suffit pour cela.

B. — KYSTES DES SINUS FRONTAUX

La rareté apparente de ces kystes tient sans doute à ce que la
plupart constituent des épiphénomènes des sinusites, des exostoses
et autres lésions du sinus, et qu'on ne les constate qu'éventuelle-
ment lors de trépanation, ou dans le cours des nécropsies. Pour ceux
plus volumineux avec distension et perforation des parois, on les a
souvent confondus avec des mucocèles et des hydropisies, qui à tout
prendre constituent des faits rares. L'histoire des vrais kystes
muqueux du sinus commence en 1881 avec la thèse de Garreau et
celle de Bertheux.

On ignore si les kystes en question proviennent d'une rétention des
glandes, ou comme dans le fait de Bertheux, d'une involution épithéliale myxomateuse et embryoplastique de la muqueuse.

Le liquide contenu dans le sinus, toujours filant, varie de couleur
d'un kyste à un autre, et devient parfois brun hématique. Garreau y
a trouvé des globules rouges et blancs en grand nombre, des gouttelettes graisseuses, des cellules épithéliales, et des paillettes de cholestérine qui existaient également dans le cas de Bertheux. L'albumine
est en assez forte proportion, jusqu'à 5 pour 100.

A mesure que les parois du sinus se distendent, elles se perforent
par usure sur un ou plusieurs points, et, chose importante, c'est la
paroi orbitaire qui cède toujours la première. Sur la pièce de Bertheux
on n'a pas constaté le moindre reliquat de glande lacrymale orbitaire,
ce qui conduisit l'auteur à supposer qu'elle avait été détruite par le prolongement de la tumeur.

Habituellement la tuméfaction débute par la base du nez et la tête
du sourcil, plus rarement vers l'angle externe de la voûte. A un stade
plus avancé, la coque osseuse cède, la masse molle et fluctuante
refoule la paupière supérieure, et dans certains cas se laisse réduire
en partie, mais pour se reproduire dès que la compression a cessé.
A la base, on peut sentir les bords de la perforation osseuse ou pour
le moins la sensation d'un bruit parcheminé dû à l'amincissement
de l'os.

La peau est blanche ou rouge, et la paupière légèrement œdématiée rétrécit la fente palpébrale. L'exophtalmie est constante et s'accompagne de strabisme mécanique avec diplopie verticale. Dans plusieurs observations, on a noté l'œdème papillaire et la dilatation avec tortuosités des veines rétiniennes. Les lésions ulcéreuses de la cornée sont tardives et dépendent de l'exophtalmie. Jusqu'ici, on n'a pas noté de symptômes encéphaliques par compression.

Le diagnostic ne saurait être établi qu'après ponction exploratrice. Quant au traitement, c'est à l'ouverture large de la cavité, suivie de curettage et de drainage, qu'il faut s'adresser. A ce prix on obtiendra la guérison, qui demande généralement un temps assez long à cause de la distension éprouvée par le sinus.

II

SINUS MAXILLAIRE

Anatomie. — Dans son ensemble, le sinus maxillaire creusé dans le corps de l'os a la forme d'une pyramide triangulaire à base supérieure, correspondant au plancher de l'orbite, et à sommet inférieur répondant à la partie du bord alvéolaire en rapport avec les deux premières molaires. Des deux autres parois, l'*externe* constitue un cintre, étendu de l'orifice des fosses nasales en avant à la fente sphéno-maxillaire en arrière ; on y observe, d'avant en arrière, la fosse canine surmontée du trou sous-orbitaire livrant passage au nerf et à l'artère du même nom, un promontoire vertical qui fait suite à la base de l'arcade zygomatique et une tubérosité postérieure dite *maxillaire*, par où pénètrent les nerfs et les vaisseaux dentaires destinés aux molaires. Le périoste, assez adhérent dans la moitié postérieure, se laisse très facilement détacher au niveau de la fosse canine, fait qui intéresse la médecine opératoire du sinus.

. La paroi *interne* ou nasale correspond aux deux méats inférieur et moyen séparés par le cornet inférieur. Le canal nasal creusé dans la partie antérieure de cette paroi fait saillie dans le sinus ; à l'état frais il n'y a aucun orifice de communication dans le méat inférieur, alors qu'il en existe un, plus rarement deux dans le moyen, au niveau de l'infundibulum, où aboutissent également le canal fronto-nasal et le système des cellules ethmoïdales antérieures. L'orifice de l'antre d'Highmore est descendant et correspond à la partie la plus élevée du sinus, d'où l'impossibilité pour les liquides accumulés de se déverser au dehors, à moins que la tête ne soit fortement inclinée en avant. Nous savons qu'un liquide injecté dans le sinus frontal pénètre de suite dans celui maxillaire ; il doit en être ainsi pour le sécrétum des cellules ethmoïdales antérieures. Une sorte d'ogive antéro-postérieure correspondant au canal sous-orbitaire cloisonne incomplètement la cavité du sinus, dont l'angle correspond en dehors au corps de l'os malaire, creusé en ce point d'une demi-ampoule qui complète la cavité sinusique.

Le volume des sinus varie suivant les âges, les sujets et très souvent d'un côté à l'autre. Il en est de même de l'épaisseur des parois, qui sont du reste partout minces, sauf au niveau du rebord orbitaire et du bord alvéolaire.

Les deux premières molaires sont les plus rapprochées de la cavité du sinus, et il n'est pas rare d'y trouver leurs racines libres.

La fibro-muqueuse, riche en vaisseaux et en filets nerveux, possède des glandes en grappe rappelant celles de la pituitaire, avec laquelle elle est en communication par l'infundibulum.

A. — SINUSITE MAXILLAIRE

Réputées rares, les inflammations du sinus maxillaire ont été reconnues dans ces dernières années comme des plus communes et donnant lieu à de nombreuses erreurs de diagnostic, dont plusieurs incombent à l'ophtalmologie. Qu'il nous suffise de citer des névralgies orbito-faciales, des blépharospasmes, certains phlegmons consécutifs de l'orbite et jusqu'à la névrite optique.

La forme phlegmoneuse de la sinusite, qui seule avait frappé les classiques, est rare, et presque toujours on a affaire à celle subaiguë, appelée encore *latente*.

Les signes qui permettent de soupçonner cette dernière sont : l'écoulement du pus par la narine correspondante, surtout lorsque l'individu penche la tête fortement en avant, la préexistence d'un état ozéneux dont la mauvaise odeur est perçue par le malade, la concomitance d'une carie des molaires supérieures du même côté, enfin la constatation de pus et de granulomes polypoïdes dans le méat moyen. Ce dernier signe gagne en certitude lorsque, après avoir essuyé le pus, on le voit apparaître sitôt que le malade penche la tête (Fränkel).

Les rhinologues ne sont pas d'accord sur le parti à tirer pour le diagnostic de l'éclairage électrique du sinus. Tandis que Ziem, Lichtwitz et d'autres s'inscrivent en faux, Cartaz, Luc, Garal, Lermoyez affirment son utilité réelle. Heryng. après Cozzolino et Voltolini, en introduisant un photophore électrique dans la bouche, a vu la paupière inférieure et la joue correspondant au sinus s'éclairer d'une vive lumière à l'état normal, alors que si le sinus est encombré il s'y substitue une tache obscure. Disons toutefois que ce résultat peut être faussé dans un sens ou dans l'autre, d'après certaines anomalies du sinus, le plus ou moins de liquide contenu et le degré d'épaississement de la muqueuse; aussi ne faut-il y ajouter qu'une importance relative, et nous en dirons autant de l'éclairement de la pupille correspondante indiqué par Davidson.

Une objection plus fondée est celle de savoir si l'obscurcissement dépend du pus collecté plutôt que de divers autres produits néoplasiques, kystes, polypes, ostéomes ou fibromes. Mais comme, d'après Lermoyez[1], sur 100 encombrements du sinus, 95 reviennent à la sinu-

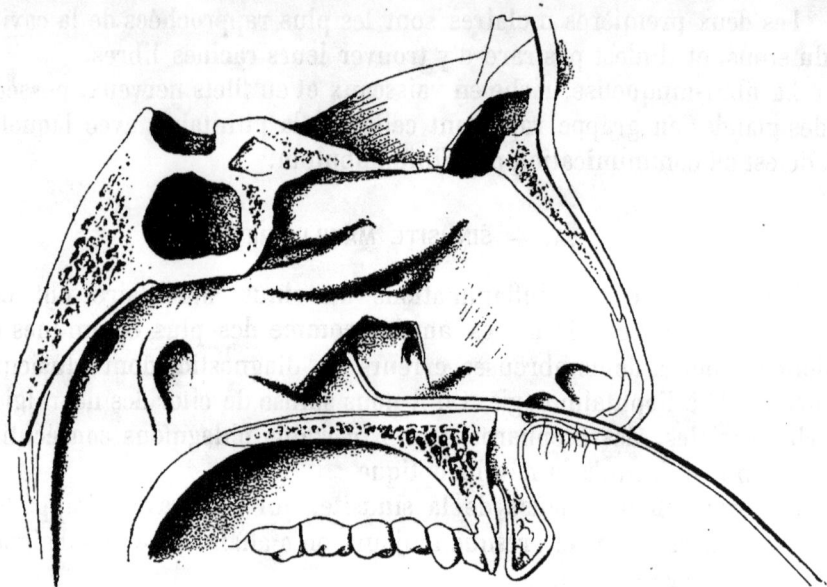

Fig. 290. — Perforation du sinus maxillaire.

site, en portant ce dernier diagnostic on se rapproche beaucoup de la vérité.

Une fois mis sur la voie, la certitude s'obtient par la ponction simple, ou mieux encore combinée au lavage du sinus.

Dans ce but Ziem fait une perforation par la bouche entre la première et la deuxième molaire; Morritz Schmidt pénètre par le méat inférieur et Bergen par le moyen. A la voie prédentaire, qui est la plus déclive et par conséquent la mieux placée, on ne saurait reprocher que la vive douleur qu'elle provoque et la nécessité de faire agir une tréphine spéciale de dentiste; celle par le méat moyen doit être évitée à cause du danger de la proximité de l'orbite; quant à celle par le méat inférieur, elle offre les mêmes avantages sans les inconvénients de la méthode de Ziem; aussi a-t-elle été adoptée par Lichtwitz et Lermoyez. Il suffit d'un fin trocart qu'on fait pénétrer en

1. LERMOYEZ, *Semaine médicale*, p. 42, 1893

arrière de l'orifice du canal nasal, c'est-à-dire à 4 ou 5 centimètres de
la base de la sous-cloison du nez, point où l'ossature du méat est plus
mince et offre sur le squelette une perte de substance que comble la
double muqueuse du sinus et du méat. Pour plus de sécurité, nous
donnerions la préférence à un trocart coudé dont on introduit la
canule, de façon à tomber dans l'évasement de l'orifice du canal nasal
pris comme point de repère Après l'avoir poussé 1 à 2 centimètres

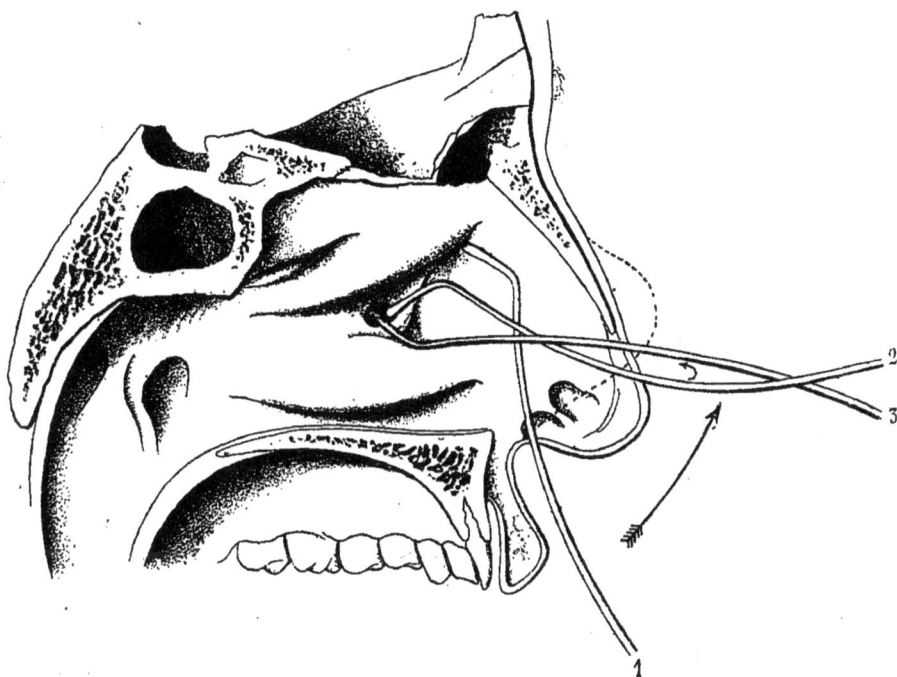

Fig. 201. — Cathétérisme du sinus maxillaire.

plus en arrière, on introduit le poinçon et l'on est sûr de transpercer
la paroi du sinus dans le bon endroit. Au préalable on a dû nettoyer
la fosse nasale par une injection antiseptique et anesthésier la muqueuse au moyen d'une boulette de coton trempée dans la solution de
cocaïne à $\frac{1}{10}$. La canule en place, on procède au lavage du sinus avec
une solution antiseptique chaude, et le liquide ressortant par l'ostium
infundibulaire, ou simplement aspiré par la canule, comme le préfère
Lermoyez, décèle la présence du pus sinusique.

Le sondage par l'orifice infundibulaire n'est pas toujours facile à
cause de la saillie du méat. Nous l'avons essayé sur le cadavre avec la
sonde dont nous nous servons pour le sinus frontal. Il suffit pour cela
de tourner la courbure terminale en bas, de s'arrêter au niveau de la
saillie du cornet moyen, et de relever horizontalement le manche de

l'instrument, pour que son bec parvenu dans l'infundibulum pénètre de haut en bas et d'arrière en avant dans la cavité de l'antre d'Highmore. Une bonne précaution consiste à reporter fortement le manche de la sonde vers la cloison.

Pour le traitement, la voie adoptée du plus grand nombre consiste à arracher l'une des petites molaires, à défoncer l'alvéole au moyen du foret américain, armé d'une mèche de 3 à 5 millimètres de diamètre, d'irriguer chaque jour le sinus, et, pour s'opposer à l'entrée d'aliments, de boucher chaque fois l'orifice avec une cheville en or ou en ébonite.

III

SINUS SPHÉNOIDAL

Anatomie. — Le corps du sphénoïde, de forme cubique, est creusé d'une grande cavité, que subdivise en deux une cloison verticale à peu près médiane ; ce sont là les *sinus sphénoïdaux* droit et gauche, qui viennent s'ouvrir par un orifice propre, à la partie la plus reculée de la voûte des fosses nasales, sur le prolongement du cornet supérieur, dit encore de Bertin.

D'après Zuckerkandl, l'orifice en question peut manquer, et la cavité du sinus communique alors avec les cellules ethmoïdales postérieures.

Comme les autres sinus de la face, ceux sphénoïdaux sont fréquemment asymétriques. De leurs parois : l'antérieure, la postérieure et les deux latérales sont minces, outre que sur ces dernières on rencontre de petites fentes faisant communiquer la cavité sinusique avec la fosse cérébrale moyenne (Zuckerkandl) ; d'où la facilité avec laquelle se propage l'inflammation du sinus dans les méninges de la base. Seule la paroi inférieure est épaisse, spongieuse, comme l'apophyse basilaire de l'occipital, avec laquelle elle se continue ; une saillie en coin (rostrum) sert d'articulation entre le sphénoïde et le vomer, bifide en haut.

Comme cette paroi est horizontale et l'antérieure oblique en arrière et en bas, il en résulte un angle dièdre constituant la limite postérieure de la voûte des fosses nasales. En haut et en avant, un second angle dièdre sépare la paroi antérieure du sinus, du bec sphénoïdal qui s'articule avec la lame criblée de l'ethmoïde. C'est précisément là que débouche l'orifice du sinus, disposition dont on doit tirer parti pour le cathétérisme, comme il sera dit plus bas.

Pour bien se rendre compte de la disposition et des rapports du sinus, il suffit de pratiquer une section en travers de l'os, passant par les petites ailes du sphénoïde et les deux canaux optiques.

La figure 292 nous montre les deux sinus séparés par la cloison intermédiaire déjetée quelque peu vers la droite, la disposition alvéolaire
de leurs parois, les deux orifices de communication avec les fosses
nasales sous la forme de deux fentes glottiques semi-lunaires; tout à
fait sur les côtés, deux grands diverticules, le supérieur se prolongeant vers la base des petites ailes, l'inférieur vers la fosse zygomatique.

Un rapport de la plus haute importance est celui avec le canal

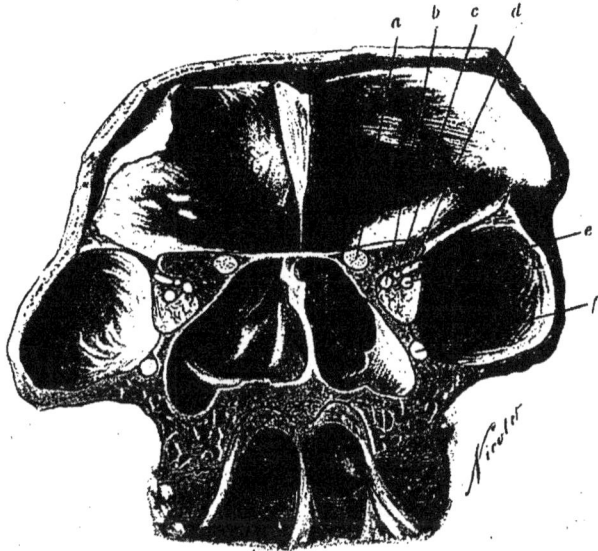

Fig. 292. — Segment antérieur des sinus sphénoïdaux vus par une coupe faite au niveau
de la gouttière optique.

optique *a*, qui fait saillie dans la cavité du sinus et possède une paroi
fort mince, parfois même incomplète, mettant en rapport direct la muqueuse avec la gaine fibreuse du nerf; ce qui rend la propagation des
sinusites on ne peut plus facile.

Les parois latérales correspondent en *haut* aux sinus caverneux qui
contiennent les nerfs des troisième, quatrième, cinquième et sixième
paires, *b*, *c*, *d*, *e*: en bas, un canal oblique *f* livre passage au nerf
maxillaire supérieur.

La figure 293 nous fait voir la même disposition alvéolaire, surtout
prononcée en *i*, avec la cloison toujours portée vers la droite; en haut,
la coupe de la gouttière optique, qu'on dit faussement être en rapport
avec le chiasma; sur les côtés, la carotide *h* se creuse une gouttière
qui proémine dans le sinus : de là résultent des hémorrhagies graves
par fracture ou carie, le sang passant à travers le sinus dans les fosses
nasales; en dehors de l'artère existe la coupe du sinus caverneux

avec les nerfs moteur oculaire externe *g*, oculo-moteur *e*, pathétique *f*, branche ophtalmique de Willis *d*; plus bas le nerf maxillaire supé-

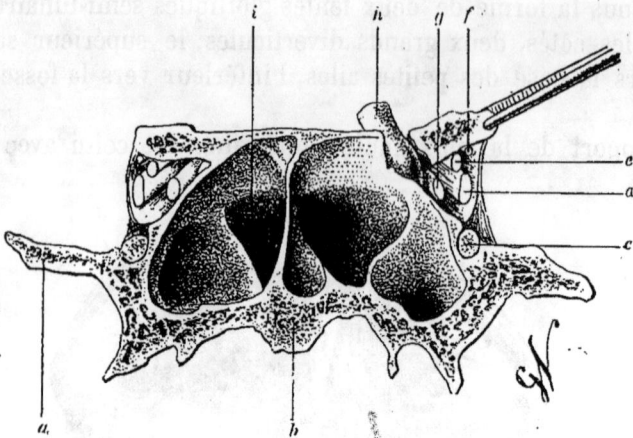

Fig. 293. — Segment postérieur de la coupe précédente.

rieur *c*. En *b* rostrum, à droite en *a* base de la grande aile du sphénoïde. Une coupe frontale (fig. 294) passant par l'extrémité postérieure de

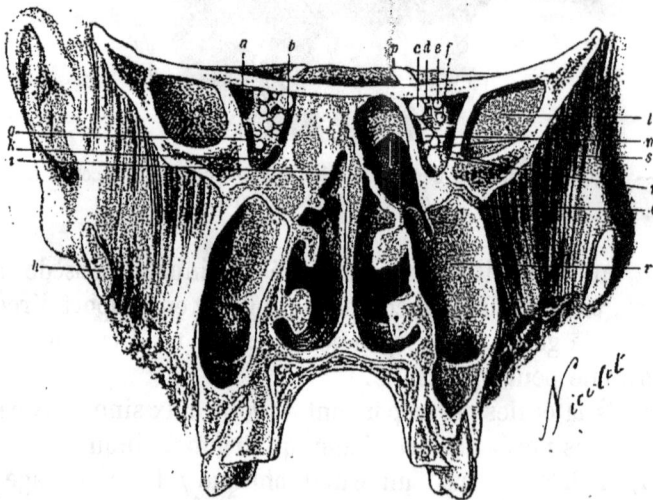

Fig. 294.

a, muscle droit externe. — *b*, droit interne. — *k*, droit inférieur. — *i*, canal de communication du sinus sphénoïdal avec les fosses nasales. — *h*, apophyse zygomatique. — *r*, sinus maxillaire. — *o*, faisceau interne du ptérygoïdien interne. — *m*, *n*, groupe de subdivision de l'oculo-moteur. — *s*, faisceau externe du ptérygoïdien interne. — *l*, fosse cérébrale moyenne. — *f*, moteur oculaire externe. — *e*, sus-orbitaire. — *d*, pathétique. — *c*, optique.

la lame criblée et aboutissant en avant de la dernière grosse malaire, rase la face antérieure du sinus sphénoïdal et délimite la portion de l'orbite *a b* en rapport avec lui. Sur le côté gauche de la figure, le sinus pourvu de sa paroi lamelleuse antérieure n'est pas vu, et seul son canal de communication *i* avec les fosses nasales est représenté. Sur le côté droit cette paroi a été enlevée, ce qui permet de constater un prolongement infundibuliforme en bas, qui s'adosse à l'extrémité supérieure du sinus maxillaire *r*. Chez certains sujets la cloison intermédiaire aux deux est fort mince, ce qui permet de concevoir l'extension directe de la sinusite de l'un à l'autre, surtout du sphénoïdal vers le maxillaire.

Des deux parois latérales du sinus, celle *nasale* est convexe et descend jusqu'au cornet moyen. Pour qu'une sonde puisse franchir sans dégâts l'orifice de communication, il faut qu'elle soit légèrement courbe avec sa concavité tournée en dehors; de la sorte les cornets supérieur et moyen sont préservés.

La paroi *externe* ou orbitaire, beaucoup plus épaisse, n'est plus contiguë au nerf optique et encore moins aux autres nerfs de l'orbite, qui en sont séparés par du tissu cellulo-graisseux.

La face supérieure du sinus, concave en haut, comprend la selle turcique avec les quatre apophyses clinoïdes antérieures et postérieures qui en forment les angles. De chaque côté un repli semi-lunaire de la dure-mère et le sinus veineux circulaire complètent la fosse turcique, remplie à l'état frais par le corps pituitaire ou hypophyse. Au-devant il existe une gouttière transversale allant d'un trou optique à l'autre, et qui, contrairement à la description classique, ne correspond nullement au chiasma. Celui-ci se trouve plus en arrière et est séparé de la voûte du sinus sphénoïdal par le lobe antérieur du corps pituitaire. Il résulte de là qu'une double amaurose par atrophie optique provient non d'une propagation de la lésion au chiasma, mais de l'extension de la phlogose de chacun des sinus au nerf optique correspondant. De chaque côté les sinus caverneux bordent la selle turcique. Dans l'intérieur on voit à l'angle supéro-interne le nerf optique *c* au moment où il sort du canal de même nom ; puis le pathétique *d*, le sus-orbitaire *e*, le moteur oculaire externe *f*, et plus bas un groupe de trois à quatre branches terminales, *m*, *n*, de l'oculo-moteur. La distance de la ligne verticale *e* à celle *p*, représentée par une épingle enfoncée de bas en haut dans le sinus, indique la longueur du nerf optique qui est en rapport avec lui.

Une fibro-muqueuse fine analogue à celle du sinus frontal et en continuité avec la pituitaire les tapisse. Les vaisseaux lui viennent des fosses nasales, et quelques-uns communiquent avec ceux de la dure-mère. — Quant aux lymphatiques et aux nerfs, nous sommes peu renseignés.

D'après Steiner[1], les sinus sphénoïdaux apparaissent dès la deuxième

---

1. STEINER, *Arch. f. klin. Chir.*, XIII, 1, p. 144.

ou troisième année, tout en continuant à évoluer par la suite, au point que chez certains individus ils font presque le tour du canal optique, grâce à un prolongement creusé dans la base de l'apophyse clinoïde anté-rieure. De même on en trouve qui se prolongent en arrière jusqu'à l'apo-physe basilaire de l'occipital et à la base des apophyses ptérygoïdes.

L'absence des sinus ou leur réduction à un simple enfoncement ont été également notées. Dans la cyclopie, ils manquent, et les canaux optiques se réduisent à une fente médiane. La persistance du canal crânio-pharyngé explique certaines encéphalocèles bucco-palatines, et la synostose des différentes pièces qui constituent le sphénoïde rend compte des amblyopies congénitales ou tardives résultant du rétrécissement des canaux optiques.

A. — SINUSITE SPHÉNOÏDALE

Les rapports qu'affecte le sinus sphénoïdal avec la cavité crâ-nienne, les canaux optiques et l'orbite, soit directement, soit par l'in-termédiaire du labyrinthe ethmoïdal, font que toute inflammation suppurative qui s'en empare peut provoquer la cécité et même la mort.

L'empyème sphénoïdal révélé par l'anatomie pathologique existe seul ou accompagné de polysinusite, principalement lors de suppura-tion des cellules ethmoïdales. Le plus souvent l'inflammation dérive de la pituitaire et tient à l'ozène ou à des polypes. Le traumatisme parfois n'y est pas étranger, mais avant tout les pyrexies et l'influenza interviennent.

La forme *chronique* de la sinusite, sur laquelle Schäffer et Grun-wald ont surtout appelé l'attention, est plus commune que celle *phlegmoneuse aiguë.*

Les troubles fonctionnels sont une douleur sourde exacerbante et périodique ressentie au fond des yeux et jusqu'à l'occiput, avec ex-pulsion par le gosier de mucus filant, plus rarement de sérosité (Heryng[1]).

Une complication commune et qui éclaire le diagnostic consiste dans la névrite optique canaliculaire aboutissant à l'atrophie, bien que susceptible de guérison.

L'amaurose peut être aiguë ou chronique, unilatérale ou bilatérale. La méningite de la base s'explique également par les anastomoses vas-culaires ou les déhiscences des parois supéro-latérales du sinus; les hémorrhagies, qu'elles proviennent du sinus caverneux ou de la caro-tide, tiennent à des érosions, à la nécrose, ou à la fracture du sphé-noïde.

---

1. Heryng, *Soc. fr. d'otal. et laryngol.*, p. 16, 1888.

Le diagnostic précis ne saurait être donné que par le cathétérisme suivi de lavages antiseptiques; la sortie brusque de paquets glaireux par le naso-pharynx est alors un signe excellent.

Pour le traitement, il nous semble prudent de ne pas procéder à des perforations et à des raclages. Le mieux est de répéter les lavages au sublimé et de saupoudrer la cavité avec de l'iodoforme ou du tannin. Des études cadavériques nous ont conduit à l'emploi d'une

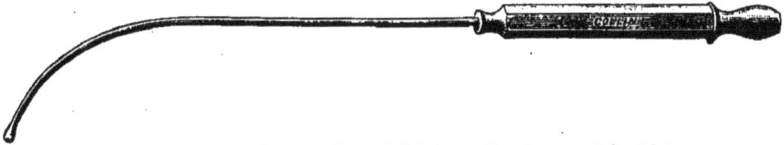

Fig. 295. — Sonde pour le cathétérisme du sinus sphénoïdal.

sonde en acier légèrement courbée au bout. Se rappelant que l'orifice de communication occupe l'angle dièdre formé par la paroi antérieure

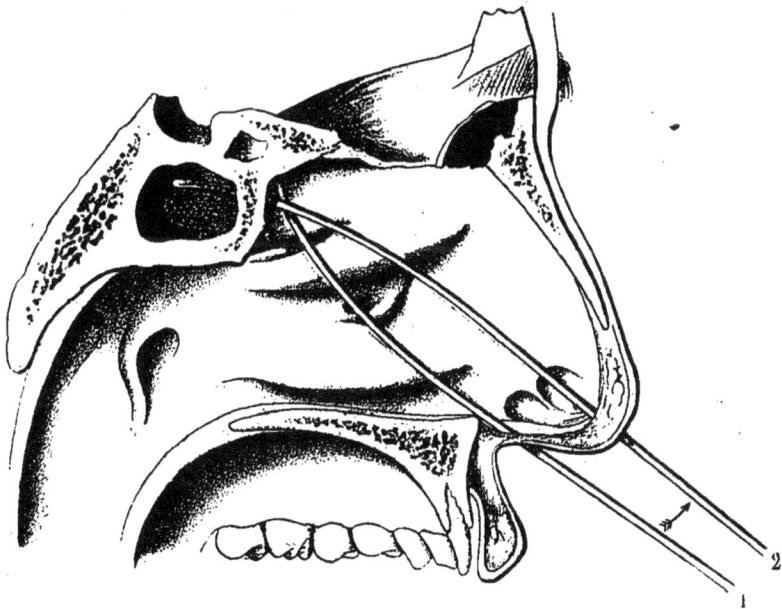

Fig. 296. — Cathétérisme du sinus sphénoïdal.

du sinus et le bec horizontal du sphénoïde, on suit une ligne inclinée de 45 degrés qui part de la racine de la sous-cloison pour aboutir au cornet de Bertin. Que le bec de l'instrument touche le sphénoïde au-dessus ou au-dessous de l'orifice, on ne risque pas de perforer la lame criblée, pourvu qu'on dirige la convexité en haut. Une fois le bouton au fond de l'angle dièdre, ce qu'on sent parfaitement, on tourne la concavité en dehors, et le manque de résistance indique que l'on est en plein dans le sinus.

L'ostéite syphilitique ou tuberculeuse du sinus est une complication commune et sa terminaison par méningite suppurée est à peu près fatale.

Une cécité subite, unilatérale ou bilatérale, résultant d'une névrite optique, a été observée par Hasner[1], Reinhardt[2], Braun[3], Poet[4] et trois fois par nous[5]. Dans notre dernier cas, l'individu, âgé de trente-neuf ans, était sujet à une rhinite chronique; à l'ophtalmoscope, il y avait double stase papillaire rappelant celle par tumeur du cerveau; aussi le diagnostic fut au début hésitant. Après quinze jours, mort par accidents méningitiques; à l'autopsie on se trouva en présence d'une carie de la selle turcique devenue noire et infiltrée de pus, en même temps que les méninges de la base étaient le siège d'un épanchement purulent diffus.

La thrombo-phlébite du sinus caverneux et de la veine ophtalmique existait dans les observations de Blachez[6] et Lloyd[7].

Parfois tout se borne à l'expulsion de séquestres par le nez, témoin le fait de Baratoux[8]; une seule fois il y a eu hémorrhagie mortelle provenant du sinus caverneux (Schalz[9]).

Les *fractures* des parois du sinus, particulièrement lorsque la selle turcique est intéressée, sont presque toujours indirectes et accompagnent celles de la base du crâne. L'écoulement de sang par les fosses nasales, plus rarement de liquide céphalo-rachidien, en est la conséquence. Un anévrysme artério-veineux de la carotide résulte surtout d'une fracture directe par pénétration de corps étranger. L'amaurose à la suite d'atrophie optique et la paralysie concomitante d'autres nerfs crâniens, maxillaires supérieur et inférieur, ou nerfs moteurs de l'œil, tiennent à la propagation du trait de fracture dans les canaux respectifs.

Les *tumeurs* du sinus consistent surtout en polypes et en ostéomes: Lawson[10] relate un chondrome congénital, Wicherkiewicz[11] un sarcome et Albert[12] un carcinome.

1. HASNER, *Klin. Mbl.*, février 1863.
2. REINHARDT, *Virch. Arch.*, XVI.
3. BRAUN, *Arch. f. klin. Chir.*, p. 728, 1875.
4. POET, *Lancet*, 1882.
5. PANAS, *Soc. de Chir. de Paris*, 5 nov. 1873.
6. BLACHEZ, *Gaz. hebd.*, p. 44, 1867.
7. LLOYD, *Græfe u. Sæmisch*, II.
8. BARATOUX, *Progrès méd.*, p. 826, 1883.
9. SCHALZ, *Berlin. Klin. Woch.*, p. 616, 1872.
10. LAWSON, *Brit. Med. Journ.*, p. 775, 1883.
11. WICHERKIEWICZ, *Berl. Klin. Woch.*, p. 409, 1882.
12. ALBERT, *Lehrb. d. Chir.*, I, p. 332.

La cécité par compression des nerfs optiques est assez commune. Berger[1] en compte vingt-trois observations, et Priestley-Smith[2] cite un cas d'hémianopsie temporale périodique. Comme Berger, nous pensons que la compression par tumeur du sinus porte sur l'un ou sur les deux nerfs optiques, rarement sur le chiasma. La raison est dans la disposition anatomique de ce dernier, qui ne touche pas au sphénoïde, mais en est séparé par le corps pituitaire.

Alors que Berger envisage le rétrécissement temporal du champ visuel comme caractéristique des tumeurs du sinus, Killian[3] et Ziem[4] pensent qu'il n'est pas possible de tirer des conclusions de l'examen périmétrique.

L'extirpation des tumeurs peut se faire par l'orbite, les fosses nasales, et dans les cas prononcés après l'ablation de l'os maxillaire supérieur. Tout dépend du volume de la masse, de son point d'implantation, et de son degré d'extension dans l'orbite et les cavités aériennes de voisinage.

LABYRINTHE ETHMOÏDAL

On sait que la majeure partie de la paroi interne de l'orbite est formée par l'os planum de l'ethmoïde, auquel s'ajoutent l'unguis en avant, et la partie sinusique du sphénoïde en arrière. On conçoit dès lors que l'inflammation suppurative des cellules ethmoïdales, la plupart du temps d'origine strumeuse ou syphilitique, avec ou sans formation de séquestres, puisse retentir dans l'orbite et y déterminer des abcès avec exophtalmie et strabisme externe mécanique.

De même on a noté des polypes, des fibromes, des sarcomes purs ou chondromateux et des exostoses.

Une affection assez singulière, dont on connaît six à sept cas, est la *mucocèle* du labyrinthe ethmoïdal dont Zuckerkandl a donné la preuve anatomique. H. Knapp[5] relate une série de six observations, où le traitement a consisté dans l'ouverture de la collection par l'orbite. Elles se subdivisent comme il suit :

Collection séro-hématique avec dépôt de cholestérine dans le sinus sphénoïdal et le labyrinthe ethmoïdal gauches. Double ouverture faite par la voie orbitaire, suivie de guérison.

---

1. BERGER, Thèse de Paris, p. 39, 1860.
2. PRIESTLEY-SMITH, *Opht. Rew.*, juin 1883.
3. KILLIAN, *Monatschr. f. Ohr.*, 1887.
4. ZIEM, *Berl. Klin. Woch.*, 1888 n° 7.
5. H. KNAPP, *Arch. of Otology*, t. XXII, n° 3, 1893.

Mucocèle du labyrinthe de l'ethmoïde, ouverte par la même voie, guérison rapide.

Cas analogue au précédent, traité de même avec succès.

Empyème sphéno-ethmoïdal; l'ouverture le long de l'orbite fut suivie de fistule qui persistait trois ans après.

Même résultat dans un cas similaire, constaté après quatre mois.

Polysinusite; ouverture faite par l'orbite; mort par méningite douze jours après.

La poche kystique évolue lentement sans signes inflammatoires. Elle occupe le côté interne de l'orbite; de consistance dure au début au point de simuler une exostose, elle devient plus tard fluctuante.

L'âge des sujets varie de quatorze à vingt-sept ans. Le liquide contenu est muqueux. La ponction avec injection modificatrice, ou la large ouverture avec curettage de la cavité, amènent presque toujours la guérison; il est rare de rencontrer des séquestres.

Un état non moins curieux est celui décrit par Priestley-Smith[1] sous le titre d'*écoulement séreux continu par le nez avec atrophie optique et autres symptômes cérébraux*. Pour l'auteur, il s'agirait d'une inflammation polypoïde du sinus sphénoïdal et du labyrinthe de l'ethmoïde. Ajoutons qu'il signale chez un de ses malades, outre l'obstruction de la narine droite par des polypes, la proéminence du front. Le liquide s'écoulait de la narine opposée, et la quantité s'élevait de douze à quinze onces par vingt-quatre heures. De réaction alcaline, le liquide contenait des chlorures, peu d'albumine et pas de sucre; son poids spécifique était de 1008; caractères qui ne permettent pas de songer au liquide céphalo-rachidien, comme dans le cas d'hydrocéphalie avec atrophie optique cité par Leber[2]. Des observations de Priestley-Smith on peut rapprocher celles de Baxter[3], Elliotson[4] et Nettleship[5].

En règle, il s'agit d'individus jeunes, chez lesquels l'écoulement a été précédé de céphalées, d'étourdissements et de faiblesse motrice. Bientôt s'ajoutent la névrite et l'atrophie optique, parfois plus prononcée d'un côté que de l'autre, avec prédominance du rétrécissement visuel temporal. L'anosmie existait dans le cas de Nettleship, en même temps que de l'exophtalmie et de la tachycardie; dans celui de Baxter il y avait goitre.

Il est probable que l'écoulement en question, qui soulage momentanément les malades, dérive du liquide céphalo-rachidien sous pression, bien que la voie de sortie nous échappe, à moins d'admettre comme

1. Priestley-Smith, *Opht. Rev.*, janvier 1884.
2. Leber, *Arch. f. Opht.*, XXIX, 1, p. 273.
3. Baxter, *Brain.*, p. 525, 1882.
4. Elliotson, *Med. Times and Gaz.*, 1857.
5. Nettleship, *Opht. Rev.*, janv. 1883.

telle les gaines entourant les nerfs olfactifs. Toujours est-il que Til-laux[1], Bidloo[2], Vieusse[3] et Paget[4] ont cité des cas d'hydrorrhée nasale traumatique survenue après l'extraction de polypes. Dans les cas de Tillaux et Vieusse, le liquide examiné par Robin et Mehu avait la composition de celui cérébro-spinal.

1. TILLAUX, *In Mackenzie*, p. 512.
2. BIDLOO, *Ibid.*, p. 429.
3. VIEUSSE, *Gaz. hebd.*, 1889, n° 19.
4. PAGET, *Trans. of the clin. Soc. of London*, 1878.

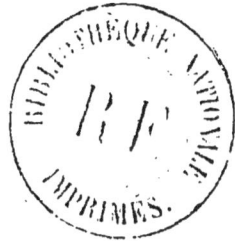

TABLE DES MATIÈRES

DU TOME SECOND

CHAPITRE V

MALADIES DE LA CONJONCTIVE

CHAPITRE VI

CHAPITRE VII

CHAPITRE VIII

CHAPITRE IX

PATHOLOGIE DES VOIES D'EXCRÉTION DES LARMES

CHAPITRE X

CHAPITRE XI

CHAPITRE XII

CHAPITRE XIII

CHAPITRE XIV

TABLE GÉNÉRALE PAR ORDRE ALPHABÉTIQUE

A

F

G

I

J

K

L

M

N

U

V

X

Z

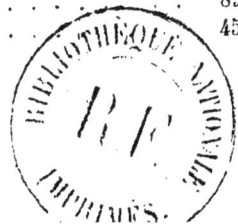

TRAITÉ DE CHIRURGIE

Publié sous la direction de MM.

SIMON DUPLAY	**PAUL RECLUS**
Professeur de clinique chirurgicale	Professeur agrégé
à la Faculté de Médecine de Paris.	Chirurgien des hôpitaux

PAR MM.

BERGER — BROCA — DELBET — DELENS — GÉRARD-MARCHANT — HARTMANN — HEYDENREICH
JALAGUIER — KIRMISSON — LAGRANGE — LEJARS — MICHAUX — NÉLATON
PEYROT — PONCET — QUÉNU — RICARD — SEGOND — TUFFIER — WALTHER

Huit forts volumes grand in-8°, avec de nombreuses figures dans le texte. **150 fr.**

DÉTAIL DES VOLUMES :

Tome I. — Inflammations, traumatismes — Maladies virulentes. — Des tumeurs. — Peau. — Tissu cellulaire. — Lymphatiques, muscles, tendons, synoviales tendineuses et bourses séreuses. . . . . 18 fr.

Tome II. — Nerfs. — Artères. — Maladies des veines. — Lésions traumatiques des os. — Affections non traumatiques des os. . . . . 18 fr.

Tome III. — Tumeurs des os. — Traumatismes, entorses, luxations, plaies articulaires. — Arthrites infectieuses et inflammatoires. — Arthropathies, arthrites sèches, corps étrangers articulaires. — Maladies du crâne. — Maladies du rachis. . . . . 18 fr.

Tome IV. — L'œil et ses annexes. — Oreille et annexes. — Nez, fosses nasales, pharynx nasal, sinus. . . . . 18 fr.

Tome V. — Vices ou développement de la face et du cou. — Mâchoires. — Face, lèvres, cavité buccale, gencives, langue, palais et pharynx. — Plancher buccal, glandes salivaires, œsophage et pharynx. — Corps thyroïde. — Maladies du cou . . . . 18 fr.

Tome VI. — Poitrine. — Mamelle. — Parois de l'abdomen. — Abdomen. — Hernies. — Anus contre-nature et fistules stercorales. . . . . 18 fr.

Tome VII. — Rectum et anus. — Mésentère, pancréas et rate. — Bassin. — Rein, uretères, vessie, capsules surrénales. — Urèthre et prostate . . . . 20 fr.

Tome VIII. — Organes génitaux de l'homme. — Vulve et vagin. — Maladies de l'utérus. — Annexes de l'utérus, ovaires, trompes, ligaments larges, péritoine pelvien. — Maladies des membres . . . . 22 fr.

TRAITÉ DE THÉRAPEUTIQUE CHIRURGICALE

PAR

EM. FORGUE

Professeur d'opérations et appareils à la Faculté de médecine de Montpellier

ET

P. RECLUS

Professeur agrégé à la Faculté de médecine de Paris

Deux volumes grand in-8°, avec 868 figures. . . . . **32 fr.**

TRAITÉ DE MÉDECINE

Publié sous la direction de MM.

CHARCOT
Professeur de clinique des maladies nerveuses
à la Faculté de médecine de Paris
Membre de l'Institut.

BOUCHARD
Professeur de pathologie générale
à la Faculté de médecine de Paris
Membre de l'Institut.

BRISSAUD
Professeur agrégé à la Faculté de médecine de Paris,
Médecin de l'hôpital Saint-Antoine.

PAR MM.

BABINSKI — BALLET — P. BLOCQ — BRAULT — CHANTEMESSE — CHARRIN — CHAUFFARD
COURTOIS-SUFFIT — DUTIL — GILBERT — GEORGES GUINON — HALLION — LAMY
LE GENDRE — MARFAN — MARIE — MATHIEU — NETTER — ŒTTINGER — ANDRÉ PETIT
RICHARDIÈRE — ROGER — RUAULT — THIBIERGE — THOINOT — FERNAND WIDAL

Six volumes grand in-8° avec de nombreuses figures dans le texte. **125** fr.

DÉTAIL DES VOLUMES :

Tome I. — Pathologie générale infectieuse. — Troubles et maladies de la nutrition. — Maladies infectieuses communes à l'homme et aux animaux. — Fièvre typhoïde. — Maladies infectieuses. . . . . 22 fr.

Tome II. — Typhus exanthématique. — Fièvres éruptives. — Maladies vénériennes et cutanées. — Pathologie du sang. — Intoxications. . . . . . 18 fr.

Tome III. — Maladies de la bouche et du pharynx. — Maladies de l'estomac. — Maladies du pancréas. — Maladies de l'intestin. — Maladies du péritoine. — Maladies du foie et des voies biliaires. . . . . 20 fr.

Tome IV. — Maladies du nez et du pharynx. — Asthme. — Coqueluche. — Maladies des bronches. — Maladies chroniques du poumon. — Maladies du médiastin. — Maladies aiguës du poumon. — Maladies de la plèvre. . . . 22 fr.

Tome V. — Maladies du cœur. — Maladies des vaisseaux sanguins. — Maladies des vaisseaux périphériques. — Rhumatisme articulaire aigu. — Maladies du rein et des capsules surrénales. 20 fr.

Tome VI. — Maladies du système nerveux.

TRAITÉ D'OBSTÉTRIQUE

PAR MM.

A. RIBEMONT-DESSAIGNES
Agrégé de la Faculté de médecine de Paris

ET

G. LEPAGE
Chef de clinique obstétricale à la Faculté de médecine

Un volume grand in-8°, avec figures dans le texte dessinées par
M. RIBEMONT-DESSAIGNES
Relié toile . . . . **30** fr.

TRAITÉ DE GYNÉCOLOGIE CLINIQUE ET OPÉRATOIRE

PAR

LE Dr SAMUEL POZZI
Professeur agrégé à la Faculté de médecine de Paris,
Membre de la Société de chirurgie, Chirurgien des hôpitaux

3e ÉDITION, REVUE ET AUGMENTÉE

Un volume grand in-8° avec nombreuses figures dans le texte. . . . . . . **30** fr.

LEÇONS DE THÉRAPEUTIQUE

PAR

LE Dr GEORGES HAYEM
Professeur à la Faculté de médecine de Paris

Les *Médications* comprennent quatre volumes ainsi divisés :

1re série. — Les médications. — Médication désinfectante. — Médication sthénique. — Médication antipyrétique. — Médication antiphlogistique. — 1 vol. in-8°.   8 fr.

2e série. — De l'action médicamenteuse. — Médication hémostatique. — Médication reconstituante. — Médication de l'anémie. — Médication du diabète sucré. — Médication de l'obésité. — Médication de la douleur. — 1 vol. in-8°. . . .   8 fr.

3e série. — Médication de la douleur (*suite*). — Médication hypnotique. — Médication stupéfiante. — Médication antispasmodique. — Médication excitatrice de la sensibilité. — Médication hypercinétique. — Médication de la kinésitaraxie cardiaque. — Médication de l'asystolie. — Médication de l'ataxie et de la neurasthénie cardiaques. — 1 vol. in-8°. . . . .   8 fr.

4e série. — Médication antidyspeptique. — Médication de la toux. — Médication expectorante. — Médication de l'albuminurie. — Médication de l'urémie. — Médication antisudorale. 1 vol. in-8°. . . . .   12 fr.

Les agents physiques : agents thermiques, électricité, modifications de la pression atmosphérique, climats et eaux minérales. 1 vol. grand-in-8° avec nombreuses figures et une carte des eaux minérales et des stations climatériques. .   12 fr.

ATLAS DES MALADIES PROFONDES DE L'OEIL
OPHTALMOSCOPIE

PAR

M. MAURICE PERRIN
Médecin principal de l'armée, médecin en chef et professeur au Val-de-Grâce

2e ÉDITION, AUGMENTÉE DE 2 PLANCHES

ANATOMIE PATHOLOGIQUE

PAR

M. F. PONCET (DE CLUNY)
Agrégé au Val-de-Grâce, médecin-major de 1re classe

Les deux ouvrages réunis en un vol. gr. in-8° jésus de 92 pl. chromo-lithographiques avec explications en regard. . . . .   100 fr.
Avec demi-reliure maroquin. . . . .   110 fr.

ÉLÉMENTS D'OPHTALMOLOGIE
A l'usage des Médecins-Praticiens

Leçons cliniques professées à la Faculté de Médecine de Lyon
Par le Docteur GAYET

1 volume in-8° . . . .   8 fr.

PRÉCIS THÉORIQUE ET PRATIQUE
DE

L'EXAMEN DE L'OEIL ET DE LA VISION

PAR

M. LE Dr CHAUVEL
Médecin principal de l'Armée, professeur à l'École du Val-de-Grâce

1 volume in-18 diamant, avec 149 figures dans le texte. Cartonné à l'anglaise . . .   6 fr

---

TRAITÉ PRATIQUE DES MALADIES DES YEUX
Par M. le Docteur MEYER

3e ÉDITION, ENTIÈREMENT REVUE ET AUGMENTÉE

Un volume petit in-8°, avec 261 figures dans le texte . . . .   12 fr.

28122. — PARIS, IMPRIMERIE LAHURE

9, rue de Fleurus.

www.ingramcontent.com/pod-product-compliance
Lightning Source LLC
Chambersburg PA
CBHW060914220326
41599CB00020B/2957